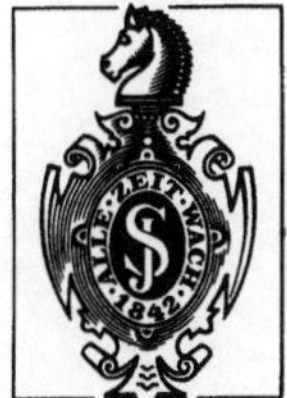

N. Bogunovic   H. Mannebach   H. Ohlmeier

Atlas der
Farbdopplerechokardiographie

Synopsis der nichtinvasiven Kardiologie

Mit 800 meist farbigen Abbildungen und einer Falttafel

Springer-Verlag
Berlin Heidelberg New York London Paris Tokyo

Dipl.-Ing. Nikola Bogunovic
Dr. Hermann Mannebach
Dr. Harm Ohlmeier

Herzzentrum Nordrhein-Westfalen, Kardiologische Klinik
Georgstraße 11, D-4970 Bad Oeynhausen

ISBN-13: 978-3-642-72567-8   e-ISBN-13: 978-3-642-72566-1
DOI: 10.1007/978-3-642-72566-1

CIP-Titelaufnahme der Deutschen Bibliothek. Bogunovic, Nikola: Atlas der Farbdopplerechokardiographie : Synopsis
d. nichtinvasiven Kardiologie / Nikola Bogunovic ; Hermann Mannebach ; Harm Ohlmeier. – Berlin ; Heidelberg ;
New York ; London ; Paris ; Tokyo : Springer, 1988

NE: Mannebach, Hermann:; Ohlmeier, Harm:

Gesamtherstellung: Appl, Wemding

2121/3140-543210

Die Autoren danken allen Mitarbeitern des Herzzentrums Nordrhein-Westfalen, die mit ihnen die Sorge um die in diesem Buch vorgestellten Patienten geteilt haben.

Besonderer Dank gilt auch den Mitarbeitern des Springer-Verlages, namentlich Herrn B. Lewerich, Frau Dr. Heilmann, Frau Meyer-Schlichtmann und Herrn H. Schwaninger. Ihr professioneller Einsatz hat das Buch über viele Hürden gehoben.

Hinweis für den Leser

Ein Verzeichnis der im Buch verwendeten Abkürzungen findet sich im Anschluß an das Inhaltsverzeichnis

Die Schnittebenen, auf die im Buch bezug genommen wird, sind auf dem ausklappbaren Faltblatt zur leichteren Orientierung zusammengestellt.

Die Reihenfolge der Abbildungen entspricht der gewohnten Leserichtung, links oben beginnend und zeilenweise nach rechts unten fortfahrend. Die Legenden sind damit leicht den Abbildungen zuzuordnen.

Formeln und Normwerte zur Dopplerechokardiographie sind im Kapitel 13 zusammengestellt.

Inhaltsverzeichnis

Abkürzungsverzeichnis

AAOW	vordere Aortenwand (anterior aortic wall)
AI	Aorteninsuffizienzjet
AKE	Aortenklappenersatz
AML	vorderes Mitralsegel (anterior mitral leaflet)
AN	Aneurysma
ant	anterior
Ao	Aorta
Ao abd	Aorta abdominalis
Ao ar	Aortenbogen (aortic arch)
Ao asc	Aorta ascendens
Ao desc	Aorta descendens
Ao th	Aorta thoracalis
ap	apikal
ATL	vorderes Trikuspidalsegel (anterior tricuspid leaflet)
AV	Aortenklappe (aortic valve)
AVA	Aortenklappenöffnungsfläche (aortic valve area)
AW	Vorderwand (anterior wall)
BSA	Körperoberfläche (body surface area)
caud	kaudal
cran	kranial
CV	Kammerblick (chamber view)
CW	Brustwand (chest wall)
CWD	Dauerstrahldoppler (continuous wave doppler)
Diss	Dissektion
dist	distal
EDD	enddiastolischer Diameter
EF	Ejektionsfraktion (ejection fraction)
EN	Eintrittspforte (entry)
END	Endokard
EPI	Epikard
ESD	endsystolischer Diameter
FA	A. femoralis (femoral artery)
FL	falsches Lumen (false lumen)
FO	Fossa ovalis
FS	prozentuale Faserverkürzung (fractional shortening)
HV	Lebervene (hepatic vein)
IAS	Vorhofseptum (interatrial septum)
IF	Intimaablösung (intimal flap)
inf	inferior
IVS	Kammerseptum (interventricular septum)

ka	kurze Achse, Querschnitt
LA	linker Vorhof (left atrium)
LAPW	LA-Hinterwand (left atrial posterior wall)
lat	lateral
LCC	linkskoronartragendes Aortenklappensegel (left coronary cusp)
li	links
LPA	linke Pulmonalarterie (left pulmonic artery)
LV	linker Ventrikel
LVI	LV-Einfluß (left ventricular inflow)
LVIT	LV-Einflußtrakt (left ventricular inflow tract)
LVO	LV-Ausfluß (left ventricular outflow)
LVOT	LV-Ausflußtrakt (left ventricular outflow tract)
LVPW	LV-Hinterwand (left ventricular posterior wall)
MB	Moderatorband
med	medial
MKE	Mitralklappenersatz
MPA	Pulmonalarterienstamm (main pulmonary artery)
MV	Mitralklappe (mitral valve)
MVA	MV-Öffnungsfläche (MV-area)
MVP	MV-Prolaps
NCC	nichtkoronartragendes Aortenklappensegel (non coronary cusp)
PA	Pulmonalarterie (pulmonary artery)
PAOW	hintere Aortenwand (posterior aortic wall)
PE	Perikarderguß (pericardial effusion)
Peri	Perikard
PKE	Pulmonalklappenersatz
PLE	Pleuraerguß (pleural effusion)
PM	Papillarmuskel
PML	hinteres Mitralsegel (posterior mitral leaflet)
post	posterior
PRF	Pulswiederholungsrate (pulse repetition frequency)
ps	parasternal
PTL	hinteres Trikuspidalklappensegel (posterior tricuspid leaflet)
PV	Pulmonalklappe (pulmonary valve)
PW	Hinterwand (posterior wall)
PWD	gepulster Doppler (pulse wave doppler)
RA	rechter Vorhof (right atrium)
RCC	rechtskoronartragendes Aortenklappensegel (right coronary cusp)
RAI	rechtsatrialer Einfluß
re	rechts
REN	Reentry
REV	Reverberation
RPA	rechte Pulmonalarterie (right pulmonary artery)
RV	rechter Ventrikel
RVI	RV-Einfluß (right ventricular inflow)
RVO	RV-Ausfluß (right ventricular outflow)
RVOT	RV-Ausflußtrakt (right ventricular outflow tract)
SAM	Systolische MV-Vorwärtsbewegung (systolic anterior movement)

ss	suprasternal, supraklavikulär
sx	subxiphoidal, subkostal
Tbr	Truncus brachiocephalicus
THR	Thrombus
TKE	Trikuspidalklappenersatz
TL	echtes Lumen (true lumen)
TV	Trikuspidalklappe (tricuspid valve)
V br s./d.	V. brachiocephalica sinistra/dextra
VCI	V. cava inferior
VCS	V. cava superior
Veg	Vegetationen

1 Technische Grundlagen der Echokardiographie

1.1 Methoden der Organdarstellung mittels Ultraschall

Eine Übersicht über die Entwicklung der gewebedarstellenden Ultraschallmethoden gibt Abb. 1.1. Sowohl der sog. A-mode (A = amplitude) als auch der sog. B-mode (B = brightness) werden heute als bildgebende Verfahren zur Darstellung des Herzens nicht mehr benutzt, während der sog. M-mode (M = motion) nach wie vor eine wichtige Methode für die qualitative und quantitative Beurteilung kardialer Strukturen und Bewegungsabläufe ist. Die Beziehung zwischen den bisher genannten Darstellungsarten ist in Abb. 1.2 am Beispiel eines Längsschnittes des Herzens veranschaulicht. Trifft der Schallstrahl auf eine Grenzfläche, so wird das reflektierte Echo im A-mode als Signal mit unterschiedlicher Amplitude, im B-mode als Punkte unterschiedlicher Intensität und Größe dargestellt. Das M-mode-Echobild ergibt sich aus der Registrierung der sich auf und ab bewegenden vertikalen Bildpunkte des B-mode-Echos über die Zeit in horizontaler Richtung und stellt gewissermaßen die Bewegungsspuren der B-mode-Punkte dar.

Für die zweidimensionale Echokardiographie besitzen die Sektorscanner die größte Aussagekraft, während Compound-, Parallel- und Convexscanner für andere Fragestellungen, z. B. der Gynäkologie oder Gastroenterologie genutzt werden.

Bei den Sektorscannern ist zwischen mechanischem und elektronischem Scanner (auch Phased-array-Scanner genannt) zu unterscheiden. Mechanische Sektorscanner, bei denen der Schallkopf auf mechanischem Wege (Rotator oder Wobbler) bewegt wird, zeichnen sich durch exzellente Bildqualität und günstigen Preis aus. Andererseits erlauben elektronische Scanner die simultane Darstellung von Sektorbild, M-mode-Echo und Dopplerkurven in Echtzeit. Schallköpfe elektronischer Scanner sind leicht und handlich, sie haben eine kleine Kontaktfläche mit der Haut und zeigen keinen mechanischen Verschleiß.

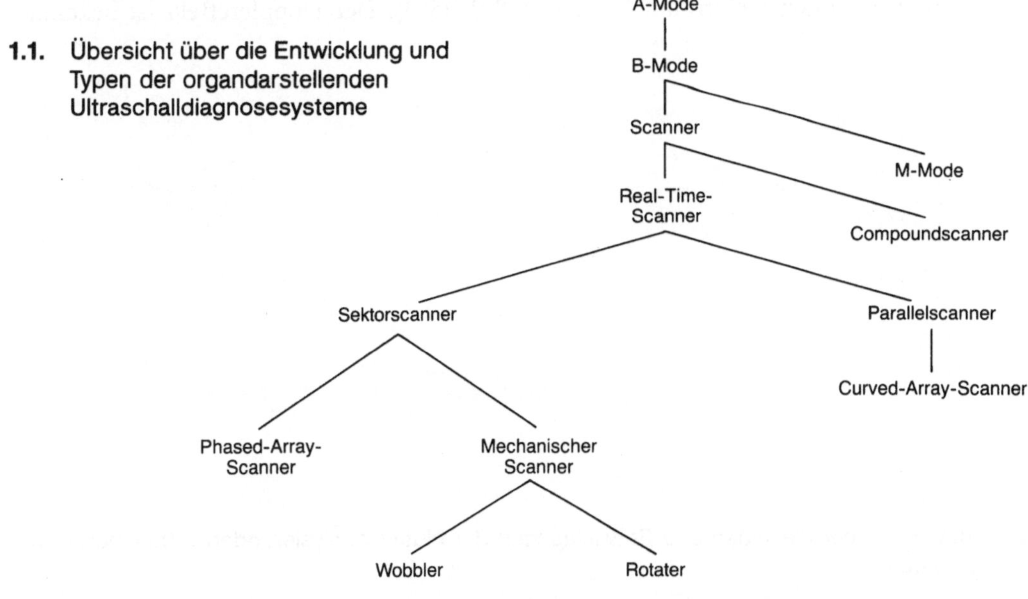

1.1. Übersicht über die Entwicklung und Typen der organdarstellenden Ultraschalldiagnosesysteme

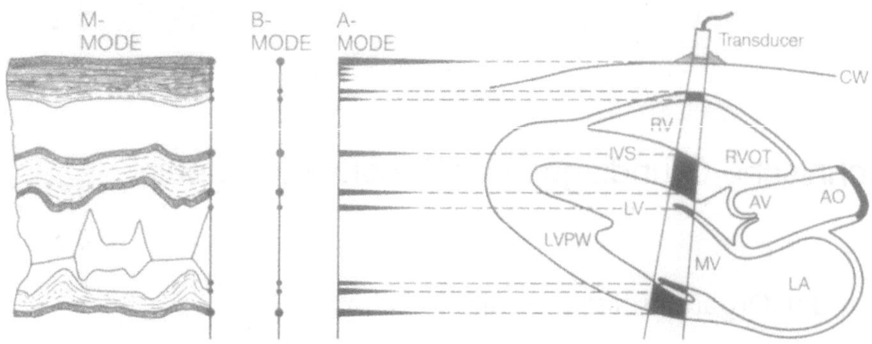

1.2. Zusammenhang der Ultraschallmeßtechniken „A-mode, B-mode, M-mode" am Beispiel eines Längsschnittes überwiegend des linken Herzens von parasternal (Standardschnitt III). Trifft der Schallstrahl eine Grenzfläche, so wird sie in Form eines A-modes (Amplitudendarstellung) aufgezeichnet. Das B-mode Echo („brightness" oder Helligkeitsmodifikation) stellt sozusagen eine Draufsicht auf das A-mode Bild von den Amplitudenspitzen her gesehen dar, während beim M-mode („motion mode") die sich bewegenden B-mode-Punkte auf einem Monitor oder vorbeistreichendem Papier zeitlich abhängige Bewegungsspuren erzeugen.

1.2 Physikalische Grundlagen der Dopplerultraschallkardiographie

Neben den gewebedarstellenden diagnostischen Ultraschallmethoden gibt es eine Anzahl von Meßprinzipien, die in der Lage sind, Flüsse zu analysieren (Abb. 1.3). Diese lassen sich auf 2 Grundtypen zurückführen:

1. die gepulste Dopplertechnik
   (PWD = *p*ulsed *w*ave *D*oppler) und
2. die Dauerstrahldopplertechnik
   (CWD = *c*ontinuous *w*ave *D*oppler).

Beide Verfahren machen sich den bekannten Dopplereffekt zunutze, benannt nach dem österreichischen Physiker Christian Doppler (1803–1853). Der Dopplereffekt ist bekannt-

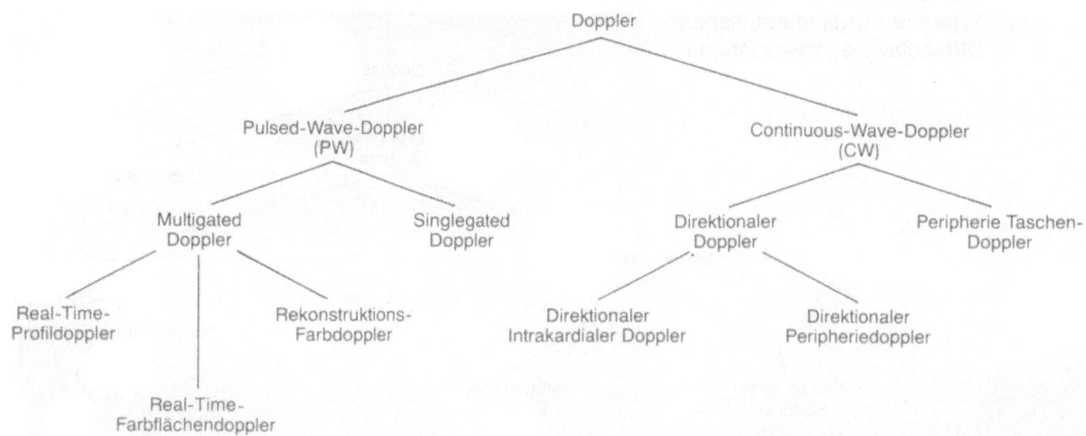

1.3. Übersicht über die Typen und Entwicklungen der blutflußanalysierenden Ultraschalldopplersysteme

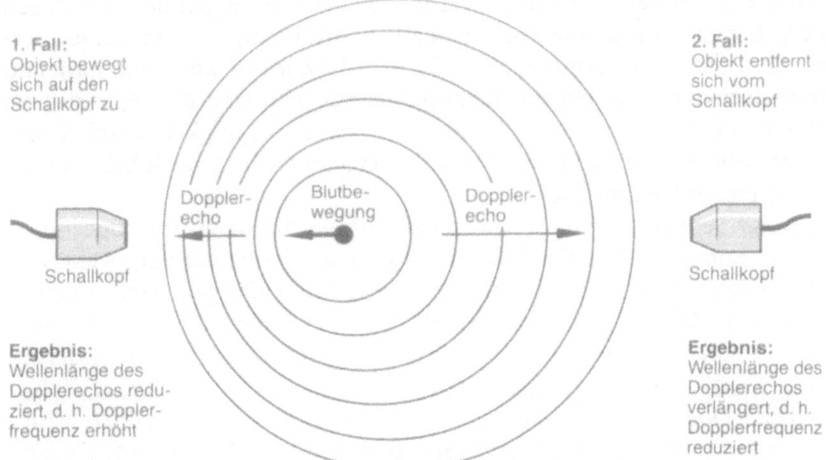

1.4. Schemazeichnung zur Verdeutlichung des Dopplerprinzips

lich bei allen Wellenvorgängen zu beobachten, bei denen Schallquelle und Beobachter sich relativ zueinander bewegen. Bewegt sich die Quelle auf den Beobachter zu, so treffen pro Zeiteinheit mehr Wellenfronten ein, die Frequenz wird höher. Bewegt sich die Quelle vom Beobachter weg, treffen weniger Wellenfronten beim Beobachter ein, die Frequenz sinkt ab. Im täglichen Leben ist der Effekt beim Vorbeifahren eines Motorrades zu beobachten: Höherwerden des Motorgeräusches beim Herankommen, Tonhöhenabfall beim Vorbeifahren und Tieferwerden beim Wegfahren.

Die sich aufgrund des Dopplereffektes ergebende Differenz zwischen abgestrahlter und empfangener Frequenz kann folglich als Maß für die Geschwindigkeit der Quelle benutzt werden. Bei der Messung von intrakardialen oder intravasalen Flüssen mittels der Dopplersonographie dienen die Erythrozyten als bewegte Reflektoren für die ausgesandte Schallwelle (Abb. 1.4): Durch den Vergleich der Sendefrequenz mit der reflektierten Frequenz erhält man ein Maß für die Strömungsgeschwindigkeit des Blutes. Der Frequenzunterschied, die sog. Doppler-shift-Frequenz, ist proportional der Strömungsgeschwindigkeit:

$$V = \frac{F_{DS} \cdot C}{2 \cdot F_{TD} \cdot \cos\Theta} \ [m/s]$$ wobei V die Blutströmungsgeschwindigkeit und F_{DS} der resul-

tierende Frequenzunterschied zwischen der Sendefrequenz F_{TD} und der Empfangsfrequenz ist. C steht in der Gleichung für die Schalleitungsgeschwindigkeit im Gewebe in Meter/Sekunde und $\cos\Theta$ ist der Cosinus des Einfallswinkels Theta des Schallstrahls in Bezug zur Bewegungsrichtung des Blutstromes. Da der Schallwinkel in Relation zur Hauptrichtung der Blutströmung im Raum nicht exakt bestimmt werden kann, ergeben sich Fehlermöglichkeiten bei der Messung von Strömungsgeschwindigkeiten. Zudem bewegen sich die Blutanteile nicht alle mit gleicher Geschwindigkeit und Richtung, so daß keine diskrete Frequenz, sondern ein Frequenzgemisch zum Empfänger zurückgelangt. Für diagnostische Zwecke sind folgende Kenngrößen von Interesse:

1. die überhaupt vorkommenden Frequenzverschiebungen,
2. deren Häufigkeitsverteilung,
3. die vorherrschende sog. instantane Frequenz und
4. die Flußrichtung.

Die Bestimmung einer mittleren Frequenz aus dem empfangenen Dopplerspektrum kann auf technisch einfache Weise mit einem sog. Nulldurchgangszähler erfolgen: dieser zählt die Zahl der Nulldurchgänge des reflektierten Wellenspektrums während eines Meßzeitraumes und ermittelt daraus eine mittlere Frequenz. Verbesserte Auswertungen des komplexen Dopplerspektrums ergeben sich durch die Spektralanalyse. Am häufigsten verwendet werden dabei die schnelle Fourier-Transformation (FFT = *Fast-Fourier*-Transformation) und die sog. Chirp-Z-Transformation. Mit beiden Methoden erhält man eine Kurve, in der die verschiedenen vorhandenen Frequenzverschiebungen und deren Häufigkeit durch Grauwerte angezeigt werden. Eine Spektralanalyse ist sowohl bei gepulsten als auch bei kontinuierlich arbeitenden Dopplergeräten möglich.

Beim Dauerstrahldoppler verwendet man 2 Ultraschallkristalle in einem Transducerkopf. Der eine Kristall sendet kontinuierlich eine Ultraschallwelle aus, während der zweite Kristall dauernd das reflektierte Wellengemisch empfängt. Ein Gerät mit gepulstem Doppler sendet dagegen mit einem Kristall einen nur wenige Mikrosekunden dauernden Schallimpuls aus und schaltet dann den gleichen Kristall auf Empfang um. Danach sendet das Piezoelement wieder.

Ein Vorteil des gepulsten Dopplers ist die Fähigkeit, über ein entlang des Schallstrahls frei positionierbares Meßvolumen den Ort der Geschwindigkeitsmessung festzulegen. Die zeitliche Verzögerung mit der ein reflektierter Schallimpuls wieder empfangen wird, ist direkt proportional dem örtlichen Abstand der den Strahl reflektierenden Struktur. Innerhalb eines bestimmten Zeitfensters vom Schallkopf empfängt man daher Signale aus einem bestimmten Tiefenbereich des beschallten Gewebes. Bei einkanaligen Geräten kann nur ein einzelnes Zeitfenster (single gate) eingestellt werden, welches aber in der Entfernung variierbar ist. Bei Mehrkanalgeräten können mit entsprechend größerem technischen Aufwand mehrere Zeitfenster (multiple gates) entlang des Schallstrahls aufgebaut werden, so daß Strömungsprofile erstellt werden können.

Eine entscheidende Begrenzung der gepulsten Dopplertechnik bei der Analyse von Strömungsgeschwindigkeiten ergibt sich aus dem sog. Umklappeffekt (Aliasing) (Abb. 1.5 und 1.6). Der Umklappeffekt tritt auf, wenn bei höheren Strömungsgeschwindigkeiten die Doppler-shift-Frequenz einen oberen Grenzwert, das sog. Nyquist-Limit überschreitet. Dies ist der Fall, sobald die Dopplerfrequenzverschiebung die Hälfte der Sendeimpulswiederholungsrate (PRF = *p*ulse *r*epetition *f*requency) überschreitet.

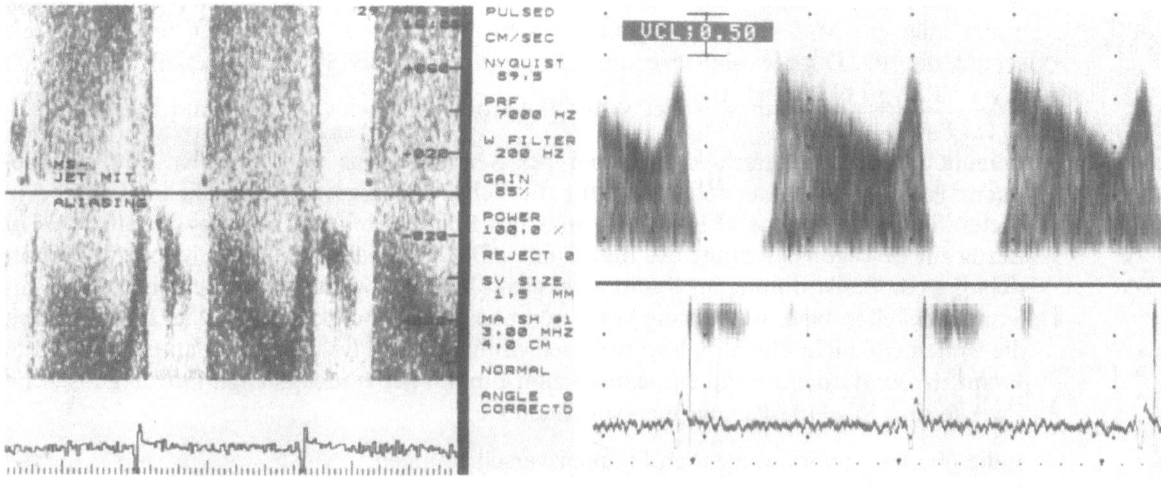

1.5. *Der Umklappeffekt (Aliasing):* Linksventrikulärer Einstrom durch eine stenosierte Mitralklappe mit Darstellung des Aliasings aufgrund hoher Flußgeschwindigkeiten, die das Nyquist-Limit übersteigen. Messung mittels gepulstem Doppler

1.6. *Der Umklappeffekt (Aliasing):* Derselbe Fluß wie in Abb. 1.5, hier wurde jedoch mittels kontinuierlichem Doppler gemessen. Ein Nyquist-Limit und damit ein Umklappeffekt besteht nicht mehr

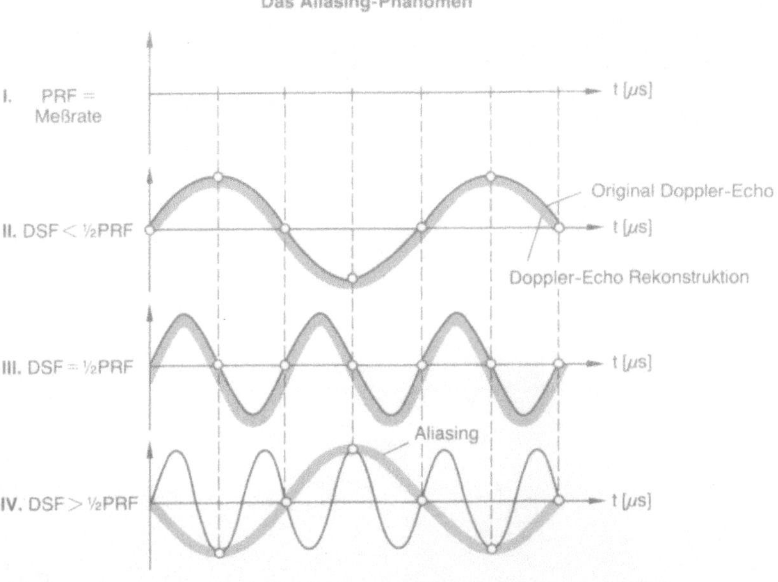

1.7. Diagramme zur Verdeutlichung der Entstehung des Umklappeffektes (Aliasing).
I. Diagramm der Meßrate *(PRF)*.
II. Diagramm für den Fall, daß die Dopplerfrequenz kleiner bleibt als ½ PRF.
III. Diagramm für den Fall, daß die Dopplerfrequenz gleich ½ PRF ist.
IV. Diagramm für den Fall, daß die Dopplerfrequenz größer als ½ PRF ist und das Aliasing auftritt

Erklären läßt sich diese Beziehung anhand der Abb. 1.7: Damit die Dopplerfrequenz ermittelt werden kann, werden in bestimmten Abständen Abtastungen der realen Dopplerkurve vorgenommen. Hier ist diese Kurve idealisiert als Sinuswelle schwarz dargestellt. Die Rate der Abtastungen ist normalerweise so hoch wie die Sendeimpulsrate (PRF). Ist die Dopplerfrequenzverschiebung kleiner als 0,5 PRF, so läßt sich anhand der gemessenen Punkte die Kurve rekonstruieren. Ist die Dopplerfrequenzverschiebung gleich 0,5 PRF, so kann ebenfalls eine Rekonstruktion erfolgen, indem jeweils eine halbe Welle zwischen 2 Meßpunkten angenommen wird. Ist jedoch die Dopplerfrequenz größer als 0,5 PRF, so konstruiert der Rechner anhand der Meßpunkte nicht die Originalkurve, sondern eine neue, niederfrequentere Welle, der Umklappeffekt tritt auf. Man kann das Aliasingphänomen auch an einem drehenden Propeller veranschaulichen, der ab einer bestimmten Drehzahl plötzlich rückwärts zu laufen scheint. Um dieses Phänomen beim gepulsten Doppler zu verhindern, muß grundsätzlich eine möglichst hohe Sendeimpulsrate (PRF) gewählt werden, zumal eine reale Dopplerkurve ein viel schwieriger zu rekonstruierendes, unregelmäßiges Signal bietet als die oben benutzte Sinuskurve. Durch eine Erhöhung der PRF werden jedoch die zeitlichen Abstände der Sendeimpulse und der reflektierten Dopplerechos kürzer. Da die Ultraschallwellen eine feste Fortleitungsgeschwindigkeit haben, wirken sich die verkürzten „Horchzeiten" zwischen 2 Sendeimpulsen in einer Verminderung der Meßtiefe (= Meßentfernung) aus, in der aliasingfrei gedopplert werden kann. Will man also eine höhere Pulswiederholungsrate wählen, so muß die Tiefeneinstellung (depth range) so gering eingestellt werden, daß das zu dopplernde Areal gerade noch ausreichend mit der Empfangsreichweite abgedeckt wird. Viele Echosysteme bieten in dieser Situation den sog. schnellen Pulswiederholungsmodus (high PRF mode) an. Damit kann eine Messung in grö-

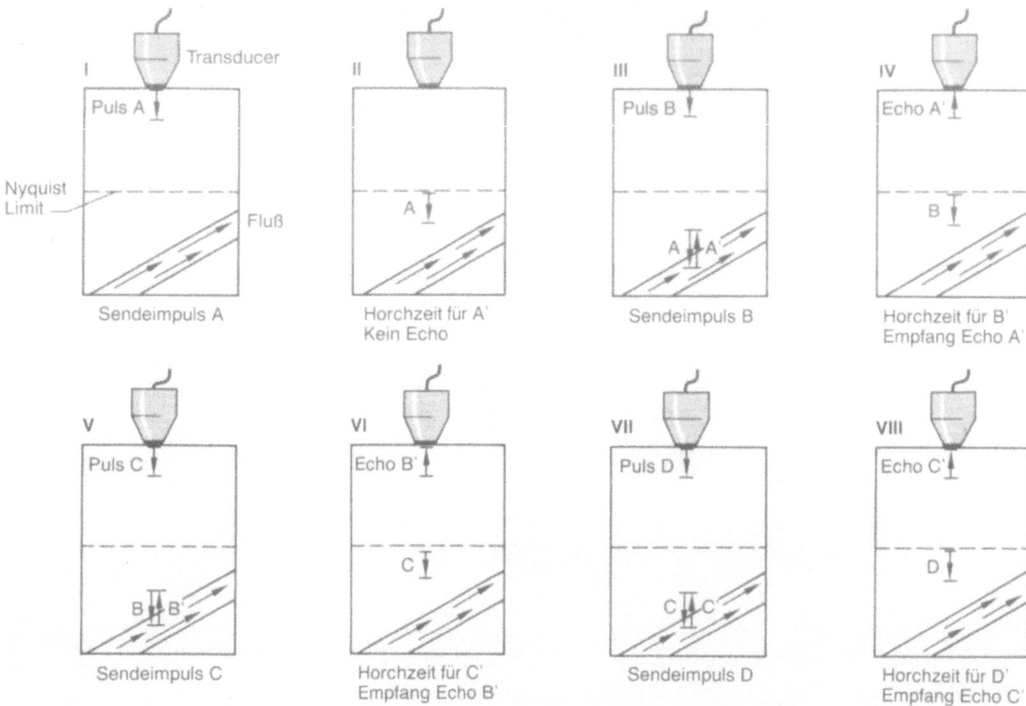

1.8. Prinzipschemata zur Technik des „schnellen Pulswiederholungsmodus = high PRF-mode".
A, B, C, D Ultraschallsendeimpulse. *A'B'C'* Echos der Impulse A, B, C

ßeren Entfernungen vom Transducer druchgeführt werden, als dies aufgrund des Nyquist-Limits normalerweise möglich wäre. Das Prinzip des schnellen Pulswiederholungsmodus läßt sich anhand der Abb. 1.8 erläutern. Eine in einer bestimmten Tiefe zu erfassende Strömung wird mit einer für diese Tiefe doppelt so hohen Sendeimpulsrate beschallt. Im Schema 1 wird der Sendeimpuls A abgestrahlt, der in 2 über die Nyquist-Grenze für die vorliegende Impulsrate gelangt ist. Der Empfänger wartet auf das Echo des Impulses A. Nach einer für die eingestellte Sendeimpulsrate festen Horchzeit wird im Bild 3 der Sendeimpuls B abgesetzt, noch bevor ein Echo A' des Impulses A empfangen werden konnte. Im Bild 4 ist das Echo vom Impuls A am Schallkopf angelangt, der jedoch inzwischen auf „Horchen" für das Echo B' des Impulses B eingestellt ist. Sendeimpuls B wandert weiter auf den Blutfluß zu. Normalerweise würde jetzt das Echo A', das in der Horchzeit für das Echo B' empfangen wurde, falsch zugeordnet werden. Das Gerät arbeitet jedoch im schnellen Pulswiederholungsmodus für die doppelte Sendeimpulsrate und „erkennt", daß es sich um Echo A' handelt. Der beschriebene Ablauf wiederholt sich bei den Impulsen B bis D. Weil nun doppelt so viel Sendeimpulse abgestraht werden, verdoppelt sich die Meßrate und somit das Nyquist-Limit. Das hat zur Folge, daß sich die maximal meßbare Strömungsgeschwindigkeit *ohne* Umklappeffekt um 100% erhöht. Durch eine Verdreifachung oder Vervierfachung der Impulsrate können letztlich in der Praxis Geschwindigkeiten bis zu 5 m/s in größeren Meßtiefen ohne Aliasingphänomen erfaßt werden. Eine unendlich erhöhte Pulswiederholungsrate würde zum kontinuierlichen Doppler führen, der theoretisch höchste Geschwindigkeiten ohne das Auftreten des Umklappeffektes messen kann. Die Anwendung des schnellen Pulswiederholungsmodus beinhaltet leider einen kleinen, jedoch entscheidenden Nachteil. Beim Einsatz dieser Betriebsart können Signalüberlagerungen von solchen Blutflüssen ausgehen, die im Bereich des einfachen, doppelten oder dreifachen Nyquist-Limits liegen, gekennzeichnet durch zusätzliche Meßvolumina

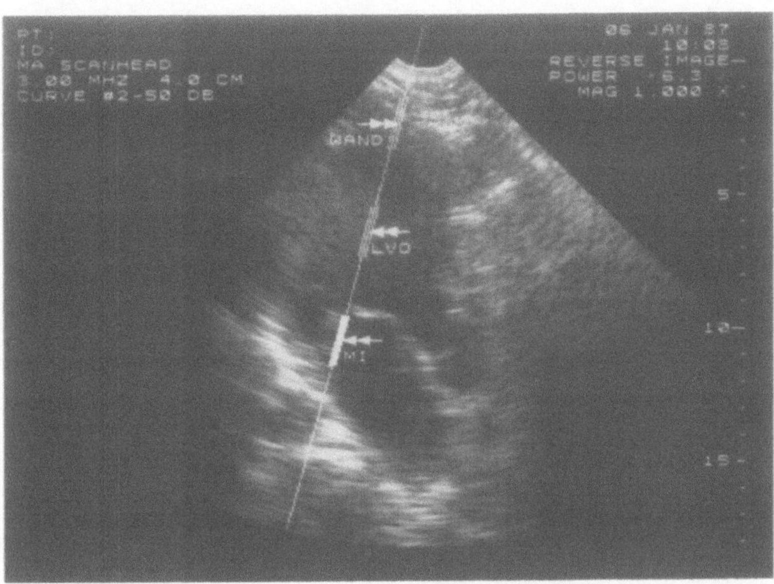

1.9. Apikaler Zweikammerblick des linken Herzens mit Darstellung dreier Meßvolumina im schnellen Pulswiederholungsmodus. Das vom Schallkopf entfernteste Volumen *(weiß)* dient in diesem Beispiel zur Messung einer Mitralklappenregurgitation. Das mittlere Meßfenster zeichnet Flußbewegungen im markierten Areal des linken Ventrikels simultan auf, während das oberste Meßvolumen im Apexbereich Myokardbewegungen registriert

(Abb. 1.9). Durch Umschalten auf einen jeweils höheren oder niedrigeren Modus kann diese Störung jedoch erkannt werden.

Möglichkeiten, das Auftreten des Umklappeffektes zu verhindern, sind aus der Geschwindigkeits-Gleichung ersichtlich.

$$V = \frac{F_{DS} \cdot C}{2 \cdot F_{TD} \cdot \cos\Theta}\,[m/s]$$

V = Blutströmungsgeschwindigkeit [m/s]
F_{DS} = Dopplershift-Frequenz [Hz]
C = Schallgeschwindigkeit [m/s]
F_{TD} = Transducer (carrier) Frequenz [Hz]
Θ = Schallwinkel [°]

1. Die Ultraschallträgerfrequenz (carrier frequency) kann gesenkt werden, z. B. von 3,5 auf 2,5 MHz.
2. Durch eine Vergrößerung des Winkels zwischen Blutfluß und Schallstrahl können noch höhere Strömungsgeschwindigkeiten aliasingfrei gemessen werden, da bei sich vergrößerndem Winkel Θ der Flußteilvektor zum/vom Schallkopf kleiner wird und somit die gemessene Geschwindigkeit unter das Nyquist-Limit gedrückt werden kann. Die Vergrößerung des Schallwinkels Θ zwischen Schallstrahl und Blutfluß verringert damit die gemessene Dopplerfrequenz. Wie die Trägerfrequenz auch, so geht jedoch der Schallwinkel Θ als korrigierender Faktor in die Gleichung ein und die bewußt geringer gemessene Geschwindigkeit des Blutstromes wird wieder auf das tatsächliche Maß angehoben.
3. Eine letzte Möglichkeit zur Beeinflussung des Umklappeffektes ist die Nullinienverschiebung. Diese sehr wichtige technische Einrichtung ermöglicht eine manuelle Verschiebung der normalerweise in der Bildmitte liegenden Nullinie der Dopplerkurve bis maximal zum oberen bzw. unteren Bildrand. Da sich die gesamte Dopplerkurve mitbewegt, ist durch die Einstellung der Nullinie auf einen dieser Endpunkte maximal eine Verdopplung der Nyquist-Grenze möglich.

Der kontinuierliche Doppler nimmt im Gegensatz zum gepulsten Doppler sämtliche im Schallstrahl liegenden Strömungen nicht tiefenselektiert in einer Kurve auf. Somit tritt das Aliasing beim Dauerstrahldoppler nicht auf, so daß mit dieser Dopplertechnik maximale Blutströmungsgeschwindigkeiten meßbar sind.

1.3 Technik der Farbdopplersonographie

Das Prinzip der Verarbeitung der empfangenen Echorohdaten zu einem Farbdopplerbild kann folgendermaßen beschrieben werden: Die Messung der Blutströmungsgeschwindigkeit erfolgt nicht wie beim gepulsten Doppler an einem Meßpunkt oder wie beim kontinuierlichen Doppler entlang des Schallstrahls, sondern in Echtzeit innerhalb des gesamten Sektorbildes. Für jeden Bildpunkt (Pixel) des Sektorbildes wird jeweils ein Mittelwert für die 3 Parameter Flußrichtung, Fließgeschwindigkeit und Flußvarianz ermittelt und mit Hilfe einer Farbskala dargestellt. Die Abb. 1.10 zeigt das Flußdiagramm für die Verarbei-

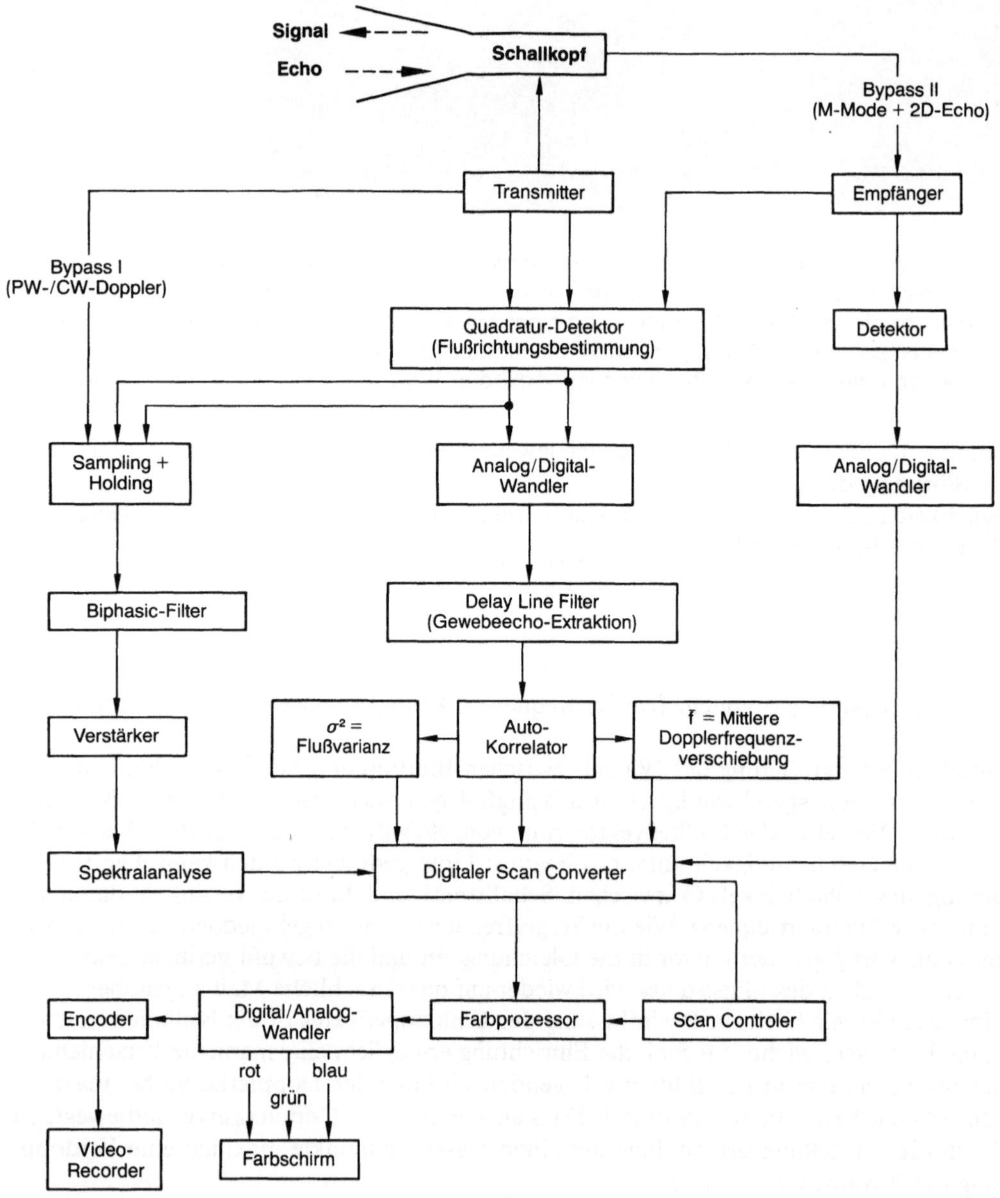

1.10. Flußdiagramm der Farbflächendopplertechnik

tung der Echorohdaten: die empfangenen Dopplersignale werden zu einem *Quadraturdetektor* geleitet, der zunächst die *Flußrichtung* bestimmt. Nach der anschließenden Analog-digital-Wandlung gelangen die Signale zu Filtern, die die langsam sich bewegenden Gewebeechos eliminieren. Sie werden später als grauwertabgestufte Strukturen über einen Seitenweg getrennt verarbeitet und dargestellt.

Danach erreichen die Signale den sog. *Korrelator,* der die *mittlere Dopplerfrequenzverschiebung* und deren *Varianz* ermittelt. Die Ergebnisse werden im digitalen Scanconverter (DSC) gespeichert, der über einen Seitenweg auch die digitalisierten Signale für das konventionelle Sektorbild und des gepulsten, bzw. kontinuierlichen Dopplers erhält. Ein Farbprozessor führt dann die Umsetzung der gemessenen Werte in unterschiedliche Farbwerte durch. Nach erneuter Digital-analog-Wandlung gelangt ein grauwertabgestuftes Gewebebild, überlagert mit farbkodierten Blutströmungsanzeigen auf einem TV-Schirm zur Darstellung (Abb. 1.11).

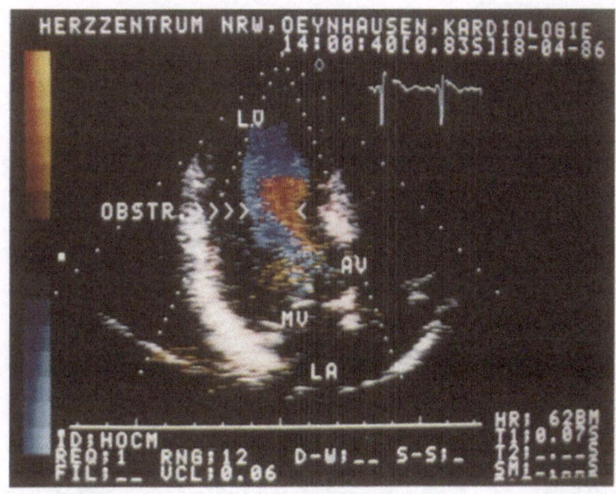

1.11. TV-Schirmdarstellung: Grauwert abgestuftes Gewebebild, farbig kodierte Blutströme

1.4 Optimierung von Grauwert- bzw. Farbsignalverstärkung und Dokumentation

Die optimale Nutzung eines Farbdopplersystems ist nur möglich, wenn bei jeder Flußmessung eine exakte Einstellung der Farbe sowie der Grauwert-, Kontrast- und Helligkeitsmodule bei der Gewebedarstellung vorgenommen wird. Das setzt die genaue Kenntnis der Arbeitsweise dieser Einheiten voraus.

Die Abb. 1.12–1.16 zeigen verschiedene Beispiele für das Zusammenspiel von Grauwert- und Farbverstärkung. Die Abb. 1.12–1.14 dokumentieren bei exakter Grauwert-, Kontrast- und Helligkeitseinstellung in Abb. 1.12 eine zu geringe Farbsignalverstärkung. Die Farbechos stellen sich mit einem deutlichen Verlust an Farbfläche dar. Die Abb. 1.13 zeigt die Auswirkung einer zu starken Farbsignalverstärkung; die Farbinformationen sind durch starkes Farbrauschen belegt und gestört. Bei der Abb. 1.14 ist die Farbsignalverstärkung exakt eingestellt. Zu hohe Grauwert-, Kontrast- und Helligkeitseinstellung überstrahlt dagegen die in Abb. 1.15 optimal eingestellten Farbverstärkungen, es kommt zum „blooming" bzw. Aufblühen der Gewebeechos. Bei zu geringer Grauwert-. Kontrast- und Helligkeitseinstellung werden trotz richtiger Farbverstärkung Wände und Flüsse nur fragmentiert dargestellt (Abb. 1.16).

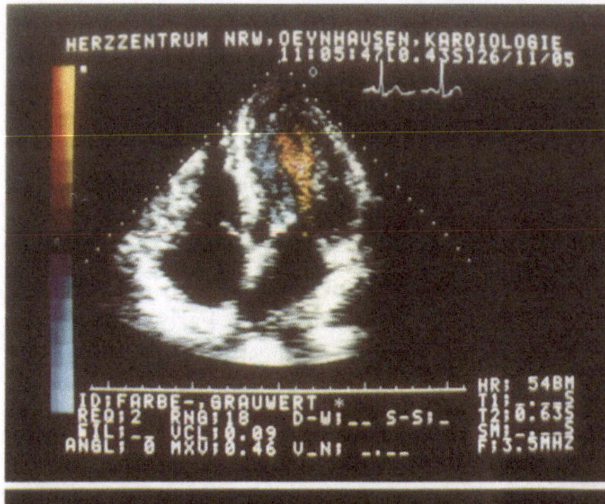
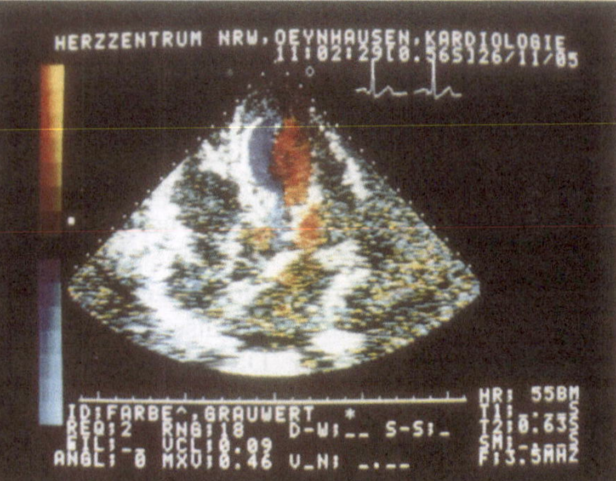
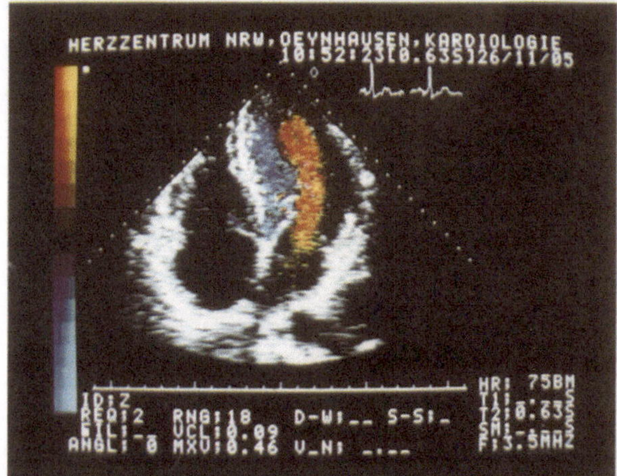
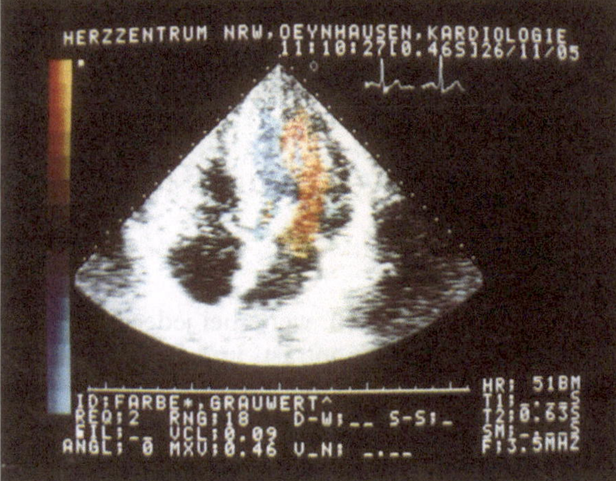
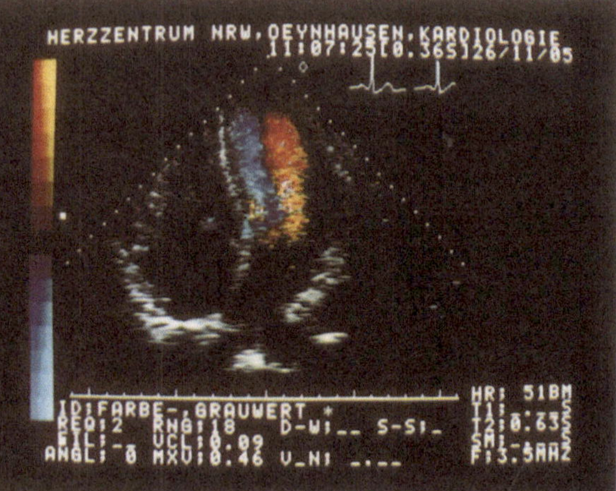

1.12. Zu geringe Farbverstärkung

1.13. Zu starke Farbverstärkung

1.14. *Exakte Einstellung der farb- und grauwertbeeinflussenden* Parameter

1.15. *Zu hohe* Grauwert-, Kontrast-, Helligkeitseinstellung bei exakter Farbverstärkung

1.16. *Zu geringe* Grauwert-, Kontrast-, Helligkeitseinstellung bei exakter Farbverstärkung

Dokumentation

Zur Dokumentation von Farbdopplerechos kommen folgende Methoden in Betracht:

1. Kleinbildaufnahme auf Diafilm,
2. Sofortbilder vom grauwertabgestuften Schirm mit Hilfe von Farbfiltern,
3. Sofortbilder vom Farbschirm,
4. Hardcopy mit Hilfe von Farbdruckern,
5. Videobandaufzeichnung.

Diafilmaufnahmen ergeben brillante Dokumente, die auch wissenschaftlichen Ansprüchen genügen. Für Alltagszwecke liefern Polaroidbilder vom grauwertabgestuften Bildschirm mit Hilfe von Farbfiltern eine ausreichende Bildqualität. Sofortbildaufnahmen vom farbigen Beobachtungsschirm geben besonders violette und purpurne Farbnuancen schlecht wieder. Videobandaufzeichnungen sind derzeit nur als Notlösungen akzeptabel, um Bewegungsanalysen durchführen zu können.

1.5 Farbkodierung

Um die verschiedenen Farbkodierungen mit ihren unterschiedlichen diagnostischen Wertigkeiten aufzuzeigen, werden nachfolgend anhand eines künstlichen Flusses in einem Kunststoffrohr, das sich innerhalb eines Wassertanks befindet, verschiedene Situationen demonstriert.

1.5.1 Flußrichtung

Entscheidend für die Grundfarbe des Echos ist die *vorherrschende* Flußrichtung bezogen auf die Lage des Schallkopfes; warme Farben (rot, orange, gelb) zeigen einen Fluß mit Richtungshauptvektor zum Schallkopf an, kalte Farben (blau, grün) bedeuten: Fluß mit Richtungshauptvektor vom Transducer fortweisend.
In Abb. 1.17 wird dies verdeutlicht; hier ist ein Farbdopplersektorechokardiogramm (links oben) sowie ein Farbdoppler-M-mode-sweep (rechts unten) über den gesamten Fluß hinweg dargestellt. Die Echos zeigen einen Fluß innerhalb eines Kunststoffrohres im Wasserbad. Als Flüssigkeit wurde homogenisierte Milch verwendet, da die mikroskopisch kleinen Fettröpfchen sehr gute Schallreflektoren darstellen. In einem Bereich, in dem der Schallstrahl senkrecht auf den Fluß trifft, wird eine schwarze Zone ohne Fluß dargestellt, da der Cosinus des Schallwinkels $\Theta = 0$ ist. Bemerkenswert ist bei gleichförmigem Fluß die Abnahme der Flußgeschwindigkeit in Richtung der 90°-Schallwinkelzone aufgrund der Zunahme des Schallwinkels, erkennbar durch dunkler werdende Farben. In Wandnähe ist eine Zunahme der Flußvarianz nachweisbar, die durch Reibung der Flüssigkeit an der Wand entsteht. Diese Flußvarianzerhöhung wird durch eine Verfärbung der wandnahen Strömung nach türkis/grün im blauen Flußbereich und nach orange/gelb im roten Flußbereich dokumentiert.

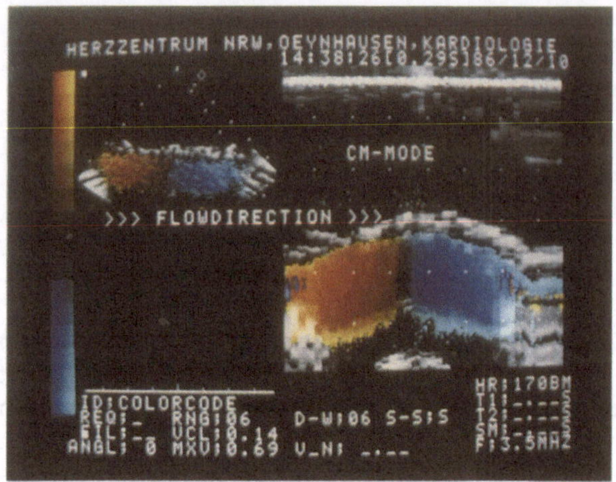

1.17. Farbdoppler-M-mode-sweep (rechts im Bild) mit eingeblendetem Farbdopplersektorecho einer *laminaren* Strömung in einem Kunststoffrohr im Wasserbad. *Roter Fluß* Fluß zum Schallkopf, *blauer Fluß* vom Schallkopf sich entfernender Fluß, *schwarze Mittelzone* 90°-Schallwinkelzone, *hellere Randzonen* Varianzerhöhung des Flusses durch Wandreibung

1.5.2 Flußanalyse

Bei dem von uns überwiegend genutzten Ultraschallsystem (SSD 880 CW) sind 6 verschiedene Farbkodierungen möglich:

1. rein bidirektionale Flußanalyse ohne Geschwindigkeitsangabe (Abb. 1.18) auch „Power-mode" genannt,
2. rein bidirektionale Flußanalyse mit Geschwindigkeitsangabe (Abb. 1.19),
3. Flußanalyse bidirektional mit zusätzlicher Varianzanalyse des Jets ohne Geschwindigkeitsangabe (Abb. 1.20),
4. wie unter 3. mit zusätzlicher Geschwindigkeitsdifferenzierung (Abb. 1.21),
5. richtungsunabhängige Flußbestimmung mit Geschwindigkeitsabstufung, ohne Flußvarianzangabe in Rottönen (Abb. 1.22),
6. wie unter 5. mit Varianzanalyse (Abb. 1.23).

1.18. *Farbkodierungen:* Rein bidirektionale Flußanalyse ohne Geschwindigkeits- oder Varianzangabe (Power-mode) ▶

1.19. *Farbkodierungen:* Rein bidirektionale Flußanalyse mit Geschwindigkeitsangabe, jedoch ohne Varianzregistrierung

1.20. *Farbkodierungen:* Flußanalyse bidirektional mit zusätzlicher Varianzanalyse des Jets ohne Geschwindigkeitsangabe

1.21. *Farbkodierungen:* Flußanalyse wie in Abb. 1.20 mit zusätzlicher Geschwindigkeitsdifferenzierung

1.22. *Farbkodierungen:* Richtungsunabhängige Flußbestimmung in Rottönen mit Geschwindigkeitsabstufung, ohne Flußvarianzangabe

1.23. *Farbkodierungen:* wie in Abb. 1.22 mit Varianzanalyse

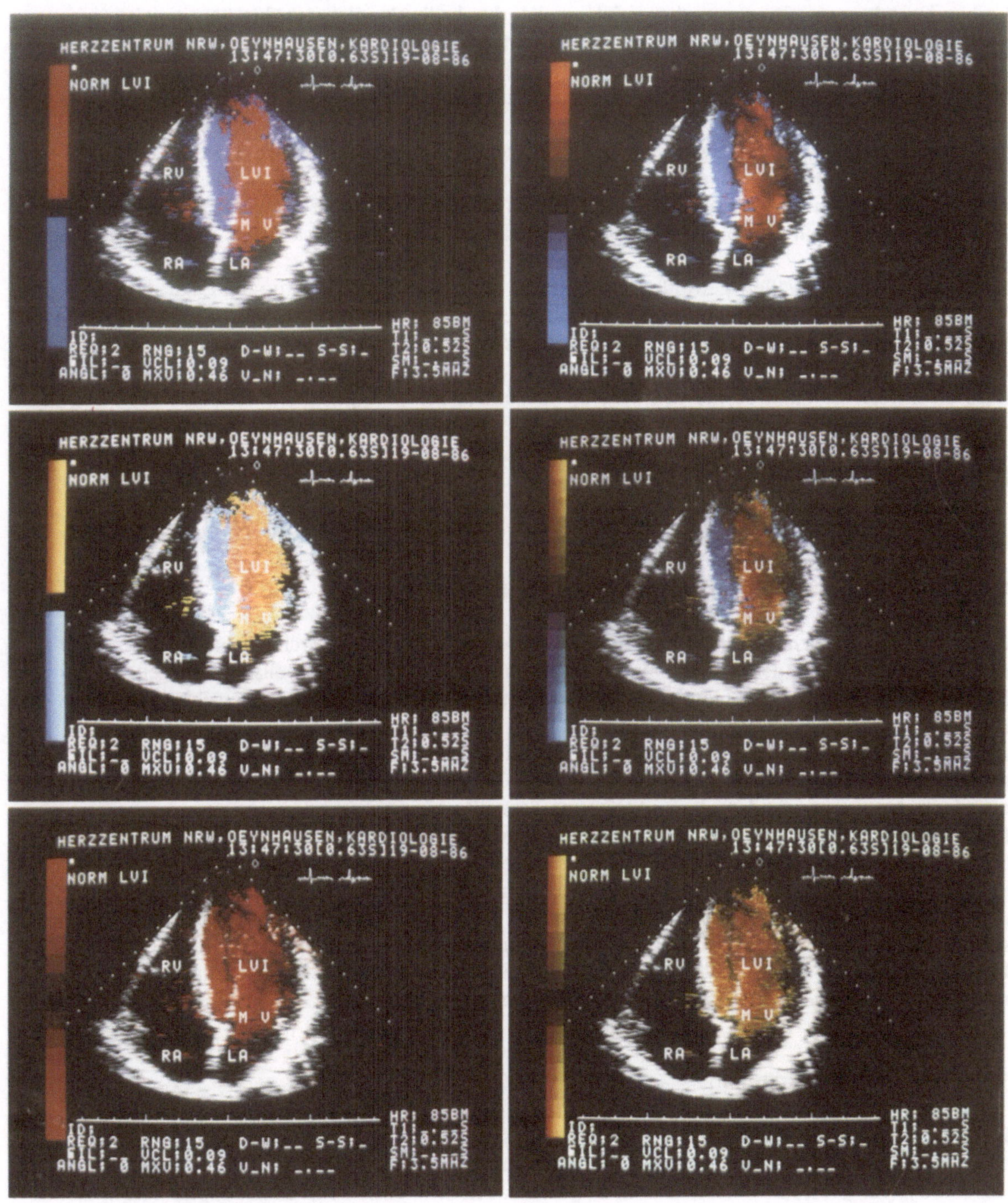

1.18–1.23.   (Legenden s. S. 12)

Farbkode 1, das sog. „Power-mode", zeichnet sich durch die deutlich erhöhte Sensitivität gegenüber weniger stark reflektierenden Flußarealen aus. Er wird also vorzugsweise bei der Abschätzung der Ausdehnung von Regurgitationsjets gewählt, jedoch mit der Gefahr der Tendenz zur Überschätzung. Farbkode 2 gibt zusätzlich eine Geschwindigkeitsgraduierung an.

Während Farbkode 3 überwiegend bei schlecht trenn- oder detektierbaren Flüssen zur deutlicheren Hervorhebung der gesamten Farbinformation gegenüber dem Schwarzweißbild Verwendung findet, repräsentiert der Kode 4 das gesamte Spektrum der Verarbeitungsmöglichkeiten des Farbdopplers: die Richtungs- und Geschwindigkeitsanalyse sowie die Angabe der Varianz.

Kode 5 wird in den Fällen gewählt, in denen ein bestimmter Fluß relativ zur Lage des Schallkopfes die Richtung ändert und aufgrund zweier oder mehrerer Wechsel der Grundfarbe (also von blau nach gelblich oder umgekehrt) keine gleichmäßige Färbung des *gesamten* Jets vorhanden ist.

Dies erschwert die Analyse gelegentlich, da die unterschiedlich gefärbten Flußbereiche während der Echokardiographie teilweise nur schwer zu einem Fluß zusammengefaßt werden können. Bei Anwahl des Kodes 5 jedoch erscheint die Strömung in *einer* Farbe, unabhängig von der Flußrichtung. Die zusätzliche Varianzanalyse in dieser Situation wird durch den Kode 6 ermöglicht.

1.5.3 Differenzierung laminarer und turbulenter Strömungen

Grundsätzlich unterscheidet man laminare und turbulente Flüsse, die durch die Farbkodierung differenzierbar sind; während laminare Strömungen (s. Abb. 1.17) jeweils eine einheitliche Färbung besitzen (nur bläulich oder rötlich), weisen Turbulenzen viele verschiedene Farbtöne beider Richtungsspektren nebeneinander auf, wie in Abb. 1.24 und 1.25 dargestellt. In Abb. 1.24 wird eine glattrandige Stenose simuliert mit laminarem Fluß prästenotisch (gelb) und einem scharfen Jet poststenotisch, der sich als gelbe „Aliasing"-Flußzone innerhalb der zu erwartenden blauen Strömung darstellt.

Die Abb. 1.25 dagegen simuliert eine rauhe, unregelmäßig begrenzte Stenose mit stark turbulentem poststenotischem Fluß. Man nennt dieses Muster auch Mosaikflußmuster. Es erklärt sich durch die vielen verschiedenen Bewegungsrichtungen der einzelnen Blutflußteilchen bezogen auf den Transducer. Doch schon bei laminaren Strömungsverhältnissen sind beginnende Turbulenzen besonders in Wandnähe dann erkennbar, wenn man die Flußvarianzanalyse nutzt (s. Abb. 1.17). In diesen Situationen färbt sich die Strömung je nach Flußrichtung gelblicher bzw. mehr grünlich-türkis an.

1.5.4 Das Aliasingphänomen

Der sog. Verfremdungs- oder Umklappeffekt (Aliasing) tritt immer dann auf, wenn beim gepulsten Dopplersystem das Nyquist-Limit überschritten wird, d. h. wenn die Strömungen für das System „zu schnell" werden. In solchen Fällen tritt auch beim Farbdoppler das Aliasingphänomen auf in Form eines Farbumschlages in die entgegengesetzte Färbung, also von rot nach blau bzw. umgekehrt. Dies wird in Abb. 1.26, einem M-mode-sweep entlang des Flusses im oben erwähnten Modell, durch Flußzone 1 bzw 4 verdeutlicht. Die Farbumschläge können mehrfach innerhalb eines Flusses auftreten, was ein Bild ähnlich dem der sog. Newton-Ringe erzeugt mit jedoch einer jeweils schwarzen Zone zwischen den beiden Grundfarben (rot/blau) beim wiederholten Durchgang durch das „Nullniveau" im Farbspektrum. Das Flußbild ähnelt einem Pfauenauge (Abb. 1.27). Das Aliasing läßt sich durch die im Kapitel „Formeln und Meßwerte zur Dopplerechokardiographie" beschriebenen Parameteränderungen beseitigen oder reduzieren und somit erkennen.

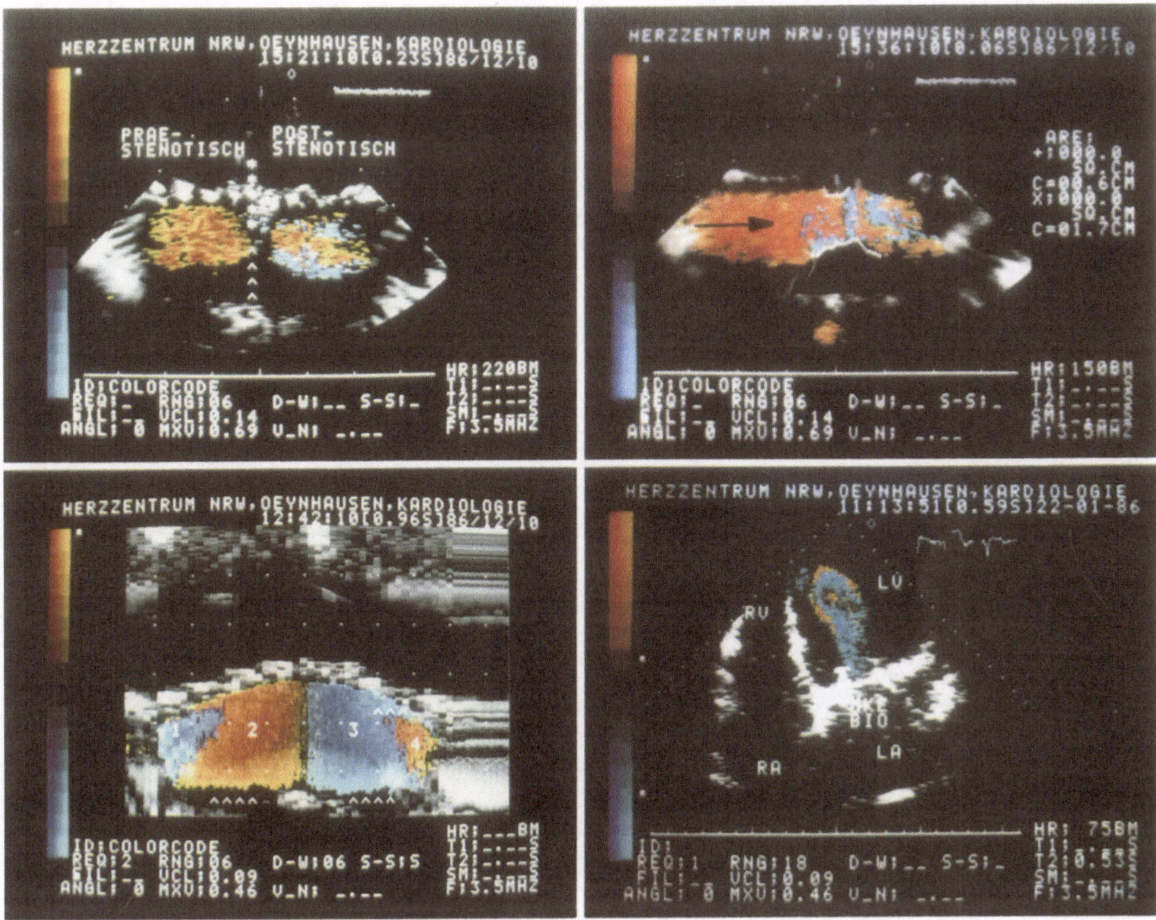

1.24. Flußkonfiguration bei einer simulierten „glattrandigen" Stenose mit scharfem poststenotischen Jet (*gelber Fluß in der blauen Flußzone,* vgl. Abb. 1.17)

1.25. Flußkonfiguration bei einer simulierten rauhen, unregelmäßigen Stenose mit „Mosaik"-Flußmuster poststenotisch (rechts)

1.26. Flußkonfiguration beim Auftreten von Umklappeffekten (Aliasing) in Zone 1 bzw. 4 bei laminarer Strömung

1.27. Apikaler Vierkammerblick mit Mehrfachaliasing im linksventrikulären Einflußjet

Jedoch ist das Auftreten dieses typischen Aliasingfarbumschlages zur besseren Erkennung hoher Geschwindigkeitszonen sehr hilfreich, besonders bei der Analyse der postvalvulären Flußdynamik von Herzklappenprothesen. Man wird also das Aliasing unverändert nutzen, jedoch die verschiedenen Farbzonen mit einem kontinuierlichen oder gepulsten Doppler vermessen.

1.5.5 Analyse minimaler Blutströmungen

Ein Nachteil der zweidimensionalen Farbdoppler gegenüber konventionellen kontinuierlichen oder gepulsten Dopplern ist die eingeschränkte Erkennung niedrigster Flüsse. Bis herunter auf 0,7 m/s lassen sich Strömungen auch in größeren Tiefen mit dem Farbdoppler darstellen. Um die Erkennung der Flußbewegungen mit dem Farbdoppler zu optimieren, kann

1. der Sektorwinkel des zweidimensionalen Bildes verkleinert werden,
2. die Bildaufbaurate des zweidimensionalen, grauwertabgestuften Bildes reduziert werden,
3. der Schallwinkel zum Fluß verkleinert werden,
4. die Transducerfrequenz gesenkt werden,
5. die M-mode-Farbdopplerregistrierung genutzt werden (sensitiver als Sektorfarbdoppler) bei zusätzlicher Erhöhung der Farbverstärkung.

2 Normale Flußbilder im Herzen und in den großen Gefäßen

2.1 Normalflüsse im rechten Herzen

Um pathologische Flüsse innerhalb des menschlichen Herzens und in den großen Gefäßen richtig erkennen und von normalen Strömungsvarianten unterscheiden zu können, ist die Kenntnis der normalen Flußbilder des Herzens und der großen Gefäße erforderlich. Im folgenden werden die normalen Flußbilder, beginnend mit dem rechten Herzen, dargestellt.

2.1.1 Rechtsatrialer Einstrom (Abb. 2.1–2.5)

Bei Beschallung von suprasternal stellt sich die V. cava superior und ein kurzer Teil der V. cava inferior am Übergang zum rechten Vorhof dar, wie im Standardschnitt II der Abb. 2.1 gezeigt. Der vom Schallkopf fortführende Fluß der V. cava superior ist blau und diastolisch/systolisch fast ununterbrochen nachweisbar. Der zum Schallkopf gerichtete Fluß der V. cava inferior ist rötlich und beide Ströme vereinigen sich im rechten Vorhof. Von subxiphoidal (Abb. 2.2) läßt sich die V. cava inferior im Längsschnitt über eine sehr viel weitere Strecke als von suprasternal darstellen, der Fluß zeigt eine blaue Färbung. Die Lebervenen sind gleichzeitig homogen blau gefärbt als Zeichen für den vom Schallkopf sich entfernenden laminaren Fluß.

Im parasternalen Querschnitt des Herzens in Höhe der Aorten- und Trikuspidalklappe läßt sich routinemäßig der rechtsatriale Einfluß (RAI) aus der V. cava inferior (V. c. i.) in den rechten Vorhof (RA) als relativ laminare Strömung darstellen (Abb. 2.3, Standardschnitt VII). Der rechtsatriale Einfluß ist gelblich und streicht am interatrialen Septum entlang. Er kann in dieser Schnittebene nicht selten als Shuntfluß bei Vorhofseptumdefekt mißdeutet werden. Im gleichen Schnitt sind ebenfalls der Einfluß in den linken Vorhof (LA) sowie der weiter unten beschriebene rechtsventrikuläre und linksventrikuläre Ausfluß simultan darstellbar.

Im parasternalen Längsschnitt (Standardschnitt IV) stellt sich der Fluß des venösen Blutes aus der V. cava (V. c.) in den rechten Vorhof in orangeroter Farbe dar (Abb. 2.4).

Aus apikaler Sicht stellt sich im Vierkammerblick (Standardschnitt XIII) der rechtsatriale Einfluß (Strömung 2) neben dem linksatrialen Einfluß (Strömung 1) als gelblicher Fluß dar, zusätzlich sieht man den blauen, vom Schallkopf sich entfernenden linksventrikulären Ausfluß (LVO) (Abb. 2.5).

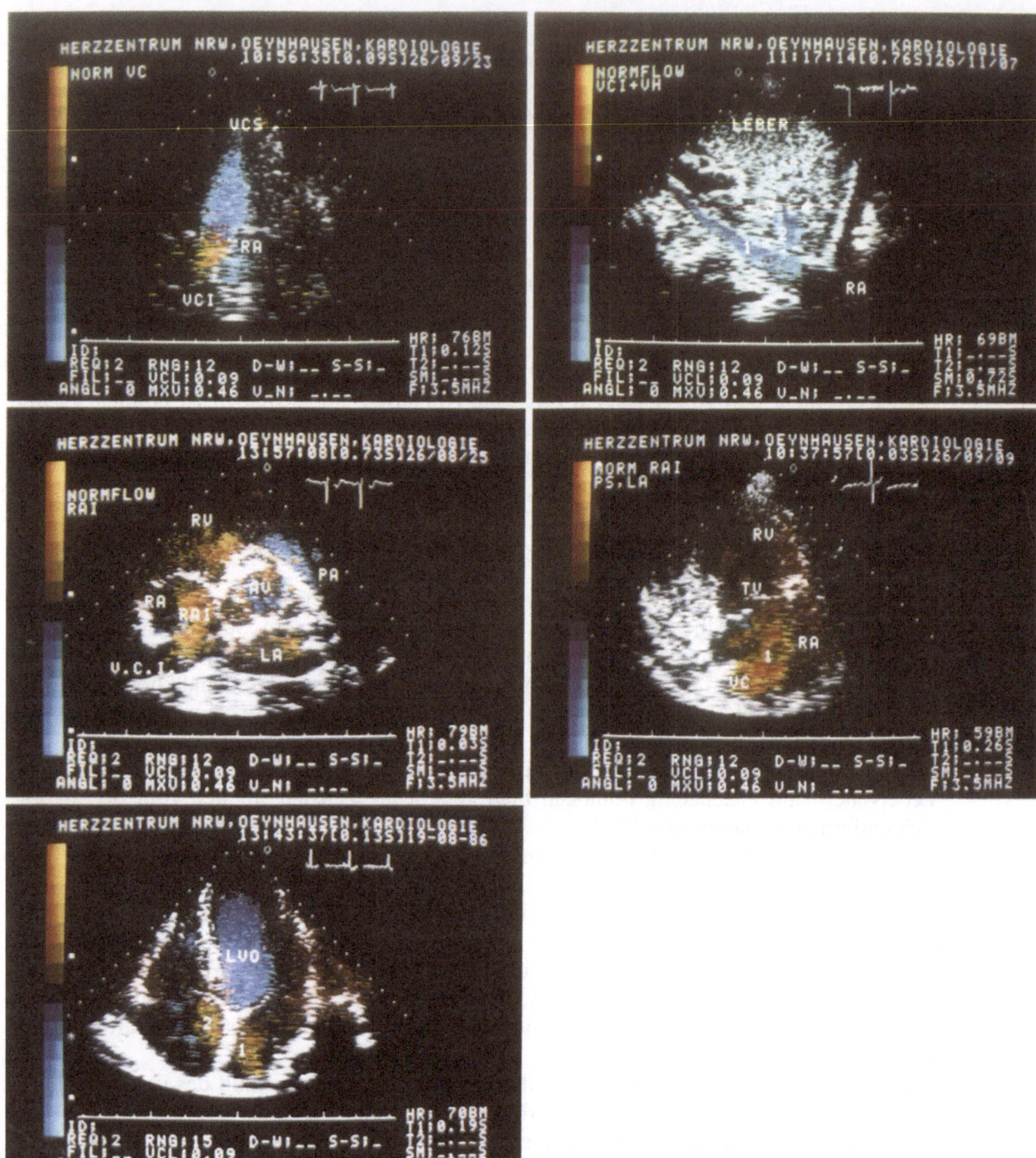

2.1. Normalfluß der V. cava superior (VCS) in blau und der V. cava inferior (VCI) in gelb im Übergang zum rechten Vorhof (RA) von suprasternal. Darstellung in Systole (s. Triggerauslaßmarkierung im EKG)

2.2. Normalfluß der V. cava inferior *(1)* und der Lebervenen *(2, 3, 4)* von subxiphoidal

2.3. Frühsystolischer rechtsatrialer Einfluß *(RAI)* im parasternalen Querschnitt. (Standardschnitt VII)

2.4. Rechtsatrialer Einfluß *(1)* im parasternalen Längsschnitt des rechten Herzens. (Standardschnitt IV) VC V. cava inf.

2.5. Rechtsatrialer Einfluß *(2)* im apikalen Vierkammerblick. Zusätzlich sind der linksatriale Einfluß *(1)* und der linksventrikuläre Ausfluß (LVO) erkennbar. (Standardschnitt XIII)

2.1.2 Rechtsventrikulärer Einfluß (Abb. 2.6–2.8)

Im parasternalen Querschnitt (Standardschnitt VII) kann der rechtsventrikuläre Einfluß (RVI) dargestellt werden. Aufgrund des zum Schallkopf hin gerichteten Flußvektors ist die Strömung orangefarben kodiert (Abb. 2.6).

Im parasternalen Längsschnitt (Standardschnitt IV) zeigt sich der breite rechtsventrikuläre Einstrom (Strömung 1) in gelber Farbe (Abb. 2.7). Gleichzeitig fließen aus der V. cava weiterhin geringe Mengen von Blut in den rechten Vorhof (Strömung 3). Die gleichmäßige Färbung des rechtsventrikulären Einflusses im Bereich der Trikuspidalklappe dokumentiert eine laminare Strömung. In den Flußzonen nahe der Herzspitze zeigen sich leichte Varianzveränderungen, Turbulenzen und Rückflußphänomene in Form blauer Farbtöne.

Im apikalen Vierkammerblick (Standardschnitt XIII) ist der rechtsventrikuläre Einfluß als wenige Zentimeter langer gelber Strom nachweisbar (Abb. 2.8). Hier ist deutlich der Unterschied in der Länge zwischen rechtsventrikulärem (Strömung 1) und linksventrikulärem

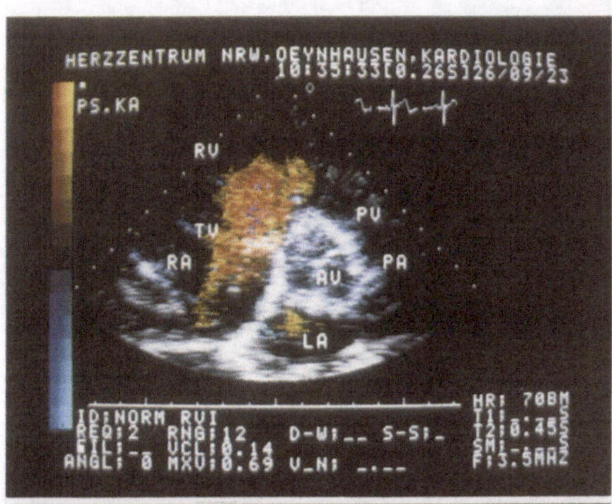

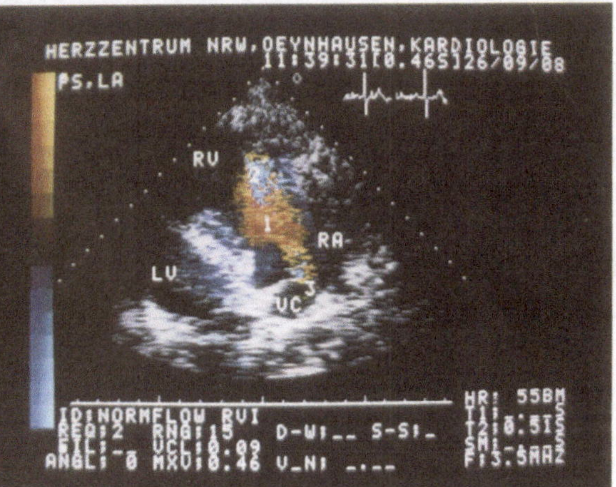

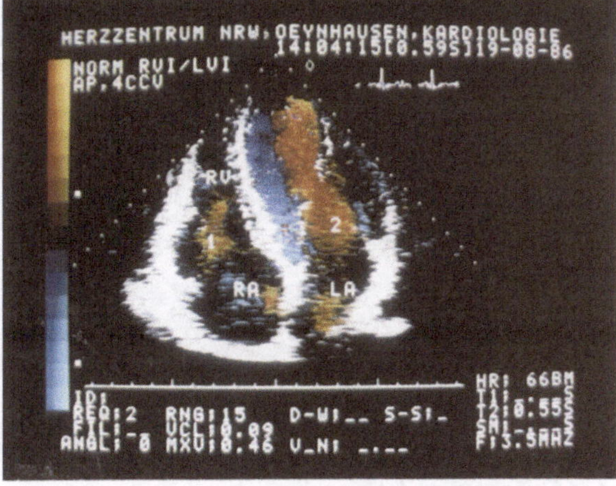

2.6. Frühdiastolischer rechtsventrikulärer Einstrom im parasternalen Querschnitt in Höhe der Aortenklappe. (Standardschnitt VII)

2.7. Der rechtsventrikuläre Einstrom *(1)* im parasternalen Längsschnitt. Aus der V. cava fließt weiterhin etwas Blut *(3)* in den rechten Vorhof. (Standardschnitt IV)

2.8. Rechtsventrikulärer Einfluß *(1)* im apikalen Vierkammerblick neben dem längeren linksventrikulären Einfluß *(2)* und weiterhin geringen atrialen Strömen. (Standardschnitt XIII)

(Strömung 2) Einstrom erkennbar, der sich durch die verschiedenen Druckverhältnisse zwischen den jeweiligen Vorhöfen und Ventrikeln erklären läßt. Innerhalb des rechten (RA) und linken (LA) Vorhofes sind die simultanen Einflüsse aus den entsprechenden Venen in gelblicher Färbung dargestellt.

2.1.3 Rechtsventrikulärer Ausfluß (Abb. 2.9–2.15)

In Abb. 2.9 ist im Farbdoppler-M-mode von parasternal der rechtsventrikuläre Ausfluß (RVO) oberhalb des basalen interventrikulären Septums gelblich nachweisbar. In Einzelfällen gleicht der Fluß dem Shunt eines Ventrikelseptumdefektes. Diastolisch ist in gleicher Darstellung der rechtsventrikuläre Einfluß (RVI) erkennbar.

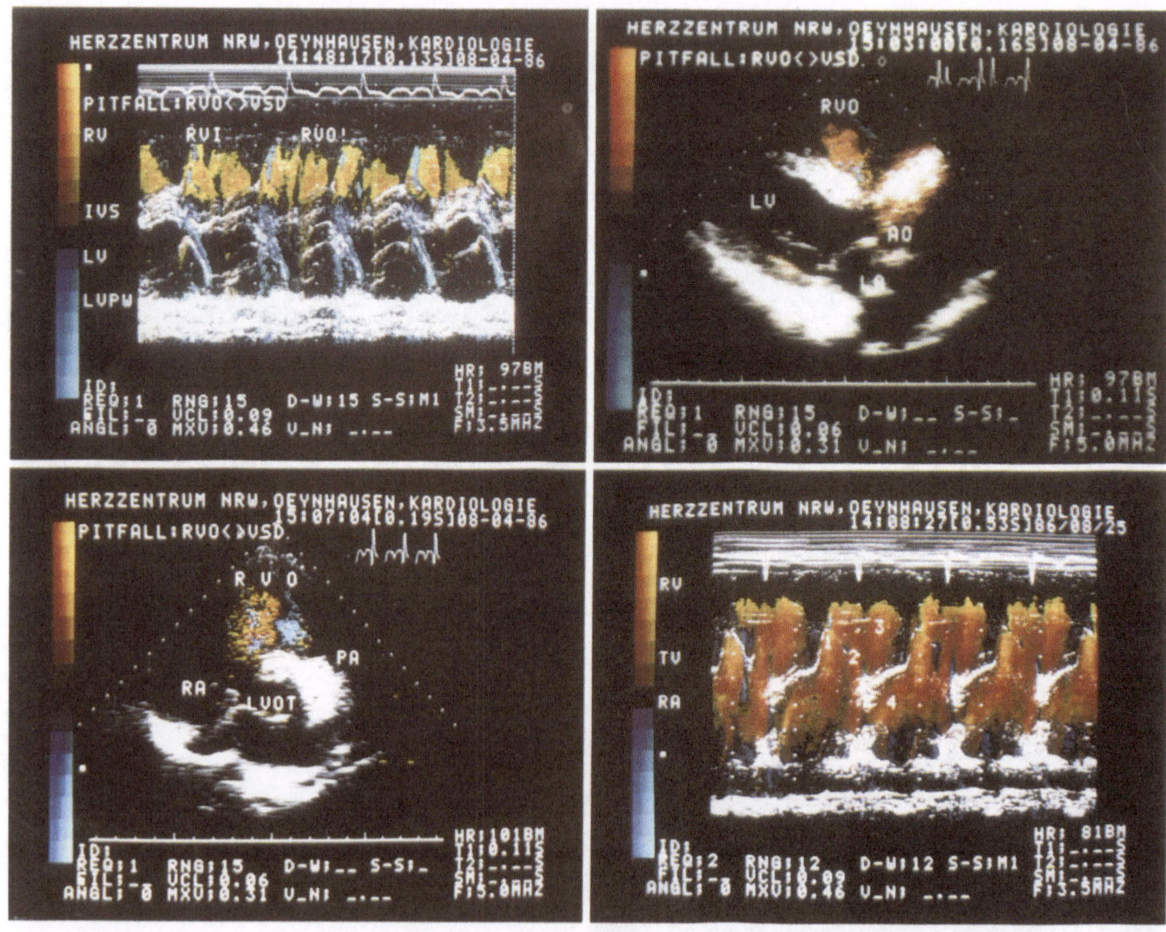

2.9. Rechtsventrikulärer Ausfluß (RVO) in Systole im parasternalen Farbdoppler-M-mode. Diastolisch ist der rechtsventrikuläre Einfluß mit gleicher Flußcharakteristik nachweisbar

2.10. Rechtsventrikulärer Ausfluß im parasternalen Längsschnitt. *Cave:* Verwechslung mit VSD möglich. (Standardschnitt III)

2.11. Rechtsventrikulärer Ausfluß im parasternalen Querschnitt. (Standardschnitt VII)

2.12. Rechtsherzflüsse im Trikuspidalklappenareal. Farbdoppler-M-mode von parasternal. *1, 2* diastolische rechtsventrikuläre Einflüsse. *3* rechtsventrikulärer Ausfluß. *4* rechtsatrialer Einfluß

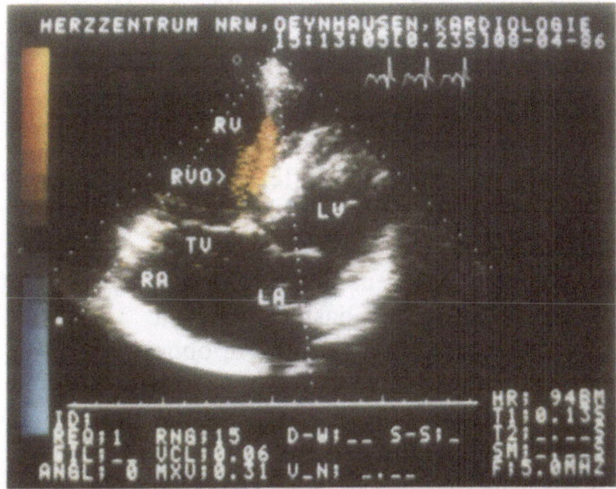

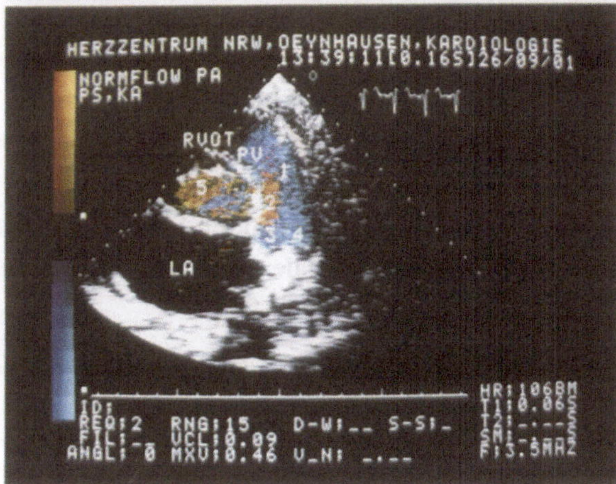

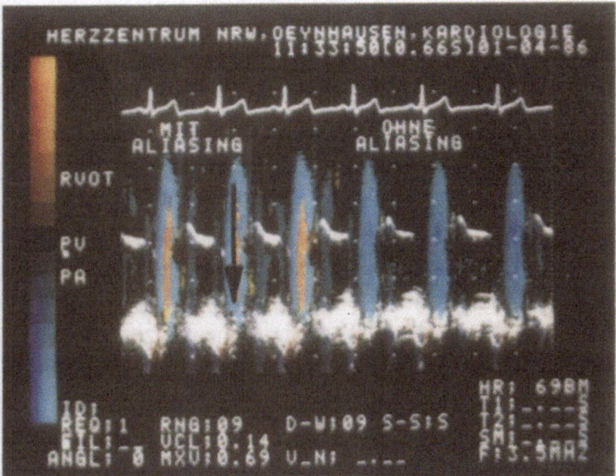

2.13. Rechtsventrikulärer Ausfluß im apikalen Vierkammerblick. *Cave:* Verwechslung mit VSD möglich. (Standardschnitt XIII)

2.14. Rechtsventrikulärer Ausfluß und Pulmonalarterienfluß in Systole im parasternalen Querschnitt. *1* postvalvulärer Pulmonalarterienfluß; *2* Aliasingzone; *3, 4* rechts-/linkspulmonalarterieller Fluß; *5* linksventrikulärer Ausfluß. (Standardschnitt VI)

2.15. Rechtsventrikulärer Ausfluß/Pulmonalarterienfluß im Pulmonalklappenareal von parasternal mit (gelb) und ohne Aliasing

Das dazugehörende Farbdopplersektorbild (Abb. 2.10, Standardschnitt III) dokumentiert im Bereich des membranösen Septums den gelblichen RV-Ausfluß, der auch hier in bestimmten Situationen den Shuntjet eines ventrikulären Septumdefekts vortäuschen kann.

Der Ausfluß aus dem rechten Ventrikel in Abb. 2.11 (Standardschnitt VII) zeigt eine bläuliche, vom Schallkopf fortführende Flußbewegung. Oft ist schon direkt hinter der Trikuspidalklappe ein gelblicher systolischer Strom als Hinweis auf den beginnenden Ausfluß nachweisbar. Der blaue rechtsventrikuläre Ausfluß in die Pulmonalarterie hinein beginnt vor der Pulmonalklappe, verläuft über die Klappe (Flußzone 1) und setzt sich bis zur Bifurkation der Pulmonalarterie fort, Flußzone 3 entspricht der rechten, Flußzone 4 der linken Pulmonalarterie (Abb. 2.14, Standardschnitt VI). Der Flußbereich 2 stellt einen Umklappeffekt dar, hervorgerufen durch einen relativ schnellen Fluß. In Abb. 2.14 ist außerdem der linksventrikuläre Ausfluß in Form eines orangefarbenen Flusses (Fluß 5) zwischen den Aortenklappensegeln dargestellt.

Von parasternal sind im M-mode-Farbdopplerechokardiogramm der Trikuspidalklappe sämtliche Flüsse im rechten Herzen und rechten Vorhof zeitlich festzulegen (Abb. 2.12): Strömung 1 stellt den frühdiastolischen Einstrom durch die Trikuspidalklappe aus dem rechten Vorhof in den rechten Ventrikel dar, Strömung 2 repräsentiert den Fluß in den rechten Ventrikel, hervorgerufen durch die Vorhofkontraktion. Strömung 3 zeigt den Ausfluß aus dem rechten Ventrikel, während unterhalb der geschlossenen Trikuspidalklappe die Strömung 4 das in den rechten Vorhof einfließende Blut repräsentiert. Alle Strömungen sind aufgrund der überwiegend zum Schallkopf gerichteten Jets in rötlich-gelber Farbe dargestellt. Bei höheren Geschwindigkeiten durch Stenosen oder höherem Schlagvolumen kann bei niedrig eingestelltem Nyquist-Limit ein sog. Umschlageffekt (aliasing) in Form eines bläulichen Zentrums innerhalb eines rötlichen Stromes nachgewiesen werden, ohne daß daraus auf eine Flußumkehr geschlossen werden darf.

Der apikale Vierkammerblick (Abb. 2.13) dokumentiert den gelblichen rechtsventrikulären Ausfluß am membranösen Septum. Auch in dieser Darstellung kann der RV-Ausfluß leicht als ein Shuntfluß bei Ventrikelseptumdefekt mißdeutet werden.

In Abb. 2.15 ist der Fluß aus dem rechten Ventrikel in die Pulmonalarterie in Form eines Farb-M-modes der Pulmonalklappenregion registriert. Die ersten Schläge zeigen den bläulichen Ausfluß mit gelblichem Zentrum, während die letzten Schläge einen rein bläulichen Fluß mit dunkelblauem Zentrum darstellen. Der Umklappeffekt (aliasing) ist der Grund für die Gelbfärbung des Flußzentrums bei niedrig eingestelltem Nyquist-Limit. Diese technische Begrenzung kann zu diagnostischen Irrtümern führen. Im Normalfall ist in Diastole oberhalb der Klappe keine Strömung nachweisbar. Leichte Reverberationen der frühdiastolisch sich nach posterior bewegenden Pulmonalklappe werden als blaue, schmale, vertikale Striche dargestellt. Im Falle einer Insuffizienz der Pulmonalklappe würde sich ein roter Blutstrom diastolisch über der Klappe zeigen.

Bei parasternaler Transducerlage gilt generell für die Farbe der Flüsse im rechten Herzen: im Bereich der Trikuspidalklappe, dem rechten Vorhof und dem rechten Ventrikel sind blaue Flüsse verdächtig, im Bereich der Pulmonalklappe mit rechtsventrikulärem Ausflußtrakt und Pulmonalarterie sind gelbe und rote Flüsse mittels kontinuierlichem oder gepulstem Doppler abklärungsbedürftig.

2.2 Normalflüsse im linken Herzen

2.2.1 Linksatrialer Einfluß (Abb. 2.16–2.19)

Nach der Lungenpassage erreicht das arterialisierte Blut über die Pulmonalvenen den linken Vorhof (Abb. 2.16), hier im parasternalen Längsschnitt (Standardschnitt III) dargestellt. Der linksatriale Einfluß (LAI) ist direkt gegen die hintere Aortenwand gerichtet, hat aber große Varianten bezüglich Lage und Form. Die Farbe des Einstroms zeigt sich meistens rötlich bis orangefarben, weil der Fluß fast immer zum Transducer gerichtet ist. Der in der rechten Pulmonalarterie (RPA) sichtbare Fluß stellt sich aus dieser Schallposition immer blau dar, ist meist nur schwierig aufzuspüren und beim Erwachsenen oft unvollständig.

Im Querschnitt in Höhe der Aortenklappe (Standardschnitt VII) zeigt sich der linksatriale Einfluß je nach Lage des Schnittes mal näher an der linksatrialen Hinterwand, mal im Bereich der hinteren Aortenwand (Abb. 2.17). Er hat jedoch immer eine mehr oder weniger ovale bis runde Form und reicht nur selten vom interatrialen Septum bis zur lateralen Vorhofwand. Der linksatriale Einfluß ist in vielen Fällen sowohl im apikalen Vierkammerblick (Abb. 2.18, Strömung 1) als auch im Zweikammerblick (Abb. 2.19, Strömung 3) darstellbar und ebenfalls rötlich bis orangefarben mit überwiegend laminarem Flußcharakter. Die blauen linksventrikulären Ausflüsse sind simultan in Mittsystole registrierbar (s. unten).

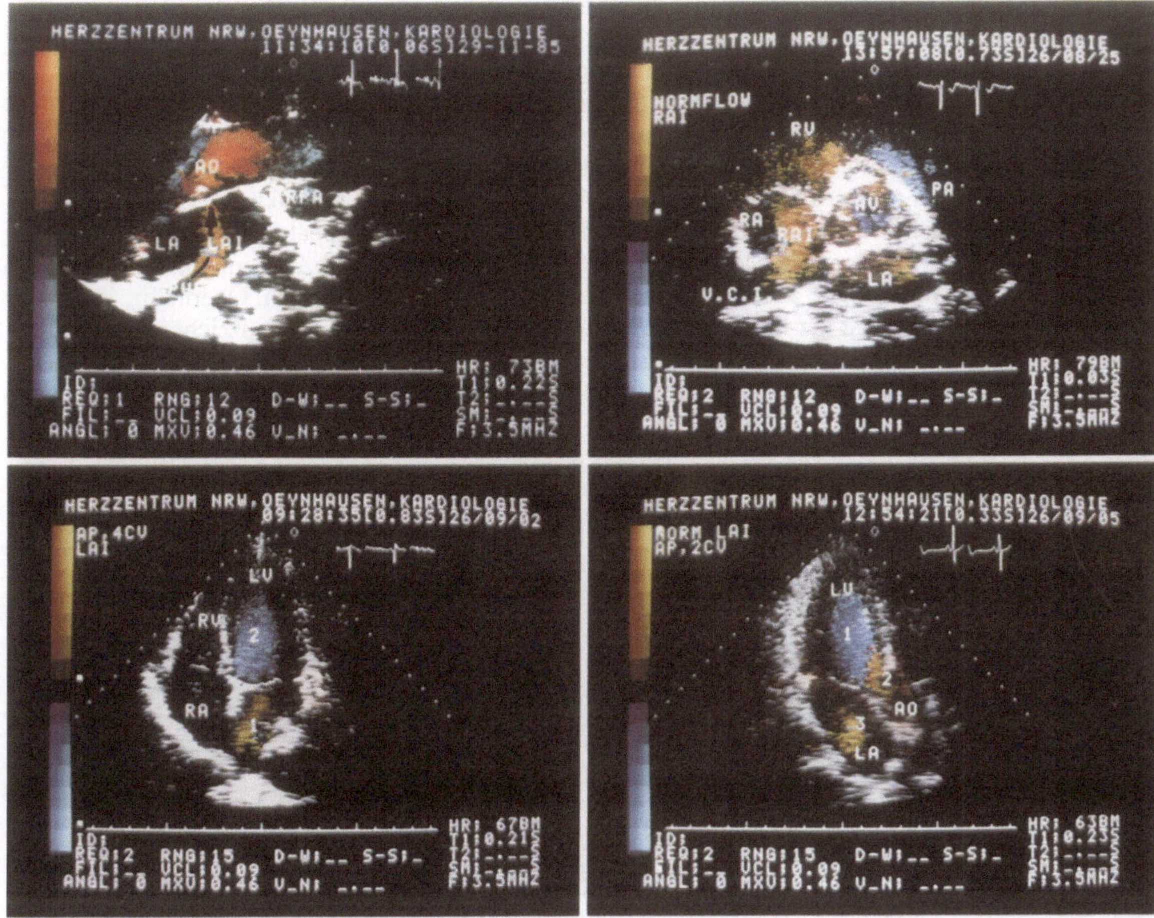

2.16. Linksatrialer Einfluß (LAI) im parasternalen Längsschnitt. Basaler Teil des Standardschnittes III. *PV* Pulmonalvene; *RPA* rechte Pulmonalarterie

2.17. Linksatrialer Einfluß in den Vorhof im parasternalen Querschnitt in früher Systole. (Standardschnitt VII)

2.18. Linksatrialer Einfluß *(1)* im apikalen Vierkammerblick. *2* linksventrikulärer Ausfluß. (Standardschnitt XIII)

2.19. Linksatrialer Einfluß *(3)* und linksventrikulärer Ausfluß *(1, 2)* im apikalen Zweikammerblick. (Standardschnitt XV)

2.2.2 Linksventrikulärer Einfluß (Abb. 2.20–2.25)

Bei der Darstellung des linksventrikulären Einflusses von parasternal sind grundsätzlich 3 Varianten beim gleichen Patienten nachweisbar: Bei der Beschallung aus einem relativ hohen Interkostalraum (ICR) und direkt neben dem Sternum ist die Hauptflußrichtung des Einflusses in den linken Ventrikel vom Schallkopf fortgerichtet, also blau gefärbt, während bei der Applikation aus einem relativ niedrigen ICR genau entgegengesetzt dazu der linksventrikuläre Einfluß gelblich erscheint. Als 3. Variante ist bei Beschallung mit einem Schallwinkel von 90° zum linksventrikulären Einfluß keine Blutbewegung meßbar.
In Abb. 2.20 ist der linksventrikuläre Einfluß gelb dargestellt (Standardschnitt III). Durch Veränderung der Schallkopflage und damit des Schallwinkels in oben beschriebener Weise

läßt sich der linksventrikuläre Einfluß auch blau dokumentieren (Abb. 2.22). Die gleichen Varianten finden sich auch bei der Darstellung des linksventrikulären Einflusses im linksventrikulären Querschnitt in Höhe des Mitralklappenapparates; je nach Schallwinkel ist der Einfluß, der vom vorderen und hinteren Mitralsegel begrenzt wird, gelblich (Abb. 2.21) oder bläulich (Abb. 2.23).

Im Farb-M-mode-Echokardiogramm der Mitralklappe ist folgende Strömungskonfiguration zeitabhängig erkennbar (Abb. 2.24 und 2.25). Der normale Fluß der Mitralklappe zeigt 2 Blutströmungen: den frühdiastolischen Einstrom (Strom 1) und den spätdiastolischen Einstrom nach der P-Welle im EKG (Strom 2). In Systole läßt sich in Abb. 2.24 unterhalb der geschlossenen Mitralklappe als Strom 4 der linksatriale Einfluß nachweisen. Oberhalb der geschlossenen Klappe ist der linksventrikuläre Ausfluß als Strömung 3 gekennzeichnet.

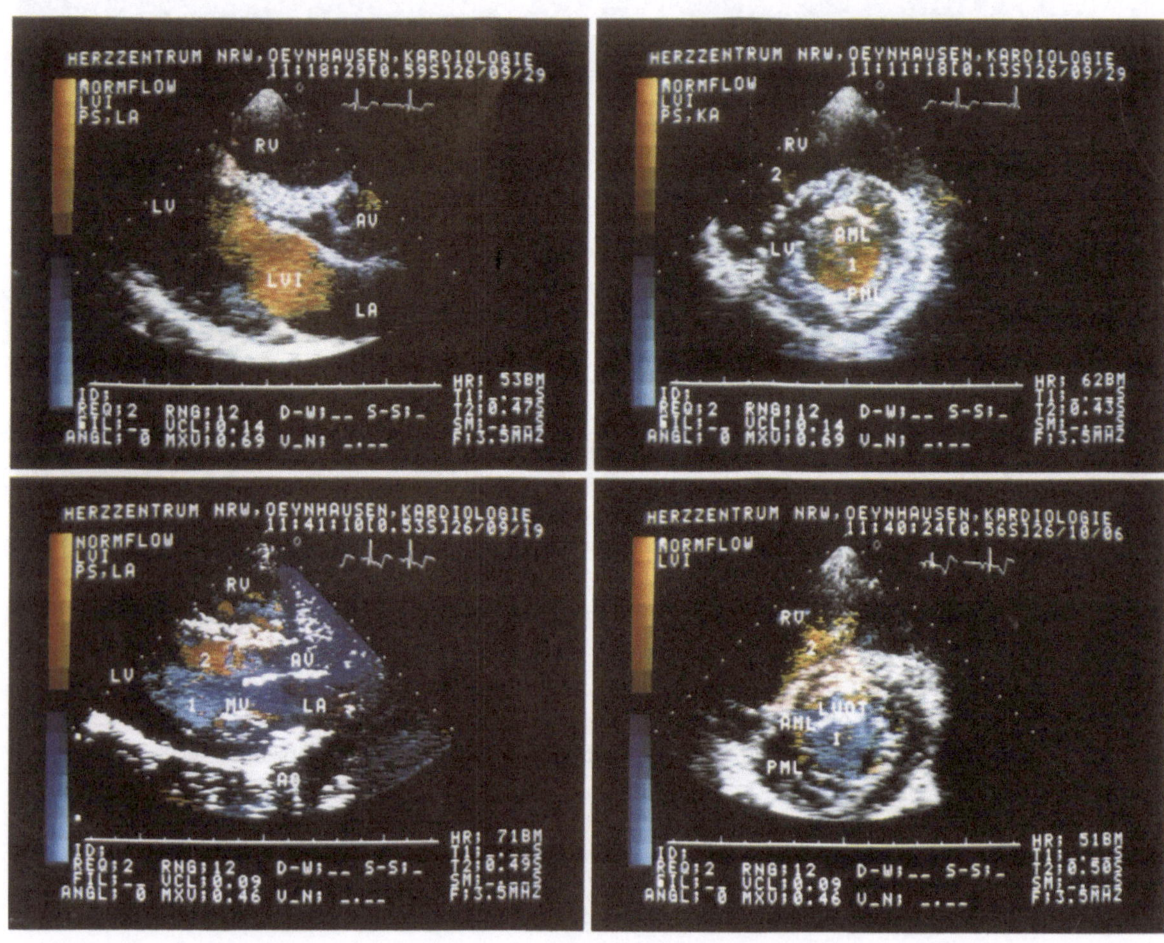

2.20. Linksventrikulärer Einfluß (LVI) mit auf den Transducer gerichtetem Bewegungsvektor (gelb) im parasternalen Längsschnitt aus einem tiefen ICR. (Standardschnitt III)

2.21. Linksventrikulärer Einfluß im parasternalen Querschnitt. (Standardschnitt VIII)

2.22. Linksventrikulärer Einfluß *(1)* im parasternalen Längsschnitt, jetzt im Gegensatz zu Abb. 2.20 mit vom Transducer fortgerichteter, blauer Strömung. (Standardschnitt III)

2.23. Linksventrikulärer Einfluß *(1)* entsprechend Abb. 2.21 mit jetzt ebenfalls, wie in Abb. 2.22 dargestellt, sich vom Schallkopf entfernender Strömung bei Beschallung von parasternal aus einem hohen ICR

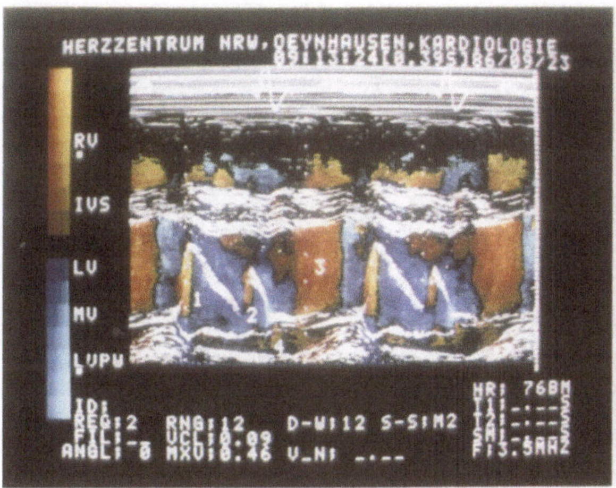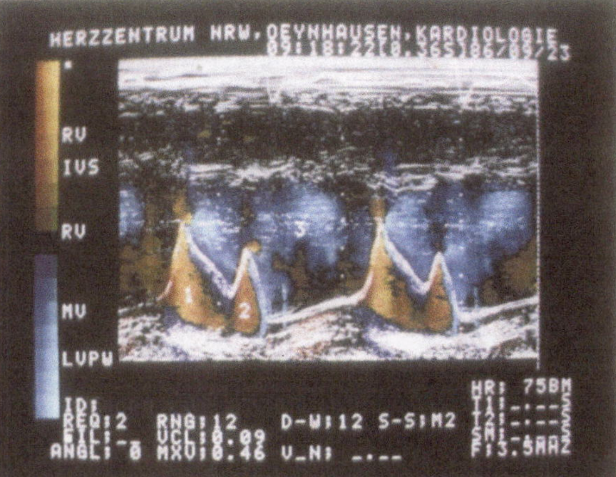

2.24. Strömungen des linken Herzens im Mitralklappenareal. Farbdoppler-M-mode von parasternal aus einem tiefen ICR; der linksventrikuläre Einfluß ist blau *(1, 2)*. *3* linksventrikulärer Ausfluß

2.25. Gleiches Farbdoppler-M-mode-Echo, jedoch aus einem hohen ICR, jetzt entsprechend Abb. 2.20 mit gelbem linksventrikulären Einfluß

Die Färbung der diastolischen linksventrikulären Einflußströmungen ist auch im M-mode abhängig vom Schallwinkel. Sie stellt sich in Abb. 2.24 blau, in Abb. 2.25 gelb dar. Der in Diastole nachweisbare blaue Blutstrom oberhalb der Mitralklappe repräsentiert den Rückstrom des Blutes aus der Spitzenregion des linken Ventrikels am interventrikulären Septum entlang.

2.2.3 Linksventrikulärer Ausfluß (Abb. 2.26–2.29)

Bezüglich der Grundfarbe gilt beim linksventrikulären Ausfluß das gleiche wie beim linksventrikulären Einfluß. In Abhängigkeit von der Schallrichtung und dem Schallwinkel ist in Abb. 2.26 (Standardschnitt III) der linksventrikuläre Ausfluß (LVO) blau. Er beginnt etwa im medialen Segment des linken Ventrikels und kann bis kurz hinter die Aortenklappe verfolgt werden. Der postvalvuläre Blutstrom ist nur sehr gering turbulent, erkennbar an den wenigen gelben Einschlüssen im blauen Fluß. Nach Wechsel der Schallkopfposition einen ICR höher stellt sich der linksventrikuläre Ausfluß als eine breite, gelbliche Strömung mit postvalvulär auftretendem Farbumschlag nach Blau (aliasing) dar. Dies ist die Folge einer erhöhten Strömungsgeschwindigkeit im Aortenklappenbereich (Abb. 2.28). Der linksventrikuläre Ausfluß ist im parasternalen Querschnitt (Standardschnitt VIII) in Höhe der Mitralklappe am sichersten nachweisbar als relativ homogener Fluß, der je nach Schallwinkel blau (Abb. 2.27) oder gelb (Abb. 2.29) sein kann. In Höhe der Aortenklappe ist bei zarten, nicht gut beschallbaren Aortenklappensegeln mit Hilfe des linksventrikulären Ausflusses die Öffnungsfläche abgrenzbar. Dies kann bei Aortenstenosen, bei denen eine klare Öffnungsfläche im grauwertabgestuften Sektorbild nicht identifizierbar ist, gewisse Hilfestellungen leisten.

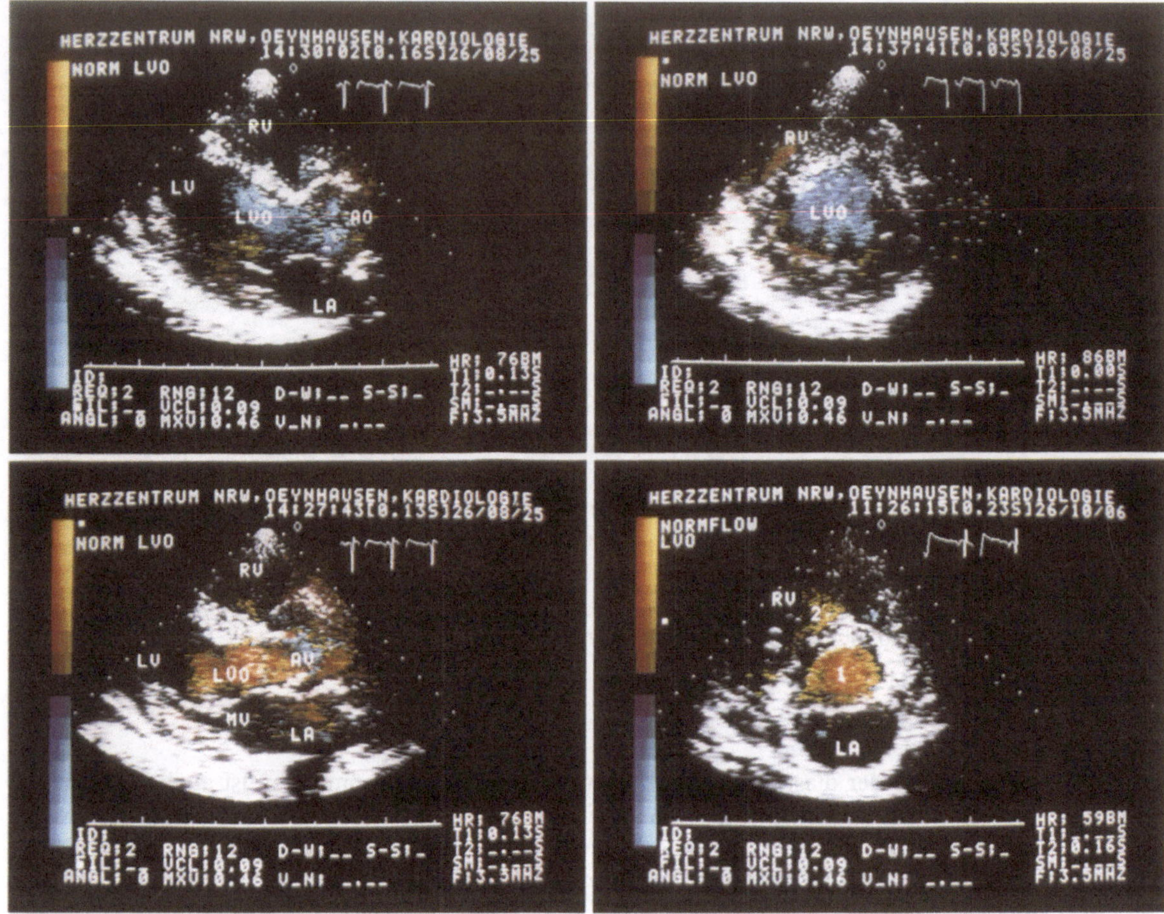

2.26. Blauer linksventrikulärer Ausfluß bei der Echokardiographie aus einem tiefen ICR. (Parasternaler Längsschnitt III)

2.27. Querschnitt des linksventrikulären Ausflusses der Abb. 2.26. (Standardschnitt VIII)

2.28. Gelblicher linksventrikulärer Ausfluß bei Schallkopflage im 2.–3. ICR. (Parasternaler Längsschnitt III)

2.29. Querschnitt des linksventrikulären Ausflusses der Abb. 2.28. (Standardschnitt VIII)

2.2.4 Linksventrikuläre Flüsse bei apikaler Schallkopflage (Abb. 2.30–2.34)

Auch bei apikaler Transducerposition lassen sich Einfluß und Ausfluß des linken Ventrikels gut registrieren. Der linksventrikuläre *Einfluß* (LVI) stellt sich im apikalen Zweikammer- bzw. apikalen Vierkammerblick in Abb. 2.30 bzw. 2.31 als breite, zum Schallkopf gerichtete, gelbe Strömung dar, die etwa 0,5 cm unterhalb des Mitralklappenringes beginnt und bis tief in den linken Ventrikel hineinreicht. Im Bereich der Herzspitze ändert der Fluß seine Richtung. Er fließt am Septum entlang in Form eines blaugefärbten, vom Schallkopf fortströmenden Flusses in Richtung linksventrikulärem Ausflußtrakt.

Der linksventrikuläre *Ausfluß* ist von apikal im Zweikammerblick bzw. Vierkammerblick als blaue Strömung nachweisbar (Abb. 2.32 und Abb. 2.33). Nicht selten ist im Bereich direkt vor der Aortenklappe eine Zunahme der Geschwindigkeit registrierbar. Dies wird in Form eines Umklappeffektes von blau nach gelb – hier im apikalen Zweikammerblick – deutlich.

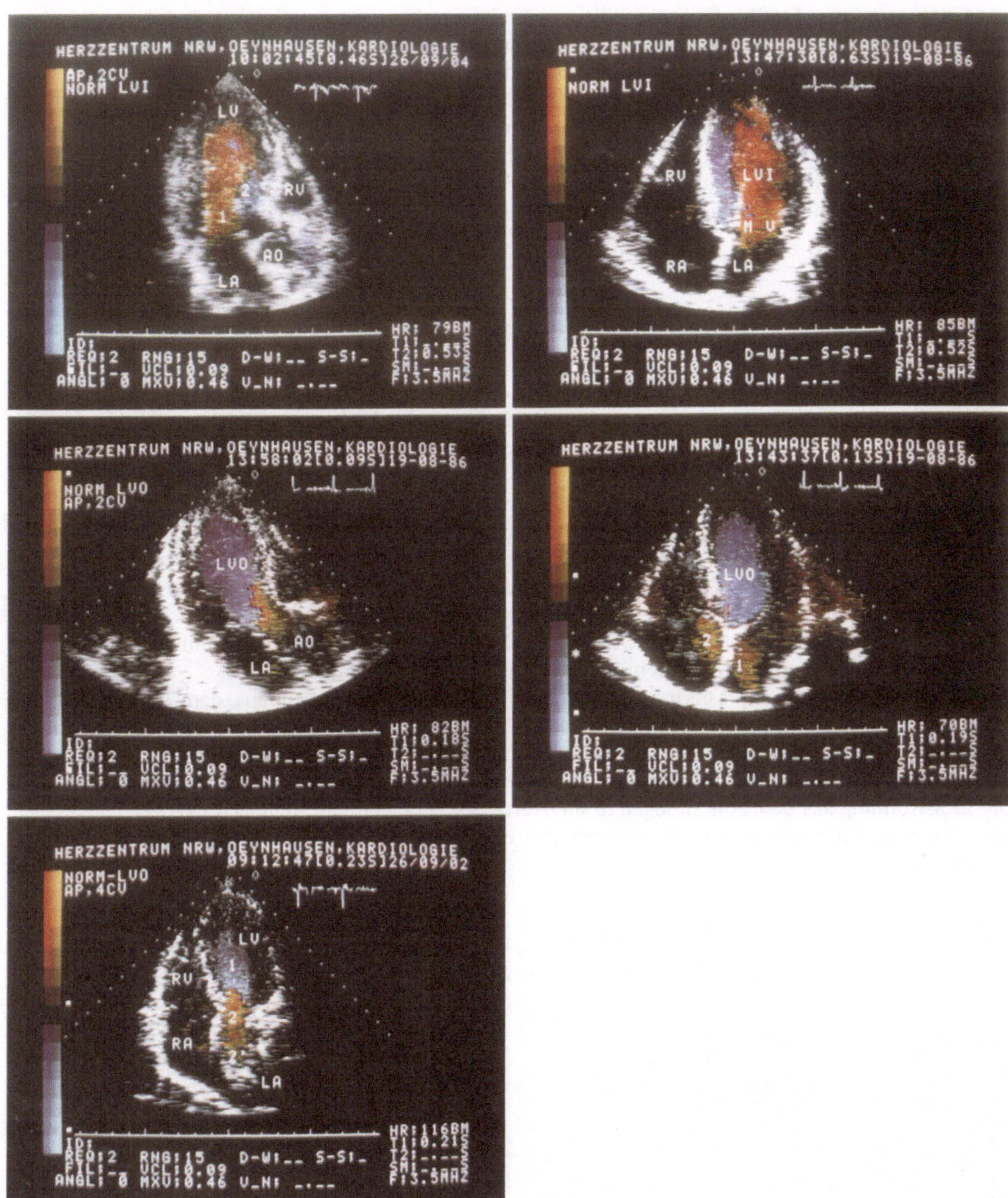

2.30. Linksventrikulärer Einfluß *(1)* im apikalen Zweikammerblick in später Diastole mit geringer Rückströmung *(2)* entlang des Septums. (Standardschnitt XV)

2.31. Linksventrikulärer Einstrom im apikalen Vierkammerblick. (Standardschnitt XIII)

2.32. Linksventrikulärer Ausfluß im apikalen Zweikammerblick. (Standardschnitt XV)

2.33. Linksventrikulärer Ausstrom im apikalen Vierkammerblick. (Standardschnitt XIII)

2.34. Linksventrikulärer Ausfluß *(1, 2, 2')* in die Aorta ascendens hinein im apikalen Fünfkammerblick. (Standardschnitt XII)

Im Gegensatz zur Flußkonfiguration bei obstruktiver Kardiomyopathie reicht der Umklappeffekt bei normalem linksventrikulärem Ausfluß bis hinter die Aortenklappe. Im apikalen Vierkammerblick sind in Systole zusätzlich der linksatriale (Strömung 1) und der rechtsatriale (Strömung 2) Einfluß als gelbe Strömungen nachweisbar.
In Abb. 2.34, dem apikalen „Fünfkammerblick" (Standardschnitt XII), ist der linksventrikuläre Ausfluß blau (Strömung 1), der Fluß direkt subvalvulär bzw. zwischen den Aortensegeln gelb dokumentiert (Strömung 2). Während der Fluß 2 noch laminar erscheint, ist die postvalvuläre Strömung 2' etwas turbulenter, erkennbar an den vereinzelten Blaueinlagerungen.

2.2.5 Normale Flüsse in der Aorta (Abb. 2.35–2.38)

Das M-mode-Farbdopplerechokardiogramm der Aortenklappe (Abb. 2.35) zeigt zwischen den Segeln einen homogenen, kaum turbulenten Jet. In diesem Fall ist er gelblich-rötlich dargestellt. Je nach Schallwinkel kann er jedoch auch bläuliche Farben aufweisen, ähnlich dem linksventrikulären Einfluß durch die Mitralklappe. Im linken Vorhof (LA) ist simultan der linksatriale Einfluß gelblich, also zum Schallkopf hin gerichtet, darstellbar.
Der postvalvuläre Fluß in der Systole läßt sich je nach Lage des Schallstrahls zum Fluß und der Strömungsgeschwindigkeit als blaue, gelbe, bzw. rötliche Flüssigkeitsbewegung registrieren (Abb. 2.36). Leider ist zumindest bei Erwachsenen diese Strömung besonders bei Aortenklappenstenosen in vielen Fällen nicht ausreichend registrierbar, hier hilft also die Farbdopplerechokardiographie kaum weiter, zumal die postvalvulären stark turbulenten Jets bei Aortenstenose eine Identifizierung des Schallwinkels kaum zulassen!
Bei der Beschallung von suprasternal läßt sich der Fluß in der Aorta ascendens, dem Aortenbogen und der Aorta descendens nachweisen. Hierbei zeigt der Fluß der Aorta ascendens und etwa des halben Aortenbogens rote Farben. In diesem Fall (Abb. 2.37, Standardschnitt I) tritt ein Umklappeffekt auf, der an der blauen Färbung des Stromes erkennbar ist. Die Blutströmung aus dem Aortenbogen in die Aorta descendens hinab stellt sich dagegen meist als relativ homogener, vom Schallkopf sich entfernender Fluß blau dar (Abb. 2.38, Schnitt I).

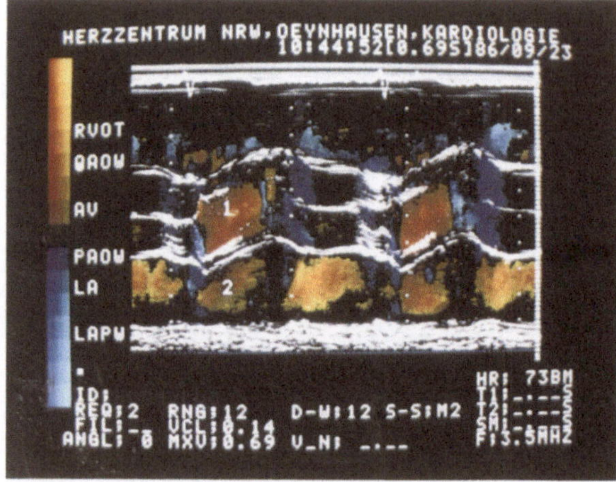
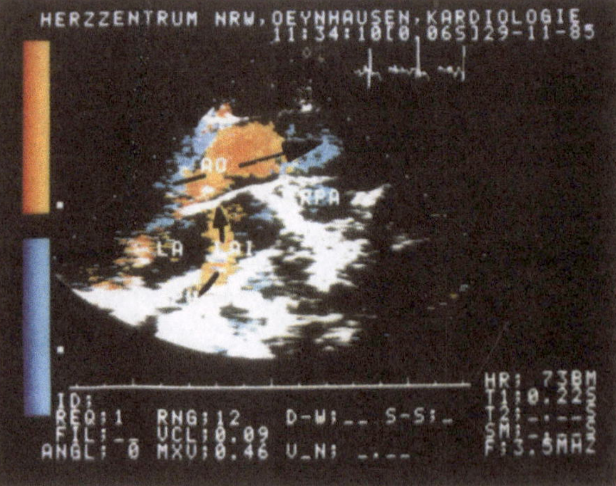

2.35. Blutströmungen des linken Herzens bei der Farbdoppler-M-mode-Registrierung der Aortenklappe und des linken Vorhofes von parasternal. *1* linksventrikulärer Ausfluß durch die Aortenklappe. *2* linksatrialer Einstrom

2.36. Spätsystolischer Fluß in der Aorta ascendens im parasternalen Längsschnitt der Aorta

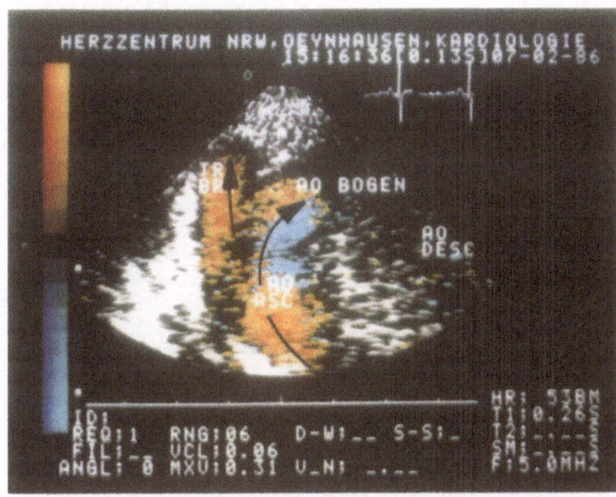
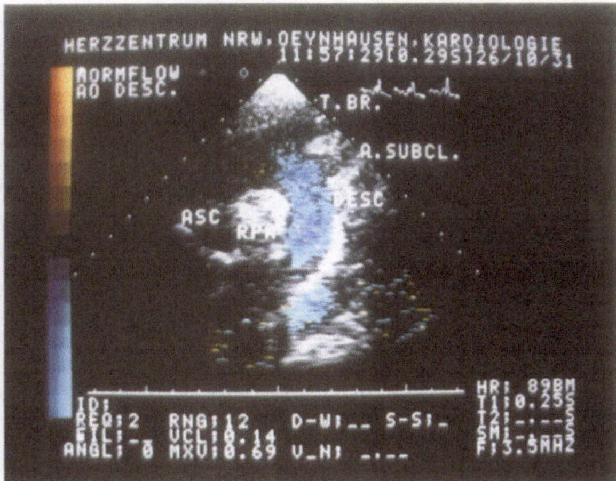

2.37. Spätsystolischer Fluß in der Aorta ascendens und dem Aortenbogen sowie dem Truncus brachiocephalicus aus suprasternaler Sicht. (Standardschnitt I)

2.38. Spätsystolischer Fluß in der Aorta descendens und dem Aortenbogen aus suprasternaler Sicht. (Standardschnitt I)

3 Einzelparameter und Besonderheiten

In diesem Kapitel werden Ultraschallbilder besprochen, die z.T. als pathologische Einzelbefunde innerhalb eines Syndroms oder einer komplexen Erkrankung auffallen, z.T. Besonderheiten nicht pathologischer Natur darstellen, die unter Umständen zu Fehlinterpretationen führen können.

3.1 Optimierung der M-mode-Technik durch den Einsatz des Farbdoppler-M-modes

Die eindimensionale Darstellung von Klappenechos ist durch die Farbdoppler-M-mode-Technik erheblich verbessert worden. Die in der Erwachsenenkardiologie oft zeitraubende Suche und Analyse der Pulmonalklappe läßt sich beispielsweise mit Hilfe des Farbdoppler-M-modes deutlich beschleunigen und verbessern. Hierbei sind Geräte überlegen, die niederfrequente Dopplerechos von Wänden bzw. Klappen isoliert differenzieren und dokumentieren können, denn die Darstellung der Pulmonalklappe sollte unter Ausschluß der Blutflußanalyse erfolgen. Lediglich die Wand- bzw. Klappenbewegungen werden farbdopplertechnisch analysiert. Dies wird durch eine Reduktion der Flußsensitivität einerseits und das Abschalten aller Wandfilter andererseits bewerkstelligt.
Das Ergebnis wird in Abb. 3.1, bzw. 3.2 deutlich. Während bei einem unzureichend beschallbaren Patienten im konventionellen grauwertabgestuften M-mode die Pulmonal-

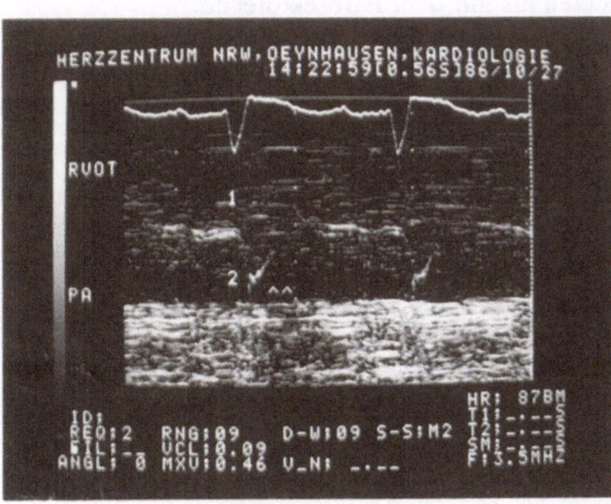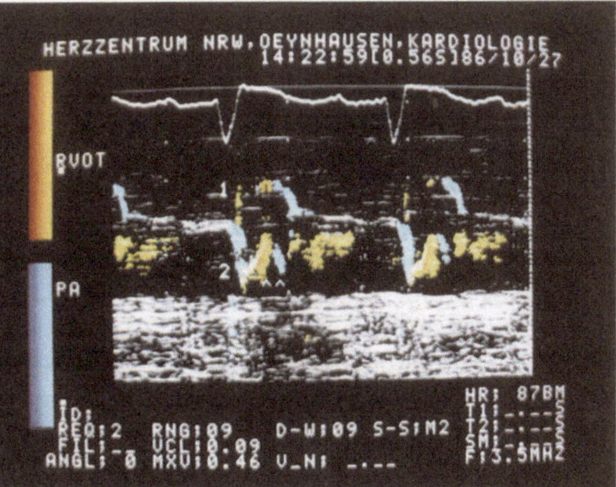

3.1. *Optimierung der M-mode-Technik durch das Farbdoppler-M-mode am Beispiel der Pulmonalklappendarstellung:* Eingeschränkt dargestellte Pulmonalklappe von parasternal im grauwertabgestuften M-mode

3.2. *Optimierung der M-mode-Technik durch das Farbdoppler-M-mode am Beispiel der Pulmonalklappendarstellung:* Dasselbe Echo wie in Abb. 3.1 mit im eingefrorenen Bild zugeschaltetem Farbdoppler-M-mode. *1* vorderes Segel. *2* aortales Segel mit jetzt sichtbarer mittsystolischer Schließbewegung

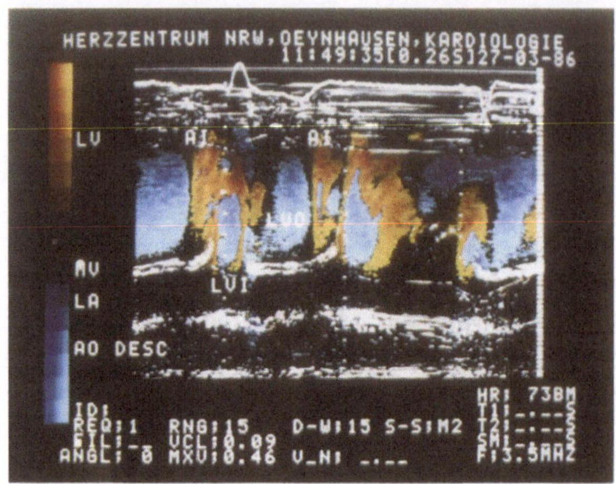

3.3. *Zeitliche Zuordnung von Blutflüssen mittels des Farbdoppler-M-modes:* CM-Mode von parasternal in Höhe der Mitralklappe

klappe nur schlecht erkennbar ist (Abb. 3.1), läßt sich die Klappe und ihre Bewegungen mittels überlagertem Farbdoppler-M-mode deutlich besser registrieren (Abb. 3.2). Bei diesem Patienten mit pulmonaler Hypertonie zeigt sich eine mittsystolische Schließbewegung des aortalen Segels. Außerdem ist nun das vordere Segel zusätzlich darstellbar.

Der Einsatz der Farbdoppler-M-mode-Technik (CM-mode) *mit* Analyse der Flüsse sollte bevorzugt eingesetzt werden zur zeitlichen Differenzierung verschiedener gleichgerichteter Flüsse, z.B. von Aortenregurgitation und gleichzeitigem, linksventrikulärem Einfluß (Abb. 3.3) oder bei Shuntflüssen. Insbesondere Blutströmungen mit geringen Volumenbewegungen oder langsamem Fluß lassen sich mit der Farbdoppler-M-mode-Technik aufgrund der erhöhten Sensitivität deutlich besser analysieren als mit dem Farbsektorecho.

3.2 Registrierung der Eustachischen Klappe mittels Farbdopplerechokardiographie (Abb. 3.4–3.6)

Die Erkennung einer rudimentären Eustachischen Klappe im rechten Vorhof ist durch grauwertabgestufte M-mode- (Abb. 3.5) und Sektorechokardiographie (Abb. 3.6 a–c) in den meisten Fällen ausreichend möglich. Aufgrund seiner Variationsbreite kann dieser Befund häufig zu Fehlinterpretationen führen.

Während im M-mode-Echo bei der Beschallung der Trikuspidalklappe im rechten Vorhof eine in vielen Fällen stark, teilweise aber auch nur sehr diskret sich bewegende sehnenfadenartige Eustachische Klappe flottiert, wird mit zusätzlichem Farbdoppler-M-mode erheblich besser die mittsystolische und frühdiastolische Vorwärtsbewegung deutlich (Abb. 3.4). Die blauen Echos deuten bei Ausschluß der Blutbewegungsanalyse in diesem Bereich eine Rückwärts-, die gelben eine Vorwärtsbewegung der Eustachischen Klappe an. Im grauwertabgestuften Sektorbild wird besonders im Echtzeitverfahren die teilweise peitschenartig vorschnellende Bewegung dieser rudimentären Klappe in Richtung der Trikuspidalklappe deutlich. Die jeweiligen Rückwärtsbewegungen vollziehen sich ebenfalls relativ schnell (Abb. 3.6 a–c). Bei einigen Patienten reicht diese Struktur bis in das Trikuspidalklappenostium hinein und kann fadenförmige Thromben vortäuschen.

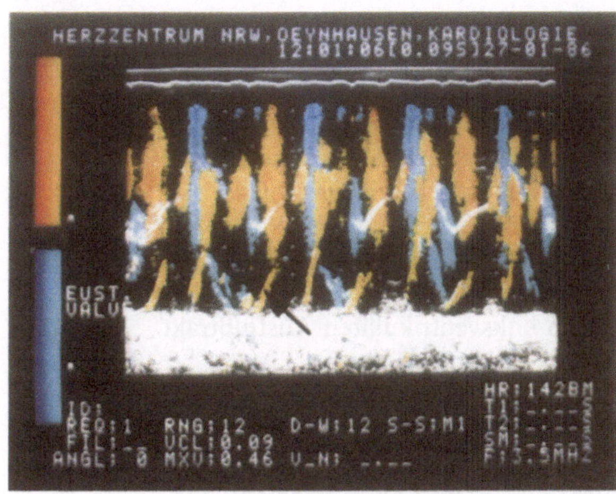
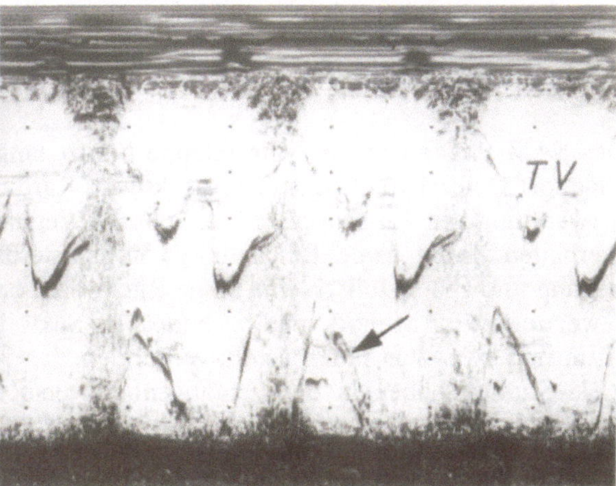

3.4. *Eustachische Klappe:* Farbdoppler-M-mode von parasternal mit Darstellung der Trikuspidalklappe (obere Bildhälfte) und der Eustachischen Klappe *(eust. valve)* im rechten Vorhof

3.5. *Eustachische Klappe:* Grauwertabgestuftes M-mode entsprechend Abb. 3.4 mit Trikuspidalklappe und Eustachischer Klappe (→) aus parasternaler Sicht

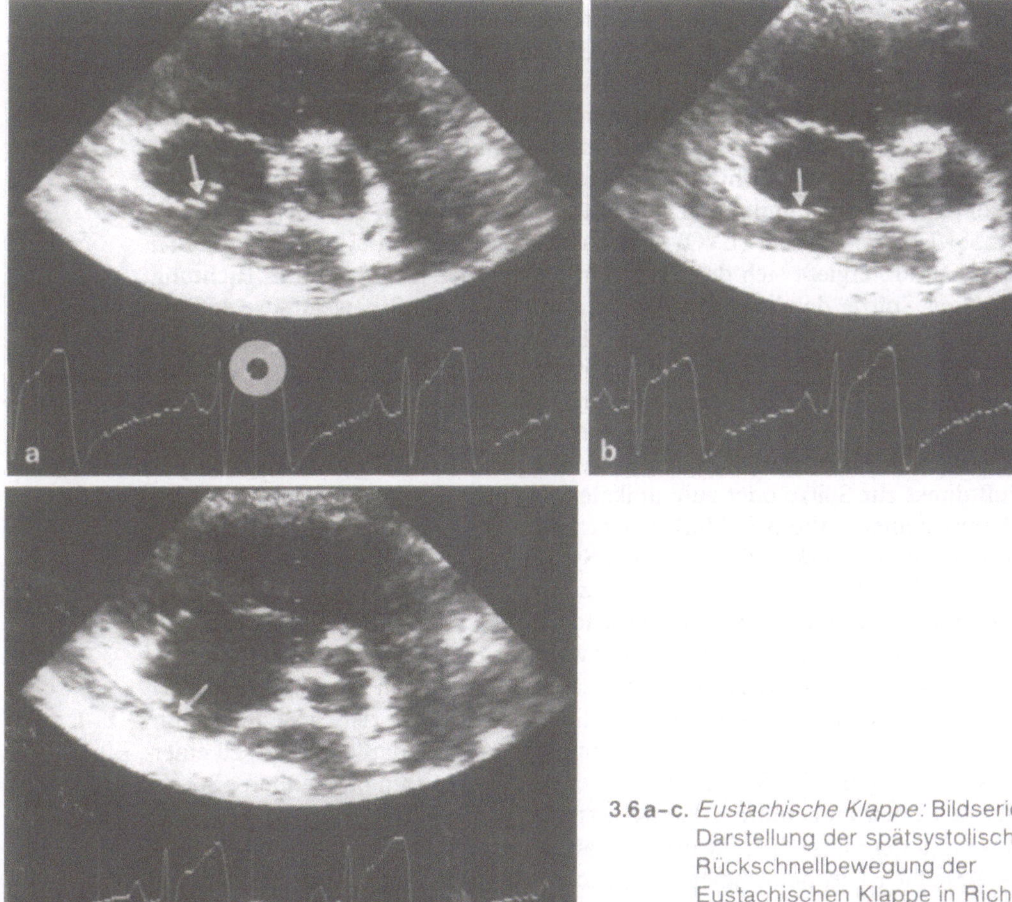

3.6 a–c. *Eustachische Klappe:* Bildserie zur
Darstellung der spätsystolischen
Rückschnellbewegung der
Eustachischen Klappe in Richtung zur
rechtsatrialen Lateralwand. Zeitpunkt
der Aufnahme siehe EKG-Markierung

3.3 Systolische Vorwärtsbewegung (SAM) der Mitral- und Trikuspidalklappe (Abb. 3.7–3.16)

Das SAM-Phänomen der Mitralklappe besitzt längst nicht die Spezifität, die ihm in der Diagnostik der hypertrophen, obstruktiven Kardiomyopathie zugeschrieben wurde. Bei Verwendung des Farbdopplers kann das Auftreten eines SAM der Mitralklappe zu Unsicherheiten führen, da bei Beschallung von parasternal frühsystolisch eine gelbe Vorwärtsbewegung und spätsystolisch eine blaue Rückwärtsbewegung registriert wird. Die Rückwärtsbewegung ist im M-mode und besonders im Sektorbild im linksventrikulären Ausflußtrakt oft mit unerwarteten Flußmustern verbunden.

Viele Studien haben in der Vergangenheit versucht das SAM-Phänomen mittels unterschiedlicher hämodynamischer Theorien zu erklären, eine zumindest dopplerechokardiographische Beweisführung für die Richtigkeit dieser Theorien ist in vivo bisher nicht gelungen. Bemerkenswert ist einerseits die Tatsache, daß nicht alle obstruktiven Kardiomyopathien einen SAM aufweisen. Andererseits kommt auch bei anderen Erkrankungen ein SAM-Phänomen vor, ohne daß eine Obstruktion des LV-Ausflußtraktes vorliegt. In eigenen Untersuchungen fanden wir bei folgenden Krankheitsbildern gehäuft einen SAM der Mitralklappe:

- hochgradige Aorteninsuffizienzen,
- ausgedehnte Infarktnarben,
- ausgeprägte kongestive bzw. dilatative Kardiomyopathien.

Die Patienten mit einem SAM-Phänomen der Mitralklappe müssen unabhängig von der Erkrankung einer ähnlichen Flußdynamik unterliegen, die zu diesem Phänomen führt. Die Farbdopplersektorechokardiographie liefert nähere Aufschlüsse über die der systolischen anterioren Bewegung der Mitralklappe nach unseren Erfahrungen tatsächlich zugrundeliegenden Hämodynamik. Trotz unterschiedlicher Krankheitsbilder weisen die Patienten mit systolischer Vorwärtsbewegung der Mitralklappe gemeinsam auffallende Veränderungen des linksventrikulären Einstroms und damit sekundäre Veränderungen des Ausstroms auf. Dies wird in Abb. 3.7 (LVI) und 3.8 (LVO) schematisch dargestellt. Bei einem normalen linksventrikulären Einfluß ergießt sich der Blutstrom entlang der Hinterwand in Richtung der linksventrikulären Spitze, der linksventrikuläre normale Ausfluß bewegt sich entlang des interventrikulären Septums über den linksventrikulären Ausflußtrakt in die Aorta hinein. Bei Patienten mit dem SAM-Phänomen der Mitralklappe, z. B. bei bedeutsamer Aorteninsuffizienz, ist der Einfluß in den linken Ventrikel in der Weise verändert, daß die Hauptflußrichtung nicht entlang der gesamten Hinterwand verläuft. Über einen Abpralleffekt, hervorgerufen durch einen starken, nach posterior gerichteten Aorteninsuffizienzjet, weist der Einfluß direkt zur Spitze oder zum apikalen Segment des Septums und teilt sich dort in 2 Flußkomponenten (Abb. 3.7, Fluß I). Der Hauptstrom bewegt sich entlang des interventrikulären Septums zurück und setzt sich in Systole fort in einen normalen linksventrikulären Ausfluß in Richtung Aortenklappe. Ein zweiter, kleinerer Nebenstrom verläuft entlang der Hinterwand. Er gerät in Systole zwischen die Papillarmuskeln und wird von dort aus in Höhe der Mitralklappensehnenfäden bzw. Segelspitzen in den linksventrikulären Ausflußtrakt bzw. zur Aorta gedrückt: dies verursacht offensichtlich die systolische Vorwärtsbewegung von Mitralklappenteilen (Abb. 3.8, Fluß I). Die Lage der Strömungsbahn während des Vorbeistreichens am Mitralklappenapparat entscheidet darüber, ob es zu einer systolischen Vorwärtsbewegung der Sehnenfäden oder der Segelspitzen bzw. anderer Segelteile kommt. Bei den oben aufgeführten Krankheitsbildern mit häufigem SAM liegen in jeder Gruppe jeweils andere Ursachen für diese Veränderungen des linksventrikulären Einstroms vor, das Resultat ist jedoch immer das gleiche: das SAM-Phänomen der Mitralklappe.

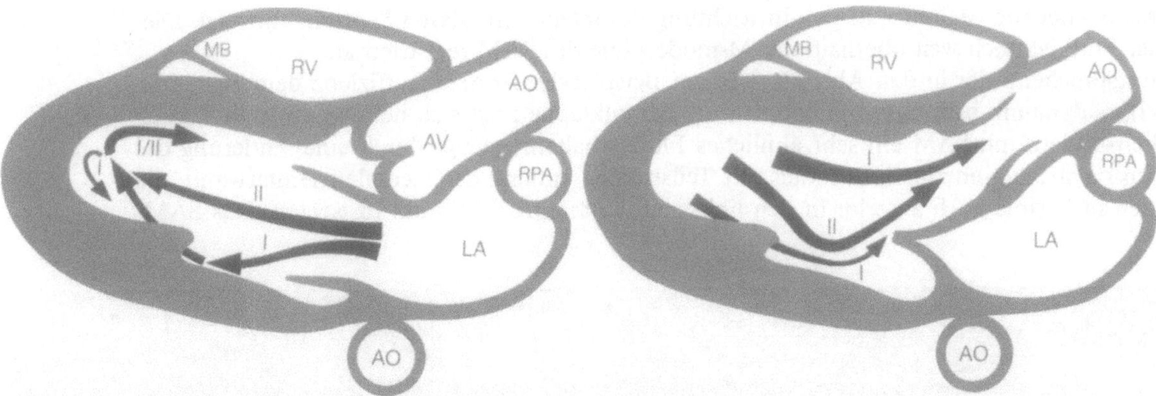

3.7. *Das SAM-Phänomen der Mitralklappe:* Variante I des linksventrikulären Einstromes kann bei bedeutsamer Aorteninsuffizienz *(AI)* entstehen. Einflußvariante II bei hyperthropher obstruktiver oder nichtobstruktiver Kardiomyopathie

3.8. *Das SAM-Phänomen der Mitralklappe:* Ausflußteilströme I aus dem linken Ventrikel als Folge des Einflusses I bei Aorteninsuffizienz. Ausflußvariante II als Folge einer Umlenkung durch Septumhypertrophie

Bei hypertrophen obstruktiven Kardiomyopathien (Abb. 3.7 und 3.8, Fluß II) wird demgegenüber offensichtlich der linksventrikuläre Ausfluß durch die starke Septumhypertrophie überwiegend in Richtung der Hinterwand umgelenkt und von dort aus durch die Sehnenfäden entlang der Mitralsegelspitzen in den linksventrikulären Ausflußtrakt und in die Aorta gedrückt. Die Abb. 3.9 demonstriert ein Farbdopplerecho eines Patienten mit SAM bei auch angiographisch nachgewiesener bedeutender Aorteninsuffizienz. Dargestellt ist ein apikaler Zweikammerblick in früher Diastole mit linksventrikulärem Einfluß (1) und dem Aortenregurgitationsjet (2). Die beiden Flüsse vereinigen sich im Fluß 3, der sich durch einen Abpralleffekt von der linksventrikulären Hinterwand löst und zum spitzennahen Septum bzw. zur spitzennahen linksventrikulären Vorderwand bewegt und sich dort in 2 Ströme aufteilt. Einer davon ist der Hauptstrom (Fluß 5) entlang der Ventrikelscheidewand und der andere ist der Nebenstrom (Fluß 4) entlang der Hinterwand. Der Fluß 5 setzt sich in Systole in Abb. 3.10 einem apikalen Vierkammerblick, als umbenannter Fluß 1 fort mit klar erkennbarem roten Umklappeffekt (Aliasing), der eine Zone erhöhter Fließgeschwindigkeit nachweist. Der Teilstrom 4 im apikalen Zweikammerblick (Abb. 3.9) setzt sich in Systole als Fluß 3 in Abb. 3.10 fort und streicht wie oben beschrieben an den Mitralklappensegelspitzen entlang in Richtung der Aorta (roter Teilstrom 3) und zwar mit hoher Geschwindigkeit, erkennbar am Umklappeffekt. Die Teilströme 1 und 3 vereinigen sich im Flußbereich 2. Bei einem anderen Patienten mit SAM ohne Hypertrophie der linksventrikulären Wände streift der kleine Teilstrom in Systole die Chordae tendineae. Dies vollzieht sich jedoch relativ weit von den Mitralklappensegelspitzen entfernt in Apexnähe (Abb. 3.11). Entsprechende Flußkonfigurationen haben dann einen SAM der Sehnenfäden zur Folge. Im parasternalen Längsschnitt (Abb. 3.12) zeigt sich neben dem blau dargestellten normalen linksventrikulären Ausfluß ein aus Richtung der linksventrikulären Hinterwand sich ergießender gelber Teilstrom, der offensichtlich durch Entlangstreichen an den Sehnenfäden der Mitralklappe das SAM-Phänomen verursacht. Im parasternalen Querschnitt (Abb. 3.13) desselben Herzens in Höhe der Mitralsehnenfäden ist der aus dem Bereich des medialen Segmentes der linksventrikulären Hinterwand hervorschießende Teilstrom mit Erzeugung des SAM-Phänomens nachweisbar (rot) neben dem normalen linksventrikulären Ausfluß (blau). Das Farbdoppler-M-mode der Mitralklappe (Abb. 3.14) weist zum Zeitpunkt des SAM-Phänomens eine Strömung zum Schallkopf auf, die unterhalb der

Klappenebene beginnt und sich in Richtung des interventrikulären Septums fortsetzt. Dieser Fluß ist noch weit oberhalb der M-mode-Linie des SAM registrierbar.

Entsprechend der in den Abb.3.9–3.14 am Beispiel der Aorteninsuffizienz demonstrierten Hämodynamik beim SAM-Phänomen der Mitralklappe zeigt sich bei den anderen Krankheitsbildern mit SAM ein sehr ähnliches Flußverhalten, erzeugt durch eine Änderung des linksventrikulären Ausflußstromes mit Teilströmen entlang der medialen Hinterwand, die sich in Systole nach anterior in den linksventrikulären Ausflußtrakt fortsetzen. Das SAM-

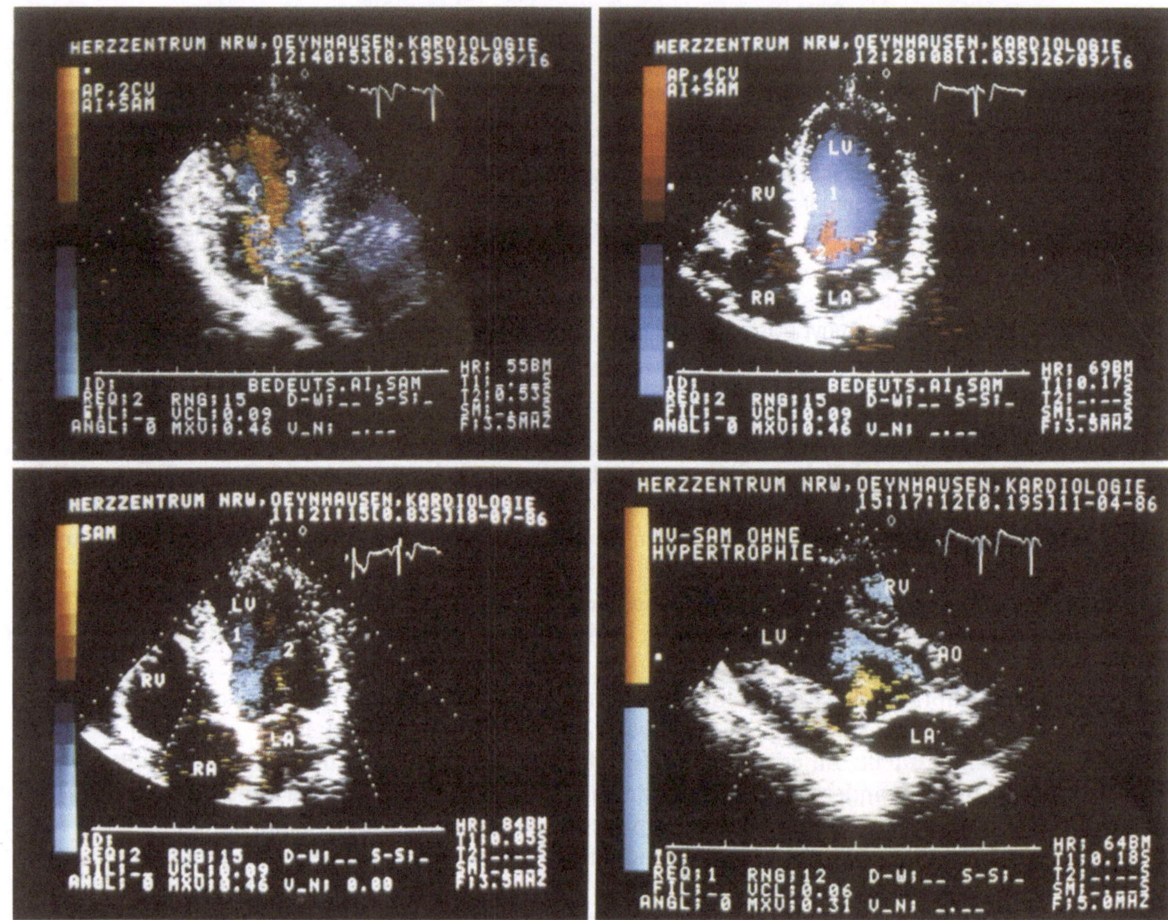

3.9. *Das SAM-Phänomen der Mitralklappe:* Linksventrikulärer Einstrom *(1)* bei bedeutsamer Aorteninsuffizienz *(2)* im apikalen Zweikammerblick entsprechend Abb.3.7, Flußvariante I. *3* vereinter Gesamteinstrom in den linken Ventrikel; *4, 5* Teilrückflüsse nach Erreichen des Apex. (Standardschnitt XV)

3.10. *Das SAM-Phänomen der Mitralklappe:* Derselbe Patient wie in Abb.3.9 mit linksventrikulärem Ausfluß entsprechend Abb.3.8, Flußvariante I. *1* Hauptstrom entlang des Septums; *3* Teilstrom aus dem linksventrikulären Hinterwandareal als Verursacher eines SAM der Mitralklappensegelspitzen; *2* vereinter gemeinsamer Ausstrom. (Standardschnitt XIII)

3.11. *Das SAM-Phänomen der Mitralklappe:* Ähnliches Bild eines anderen Patienten wie in Abb.3.10 mit jedoch näher zum Apex verlegtem Teilstrom *2* als Verursacher eines Sehnenfaden-SAM. *1* systolischer Hauptrückfluß entlang des Septums. (Standardschnitt XIII)

3.12. *Das SAM-Phänomen der Mitralklappe:* Parasternaler Längsschnitt mit linksventrikulärem Hauptausfluß entlang des Septums *(blau)* und dem SAM-erzeugenden Teilfluß aus dem Hinterwandbereich *(gelb).* (Standardschnitt III)

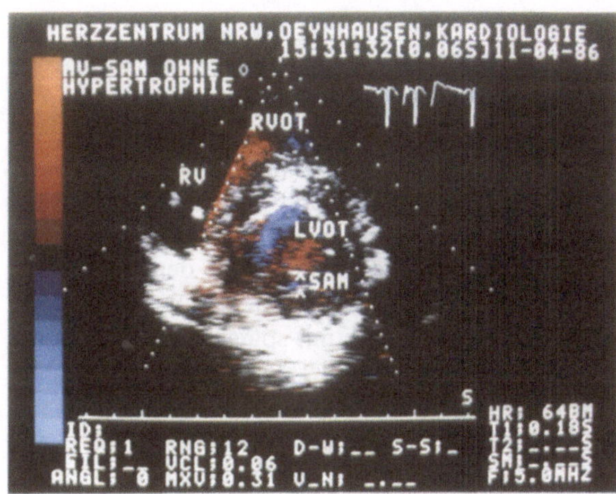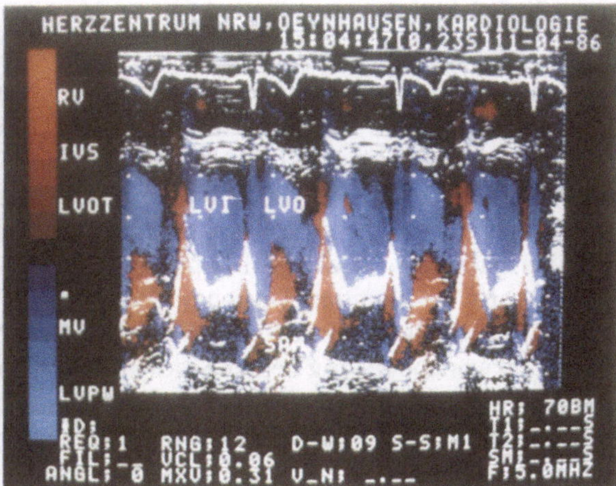

3.13. *Das SAM-Phänomen der Mitralklappe:* Parasternaler Querschnitt der Flußkonfiguration in Abb. 3.12 mit blauem Hauptausfluß und rotem SAM-erzeugenden Teilstrom aus der Hinterwandregion. (Standardschnitt IX)

3.14. *Das SAM-Phänomen der Mitralklappe:* Farbdoppler-M-mode der Mitralklappe von parasternal mit SAM. LV-Einstrom *(blau). Systolisch rot* dargestellt ist der SAM-erzeugende Teilausstrom aus der Hinterwandregion

Phänomen der Mitralklappe bei Herzgesunden ist nicht eindeutig geklärt. Es scheint jedoch demselben Flußverhalten, wie oben beschrieben, zu unterliegen. Möglicherweise wird es durch stärkere Abwinkelung des linken Ventrikels zur Aortenwurzel im Zusammenhang mit relativ hohem Schlagvolumen und damit verbundener Umlenkung von Teilströmen entlang der Hinterwand in Systole hervorgerufen.

Daß der Nachweis eines SAM-Phänomens nicht als Nachweis einer Ausflußbahnobstruktion gelten darf, zeigt Abb. 3.15. Hier ist der SAM einer Trikuspidalklappe dargestellt bei einem Patienten mit Sinus-venosus-Defekt und großem rechten Ventrikel ohne Wandhypertrophie. Auch im dazugehörenden Sektorbild (Abb. 3.16) ist der Trikuspidalklappen-SAM eindeutig nachweisbar.

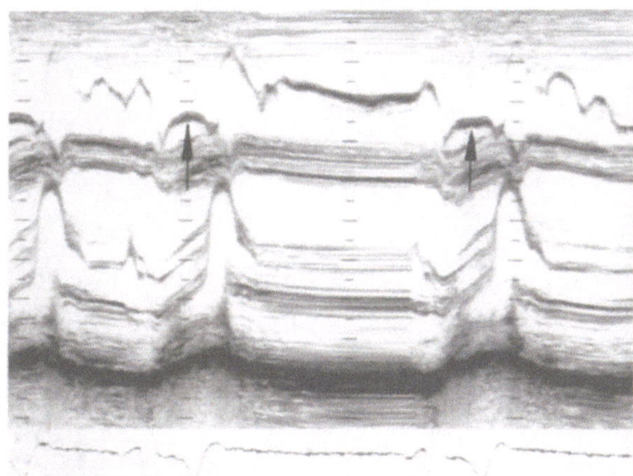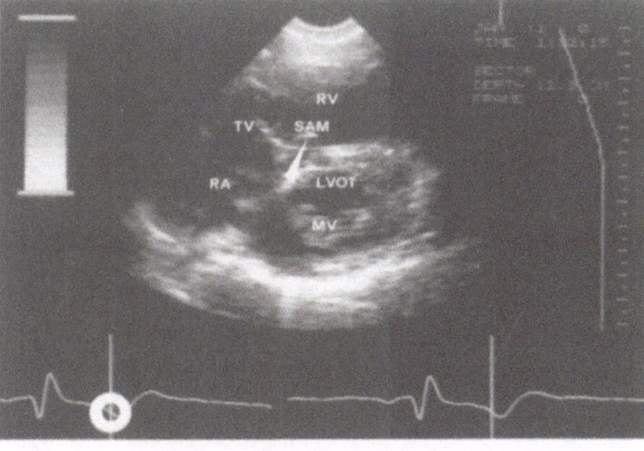

3.15. *Das SAM-Phänomen der Trikuspidalklappe:* Grauwertabgestuftes M-mode der Trikuspidalklappe und Mitralklappe von parasternal mit Trikuspidalklappen-SAM (→)

3.16. *Das SAM-Phänomen der Trikuspidalklappe:* Grauwertabgestuftes Sektorecho desselben Patienten wie in Abb. 3.15 mit Trikuspidalklappen-SAM (→) im subxiphoidalen Vierkammerblick. (Standardschnitt XVII)

3.4 Mitralklappenprolaps (Abb. 3.17–3.19)

Bei der Darstellung prolabierender Anteile der Mitralklappe, der Trikuspidalklappe oder der Aortenklappe ist die zweidimensionale Sektorechokardiographie dem grauwertabgestuften M-mode überlegen. Die Nutzung des Farbdopplers in der M-mode-Technik bringt hier lediglich geringe, jedoch keine entscheidenden Fortschritte. Dennoch soll an dieser Stelle auf die Darstellung des Prolapses nicht verzichtet werden; in Systole unerwartet auftretende Farbblitze bei der Farbdoppler-M-mode-Registrierung eines Prolapses – z. B. der Mitralklappe – könnten Unsicherheiten oder Fehlinterpretationen verursachen. Die Abb. 3.17 zeigt das M-mode-Echo eines deutlichen Mitralklappenprolapses mit spätsystolischer Rückwärtsbewegung beider Segel in den linken Vorhof. Das Farbdoppler-M-mode in Abb. 3.18 dokumentiert entsprechend der mittsystolischen Bewegung der Segel vom Schallkopf fort ein blaues Dopplerecho, während in Endsystole, bzw. früher Diastole bei den auf den Schallkopf sich zubewegenden Mitralsegeln in der Endphase des Prolapses die Segelfärbung gelblich ist und sich gelb in eine Öffnungsbewegung des vorderen Mitralsegels fortsetzt. Auch in der Registrierung des gepulsten Dopplers (Abb. 3.19) läßt sich klar die mittsystolische Rückwärtsbewegung der Mitralsegel sowie die ganz spätsystolische, bzw. frühdiastolische Vorwärtsbewegung in Form typischer Klappendopplerechos nachweisen. Das Meßvolumen des gepulsten Dopplers wird durch eine gestrichelte horizontale Linie im Farbdoppler-M-mode angezeigt und verläuft in Höhe der geschlossenen Mitralklappensegel.

Die Diagnostik prolabierender Herzklappen ist durch die Farbdoppler-M-mode-Technik insofern verbessert worden, als bei schlecht beschallbaren Segeln und guten bis ausreichenden Dopplersignalen mit Hilfe des Farbdopplers eine höhere diagnostische Genauigkeit erreicht werden kann.

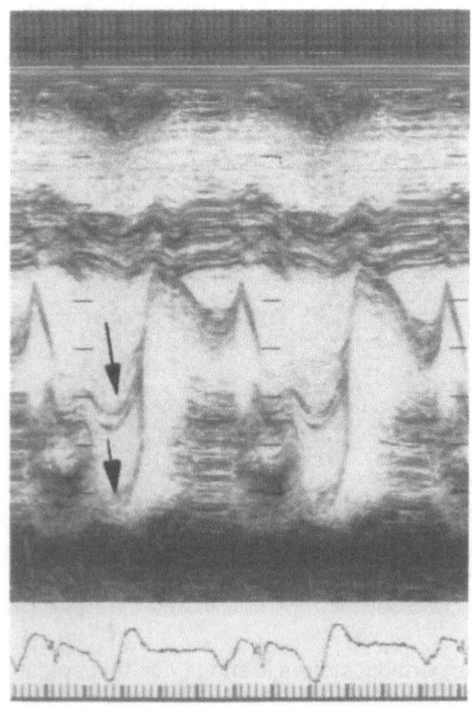

3.17. *Mitralklappenprolaps:* Grauwertabgestuftes M-mode eines mesosystolischen deutlichen Mitralklappenprolapses beider Segel von parasternal

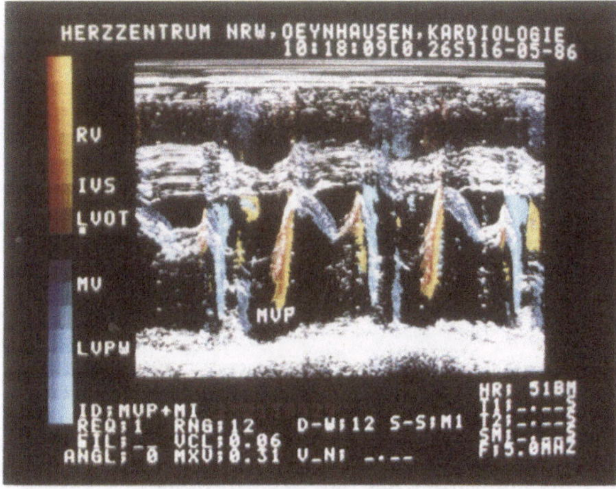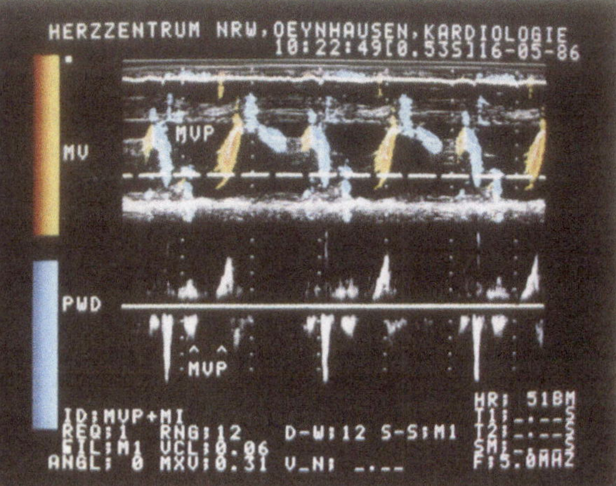

3.18. *Mitralklappenprolaps:* Farbdoppler-M-mode-Echo desselben Patienten wie in Abb.3.17 mit Mitralklappenprolaps

3.19. *Mitralklappenprolaps:* Farbdoppler-M-mode mit zusätzlicher Registrierung des Prolapses mittels gepulstem Doppler, dessen Meßvolumen als gestrichelte Linie im M-mode angezeigt wird

3.5 Perikardergüsse (Abb. 3.20–3.21)

Wenn bei einem nachgewiesenen Perikarderguß die Frage der Kammerung oder der Grad der Organisation des Ergusses durch das grauwertabgestufte Sektorbild nicht eindeutig beantwortbar ist, kann in einigen Fällen das Farbflächendopplerecho zusätzliche Informationen bieten. Dies sei am Beispiel eines größeren Perikardergusses dargestellt. Die Abb. 3.20 zeigt einen Ausschnitt eines apikalen Vierkammerblickes mit vom Schallkopf sich

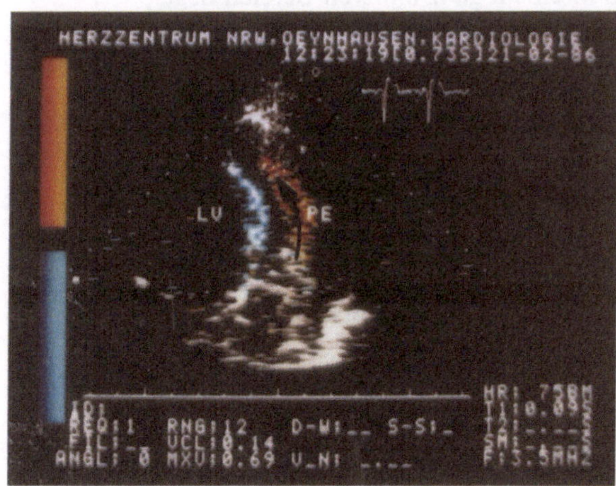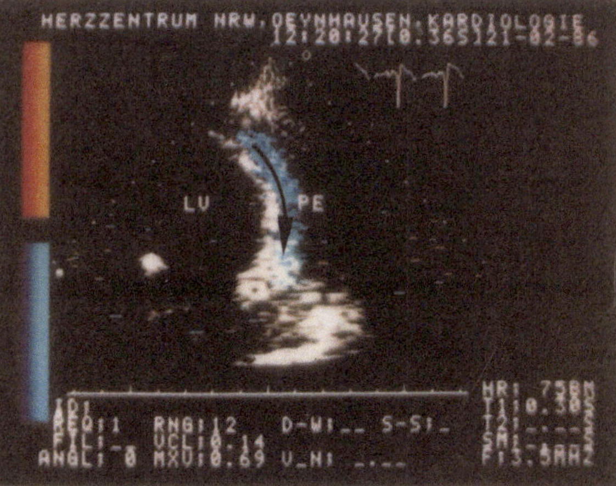

3.20. *Perikarderguß:* Sektorechokardiogramm des Posterolateralwandbereiches im Teilausschnitt eines apikalen Vierkammerblicks während der systolischen Kontraktionsbewegung der Ventrikelwand *(blau)*, zur Herzspitze fließender Perikarderguß *(gelb)*

3.21. *Perikarderguß:* Derselbe Patient wie in Abb.3.20 in Frühdiastole mit Bewegung des Perikardergusses nach basal *(blau)*

fortbewegender linksventrikulärer Lateralwand (blau) und gleichzeitiger Vorwärtsbewegung des Perikardergusses (gelb) in Richtung der Herzspitze in Systole. Die Abb. 3.21 dokumentiert das diastolische Zurückströmen des Perikardergusses, der jetzt eine Blaufärbung aufweist. Beide Bilder lassen erkennen, daß keine Behinderung dieses systolisch/diastolisch frei pendelnden Perikardergusses durch Septierungen vorhanden ist.

Die Darstellung bzw. Registrierung der Bewegungen der verschiedenen Perikardergußzonen ist begrenzt durch die Dopplertechnik selbst, da im Bereich der 90°-Schallwinkelzone zum Fluß auch bei vorhandenem pendelndem Erguß kein Signal registriert werden kann.

3.6 Reverberationen von Klappen und Wänden

Wie bei allen echokardiographischen Meßtechniken, entstehen auch bei der Farbdopplertechnik Artefakte durch Reverberationen der Wände und Klappen. Die Reverberationen kommen, wie in Abb. 3.22 dargestellt, durch Mehrfachreflexionen von Ultraschallechos an Grenzschichten zustande. Jede erneute Reflexion erzeugt eine Reverberation, sobald ein Teil der Echoenergie den Schallkopf trifft. Im Farbflächendopplerbetrieb treten 3 typische Formen dieses Artefaktes auf:

1. Klappensegelreverberationen,
2. Wandreverberationen („wall motion ghost signals"),
3. Reverberationen von Flüssen.

Die Farbdoppler-M-mode-Echos von Reverberationen der Klappensegel (Abb. 3.23) decken sich exakt mit denen, die auch im grauwertabgestuften M-mode, bzw. Sektorbild erscheinen. Abhängig von ihrer Bewegungsrichtung sind sie gelblich, bzw. bläulich gefärbt. Es ist zu beachten, daß diese Reverberationen die gleichen Bewegungsmuster wie das Ursprungsecho (hier die Mitralklappensegel) zeigen, jedoch in exakt entgegengesetzter Richtung; bewegt sich also ein Originalecho auf den Schallkopf zu (gelblich), so bewegt sich die Reverberation um den gleichen Weg mit der gleichen Geschwindigkeit vom Schallkopf fort (bläulich). Eine Reverberation ist also - ähnlich einer Fata Morgana - ein auf dem Kopf stehendes Abbild eines Originalbildes, das in einem ganz anderen Bereich liegt. Das Farbdoppler-M-mode-Echo des vorderen Mitralsegels zeigt gelblich richtig die zum

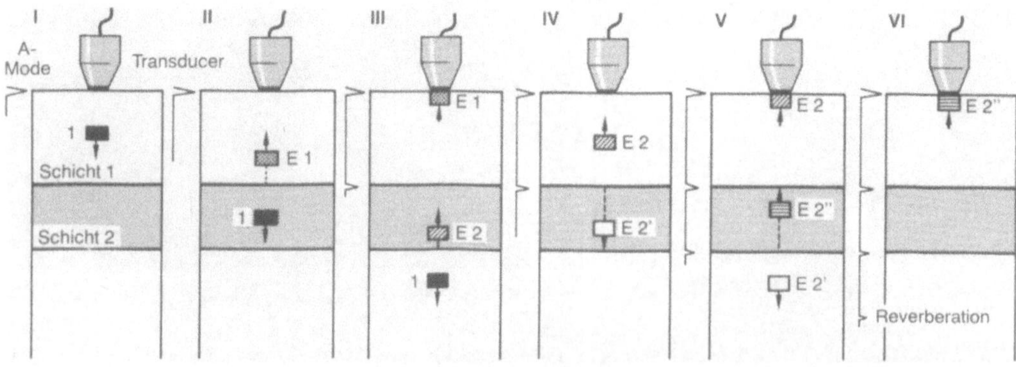

3.22. *Reverberationen und ihre Entstehung als Artefakt:* Wird ein Sendeimpuls abgesetzt, so trifft er auf die Grenzschicht 1, das Echo E1 wird reflektiert und als A-mode-Signal aufgezeichnet. Teile des Impulses gelangen zur Grenzfläche 2 und werden ebenfalls richtig aufgezeichnet. Sobald jedoch zwischen den Grenzschichten 1 und 2 Impulsenergien mehrfach reflektiert werden (E2', E2''), gelangen bei jeder Reflexion an Schicht 1 Teilenergien zum Transducer mit Aufzeichnung nicht vorhandener Strukturen (Reverberationen)

Schallkopf gerichtete Klappenbewegung in früher Diastole sowie nach der Vorhofkontraktion, während die blauen Rückwärtsbewegungen mittdiastolisch und enddiastolisch dokumentiert sind. Die Reverberation stellt sich farblich genau umgekehrt dar.

Auch im Farbdopplersektorecho läßt sich dieser Artefakt in ähnlicher Weise registrieren. Die Abb. 3.24 zeigt ein Farbdopplersektorecho des Mitralsegels aus Abb. 3.23. Innerhalb des linken Ventrikels in einer frühdiastolischen Öffnungsbewegung ist es rötlich dargestellt, während die Reverberation in fast doppelter Entfernung vom Schallkopf wie das Originalecho einen blauen Farbkode aufweist, der eine Bewegung vom Schallkopf fort anzeigt. Die Abb. 3.25 dagegen dokumentiert die spätdiastolische Schließbewegung des vorderen Mitralsegels mit blauer Färbung des „Mutterechos" im linken Ventrikel und diskreter gelblicher Anfärbung der extrakardialen Reverberation dieses Klappenteiles.

Zu den Farbreverberationen der Wände existieren im grauwertabgestuften M-mode bzw. Sektorecho keine entsprechenden Phänomene. Es handelt sich hier offenbar um einen rein farbdopplertechnisch bedingten Artefakt, bei dem Vervielfältigungen von Dopplersignalen

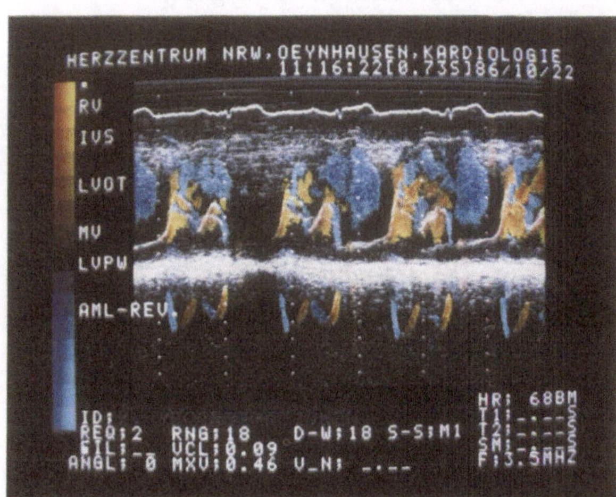

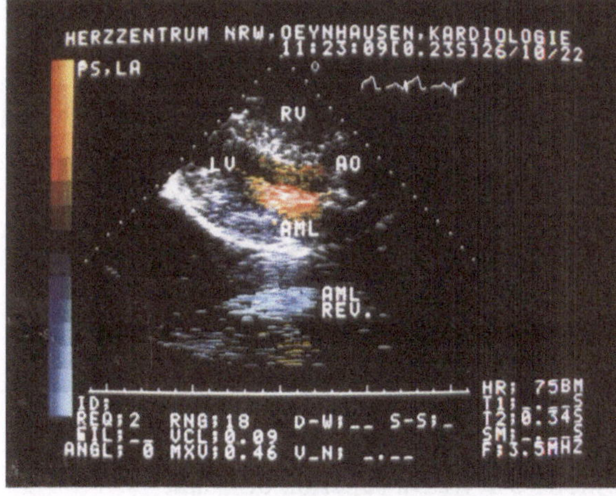

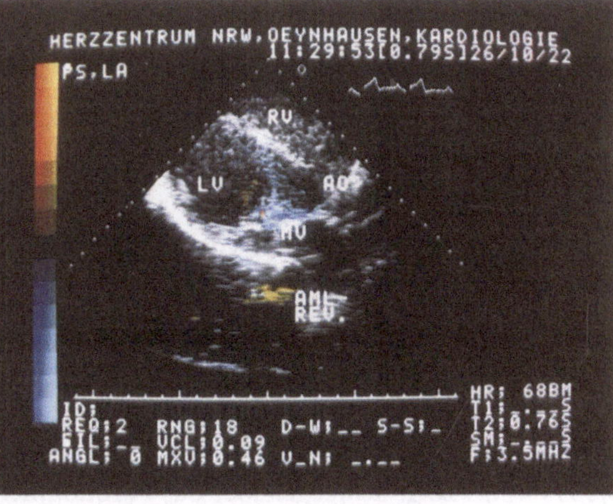

3.23. *Reverberationen:* Farbdoppler-M-mode-Echo der Mitralklappe von parasternal mit typischer Reverberation des vorderen Segels extrakardial *(AML-Rev)*

3.24. *Reverberationen:* Farbdopplersektorecho desselben Patienten wie in Abb. 3.23 mit frühdiastolischer Reverberation *(blau)* des sich gerade öffnenden vorderen Mitralsegels *(gelb)*

3.25. *Reverberationen:* Entsprechendes Echo wie in Abb. 3.24 in Diastole bei sich jedoch gerade schließender Mitralklappe *(blau)* mit jetzt *gelber* Reverberation extrakardial

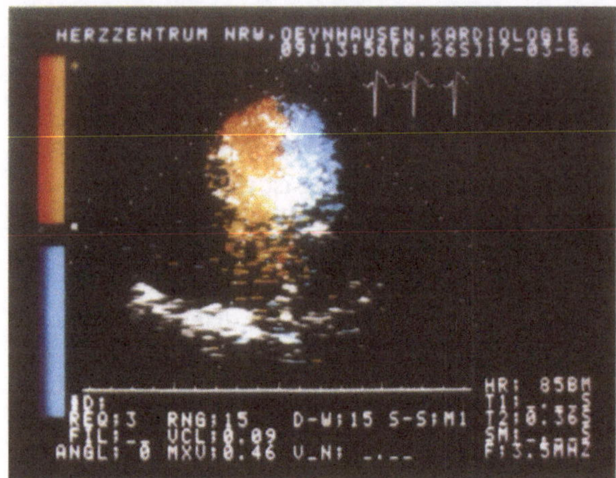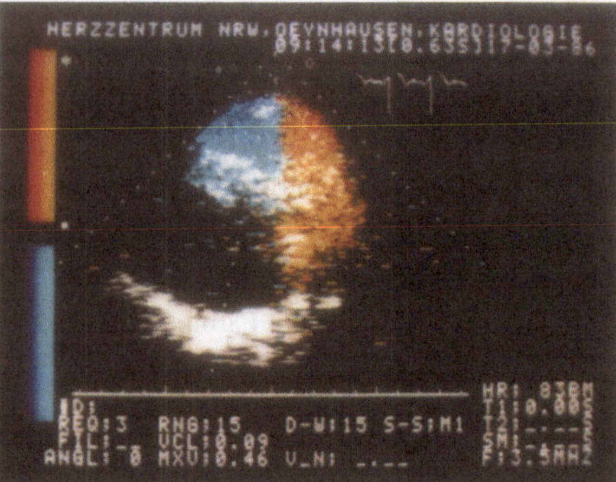

3.26. *Wandreverberationen:* Rechtsventrikuläre Vorderwand mit sog. „wall motion ghost signals" *(gelb/blau)* in Frühdiastole

3.27. *Wandreverberationen:* Dasselbe Echo wie in Abb. 3.26 jedoch mit umgekehrter Färbung in Systole

der Wandbewegungen auftreten, und zwar sowohl vor als auch hinter dem Ursprungsecho. In unserem Beispiel (Abb. 3.26) erzeugt die rechtsventrikuläre Vorderwand, dargestellt in einem parasternalen Längsschnitt, eine relativ starke Dopplerinformation. Auffällig erscheint die zweifarbige Darstellung dieser Reverberation mit links im Bild liegendem gelblichen Bereich und bläulichem Areal rechts im Bild ohne schwarze 90°-Schallwinkelzone zwischen den beiden Farbspektren. Die Abb. 3.27 dokumentiert den gleichen Artefakt in Systole mit jetzt umgekehrter Farbkodierung, ebenfalls ohne 90°-Schallwinkelzone zwischen den beiden Farbspektren.

3.7 Der Umklappeffekt (Aliasing)

Der in Kapitel 1.2 beschriebene Umklappeffekt soll an dieser Stelle nochmals anhand verschiedener Varianten und Beispiele demonstriert werden. Die Abb. 3.28 stellt eine Farbdoppler-M-mode-Registrierung von apikal dar bei einem Patienten mit Mitralklappenersatz durch eine St.-Jude-Medical-Prothese. Wie bei allen Kunstklappen ist auch hier eine relativ schnelle Strömung aufgrund eines Restgradienten nachweisbar mit zum Schallkopf sich bewegendem linksventrikulärem Einfluß (LVI), der gelblich eingefärbt ist. Im Zentrum dieses Flusses zeigt sich ein blauer Strom, der nicht etwa einen entgegengesetzt sich bewegenden Blutfluß darstellt, sondern eine Zone erhöhter Geschwindigkeit mit entsprechendem Umklappeffekt.

Die Abb. 3.29 zeigt demgegenüber das Farbdoppler-M-mode der V. cava superior, beschallt von suprasternal. Hier ist der Blutstrom nach kaudal, also vom Transducer fortgerichtet und somit blau eingefärbt. Genau umgekehrt wie in Abb. 3.28 stellt sich hier jedoch die Zone erhöhter Geschwindigkeit gelb dar. Die gestrichelte horizontale Linie markiert das Meßvolumen des gepulsten Dopplers, dessen Mitschrift unterhalb des Farbdoppler-M-modes registriert ist und auch hier einen deutlichen Umklappeffekt zeigt in Form eines Abschneidens der Geschwindigkeitskurve im Bereich des gelben Umklappeffektes mit Anlagerung des abgeschnittenen Flusses oberhalb der Nullinie.

Ein sehr interessantes Phänomen kann bei der Beschallung von gekrümmten Gefäßen – hier eine Darstellung des Aortenbogens von suprasternal – auftreten (Abb. 3.30). Es handelt sich um einen Umklappeffekt, der mehrere Farbwechsel von blau nach gelb und wieder nach blau durchmacht aufgrund des zuerst zum Schallkopf gerichteten Flusses (Zone 1) mit Umklappeffekt (Zone 2) und dann vom Schallkopf sich fortbewegender Strömung (Zone 3–5). Das ganze Phänomen sieht aus wie eine segmentierte Orange oder ein Regenschirm mit seinen vielen Sektorsegmenten. Die Abb. 3.31 zeigt dasselbe Bild in einer anderen Farbkodierung zur Verdeutlichung.

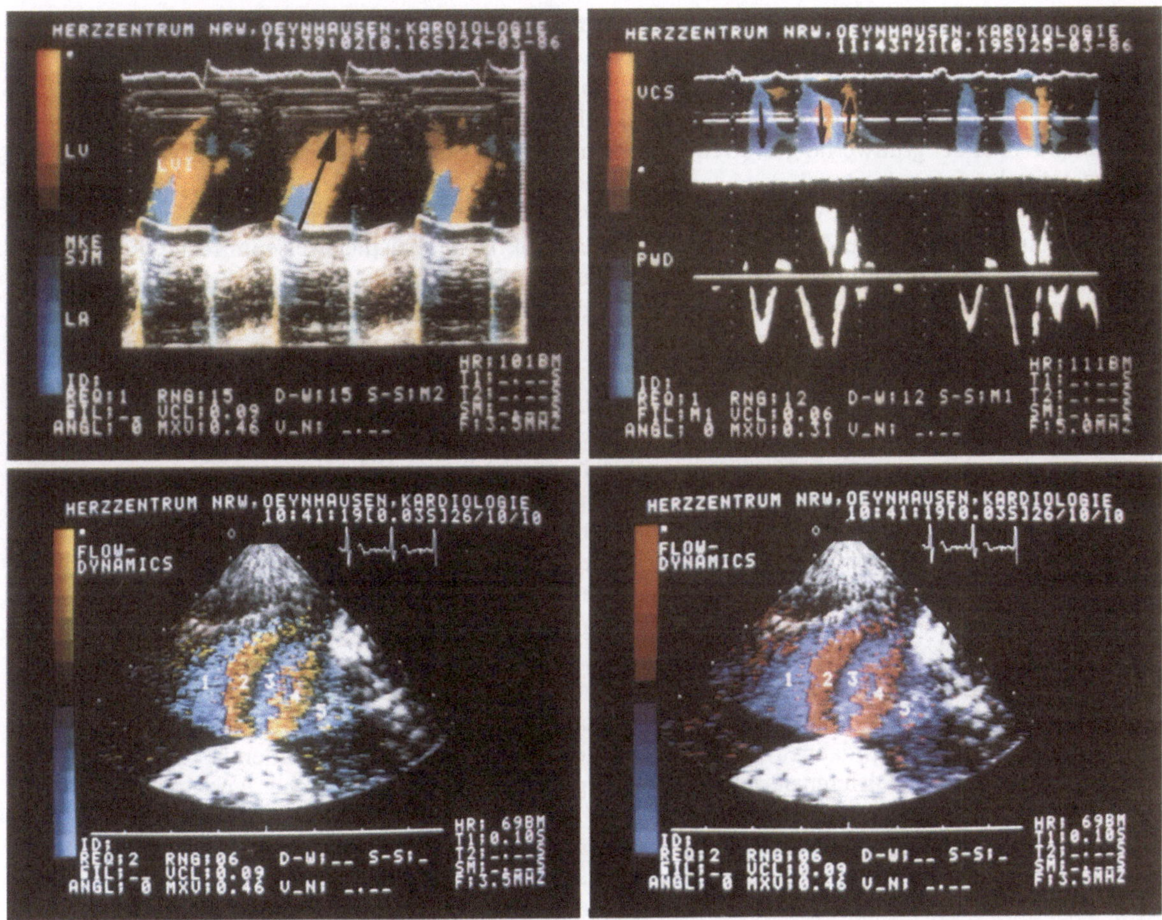

3.28. *Umklappeffekt (Aliasing):* Farbdoppler-M-mode eines linksventrikulären Einstroms einer St.-Jude-Medical-Mitralklappenprothese *(MKE SJM)* von apikal mit Aliasing der schnellen Flußareale *(blau)*

3.29. *Umklappeffekt (Aliasing):* Farbdoppler-M-mode mit zusätzlicher Registrierung mittels gepulstem Doppler. Dargestellt ist der zum Herzen strömende Fluß der V. cava superior aus suprasternaler Sicht mit rotem Aliasing (s. auch entsprechendes Aliasing im gepulsten Dopplerecho)

3.30. *Umklappeffekt (Aliasing):* Darstellung eines „Orangenspaltenaliasings" eines gekrümmten Rohres, hier des Aortenbogens von suprasternal. *1, 2* Aorta-ascendens-Fluß mit Aliasing. *3–5* Aorta-descendens-Fluß mit Aliasing. (Standardschnitt I)

3.31. *Umklappeffekt (Aliasing):* Dasselbe Echo wie in Abb. 3.30 mit geändertem Farbkode zur Verdeutlichung der Flußkonfiguration

3.8 Farbdoppler und Ultraschallkontrastmittel

Der Einsatz der Farbdopplerechokardiographie verbessert auch – besonders in der Diagnostik angeborener Herzfehler – die Aussagekraft der Kontrastmittelechokardiographie. Mit der Farbdopplermethode allein lassen sich nicht alle kleinen Shunt- bzw. Regurgitationsflüsse erkennen. Die Kombination Farbdoppler und Echokontrastmittel ist besonders dann wirkungsvoll, wenn speziell hergestellte „normierte" Medien (z.B. SHU 454, Schering) eine reproduzierbare, homogene und in fast jedem Fall kräftige Kontrastierung der Flüsse garantiert.

Eine Optimierung des Einsatzes eines „genormten" Kontrastmittels während der Farbdopplerechokardiographie ist möglich durch eine Kontrastmittelinfusion über ca. 2 min mittels Infusomaten unter Anwahl einer hohen Durchlaufgeschwindigkeit (z.B. 300–500 ml/h). Bei diesem Vorgehen ist eine deutlich geringere Kontrastmittelkonzentration nötig als bei der grauwertabgestuften Echokardiographie oder bei einer Bolusgabe von Kontrastmittel.

Die Vorteile der Anwendung von Kontrastmittel während der Farbdopplerechokardiographie sind unter anderem die Zunahme der meßbaren Flußfläche, beispielsweise im rechten Ventrikel um etwa das Doppelte der rechtsventrikulären Schnittfläche. Die Zunahme der meßbaren Flußfläche im rechten Vorhof beträgt sogar etwa das 10fache gegenüber dem reinen Farbdopplereinsatz ohne Kontrastmittel.

Die geräteseits einzustellende Farbdopplerverstärkung kann mit Kontrastmittel deutlich niedriger gewählt werden als ohne Kontrastmittel, um die gleiche Sensitivität für Flüsse zu erhalten. Die Senkung der Farbdopplerverstärkung beträgt etwa 50%. Die Erhöhung der Sensitivität für Flüsse kommt besonders bei schlecht beschallbaren Patienten zum Tragen, bei denen ein sehr schlechtes oder gar kein Farbdopplerfenster besteht.

Ein Nachteil der Kombination von Farbdoppler und Kontrastmittel ist die gleichzeitige Darstellung von z.T. deutlichen grauwertabgestuften Kontrastechos, die die Kontrastfarbsignale erheblich überlagern können und die Auswertung der Farbkodierungen erschweren. Der Einsatz eines Wandfilters in der Farbdopplersignalverarbeitung ist nicht mehr möglich, da sonst neben den Kontrastfarbechos auch die „Nativfarbechos" ausgelöscht werden.

Die Erkennung der Pulmonal- und Trikuspidalinsuffizienzen wird durch den Zusatz von Kontrastmittel eher verschlechtert, da bei der Pulmonalklappeninsuffizienz im rechten Ventrikel und bei der Trikuspidalinsuffizienz im rechten Vorhof oft lange verweilende Kontrastmittelmengen eine Differenzierung von Regurgitation und physiologischer Verwirbelung erschweren.

Im folgenden werden einige Beispiele zur Wirkung eines „normierten" Kontrastmittels in Kombination mit der Farbdopplerechokardiographie dargestellt.

In Abb. 3.32 ist ein grauwertabgestuftes Kontrastmittelechokardiogramm im apikalen Vierkammerblick dargestellt. Die Kontrastierung des rechten Herzens durch das „normierte" Kontrastmittel ist erkennbar.

Die Abb. 3.33 zeigt ein grauwertabgestuftes Kontrast-M-mode-Echokardiogramm, mit nur diskret erkennbaren, den Blutfluß widerspiegelnden Kontrastmittelteilchen aufgrund für den Farbdopplerbetrieb deutlich geringer zu kontrastierenden Hohlräumen.

Die Abb. 3.34 dokumentiert das gleiche Sektorbild wie Abb. 3.32, jedoch mit Einsatz des Farbflächendopplers. Eine deutliche farbliche Überlagerung der grauwertabgestuften Kontrastmittelflächen ist erkennbar, was jedoch eine Analyse der Farben erschwert aufgrund der Aufhellung der Farben durch die grauwertabgestuften Kontrastteilchen.

Abb. 3.35 demonstriert das dem Bild 3.33 entsprechende Farbdoppler-M-mode-Kontrastechokardiogramm. Hier ist eine gesteigerte Erkennbarkeit der rechtsventrikulären Flüsse wie auch des zwischen den Mitralsegeln erscheinenden Flusses gegenüber Abb. 3.37 erkennbar. Es liegt ein kleiner Vorhofseptumdefekt mit Links-rechts-Shunt vor.

Abbildung 3.36 zeigt gewissermaßen das „Nativfarbdoppler-Sektorechokardiogramm" mit

Analyse der Blutflußbewegungen ohne Einsatz eines Kontrastmittels. Bei gleicher Einstellung wie Bild 3.32 bzw. 3.34 ist hier eine Reduktion der registrierten Flußfläche zu erkennen.

Abbildung 3.37 stellt das entsprechende Farbdoppler-M-mode ohne Einsatz eines Kontrastmittels dar. Auch hier ist eine Reduktion der meßbaren Flußareale zu erkennen. Der Vorteil des Einsatzes des Farbdopplers ohne Kontrastmittel liegt jedoch in der durch Aufhellung der Farben ungestörten Farbkodierung und somit der „Echtheit" der Farben.

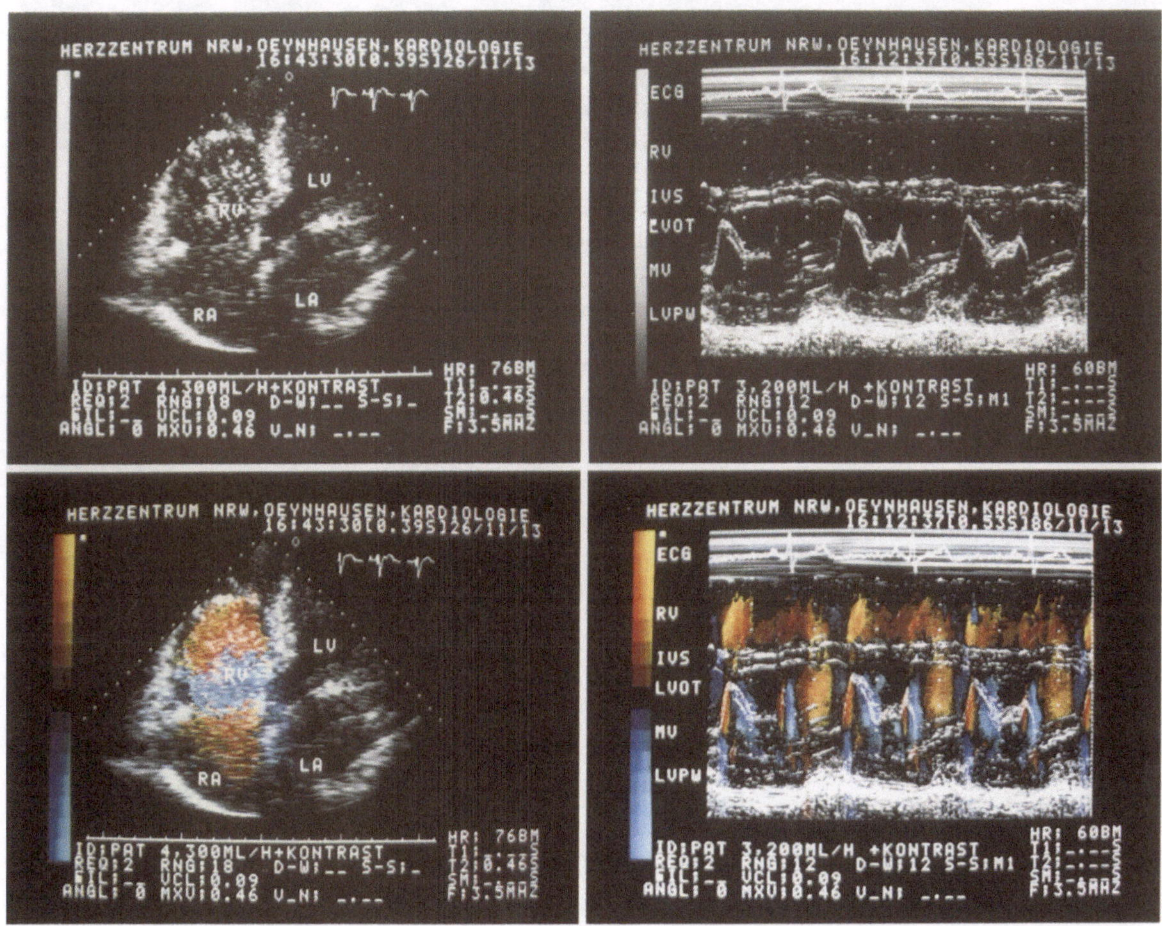

3.32. *Kontrastmittelfarbdopplerechokardiographie:* Grauwertabgestuftes Sektorecho im apikalen Vierkammerblick mit Anfüllung des rechten Herzens mit „genormtem" Kontrastmittel während Kontrastinfusion

3.33. *Kontrastmittelfarbdopplerechokardiographie:* Grauwertabgestuftes M-mode von parasternal mit nur sehr diskreter Kontrastierung des rechten Ventrikels durch vereinzelte Kontrastteilchen während Kontrastmittelinfusion

3.34. *Kontrastmittelfarbdopplerechokardiographie:* Dasselbe Echo wie in Abb. 3.32 mit jedoch zugeschaltetem Farbdoppler während der Kontrastmittelinfusion

3.35. *Kontrastmittelfarbdopplerechokardiographie:* Dasselbe Echo des Patienten wie in Abb. 3.33 mit zugeschaltetem Farbdoppler während Kontrastmittelinfusion bei einem Vorhofseptumdefekt

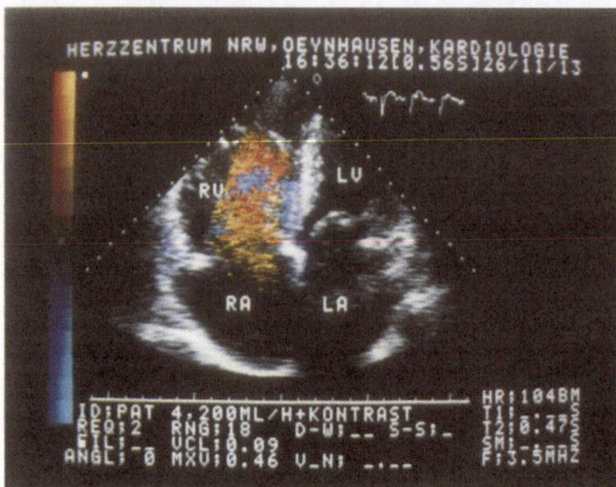 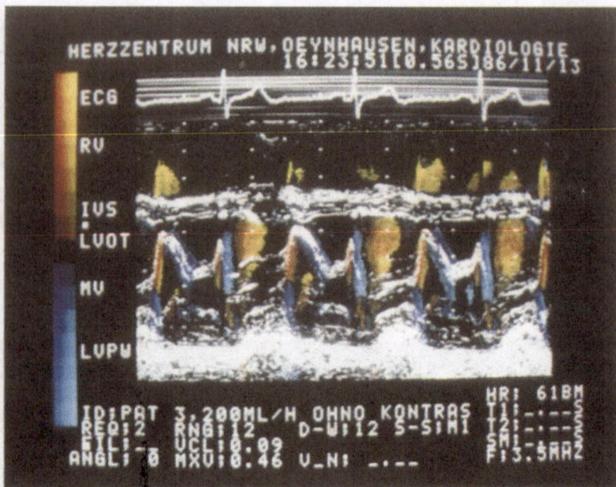

3.36. *Kontrastmittelfarbdopplerechokardiographie:* Farbdopplerecho des Patienten aus Abb. 3.32 und 3.34, jedoch *ohne* Kontrastmittelgabe

3.37. *Kontrastmittelfarbdopplerechokardiographie:* Farbdopplerecho des Patienten aus Abb. 3.33 und 3.35, jedoch *ohne* Kontrastmittelgabe. Bei diesem kleinen Vorhofseptumdefekt sind jetzt sowohl im rechten Ventrikel, als auch zwischen den Mitralklappensegeln deutlich geringere Flußareale detektierbar als in Abb. 3.35

4 Erworbene Herzfehler

4.1 Mitralvitien

4.1.1 Mitralklappenstenose

Ätiologie: Rheumatisch, bakteriell.

Klinik: Dyspnoe, Orthopnoe – infolge pulmonaler Druckerhöhung.
Herzklopfen, Herzrasen – infolge überproportionalem Frequenzanstieg unter Belastung bei Vorhofflimmern.
Zerebrale und periphere Embolien – aus dem vergrößerten, flimmernden linken Vorhof.
Facies mitralis – als Zeichen des kleinen Herzminutenvolumens.

EKG: Bei Sinusrhythmus – P-sinistrocardiale mit Doppelgipfel, Rechtsbelastungszeichen.
In späteren Stadien Vorhofflimmern, dann meist auch klinische Verschlechterung.

Phono- und Mechanographie: Lauter 1. Herzton, diastolischer Mitralöffnungston (MÖT), anschließendes Decrescendogeräusch, bei Sinusrhythmus präsystolisches Crescendo. MÖT und Q-S_1-Intervall korrelieren mit dem Schweregrad, dies gilt nicht für Patienten mit zusätzlicher arterieller Hypertonie.

Röntgen: Kleiner linker Ventrikel; vergrößerter, schließlich rechts randbildender linker Vorhof, der auf Seitenaufnahmen den Ösophagus nach dorsal verdrängt (Breischluck). Prominente Pulmonalarterie, Hili gestaut, evtl. Mitralklappenkalk.

Echokardiographie: Eingeschränkte Beweglichkeit der Mitralsegel, EF-Slope reduziert, multiple Echos. Vorhofdurchmesser vergrößert. Zweidimensional kleine Mitralöffnungsfläche. Im Doppler Δ P-mean und Druckhalbwertszeit als Maß für Stenosegrad.

Hämodynamik: Neben der klinischen Einschätzung des Schweregrades anhand der NYHA-Klassifizierung wird die Indikation zur Operation vom Druckgradienten, bzw. der Mitralklappenöffnungsfläche abhängig gemacht:

	MVG	MVA
leichte MS	–7 mm Hg	>2,0 cm^2
mittelschwere MS	–15 mm Hg	1,0–1,9 cm^2
schwere MS	>15 mm Hg	<1,0 cm^2

Fall 1: B.W., w., 56 Jahre (Abb. 4.1–4.12)

Diagnose: Zustand nach Mitralkommissurotomie 1961, jetzt Rezidiv einer Mitralstenose NYHA-Klasse II–III.

Vorgeschichte: 1959 transitorische ischämische Attacke,
1961 arterielle Embolie, im gleichen Jahr Mitralkommissurotomie.
1968 arterielle Embolie, daraufhin Einleitung einer Antikoagulanzienbehandlung.
Im Juni 1986 wegen einer Zahnsanierung vorübergehende Marcumarpause. Daraufhin arterielle Embolie in die A. femoralis rechts mit nachfolgender Embolektomie.

Klinik: Deutliche Facies mitralis, Blutdruck 150/80 mm Hg, auskultatorisch bei absoluter Arrhythmie paukender 1. HT und in Linksseitenlage MÖT, anschließendes rumpelndes diastolisches Intervallgeräusch.

Herzkatheter: PA 30/18/23 mm Hg, PCW –/22/17 mm Hg, normaler Pulmonalarterienwiderstand.
MVG in Ruhe 8 mm Hg, unter Belastung mit 50 W 21 mm Hg.
MVA in Ruhe 1,6 cm^2.
LV-Volumina normal, EF 55%.
Zur Operation angemeldet.

EKG (Abb. 4.1): Absolute Arrhythmie bei Vorhofflimmern. Mitteltyp, geringe Rechtsverspätung, geringfügige linkspräkordiale Repolarisationsstörungen.

Phonokardiogramm (Abb. 4.2): Hochamplitudiger, zeitgerecht einfallender S1, kein wesentliches Systolikum. A$_2$ – MÖT-Intervall 0,12 s. Nieder- bis mittelfrequentes diastolisches Intervallgeräusch.

Apexkardiogramm (Abb. 4.3): Schnelle Füllungswelle wechselnd ausgeprägt, abgeflachte langsame Füllungswelle und fehlende A-Welle bei Vorhofflimmern. Koinzidenz von MÖT und Punkt 0 im Apexkardiogramm.

Thorax im seitlichen Strahlengang (Abb. 4.4): Deutlich vergrößerter linker Vorhof, der den breigefüllten Ösophagus nach dorsal verdrängt.

Bemerkung: Ausschlaggebend für die Indikation zur Klappenersatzoperation war das rezidivierende embolische Geschehen bei der Patientin, während die hämodynamischen Parameter eher für einen Schweregrad II des Klappenfehlers sprachen.

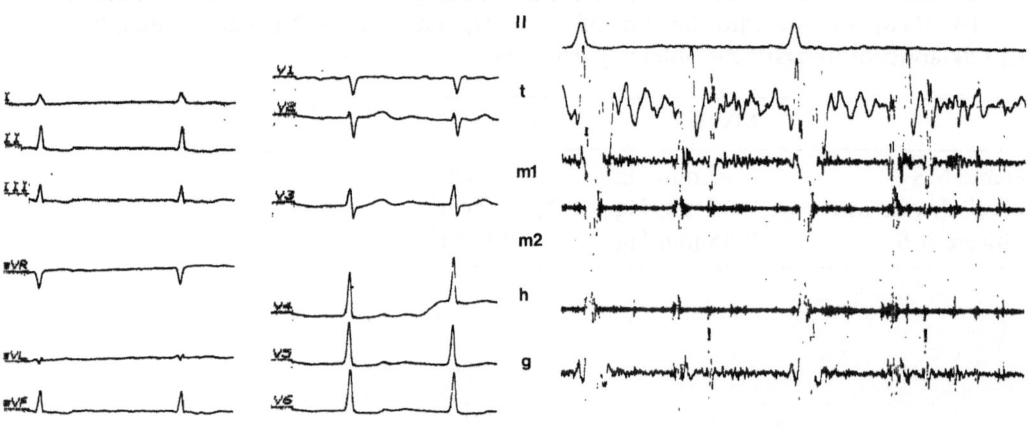

4.1; 4.2

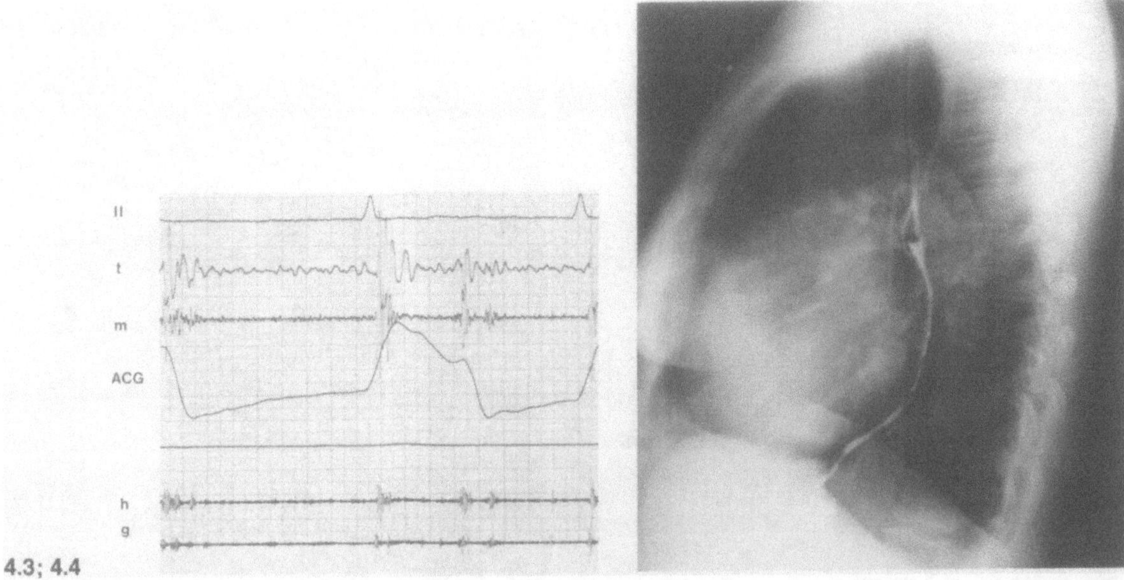

4.3; 4.4

Echokardiographischer Befund: Rechter Ventrikel normal weit (17 mm). Linker Ventrikel unter Berücksichtigung der kleinen Körperoberfläche grenzwertig dilatiert (EDD = 52/ESD = 40 mm). Linker Vorhof stark dilatiert (62 mm). Linksventrikuläre Hinterwand und interventrikuläres Septum normal dick, normokinetisch. Aortenklappe unauffällig. Mitralklappe mit Mitralstenose mittleren Schweregrades mit deutlich reduziertem EF-Slope (24 mm/s), reduzierter E-Amplitude, fehlender A-Amplitude, mittelgradig verdickten Segeln sowie konkordant zum vorderen Segel sich bewegendem hinteren Mitralsegel. Die planimetrierte Mitralklappenöffnungsfläche beträgt 1,7 cm^2.

Dopplerechokardiographie: Minimale Mitralinsuffizienz. Die aus der Druckhalbwertszeit der Dopplerkurve errechnete Mitralklappenöffnungsfläche beträgt 1,1 cm^2. Im Farbdoppler zeigt der linksventrikuläre Einfluß zwei deutlich voneinander trennbare Einflußjets etwa gleicher Größe.

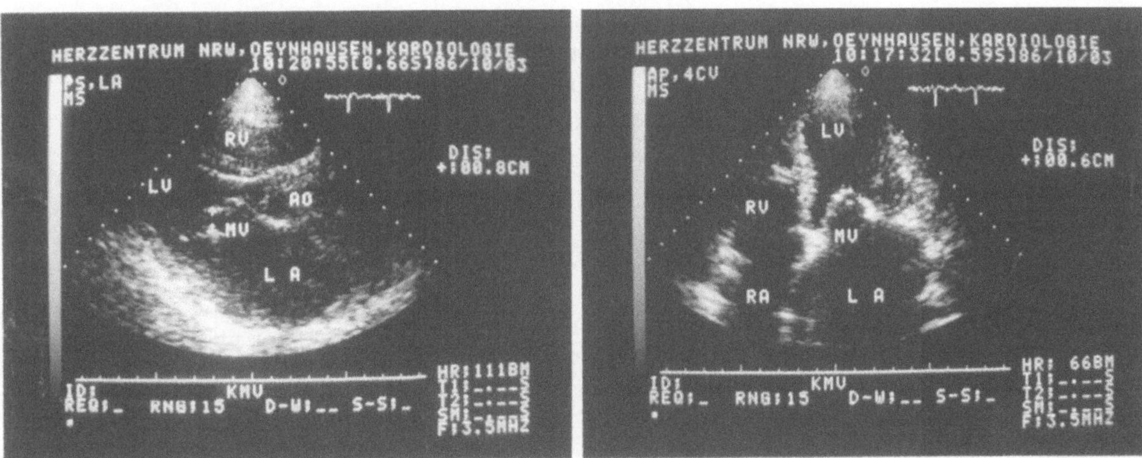

4.5. Parasternaler Längsschnitt mit zangenförmig geöffneter Mitralklappe in früher Diastole

4.6. Apikaler Vierkammerblick in früher Diastole mit erheblich stenosierter Mitralklappe

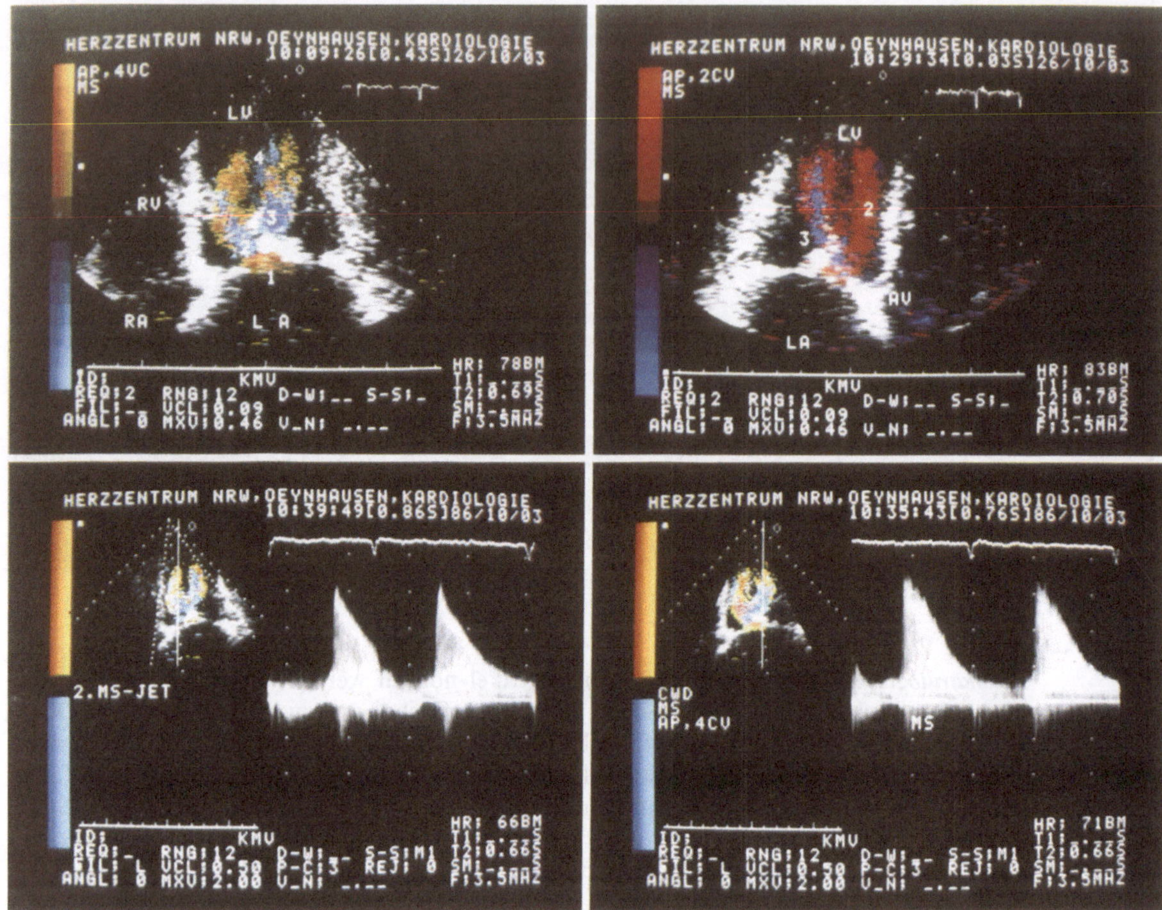

4.7. Vergrößerter apikaler Vierkammerblick. *Fluß 1* prästenotischer Fluß, *Fluß 2* LV-Einstromjet in Richtung Septum. *Fluß 3* LV-Einstromjet in Richtung Posterolateralwand. *Fluß 4* diastolischer Rückfluß aus der Apexregion

4.8. Vergrößerter apikaler Zweikammerblick mit Registrierung des zum Septum orientierten *(2)* sowie des entlang der linksventrikulären Hinterwand verlaufenden Einstromjets *(3)*

4.9. *Kontinuierlicher Doppler:* Registrierung des zum Septum gerichteten linksventrikulären Einstromes. *Links oben:* Referenzsektorbild mit eingeblendetem Meßstrahl des kontinuierlichen Dopplers

4.10. *Kontinuierlicher Doppler:* Analog zu Abb. 4.9. ist jetzt der posterolaterale linksventrikuläre Einstrom registriert

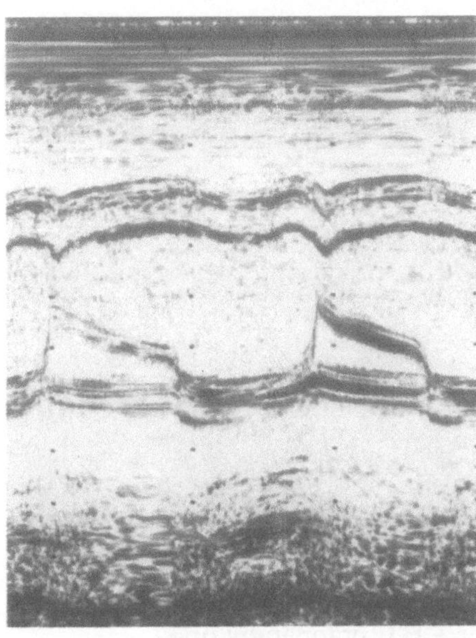 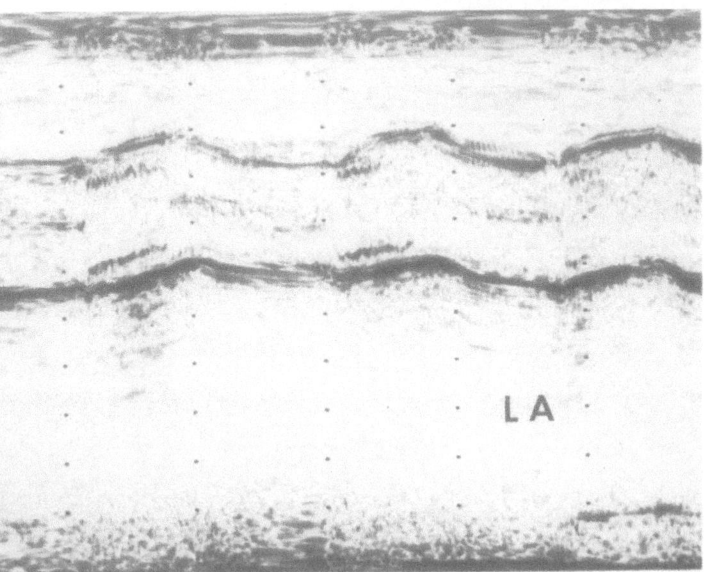

4.11. Parasternales M-mode der Mitralklappe mit reduzierter E-Amplitude, fehlender A-Welle, deutlich reduziertem EF-Slope und akinetischem bis konkordantem hinterem Segel sowie mittelgradiger Verdickung der Mitralsegel

4.12. Parasternales M-mode des deutlich dilatierten linken Vorhofes in Höhe der Aortenklappe (Standardmeßstelle)

Fall 2: P. K., w., 20 Jahre. (Abb. 4.13–4.23)

Diagnose: Praktisch reine Mitralstenose NYHA-Stadium III.

Vorgeschichte: Ein Geräusch ist seit dem 15. Lebensjahr bekannt. Die Patientin leidet jetzt unter Dyspnoe bei mittelschwerer Belastung.

Herzkatheter: PA 41/18/28 mm Hg, MVG 20 mm Hg, MVA 0,9 cm^2, kein Mitralklappenkalk. Zusätzlich geringe Trikuspidalinsuffizienz.

EKG (Abb. 4.13): Präoperativ (links) Sinusrhythmus. Ausgeprägtes P-mitrale, Steiltyp, diskrete Rechtsverspätung. Postoperativ (rechts) weiterhin P-mitrale und inkompletter Rechtsschenkelblock. Die Kammerendteilveränderungen in den Brustwandableitungen entsprechen einem frühen postoperativen Stadium.

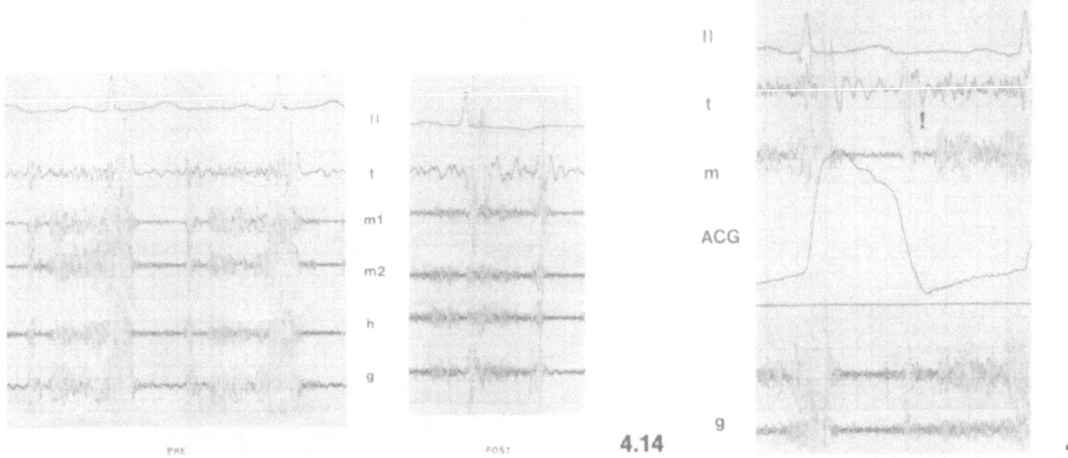

Phonokardiogramm (Abb. 4.14): Hochamplitudiger hochfrequenter 1. HT, präoperativ praktisch kein Systolikum (links), A_2 – MÖT-Intervall 0,08 s, anschließend ein die gesamte Diastole ausfüllendes hochamplitudiges, z. T. hochfrequentes Intervallgeräusch mit deutlichem präsystolischen Crescendo infolge der Vorhofkontraktion bei Sinusrhythmus. Postoperativ (rechts) leises frühsystolisches hochfrequentes Geräusch als Hinweis auf eine geringe Mitralinsuffizienz. Kein Mitralklappenöffnungston. Mäßiggradige Behinderung des Vorhofeinstromes erkennbar am präsystolischen hochfrequenten Strömungsgeräusch nach der P-Welle.

Apexkardiogramm (Abb. 4.15): präoperativ Mitralklappenöffnungston (!) in Koinzidenz mit dem Punkt 0 im Apexkardiogramm. Fehlende schnelle und abgeflachte langsame Füllungswelle und ganz flache A-Welle bei erhaltenem Sinusrhythmus als Hinweis auf eine höhergradige Mitralstenose.

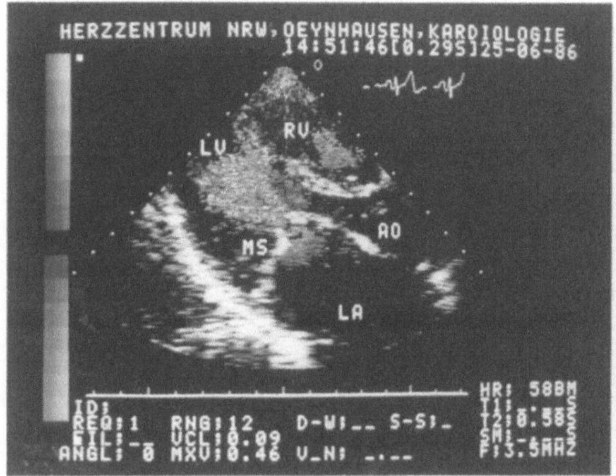
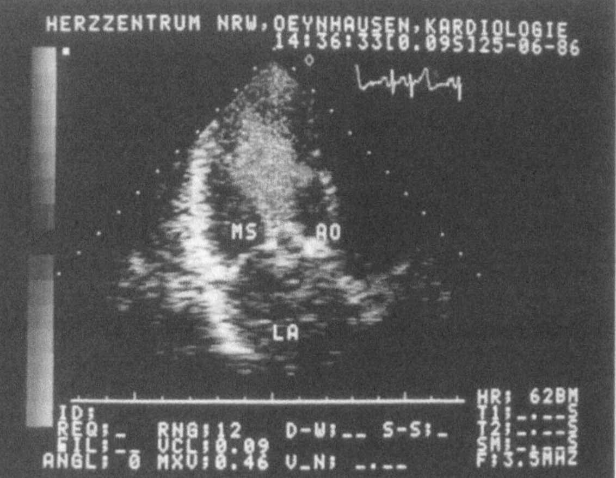

4.16. Halbapikaler Längsschnitt mit rechts- und linksventrikulärem Einfluß. Der linksventrikuläre Einflußjet ist direkt unterhalb der Mitralklappe mit erhöhten Geschwindigkeiten detektierbar (Aliasing). Postvalvulär zeigt der linksventrikuläre Einflußjet eine ausgeprägte Streubreite mit inhomogenem Mosaikmuster als Zeichen für turbulenten Fluß

4.17. Apikaler Zweikammerblick mit linksventrikulärem Einfluß, der in dieser Schnittebene ein homogeneres Mosaikmuster aufweist als in Abb. 4.16

Bemerkung: Aufgrund der nicht verkalkten hochgradigen Mitralstenose wurde bei der Patientin einer offenen Kommissurotomie vor dem Klappenersatz der Vorzug gegeben. Bei der Operation fand sich eine hochgradig stenosierte Klappe, die manuell gesprengt wurde.

Echokardiographischer Befund: Normalgroßer rechter (16 mm) und linker Ventrikel (EDD = 48/ESD = 28 mm). Der linke Vorhof ist nur leicht dilatiert (45 mm). Linksventrikuläre Hinterwand und interventrikuläres Septum normal dick, normokinetisch. Aortenklappe unauffällig beweglich. Mitralklappe mit deutlich abgeflachtem EF-Slope (15 mm/s), reduzierter E- und A-Amplitude, Verdickungen beider Segel sowie konkordant zum vorderen Segel sich bewegendes hinteres Segel. Die planimetrierte Öffnungsfläche beträgt 0,9 cm².

Dopplerechokardiographie: Minimale Aorten- und Trikuspidalinsuffizienz, Mitralklappenöffnungsfläche beträgt höchstens 1,5 cm².

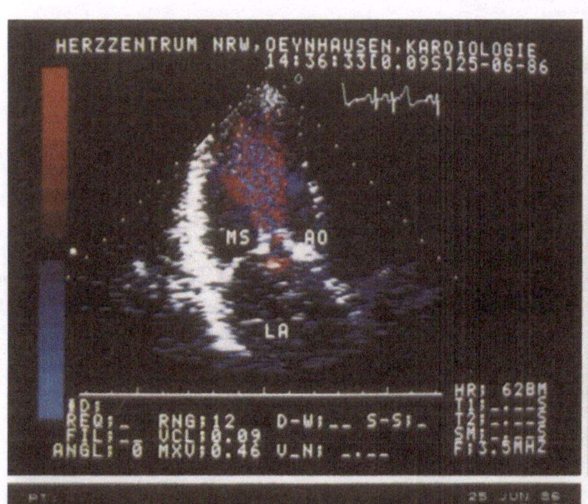

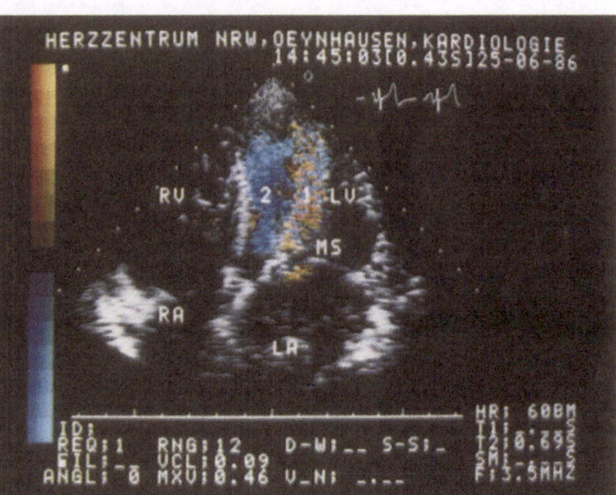

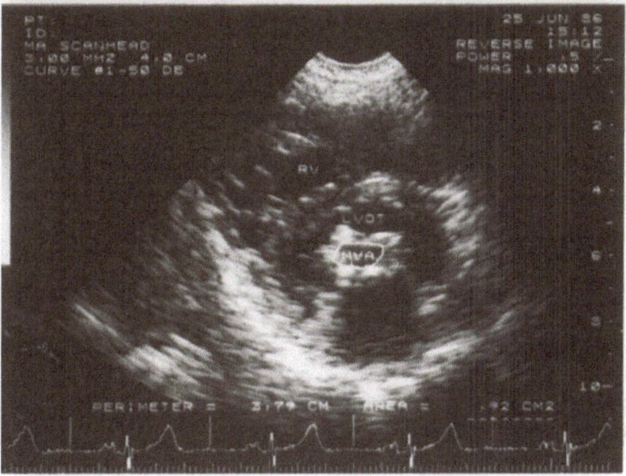

4.18. Echokardiogramm wie in Abb. 4.17 mit geändertem, jetzt geschwindigkeitsabgestuftem sog. Power- oder Amplitudenmode

4.19. Apikaler Vierkammerblick: Dokumentation des linksventrikulären Einflusses *(1)* und des diastolischen Rückstromes aus dem Bereich des Apex entlang des Septums *(2)*

4.20. Parasternaler Querschnitt in Höhe der Mitralklappensegelspitzen zur Planimetrie der Mitralklappenöffnungsfläche (MVA). Die MVA beträgt 0,9 cm²

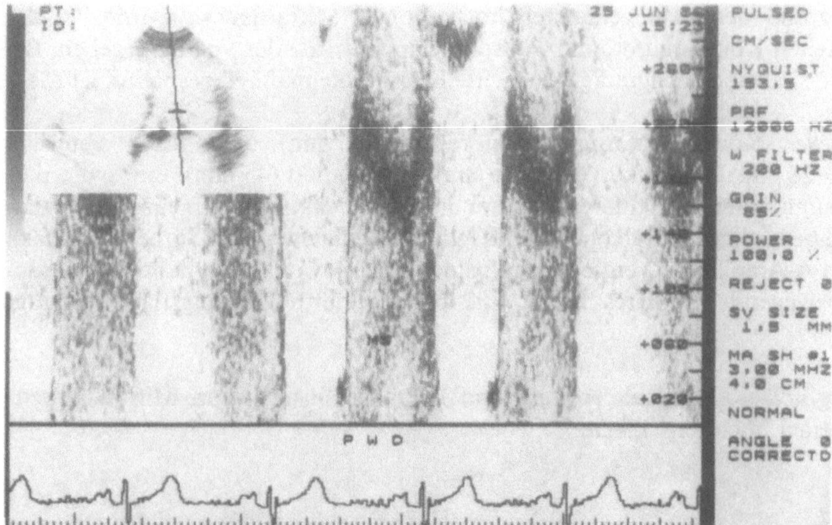

4.21 *Gepulster Doppler:* Registrierung des linksventrikulären Einflusses zur Bestimmung der Mitralklappenöffnungsfläche (MVA) aus der Druckhalbwertzeit. $MVA_D = 1{,}5$ cm^2

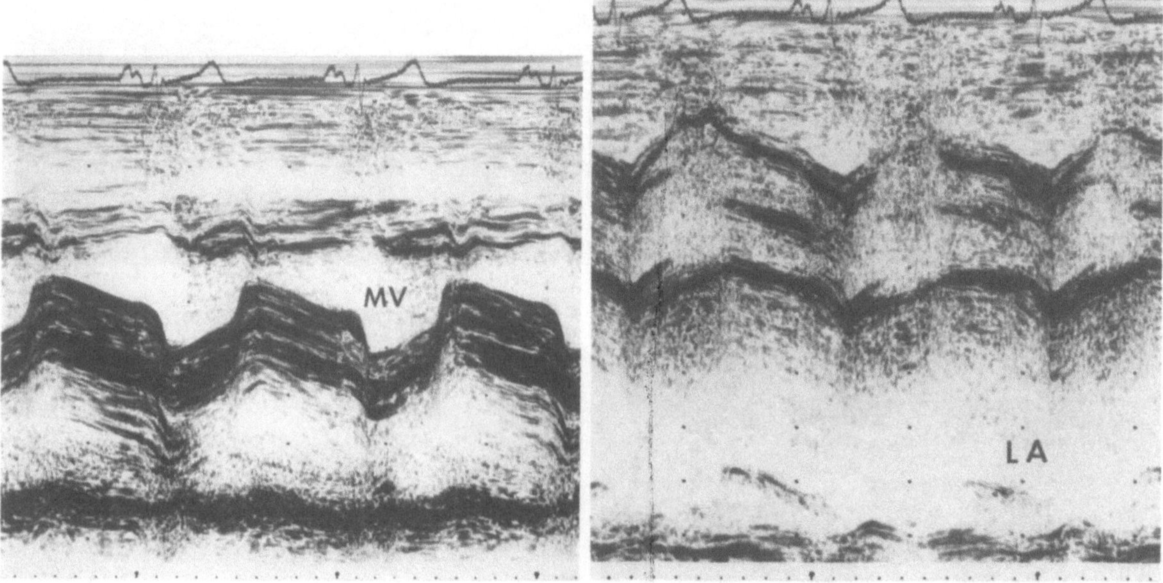

4.22. Parasternales M-mode der erheblich stenosierten Mitralklappe mit Reduktion des EF-Slopes, der E- und A-Öffnungsamplitude, deutliche Verdickungen beider Segel und konkordantes hinteres Mitralsegel

4.23. Parasternales M-mode des linken Vorhofes in Höhe der Aortenklappe (Standardmeßstelle)

4.1.2 Mitralinsuffizienz

Ätiologie: Rheumatische MI, bakterielle Endokarditis (akute MI), Mitralklappenprolaps, Chordaeabriß, Papillarmuskeldysfunktion, relative MI bei Ventrikeldilatation.

Klinik: Dyspnoe – infolge pulmonaler Druckerhöhung.
Zerebrale und periphere Embolien – aus dem vergrößerten, flimmernden linken Vorhof.

EKG: Bei Sinusrhythmus P-sinistroatriale, Rechtsbelastungszeichen.
Bei späteren Stadien Vorhofflimmern mit klinischer Verschlechterung. Linksschädigungszeichen.

Phono- und Mechanographie: Leiser 1. Herzton, holosystolisches, hochfrequentes Regurgitationsgeräusch, 3. Herzton, im Apexkardiogramm hohe schnelle Füllungswelle.

Röntgen: Großer linker Ventrikel, vergrößerter Vorhof mit gespreizter Trachealbifurkation und Dorsalverdrängung des Ösophagus. In der Seitenaufnahme evtl. Mitralklappenkalk.

Echokardiographie: Im M-mode- und 2-D-Echo nur indirekte Zeichen der Volumenbelastung der linken Herzhöhlen, im Doppler Regurgitationsjet semiquantitativ beurteilbar.

Hämodynamik: Als Maß für die hämodynamische Bedeutung der Mitralinsuffizienz wird die Regurgitationsfraktion errechnet: Relation von effektivem Herzzeitvolumen (Thermodilution oder Fick) zu dem angiographisch bestimmten Gesamtfördervolumen. Bei einer Regurgitationsfraktion von mehr als 40%, einem LVEDP von mehr als 20 mm Hg und deutlich vergrößertem LV ist eine Operation angezeigt.

Fall 1: R. G., w., 56 Jahre (Abb. 4.24–4.33)

Diagnose: Mitralinsuffizienz bei Mitralklappenprolaps NYHA-Stadium II.

Vorgeschichte: Die Patientin leidet seit einem Jahr unter atypischen pektanginösen Beschwerden. Ein deshalb durchgeführtes Belastungs-EKG ergab eine fraglich pathologische ST-Streckensenkung, im Langzeit-EKG fand sich eine komplexe Rhythmusstörung der Lown-Klasse IV a. Wegen eines systolischen Strömungsgeräusches und eines Doppelgipfels im Apexkardiogramm wurde vom zuweisenden Arzt der Verdacht auf eine hypertrophe obstruktive Kardiomyopathie (HOCM) geäußert.

Herzkatheter: EDVI 107 ml/m^2, ESVI 19 ml/m^2, EF 82%.
Starker Mitralklappenprolaps mit deutlichem mitralen Reflux. Unauffällige Koronargefäße.
Plan: konservativ.

Elektrokardiogramm (Abb. 4.24): Sinusrhythmus. Deutliches P-mitrale mit Doppelgipfel. Indifferenz- bis Steiltyp. Geringe Rechtsverspätung.

Phonokardiogramm (Abb. 4.25): Zeitgerecht einfallender, normalamplitudiger 1. HT. Typischer niederamplitudiger, mittel- bis hochfrequenter mesosystolischer Klick (!), anschließend hochfrequentes, annähernd bandförmiges systolisches Refluxgeräusch bis zum 2. HT., Diastole geräuschfrei.

Karotispulskurve (Abb. 4.26): Die Karotispulskurve zeigt keine formanalytisch auffälligen Besonderheiten, insbesondere keinen Doppelgipfel. Die hochsitzende Inzisur kann als Kriterium für einen frühzeitigen Aortenklappenschluß bei mitralem Reflux gedeutet werden.

Apexkardiogramm (Abb. 4.27): Unauffällige langsame und schnelle Füllungswelle. Deutliche, überhöhte A-Welle. Frühsystolischer schmaler Gipfel, anschließend mesosystolisches Tal und spätsystolischer 2. Gipfel.

Lävokardiogramm (Abb. 4.28): In RAO-Projektion deutlicher Prolaps des posterioren Mitralsegels, das unregelmäßig konturiert ist (myxömatöse Veränderungen bei MVP), zusätzlich mitraler Reflux mit Kontrastierung eines mäßig vergrößerten linken Vorhofes, kräftiger hinterer Papillarmuskel als Aufhellung im kontrastreich dargestellten LV.

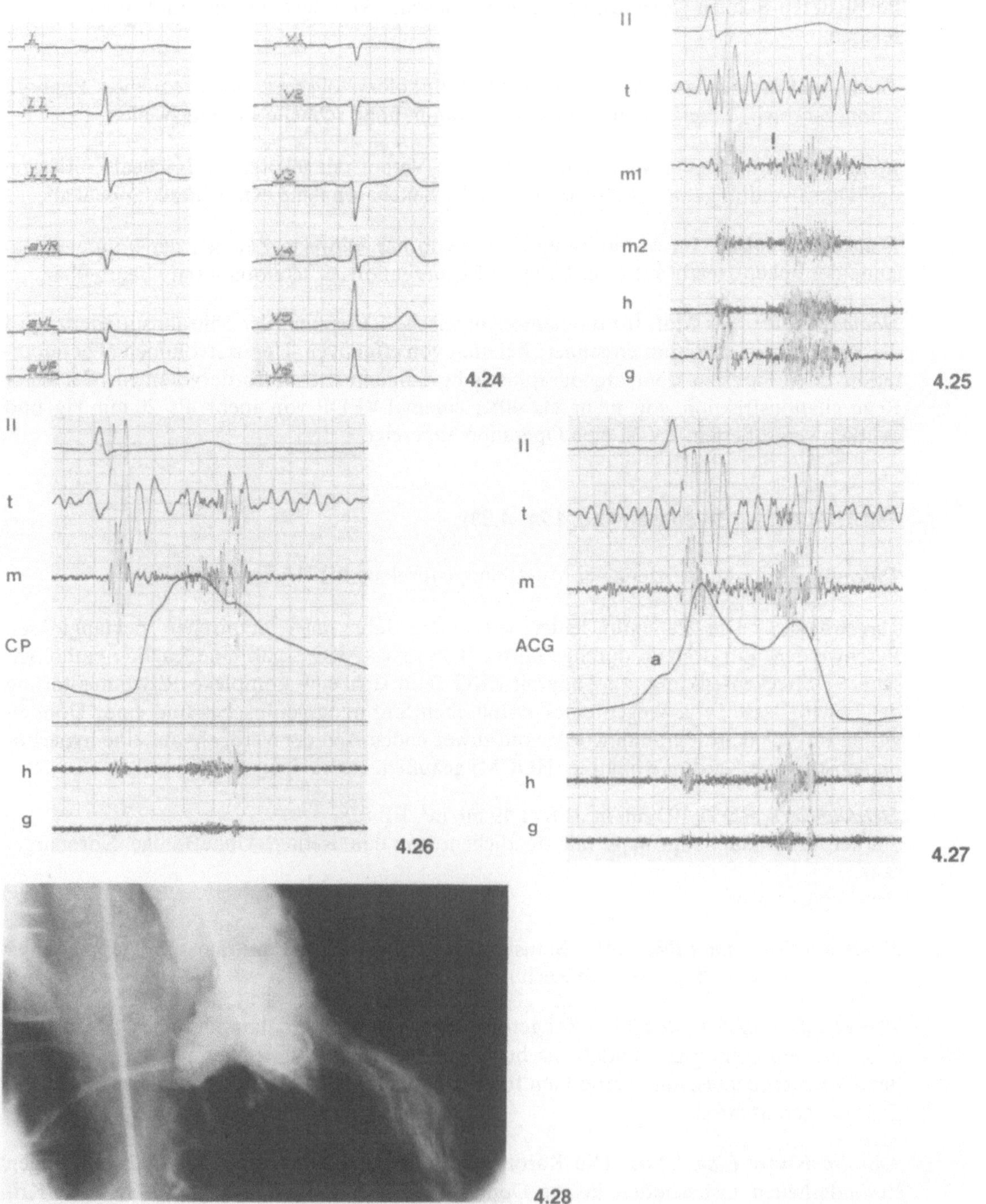

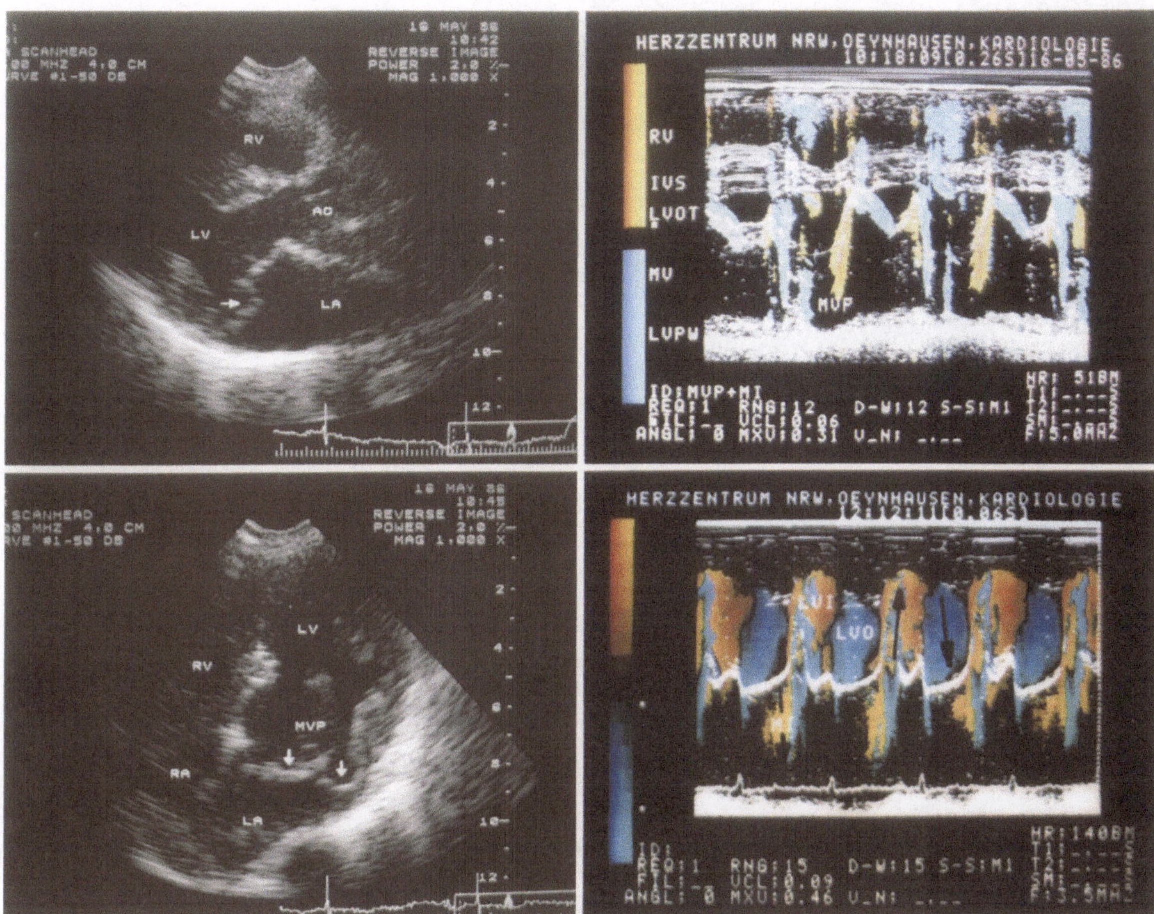

4.29. Parasternaler Längsschnitt mit Darstellung des verdickten Septums, der verdickten Hinterwand und des mesosystolischen Mitralklappenprolapses überwiegend des hinteren Segels (→)

4.30. Parasternales M-mode des Mitralklappenprolaps nach Ausschluß fast des gesamten dopplerfähigen Flusses. Lediglich die zusätzlichen Dopplersignale der Klappen- und Wandbewegungen sind dargestellt. Der Mitralklappenprolaps *(MVP)* stellt sich mesosystolisch in Form einer blauen Rückwärtsbewegung und endsystolisch als gelbe Aufwärtsbewegung dar

4.31. Apikaler Vierkammerblick mit Prolaps beider Segel *(MVP, →)*

4.32. M-mode-Echokardiogramm des vorderen Mitralsegels aus dem apikalen Vierkammerblick mit Dokumentation des mitralen Refluxes *(MI)* unterhalb der Klappe in Mitt- bzw. Spätsystole

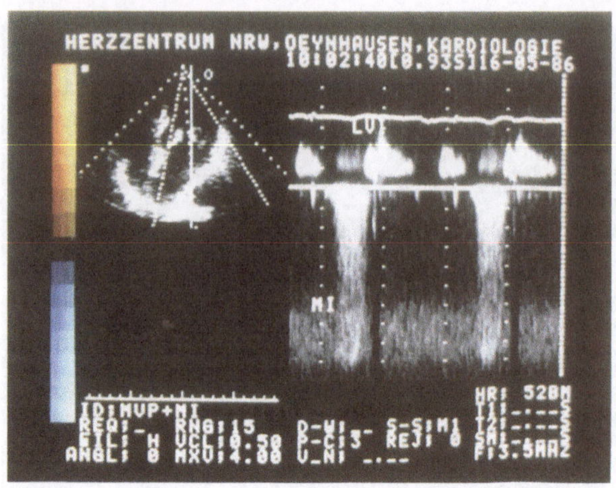

4.33. *Kontinuierlicher Doppler:* Registrierung der Mitralinsuffizienz *(MI).* Der Meßstrahl ist im Referenzsektorecho markiert

Echokardiographischer Befund: Normalgroßer rechter Ventrikel (19 mm), linker Vorhof (36 mm) und linker Ventrikel (EDD = 52/ESD = 22 mm). Die linksventrikuläre Hinterwand ist normokinetisch und verdickt (ED = 12/ES = 18/Amplitude = 13 mm). Das interventrikuläre Septum ist ebenfalls verdickt und hyperkinetisch (ED = 12/ES = 18/Amplitude = 16 mm). Aortenklappe unauffällig. Mitralklappe mit starkem, mesosystolischem Prolaps.

Dopplerechokardiographie: Mitralinsuffizienz leichten Grades.

Bemerkung: Der Doppelgipfel im Apexkardiogramm ist durch den Mechanismus des spätsystolischen Refluxes über die insuffiziente Mitralklappe zu erklären und darf nicht als Hinweis auf eine mittsystolische Obstruktion der LV-Ausflußbahn gedeutet werden, zumal die Karotispulskurve keinen Doppelgipfel aufweist und im Phonokardiogramm der typische Befund eines Mitralklappenprolapssyndroms mit mesosystolischem Klick und spätsystolischem hochfrequentem Refluxgeräusch dargestellt ist.

Fall 2: G.W., m., 51 Jahre (Abb. 4.34–4.42)

Diagnose: Mitralinsuffizienz Schweregrad III aus IV bei Mitralklappenprolaps.

Vorgeschichte: Im zeitlichen Zusammenhang mit einer Zahnextraktion 3 Wochen vor der stationären Aufnahme zunehmende Linksinsuffizienz mit Dyspnoe III–IV. Wegen Verdacht auf akute Endokarditis stationäre Einweisung. Röntgenologisch war der linke Ventrikel deutlich vergrößert, der linke Vorhof mäßig vergrößert. Es fanden sich Zeichen einer Lungenstauung.

Herzkatheter: EDVI 161 ml/m^2, ESVI 74 ml/m^2, EF 54%. Deutlicher Reflux über die nicht veränderte Mitralklappe mit einer Regurgitationsfraktion von 65%. Die Mitralklappe weist einen ausgeprägten Prolaps des hinteren Segels auf. Normale Koronararterien.

Vorgehen: Wegen der Vorgeschichte dringliche Operation. Bei dem operativen Eingriff fand sich ein Abriß von 70% der Sehenfäden des posterioren Segels mit einer erheblichen

Mitralinsuffizienz. Die Klappe wurde in toto exidiert und durch eine St.-Jude-Medical-Prothese der Größe 31 ersetzt.

Elektrokardiogramm (Abb. 4.34): Sinusrhythmus, Mitteltyp, P-mitrale mit negativem Anteil der Vorhofwelle in V1 und angedeutetem Doppelgipfel in V5 und V6. Unspezifische Kammerendteilveränderungen in den parasternalen Brustwandableitungen.

Phonokardiogramm (Abb. 4.35): Zeitgerecht einfallender normalamplitudiger 1. HT. Holosystolisches, unmittelbar mit dem 1. HT einsetzendes hochfrequentes, annähernd bandförmiges Geräusch über der Herzspitze. 3. HT.

Karotispulskurve (Abb. 4.36): Regelrechter Steilanstieg, schmaler systolischer Gipfel, deutlich ausgeprägte Inzisur und dikrote Welle. Die quantitative Vermessung zeigt eine deutlich verkürzte linksventrikuläre Austreibungszeit (LVET), die nicht als Hinweis auf eine linksventrikuläre Dysfunktion gedeutet werden darf, sondern Ausdruck eines kleinen Vorwärtsschlagvolumens bei erheblicher Regurgitation über die Mitralklappe ist.

Apexkardiogramm (Abb. 4.37): Deutlich ausgeprägte, nicht überhöhte A-Welle, frühsystolischer Gipfel. Abfall über katakrote Schulter zum Punkt 0.

Lävokardiographie in LAO-Projektion (Abb. 4.38): Vergrößerter linker Ventrikel in Systole. Deutlicher Kontrastmittelreflux in einen mittelgroßen linken Vorhof mit ausgeprägtem Prolaps des verdickten posterioren Mitralsegels, das als Doppelkontur im Kontrast des gefüllten linken Vorhofes fallschirmartig auszumachen ist.

Bemerkung: Eine Operationsindikation bei Mitralklappenprolaps besteht nur bei hämodynamisch bedeutsamer Mitralinsuffizienz. Typisch für den natürlichen Verlauf ist die abrupte Verschlechterung eines schon lange bestehenden Mitralklappenprolapssyndroms beim Abriß der Sehnenfäden mit akuter Dekompensation.

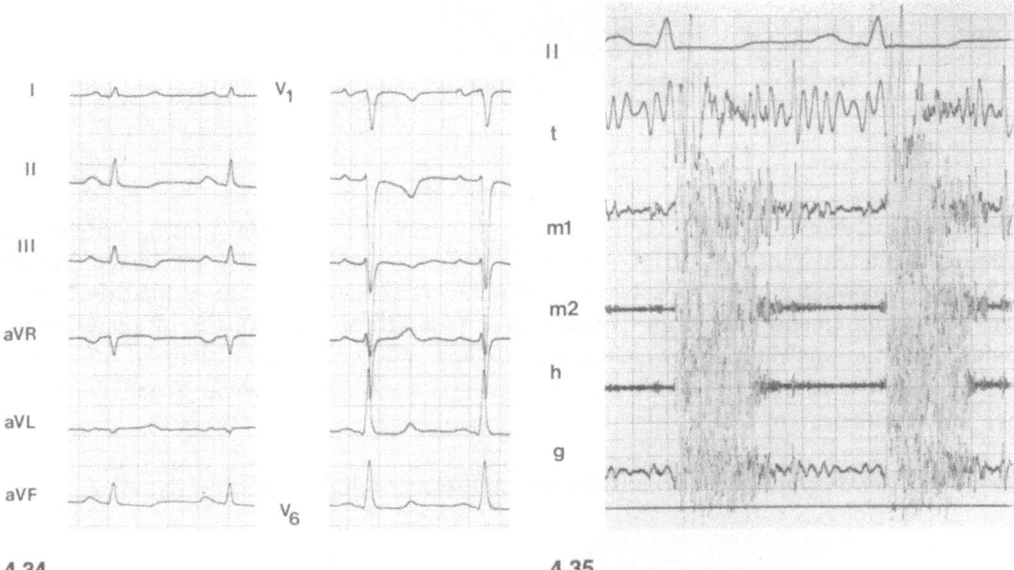

4.34   4.35

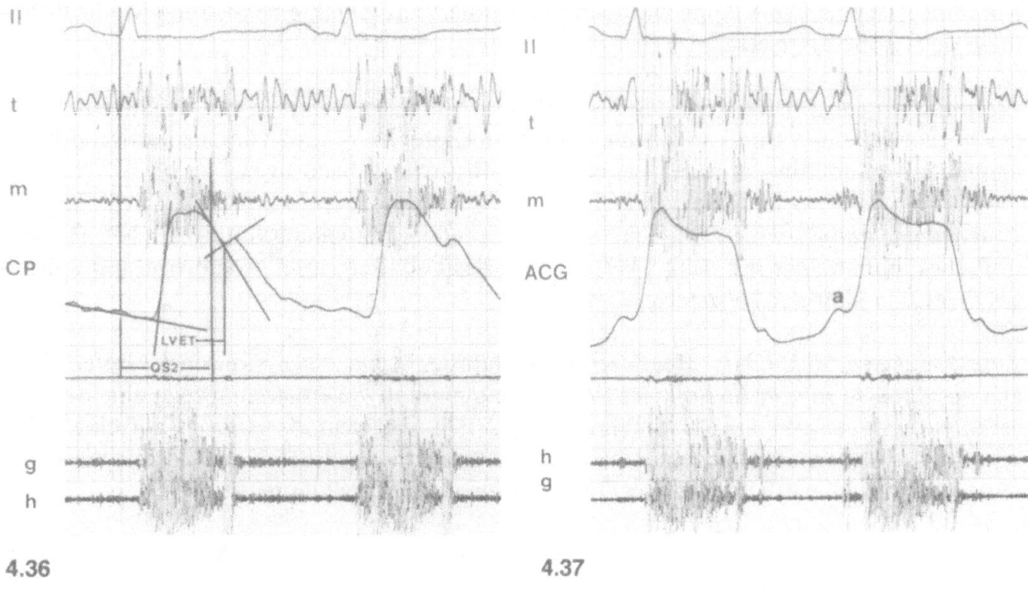

4.36   4.37

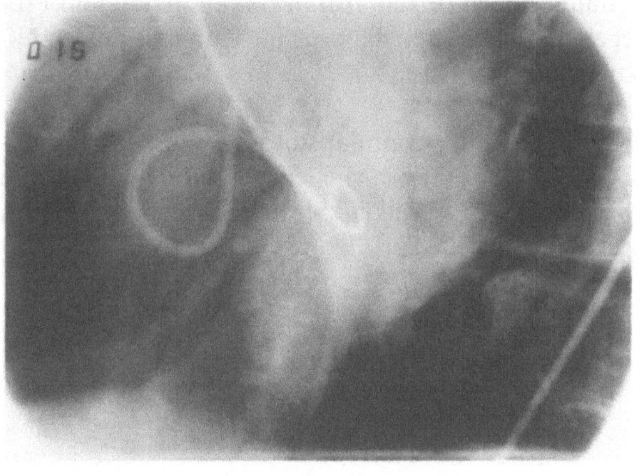

4.38

Echokardiographischer Befund: Grenzwertig großer rechter Ventrikel (28 mm). Mittelgradig dilatierter linker Ventrikel (EDD = 68/ESD = 42 mm) und vergößerter linker Vorhof (52 mm). Linksventrikuläre Hinterwand und interventrikuläres Septum normal dick, Hinterwand normokinetisch, Septum hyperkinetisch (Amplitude 10 mm). Unauffällige Trikuspidal- und Pulmonalklappenbewegung. Aortenklappe mit typischen Zeichen für reduziertes Schlagvolumen. Mitralklappe mit Prolaps und systolisch-diastolischem Segelflattern wie bei Sehnenfadenruptur.

Dopplerechokardiographie: Mitralinsuffizienz mittleren bis höheren Schweregrades.

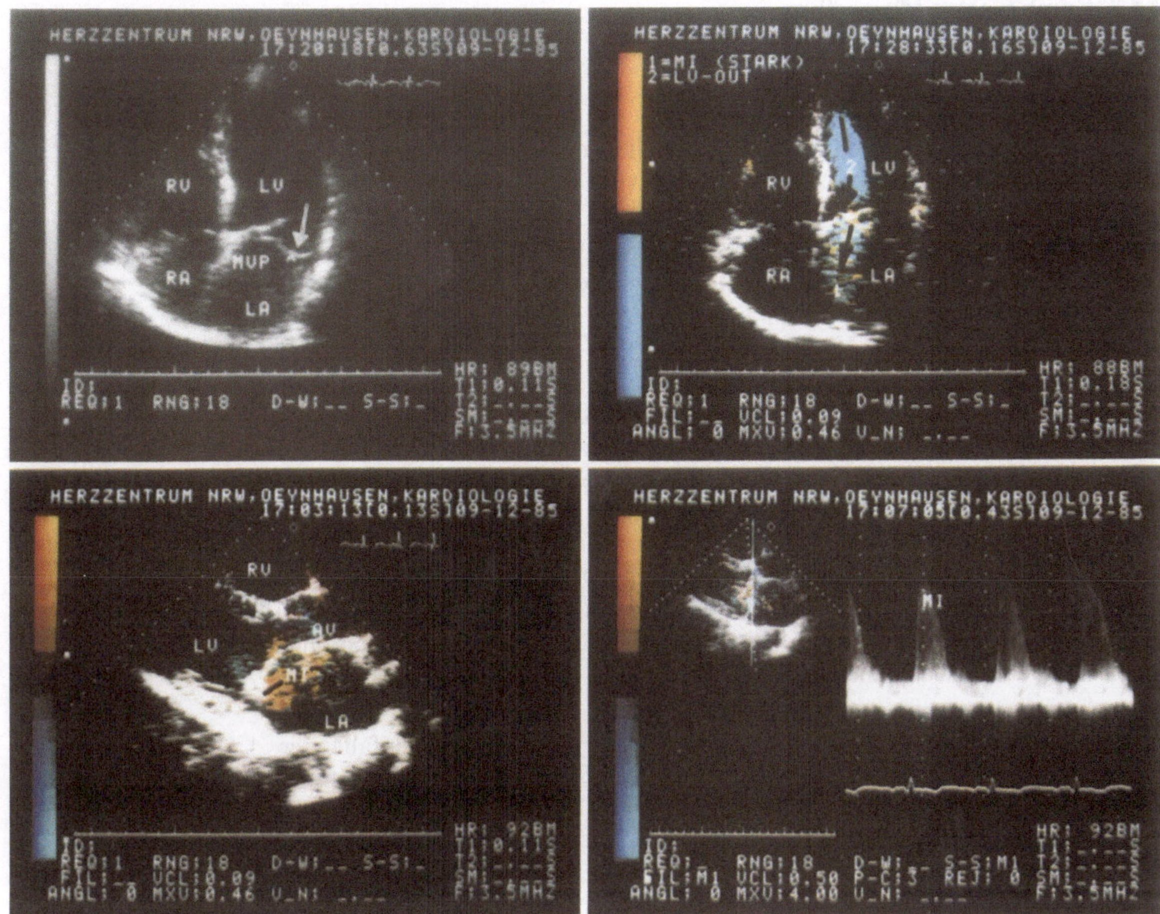

4.39. Apikaler Vierkammerblick: Deutlicher Mitralklappenprolaps des hinteren Segels (*MVP*→)

4.40. Echokardiogramm wie in Abb. 4.39 mit zugeschaltetem Farbdoppler. Dargestellt sind linksventrikulärer Ausfluß *(2)* sowie eine bedeutende Mitralregurgitation *(1)* mit turbulenter Flußcharakteristik

4.41. Längsschnitt von parasternal mit Nachweis der Mitralregurgitation, die exzentrisch in Richtung der hinteren Aortenwand verläuft

4.42. *Kontinuierlicher Doppler:* Registriert wurde die Mitralregurgitation von parasternal (s. Reverenzsektorechokardiogramm oben links). Die parasternale Beschallung ist wegen der Exzentrizität des Regurgitationsjets günstiger als die übliche Beschallung von apikal

4.1.3 Kombiniertes Mitralvitium

Fall 1: I. R., w., 68 Jahre (Abb. 4.43–4.50)

Diagnose: Kombiniertes, verkalktes Mitralvitium mit gleichgroßem Stenose- und Insuffizienzanteil, NYHA-Klasse III.

Vorgeschichte: 4 Jahre vor der jetzigen stationären Aufnahme im Rahmen einer Endokarditis Entwicklung eines Mitralfehlers. 6 Monate vor der stationären Aufnahme Hirnembolie.

Klinik: 1,62 m große und mit 44 kg deutlich untergewichtige Patientin. Blutdruck 110/70 mm Hg. Facies mitralis als Hinweis auf kleines Herzminutenvolumen. Die Röntgenaufnahme zeigt einen deutlich vergrößerten linken Vorhof, einen normalgroßen linken Ventrikel, Kalk im Bereich der Mitralklappenregion und ein deutlich prominentes Pulmonalsegment. Bei Aufnahme bestand Vorhofflimmern, das durch Gabe von Flecainid in einen Sinusrhythmus überführt werden konnte.

Herzkatheter: PA 48/21/32 mm Hg, PCW 24/33/24 mm Hg. Leicht erhöhter Pulmonalarterienwiderstand von 237 $dyn \cdot s \cdot cm^{-5}$. MVG 13 mm Hg, MVA unkorrigiert 0,8 m^2, korrigiert 1,6 cm^2, EDVI 104 ml/m^2, ESVI 53 ml/m^2, EF 61%, Mitralregurgitationsfraktion 47%. Zum Klappenersatz angemeldet.

Phonokardiogramm (Abb. 4.43): Niederamplitudiger, verspätet einfallender 1. HT mit anschließendem hochfrequenten bandförmigen Holosystolikum. Niederamplitudiger mittelfrequenter, eng gespaltener 2. HT. A_2 – MÖT-Intervall 0,08 s. Nach Regularisierung Sinusrhythmus und deutliches präsystolisches Crescendogeräusch als Hinweis auf zusätzliche Stenosekomponente.

Apexkardiogramm (Abb. 4.44) Niederamplitudiger MÖT in Koinzidenz mit dem Punkt 0. Abgeflachte schnelle und langsame Füllungswelle. Deutlich ausgeprägte A-Welle bei erhaltenem Sinusrhythmus. Spätsystolischer Gipfel als Hinweis auf Mitralinsuffizienz.

Echokardiographischer Befund: Normalgroßer rechter Ventrikel (21 mm). Unter Berücksichtigung der sehr kleinen Körperoberfläche (BSA = 1,43 m^2) ist der linke Ventrikel leicht dilatiert (EDD = 52/ESD = 38 mm). Der linke Vorhof ist stark vergrößert (62 mm). Linksventrikuläre Hinterwand und interventrikuläres Septum normal dick, normokinetisch. Aortenklappe mit grenzwertig reduzierter Öffnungsseparation als Hinweis für reduziertes Schlagvolumen. Mitralklappe mit deutlichen Zeichen einer Mitralstenose.: EF-Slope

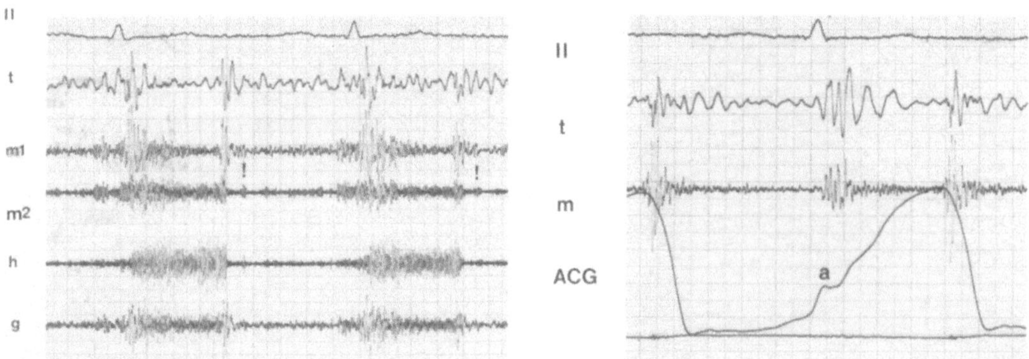

4.43; 4.44

18 mm/s, E-Amplitude 11 mm, A-Amplitude fehlt. Das hintere Segel bewegt sich zum vorderen Segel konkordant. Beide Segel weisen mittelgradige Verkalkungen auf. Das vordere Mitralsegel zeigt Hinweise für Aorteninsuffizienz (diastolisches Flattern). Die planimetrierte Mitralöffnungsfläche beträgt 0,9 cm^2.

Dopplerechokardiographie: Aorteninsuffizienz mittelschweren Grades. Bedeutsame Mitralstenose mit mindestens mittelschwerer Mitralinsuffizienz. $MVA_D = 1,0$ cm^2.

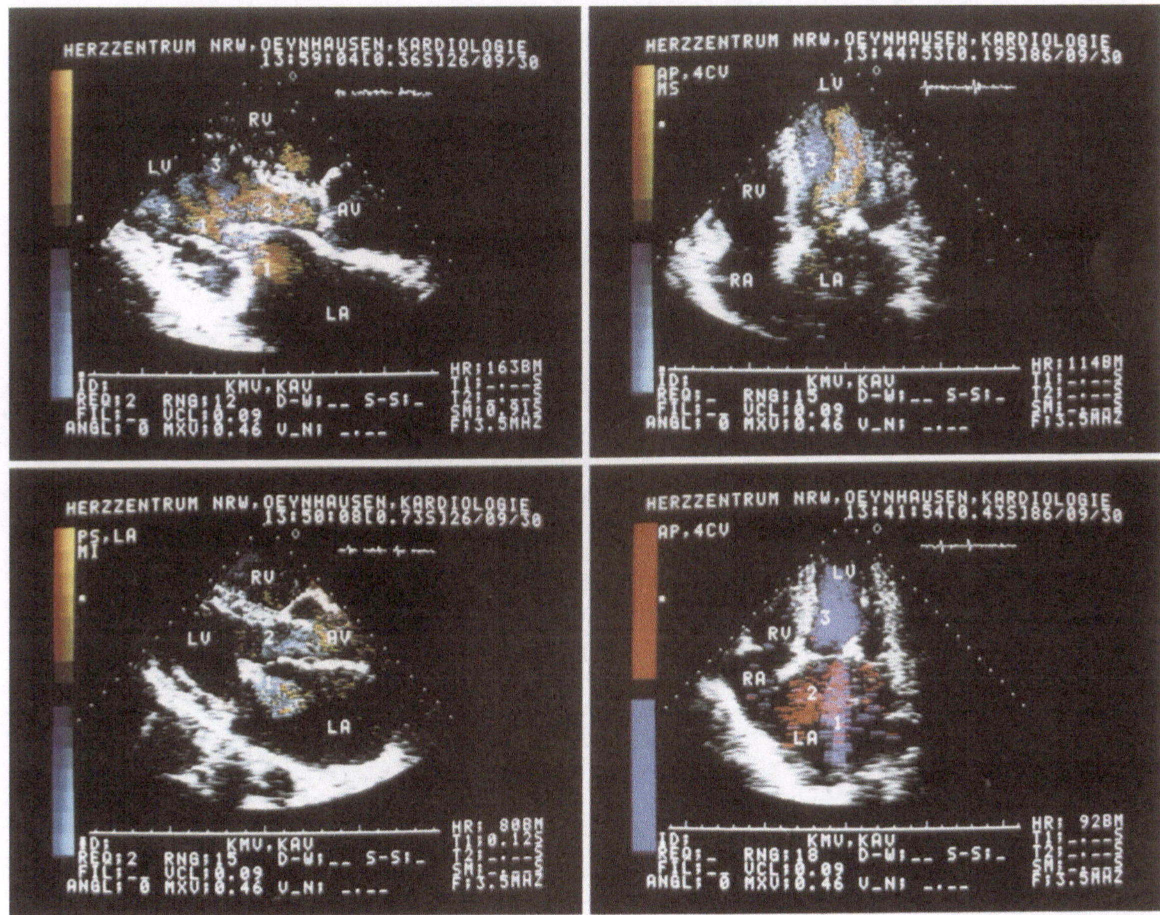

4.45. Parasternaler Längsschnitt mit linksventrikulärem Einfluß *(1)* und bedeutsamem Aorteninsuffizienzjet *(2)*. Gleichzeitig ist der aus dem Apexbereich herabkommende, diastolische Rückstrom in Richtung des linksventrikulären Ausflußtraktes registriert *(3)*

4.46. Apikaler Vierkammerblick mit linksventrikulärem Einstrom *(1)*, der im Zentrum einen Umklappeffekt (Aliasing) in Form einer blauen Flußzone aufweist. Die *Strömungen 3* stellen die diastolischen Rückflußbewegungen in Richtung des linksventrikulären Ausflußtraktes dar

4.47. Parasternaler Längsschnitt wie in Abb. 4.45, jetzt jedoch in Systole registriert mit linksventrikulärem Ausfluß *(2)* und hämodynamisch bedeutsamer Mitralinsuffizienz *(1)*

4.48. Apikaler Vierkammerblick entsprechend Abb. 4.46 im sog. Power-mode mit Mitralinsuffizienzjet, der sich mit dem linksatrialen Einfluß *(2)* kreuzt. Der linksventrikuläre Ausfluß *(3)* ist simultan innerhalb des linken Ventrikels dargestellt

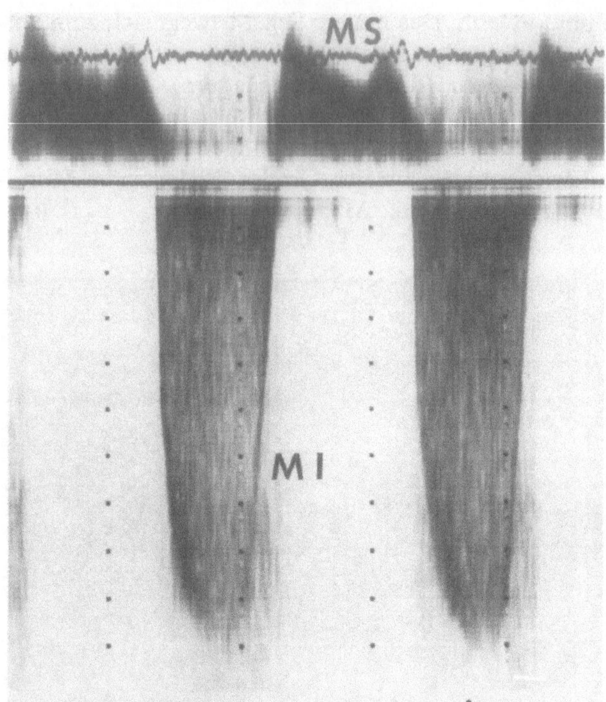

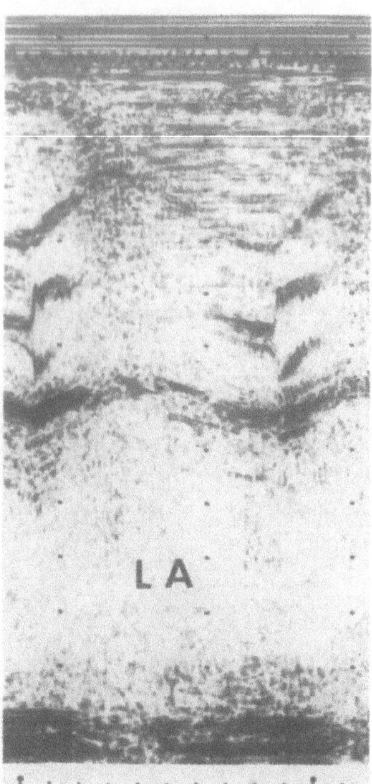

4.49. *Kontinuierlicher Doppler:* Registrierung der bedeutsamen Mitralinsuffizienz und der Mitralstenose. Die bis in hohe Geschwindigkeiten relativ dunkel angefärbte Kurve der Mitralinsuffizienz deutet auf die hämodynamische Relevanz hin. Oberhalb der Nullinie ist der linksventrikuläre Einfluß registriert mit erhöhter maximaler Geschwindigkeit und verlängerter Druckhalbwertszeit ($P_{t1/2} = 220$ ms) als Zeichen einer ausgeprägten Mitralstenose

4.50. Parasternales M-mode des linken Vorhofes in Höhe der Aortenklappe (Standardmeßstelle) mit Registrierung der reduzierten Separationsweite der Aortenklappe als Hinweis für reduziertes Schlagvolumen. Der Vorhof ist mit über 60 mm stark dilatiert

4.2 Aortenvitien

4.2.1 Aortenklappenstenose

Ätiologie: Kongenital, häufig bikuspide Anlage; rheumatisch, degenerativ.

Klinik: Angina pectoris infolge erhöhtem O_2-Bedarf des hypertrophierten LV.
Dyspnoe infolge erhöhtem LV-Füllungsdruck bei verminderter Dehnbarkeit.
Synkopen bei belastungsinduzierter zerebraler Minderdurchblutung oder durch Rhythmusstörungen.
Linksinsuffizienz beim Überschreiten des kritischen Herzgewichtes durch Gefügedilatation.

EKG: Sinusrhythmus, Linkslagetyp, Linkshypertrophie und in Spätstadien Linksschädigungszeichen.

Phono- und Mechanographie: Systolisches Austreibungsgeräusch, bei 4/6 Geräuschen tastbares Schwirren, Fortleitung des Geräusches in die Karotiden, aortaler Ejektionsklick bei noch beweglichen Segeln. A2 leise, Karotispulskurve mit Hahnenkammphänomen, Halbgipfelzeit verlängert.

Röntgen: Aortale Konfiguration mit vergrößertem, hypertrophiertem LV und poststenotischer Dilatation der Aorta ascendens. In der Seitenaufnahme evtl. Aortenklappenkalk.

Echokardiographie: Multiple Echos auf der Aortenklappe mit reduzierter Separation der Segel. Wandhypertrophierter LV, im 2D-Echo verminderte AVA, dopplersonographisch Δ P-mean als Maß für Drucksprung zwischen LV und Aorta.

Hämodynamik: Als Maß für den Schweregrad gelten Aortenklappenöffnungsfläche und mittlerer Druckgradient.

	AVA	AVG
leichte Stenose	$>2,5$ cm^2	10–40 mm Hg
mittelschwere Stenose	0,8–2,5 cm^2	40–70 mm Hg
schwere Stenose	$<0,8$ cm^2	>70 mm Hg

Fall 1: D. L., m., 21 Jahre (Abb. 4.51–4.61)

Diagnose: Kongenitale valvuläre Aortenstenose, NYHA-Klasse II.

Vorgeschichte: Ein Geräusch ist bei dem Patienten seit Geburt bekannt, er kommt jetzt zur weiteren Abklärung.

Klinik: 170 cm großer und 70 kg schwerer Patient. In Ruhe sind keine kardiopulmonalen Insuffizienzzeichen nachweisbar. Deutliches systolisches Schwirren über dem Aortenareal. Auskultatorisch 4/6 lautes Austreibungsgeräusch mit Fortleitung in beide Karotiden. Die Röntgenaufnahme zeigt ein normalgroßes, nicht fehlkonfiguriertes Herz. Bei der Einschwemmkatheteruntersuchung normale Pulmonalarterienruhedrucke von 14/7/12 mm Hg und physiologischer Druckanstieg bei 100 W auf maximal 32/8/24 mm Hg. Keine Indikation zur weitergehenden invasiven Diagnostik.

Elektrokardiogramm (Abb. 4.51): Sinusrhythmus, Mitteltyp, geringe Rechtsverspätung, Sokolow Lyon Index 4,0 mV, keine Linksschädigungszeichen.

Phonokardiogramm (Abb. 4.52): Normalamplitudiger, zeitgerecht einfallender 1. HT. Früh- bis mesosystolisches spindelförmiges Austreibungsgeräusch über 2R2, das deutlich vor dem 2. HT endet. Diastole geräuschfrei.

Karotispulskurve (Abb. 4.53): Verzögerter Steilanstieg mit ausgeprägtem Hahnenkammphänomen und spätsystolischem Gipfel, abgrenzbare Inzisur und dikrote Welle.

Bemerkung: Bei dem 21jährigen Verwaltungsangestellten, der von seiten des Herzens völlig beschwerdefrei ist, wurde totz des eindrucksvollen palpatorischen und auskultatorischen Befundes von einer weitergehenden invasiven Diagnostik Abstand genommen, da bisher noch keine EKG-Veränderungen im Sinne einer Linksschädigung vorliegen und der Patient seinen Beruf beschwerdefrei ausüben kann. Beim Auftreten von elektrokardiographischen Veränderungen und/oder Beschwerden besteht Indikation zur invasiven Abklärung.

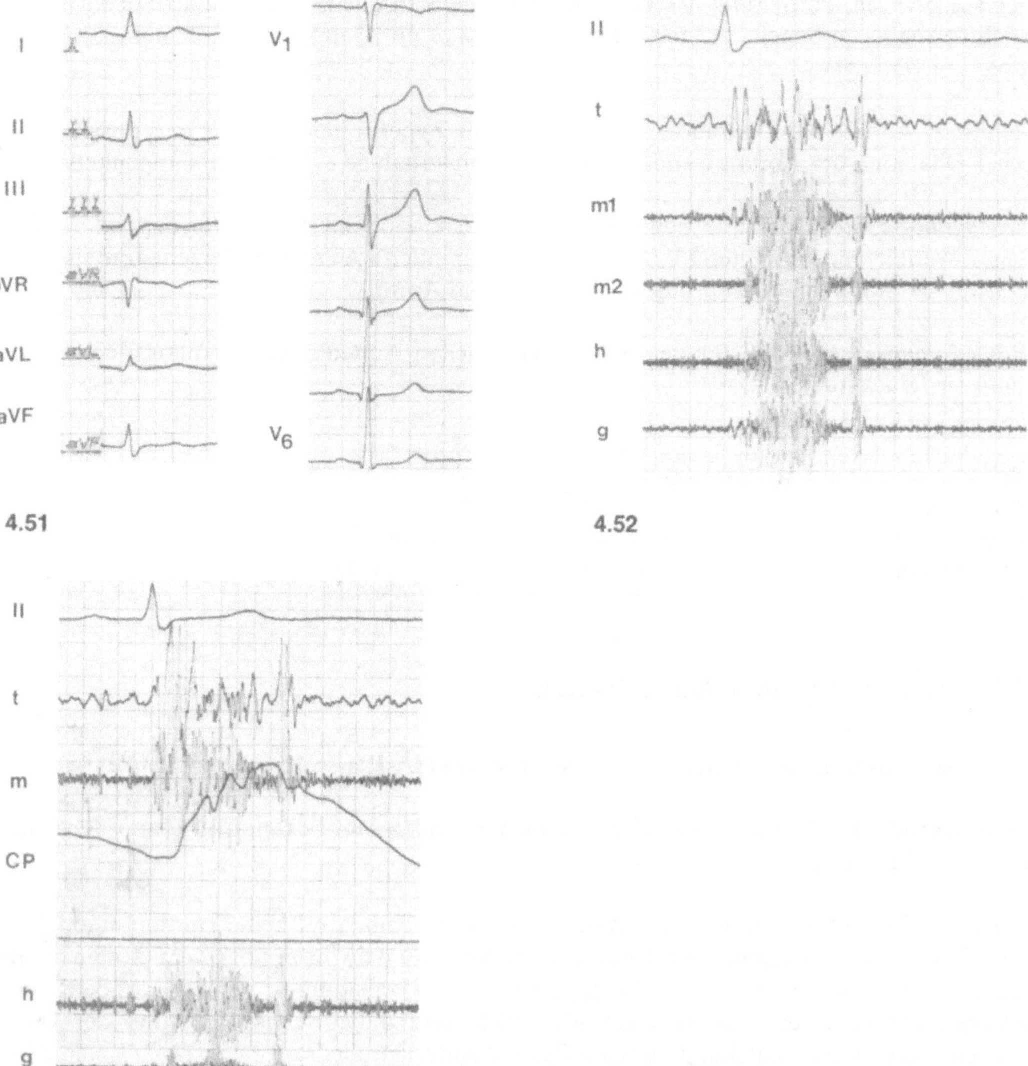

4.51

4.52

4.53

Echokardiographischer Befund: Rechter Ventrikel (20 mm) und linker Vorhof (33 mm) sind normal groß. Normalweiter linker Ventrikel (EDD = 52/ESD = 32 mm). Linksventrikuläre Hinterwand verdickt, normokinetisch (ED = 11/ES = 18/Amplitude = 11 mm). Interventrikuläres Septum noch normal dick, normokinetisch. Trikuspidal- und Pulmonalklappe unauffällig. Die Mitralklappe zeigt diastolisches Flattern des vorderen Mitralsegels als Hinweis für Aorteninsuffizienz. Aortenklappe mit reduzierter Separationsweite und domförmiger Aortenstenose. Planimetrierte Aortenklappenöffnungsfläche in Höhe der Segelspitzen mit 0,7 cm^2 deutlich reduziert.

Dopplerechokardiographie: Aortenstenose mindestens mittelschweren Grades mit maximalem Druckgradienten von 49 mm Hg.

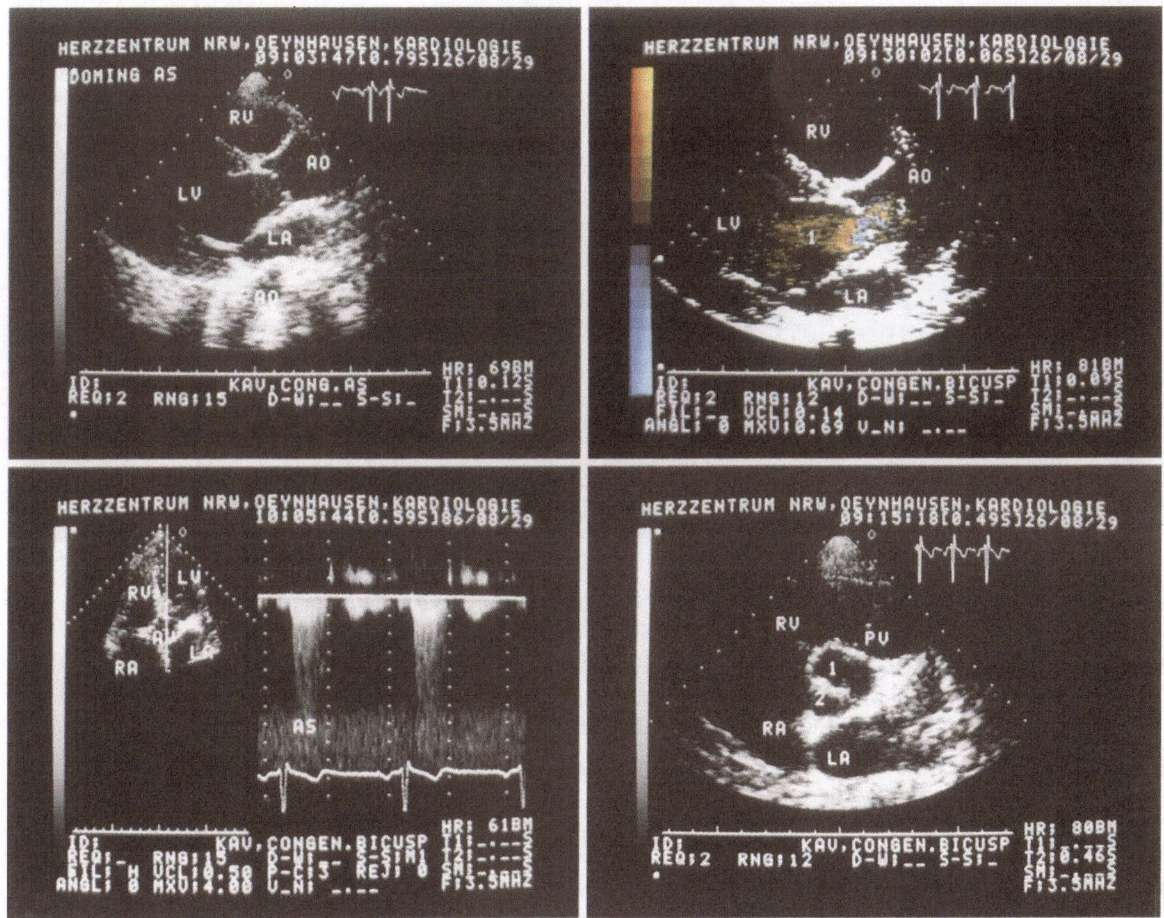

4.54. Längsschnitt der domförmigen Aortenstenose von parasternal. Die „Domform" zeigt basal noch gut öffnende Segel, jedoch im Bereich der Segelspitzen deutlich verklebte Kommissuren

4.55. Parasternaler Längsschnitt entsprechend Abb. 4.54 mit zugeschaltetem Farbdoppler. *Flußzone 1* subvalvulärer, noch laminarer linksventrikulärer Ausfluß, der zwischen den beiden Segelspitzen eine Geschwindigkeitserhöhung mit Umklappeffekt *(blau)* erfährt. *Flußzone 3* postvalvuläres Mosaikmuster

4.56. *Kontinuierlicher Doppler:* Registrierung des trans- und postvalvulären Aortenstenosejets mit Spitzengeschwindigkeiten bis 3,5 m/s

4.57. Parasternaler Querschnitt in Diastole in Höhe der basisnahen Aortenklappe mit Darstellung der bikuspiden Klappe. *Segel 1:* anteriores, *Segel 2:* posteriores Segel

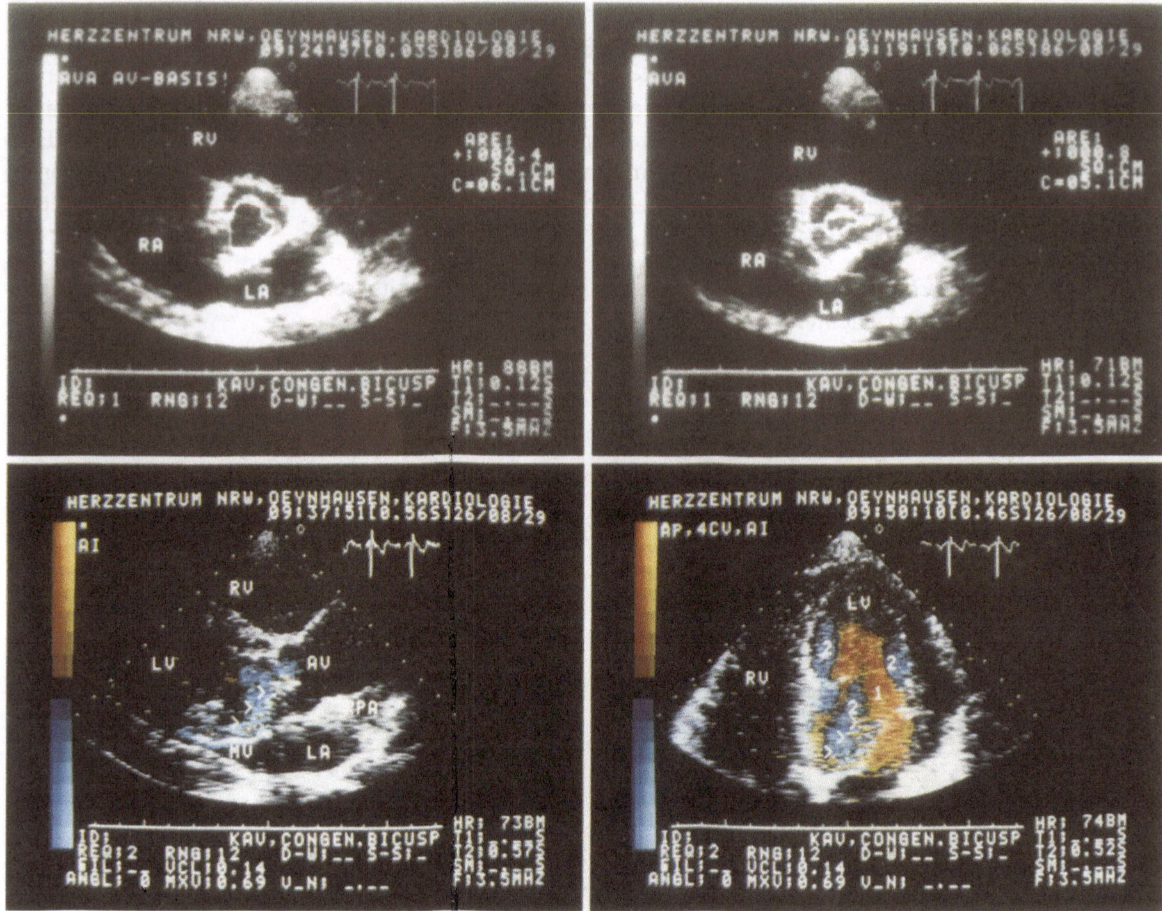

4.58. Parasternaler Querschnitt in Systole entsprechend Abb. 4.57: Vermessung der vermeintlichen Aortenklappenöffnungsfläche (s. hierzu Abb. 4.59)

4.59. Parasternaler Querschnitt in Höhe der Aortenklappensegelspitzen: Planimetrie der tatsächlichen Aortenklappenöffnungsfläche. Die Domform der Aortenstenose kann zu Fehlmessungen der Öffnungsfläche führen (s. Abb. 4.58)

4.60. Parasternaler Längsschnitt in später Diastole: Registrierung des aortalen Regurgitationsjets, der entlang des vorderen Mitralsegels bis in den Bereich der linksventrikulären Hinterwand nachweisbar ist (> >) und einen turbulenten Flußcharakter aufweist (s. gelbe Pixel)

4.61. Vergrößerung eines apikalen Vierkammerblicks mit diastolischer linksventrikulärer Flußkonfiguration. *Fluß 1* linksventrikulärer Einfluß, *Fluß 2* diastolische Rückflußzonen entlang des Septums, bzw. der Lateralwand. Der aortale Regurgitationsjet (> >) verläuft am vorderen Mitralsegel in den linksventrikulären Einfluß hinein. Die Flußcharakteristik des Aorteninsuffizienzjets ist turbulent (deutliche Durchsetzung mit blauen Farbpixeln)

4.2.2 Aorteninsuffizienz

Ätiologie: Kongenital, bikuspide Anlage, rheumatisch, bakterielle Endokarditis (akute AI), Aortendissektion, Marfan-Syndrom.

Klinik: Angina pectoris infolge erhöhtem enddiastolischem Druck und verminderter Koronarperfusion bei niedrigem diastolischem Aortendruck.
Pulsus celer et altus infolge großem Schlagvolumen und großer Blutdruckamplitude.

EKG: Sinusrhythmus, Linkslagetyp, Linkshypertrophie, Zeichen der Volumenbelastung.

Phono- und Mechanographie: Frühsystolischer Ejektionsklick, hochfrequentes diastolisches Sofortgeräusch nach dem leisen Aortenklappenschluß. Mittdiastolisches Austin-Flint-Geräusch durch Behinderung des Einstroms an der Mitralklappe. In der Karotispulskurve abgeflachte bis fehlende Inzisur, im Apexkardiogramm überhöhte langsame Füllungswelle.

Röntgen: Vergrößerter linker Ventrikel mit verlängerter Ausflußbahn und Verlagerung der Herzspitze nach lateral unten, erweiterte Aorta ascendens.

Echokardiographie: Im M-mode- und 2D-Echo nur indirekte Zeichen der Aortenregurgitation, hochfrequente Flatterwellen auf dem vorderen Mitralsegel. Vergrößerter hyperkinetischer, hypertrophierter LV. Dopplersonographisch meßbarer aortaler Reflux.

Hämodynamik: Die hämodynamische Bedeutung der Aorteninsuffizienz wird anhand der Regurgitationsfraktion abgeschätzt: Bei Regurgitationsfraktionen von mehr als 50% besteht eine Operationsindikation, wenn im Verlauf das enddiastolische Volumen zu- und die Auswurffraktion abnimmt.

Fall 1: R.S., w., 39 Jahre (Abb. 4.62–4.72)

Diagnose: Aorteninsuffizienz NYHA-Klasse II–III.

Vorgeschichte: Angeblich ein Geräusch seit Kindheit bekannt. Seit 3 Jahren symptomatisch mit Palpitationen und Leistungsabfall, jetzt Dyspnoe nach einer Etage Treppensteigen und abendliche Knöchelödeme. Blutdruck 140/60 mm Hg mit vergrößerter Amplitude.

Herzkatheter: Kein Gradient an der Aortenklappe. Deutlicher Reflux von Kontrastmittel über die verdickte, nicht verkalkte Aortenklappe in einen vergrößerten linken Ventrikel. Zur Klappenersatzoperation angemeldet.

Elektrokardiogramm (Abb. 4.62): Sinusrhythmus, Linkstyp. Keine sichere Linkshypertrophie, minimale linkspräkordiale Kammerendteilveränderungen.

Phonokardiogramm (Abb. 4.63): Normalamplitudiger zeitgerecht einfallender 1. HT. Etwas abgesetzt spindelförmiges hochamplitudiges mittelfrequentes Austreibungsgeräusch, das vor dem 2. HT endet. Unmittelbar im Anschluß an A_2 hochfrequentes, hochamplitudiges diastolisches Sofortdecrescendo, das nahezu die gesamte Diastole ausfüllt.

Karotispulskurve (Abb. 4.64): Regelrechter Steilanstieg über anakrote Schulter zum mesosystolischen Gipfel. Ausgeprägte Inzisur und dikrote Welle trotz bedeutsamer Aorteninsuffizienz.

Apexkardiogramm (Abb. 4.65): Unauffällige langsame und schnelle Füllungswelle. Nicht überhöhte A-Welle. Zeitgerechter Abfall vom systolischen Gipfel zum Punkt 0.

Aortographie (Abb. 4.66): Deutlicher Kontrastmittelreflux über die Aortenklappe in einen vergrößerten linken Ventrikel, im Cinefilm persistiert das Kontrastmittel über mehrere Kontraktionen, Aorta ascendens mäßig erweitert, die Koronararterien stellen sich unauffällig dar.

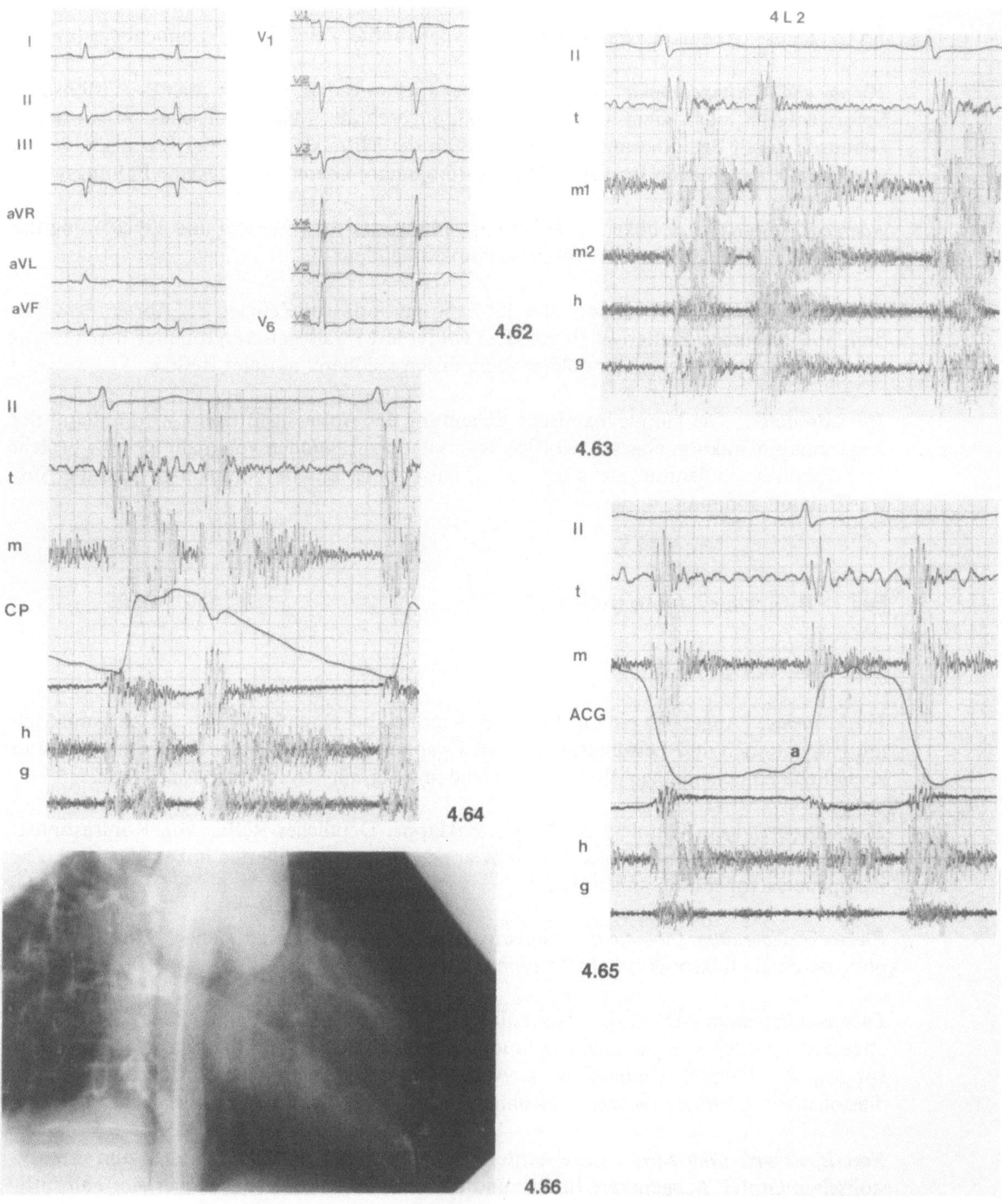

Echokardiographischer Befund: Rechter Ventrikel (15 mm) und linker Vorhof (33 mm) sind normal groß. Leicht dilatierter linker Ventrikel (EDD = 56/ESD = 35 mm). Linksventrikuläre Hinterwand und interventrikuläres Septum normal dick, normokinetisch. Mitral- und Aortenklappe unauffällig beweglich bis auf leichtes diastolisches Flattern des vorderen Mitralsegels als Hinweis für Aorteninsuffizienz. Aortenwurzel und Aorta ascendens sind deutlich erweitert (Durchmesser = 58 mm).

Dopplerechokardiographie: Aorteninsuffizienz bedeutsamen Schweregrades.

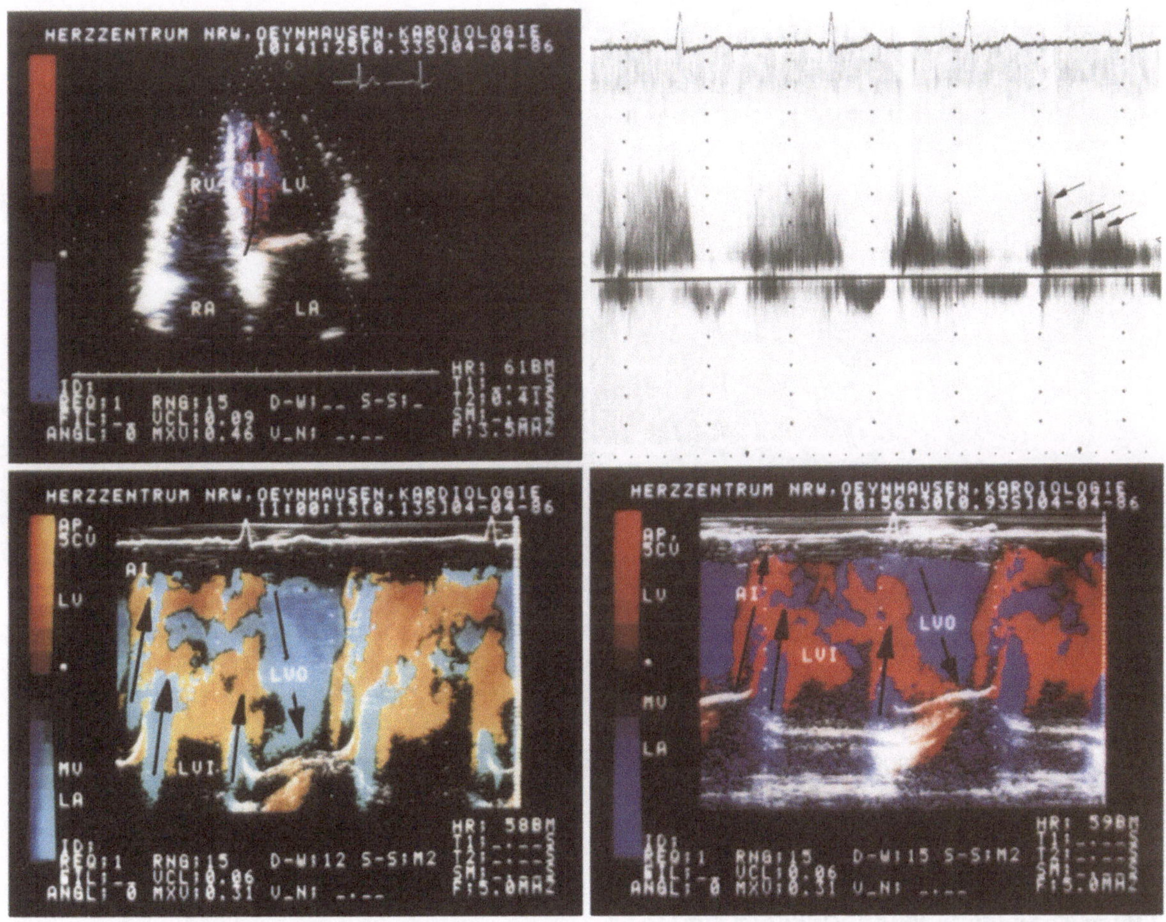

4.67. Apikaler Vierkammerblick: Isolierte Darstellung des bis in die Apexregion reichenden und relativ breiten Aorteninsuffizienzjets als Zeichen einer mittel- bis höhergradigen Aorteninsuffizienz. Das Mosaikmuster zeigt erhebliche Turbulenzen an

4.68. *Kontinuierlicher Doppler:* Registrierung des aortalen Regurgitationsjets während der ersten beiden Schläge. Nach einem Sweep während der Registrierung zeigt sich der linksventrikuläre Einfluß mit leichten Störungen, hervorgerufen durch das diastolische Flattern des vorderen Mitralsegels bei Aorteninsuffizienz (→)

4.69. M-mode-Echokardiogramm aus dem apikalen Fünfkammerblick mit Darstellung der Mitralklappe, des linksventrikulären Einflusses *(LVI)*, des linksventrikulären Ausflusses *(LVO)* und der Aorteninsuffizienz *(AI)*. Die Aorteninsuffizienz läßt sich vom linksventrikulären Einfluß differenzieren, da sie deutlich vor der Öffnung der Mitralklappe einsetzt.

4.70. M-mode-Echokardiogramm wie in Abb. 4.69 mit jedoch geändertem Farbkode, hier dem sog. Power-mode zur Hervorhebung der Flußausdehnung

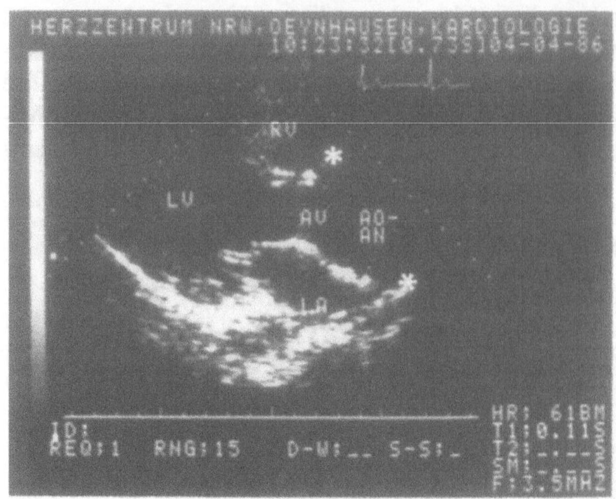

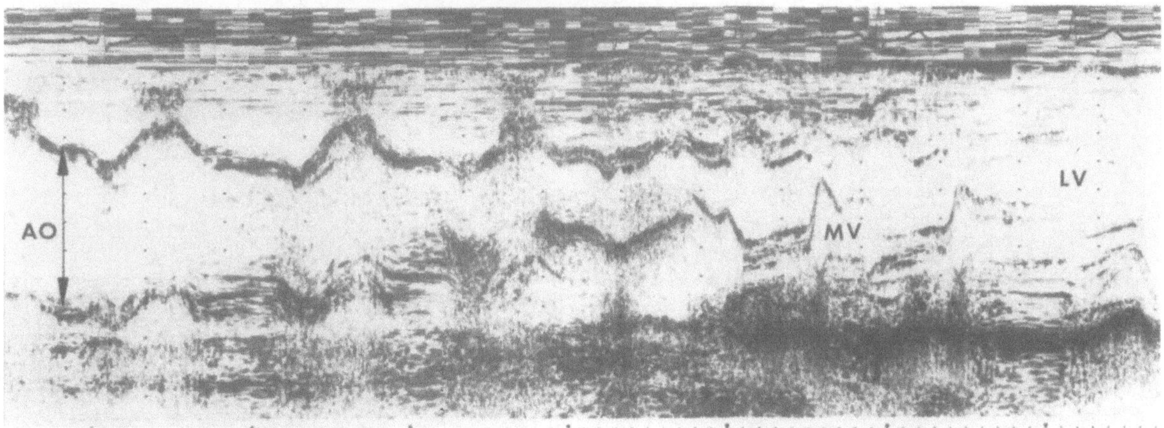

4.71. *(Oben)* Parasternaler Längsschnitt der deutlich aufgeweiteten postvalvulären Aortenwurzel bzw. der Aorta ascendens. Der Abstand der vorderen zur hinteren Aortenwand ist durch 2 Sternchen markiert

4.72. Parasternaler M-mode-sweep zur Darstellung der postvalvulären aortalen Dilatation (↕)

Fall 2: A.V., m., 27 Jahre (Abb. 4.73–4.81)

Diagnose: Bakterielle Endokarditis, Aorteninsuffizienz NYHA-Klasse IV.

Vorgeschichte: 2 Wochen vor der stationären Aufnahme im Anschluß an einen banalen Infekt akute Endokarditis mit Fieber und Gelenkschmerzen, stationäre Aufnahme. Echokardiographisch allseits dilatiertes Herz. Positive Blutkulturen mit Nachweis von Staphylococcus aureus. Wegen zunehmender Verschlechterung Verlegung ins Herzzentrum. Aufnahme auf der Intensivstation und Einleitung einer antibiotischen Therapie. Trotz Entfieberung Zunahme der Aorteninsuffizienz. Deshalb ohne vorausgehende invasive Diagnostik wegen hämodynamischer Verschlechterung operativer Klappenersatz mit einer Björk-Shiley-Prothese der Größe A27. Intraoperativ fand sich eine Abszeßhöhle des Sinus valsalvae des nicht koronartragenden Segels. Die entnommene Gewebeprobe war steril. Zusätzlich bestand eine kleinere, etwa linsengroße Perforation desselben Segels.

Elektrokardiogramm (Abb. 4.73): Sinusrhythmus. AV-Block I. Grades mit PQ-Intervall von 0,32 s. Linkstyp. Deutliche Hinweise auf Volumenbelastung des linken Ventrikels mit Q-Zacken von V_4–V_6 bei unauffälligen Kammerendteilen.

Karotispulskurve (Abb. 4.74): Regelrechter Steilanstieg. Angedeutete Zähnelung des schmalen systolischen Gipfels. Hochsitzende abgeflachte Inzisur und flache dikrote Welle.

Phonokardiogramm (Abb. 4.75): Links: bei Aufnahme normalamplitudige Herztöne und ganz leises frühsystolisches Geräusch sowie hochfrequentes holodiastolisches Sofortdiastolikum. Rechts: unmittelbar präoperativ niederamplitudiger 1. HT. Amplitudenzunahme des jetzt spindelförmigen früh- bis mesosystolischen Austreibungsgeräusches. Verkürzung des Diastolikums bei gleichzeitiger deutlicher Amplitudenzunahme. Der phonokardiographische Verlauf zeigt die zunehmende Verschlechterung der Hämodynamik des linken Ventrikels. Infolge des Anstieges des linksventrikulären Füllungsdruckes kommt es zu einer Verkürzung des diastolischen Refluxgeräusches bei gleichzeitiger Amplitudenzunahme infolge Vergrößerung des Defektes. Gleichzeitig Amplitudenzunahme des systolischen Geräusches als Hinweis auf erhöhtes Pendelvolumen.

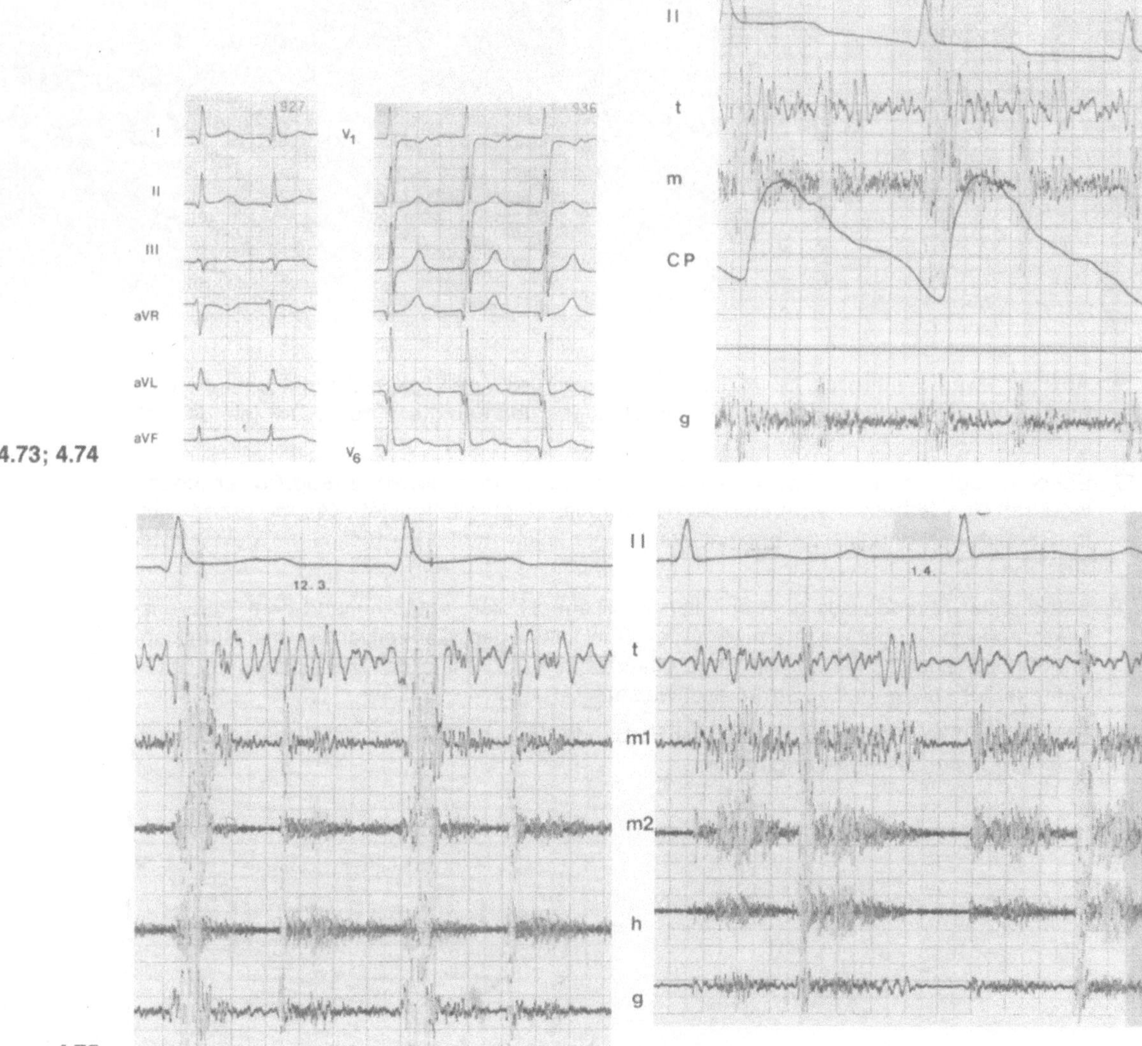

4.73; 4.74

4.75

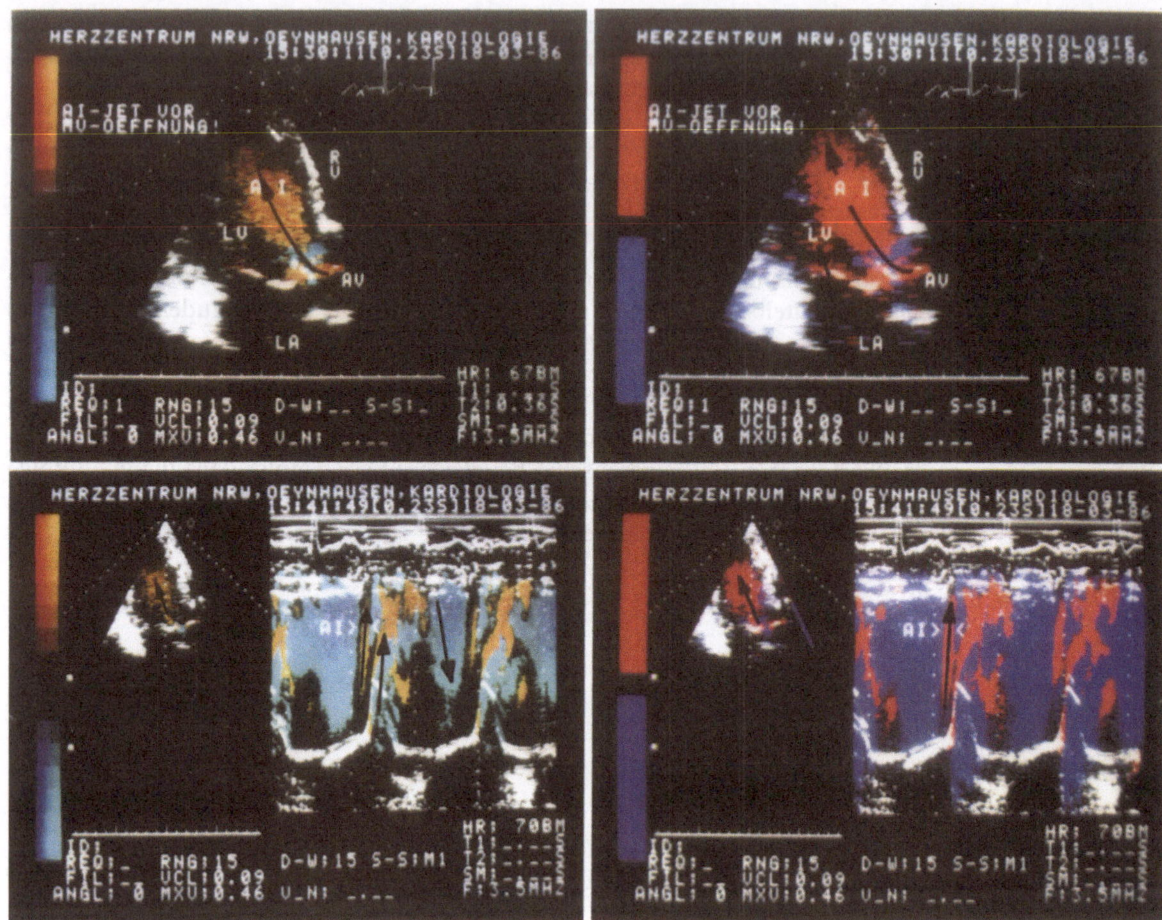

4.76. Apikaler Zweikammerblick: bis in die Spitze des vergrößerten linken Ventrikels reichender, breiter, aortaler Regurgitationsjet *(AI)*. Die Registrierung erfolgte in früher Diastole bei sich gerade öffnender Mitralklappe

4.77. Echokardiogramm wie in Abb. 4.76 jedoch mit geändertem Farbkode (sog. Power-mode), wodurch eine verbesserte Darstellung des aortalen Regurgitationsjets *(AI, rot)* erzielt wird. Im Bereich der Mitralklappe beginnt gerade der linksventrikuläre Einfluß als kleiner roter Jet

4.78. Farbdoppler-M-mode aus dem apikalen Zweikammerblick, entsprechend dem Referenzsektorecho mit eingeblendetem M-mode-Strahl links oben. Der zeitlich vor der Mitralklappenöffnung einsetzende aortale Regurgitationsjet ist oberhalb der Mitralklappe im linken Ventrikel als kurzer, gelber Strom nachweisbar *(AI,→)*

4.79. Echokardiogramm wie in Abb. 4.78 mit Farbkode der Abb. 4.77 zur deutlicheren Darstellung der gesamten Flußkonfiguration

Bemerkung: Im vorliegenden Fall war ohne jede invasive Diagnostik, die eine Gefährdung des Patienten bedeutet hätte, ein notfallmäßiger Klappenersatz angezeigt, obwohl bei florider Endokarditis mit einer höheren Komplikationsrate (paravalvuläres Leck, bzw. Prothesenendokarditis) gerechnet werden muß.

Echokardiographischer Befund: Rechter Ventrikel (10 mm) und linker Vorhof (32 mm) sind normal weit. Der linke Ventrikel ist stark dilatiert (EDD = 81/ESD = 57 mm). Linksventrikuläre Hinterwand verdickt, hyperkinetisch (ED = 11/ES = 18/Amplitude = 16 mm). Interventrikuläres Septum noch normal dick, hyperkinetisch (Amplitude = 11 mm). Mitralklappe mit diastolischem Flattern des vorderen Segels (Aorteninsuffizienz). Aortenklappe mit weiter Separation. Prolaps des nichtkoronartragenden Aortensegels.

Dopplerechokardiographie: Hochgradige Aorteninsuffizienz mit Ursprung des Regurgitationsjets überwiegend im Bereich des nichtkoronartragenden, hinteren Segels.

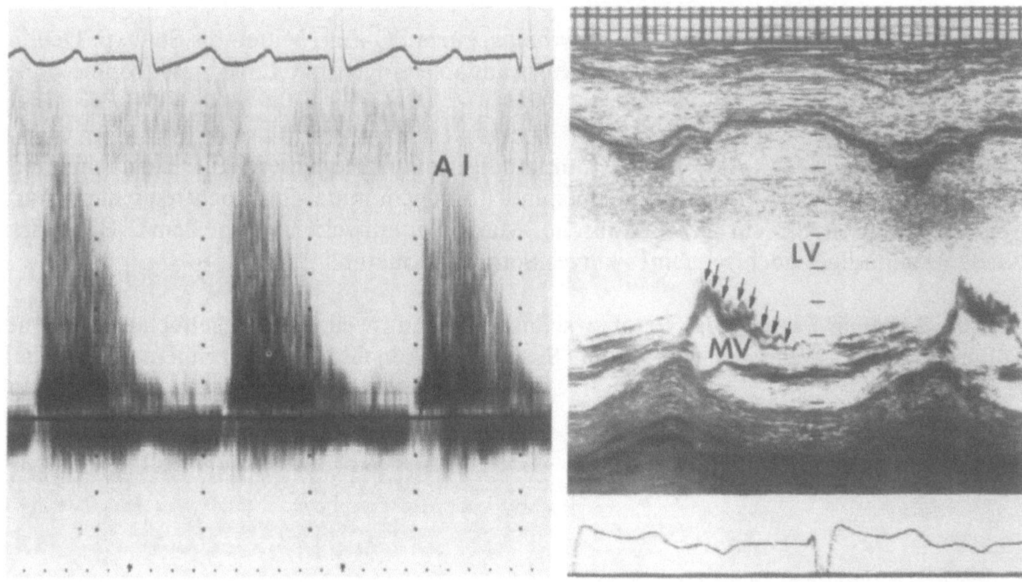

4.80. *Kontinuierlicher Doppler:* Registrierung der Aorteninsuffizienz aus dem apikalen Zweikammerblick. Die im Verlauf der Diastole schnell abfallende Geschwindigkeit des aortalen Regurgitationsjets ist ein Hinweis auf eine bedeutende Aorteninsuffizienz, da das Regurgitationsvolumen eine relativ schnelle Füllung des linken Ventrikels und einen entsprechend rapiden *Druckangleich* zwischen Aorta und Ventrikel bewirkt

4.81. M-mode-Echokardiogramm der Mitralklappensegel. Neben reduzierten Separationsamplituden ist ein deutliches diastolisches Flattern des vorderen Mitralsegels nachweisbar. Als weiteres Zeichen einer bedeutsamen Aorteninsuffizienz findet sich ein deutlich dilatierter linker Ventrikel mit hyperkinetischen Wänden

4.2.3 Kombinierte Aortenvitien

Fall 1: H. B., m., 17 Jahre (Abb. 4.82–4.91)

Diagnose: Kombiniertes Aortenvitium mit etwa gleichgroßem Stenose- und Insuffizienzanteil NYHA-Klasse II.

Vorgeschichte: Ein Geräusch ist bei dem Patienten seit Geburt bekannt. Er kommt jetzt zur Abklärung und ist kardial beschwerdefrei.

Klinik: Keine Zyanose. Keine kardiopulmonalen Insuffizienzzeichen. Kein Schwirren. Auskultatorisch 2/6 Systolikum und 1 – 2/6 Sofortdiastolikum über der Aorta. Im Röntgenbild normalgroßes, nicht fehlerhaft umgeformtes Herz mit einem Herz-Thorax-Quotienten von 0,43. Blutdruck 120/60 mm Hg. Auf eine weitergehende Diagnostik wurde wegen fehlender Beschwerden verzichtet.

Elektrokardiogramm (Abb. 4.82): Sinusrhythmus, kurze PQ-Zeit, Mittel- bis Steiltyp. Deutliche Hochvoltage in den präkordialen Brustwandableitungen mit Linkshypertrophie ohne Linksschädigung.

Phonokardiogramm (Abb. 4.83): Niederamplitudiger mittelfrequenter 1. HT. Deutlicher aortaler Ejektionsklick mit anschließendem spindelförmigem mittel- bis hochfrequentem Austreibungsgeräusch, das ein mesosystolisches Maximum aufweist und vor dem 2. HT endet. Niederamplitudiges hochfrequentes kurzes Sofortdiastolikum.

Apexkardiogramm (Abb. 4.84): Betonte schnelle Füllungswelle und regelrechte langsame Füllungswelle. A-Welle nicht überhöht. Spätsystolischer Gipfel und zeitgerechter Abfall zum Punkt 0.

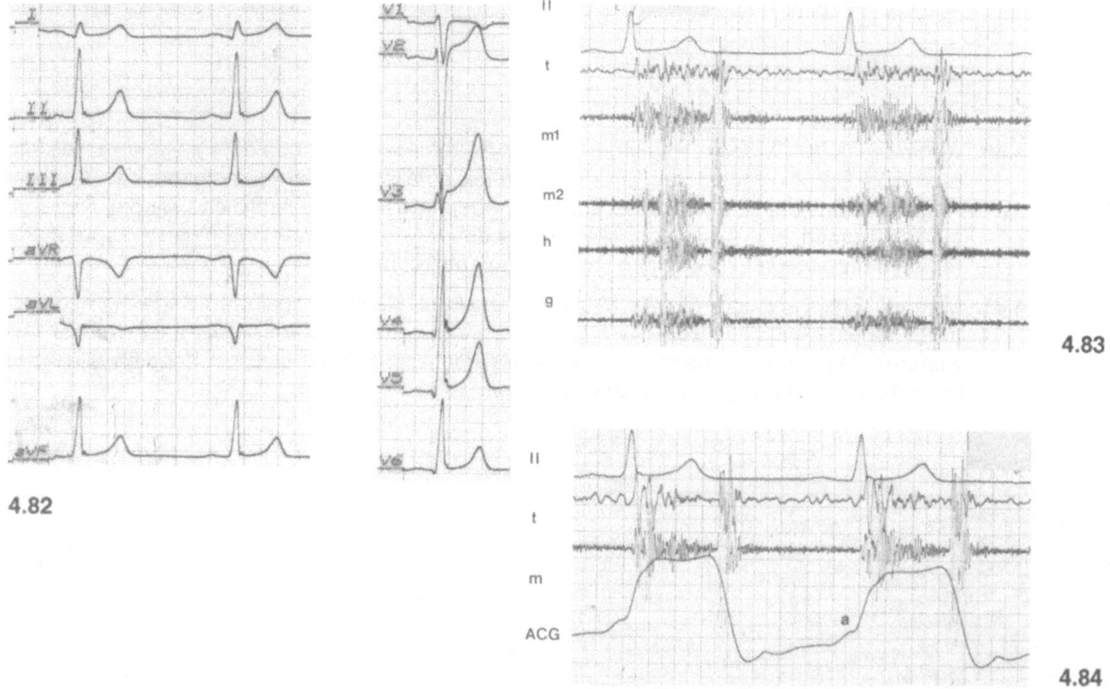

4.82

4.83

4.84

Echokardiographischer Befund: Rechter Ventrikel (15 mm) und linker Vorhof (28 mm) normal groß. Linker Ventrikel leicht dilatiert (EDD=60/ESD=42 mm). Linksventrikuläre Hinterwand und interventrikuläres Septum noch grenzwertig normal dick, normokinetisch. Mitralklappenbewegung mit reduzierten Öffnungsamplituden und diastolischem Flattern des vorderen Mitralsegels als Hinweis für bedeutsame Aorteninsuffizienz. Aortenklappe mit domförmiger Aortenstenose leichten bis allenfalls mittleren Schweregrades.

Dopplerechokardiographie: Aorteninsuffizienz mindestens mittelschweren Grades. Eine funktionelle Mitralstenose, verursacht durch den Aorteninsuffizienzjet, ist möglich.

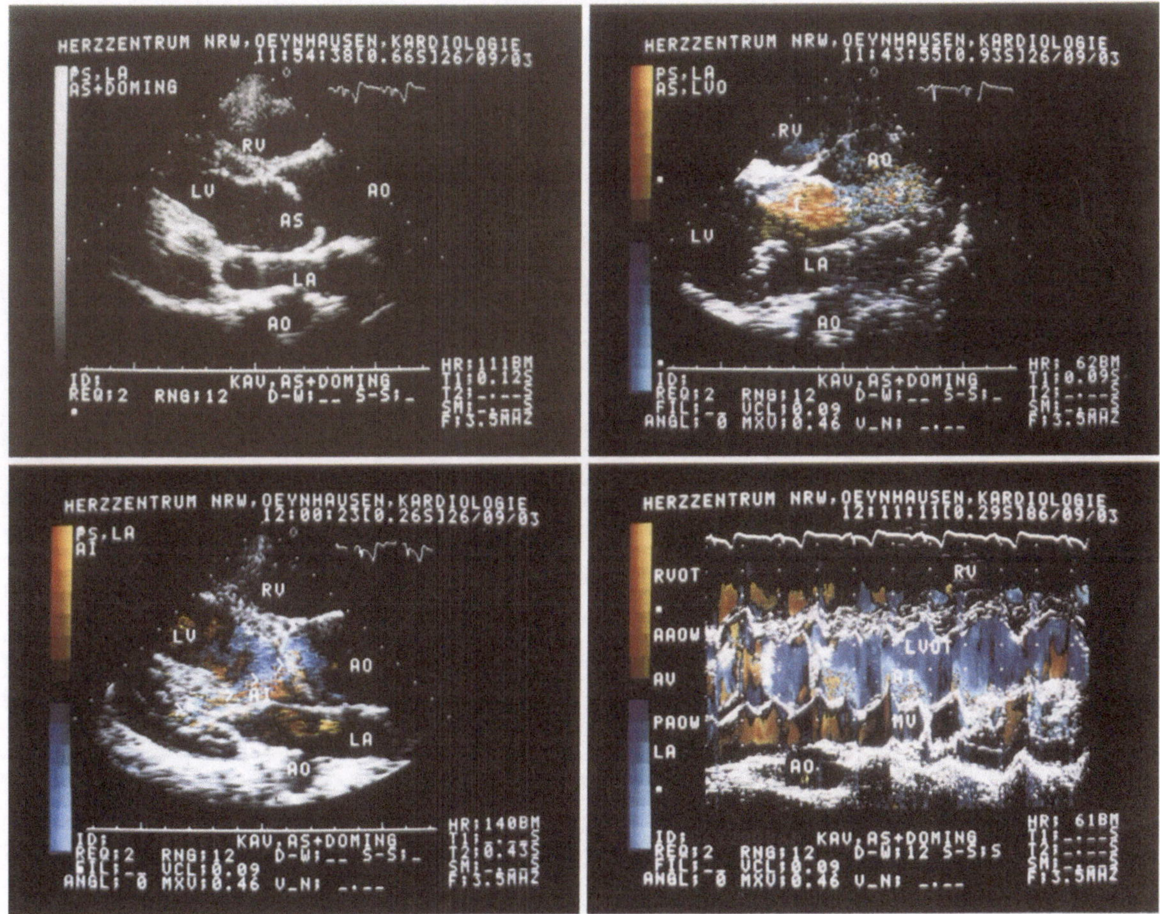

4.85. Vergrößerter parasternaler Längsschnitt des linksventrikulären Ausflußtraktes bzw. des Aortenklappenbereiches mit Darstellung der domförmigen Aortenstenose *(AS)*

4.86. Echokardiogramm wie in Abb. 4.85 mit zugeschaltetem Farbdoppler. *Fluß 1 (gelb)* subvalvulär noch relativ laminarer linksventrikulärer Ausfluß. *Fluß 2* deutlich beschleunigter Jet mit Aliasing. *Flußzone 3* Strömung mit ausgeprägter Mosaikcharakteristik als Hinweis für deutliche postvalvuläre Turbulenz

4.87. Echokardiogramm entsprechend Abb. 4.85, jetzt jedoch in Diastole: Entlang des vorderen Mitralsegels fließt der aortale Regurgitationsjet zur Hinterwand (AI>>). Der turbulente Flußcharakter der Strömung wird durch das Mosaikmuster verdeutlicht

4.88. Parasternaler M-mode-sweep im Farbdopplermodus. Der türkisfarbene Aorteninsuffizienzjet *(AI)* ist in Diastole bis in Höhe der Papillarmuskeln nachweisbar. Im linken Vorhof erscheinen gleichzeitig *gelb* die linksatrialen Einflußströmungen

Bemerkung: Bei normalgroßem Herzen, früh- bis mesosystolischen Austreibungsgeräuschen, fehlenden Kammerendteilveränderungen im EKG und fehlenden Beschwerden besteht auch bei angeborenen Aortenstenosen keine Indikation zur weitergehenden Diagnostik, beim Auftreten von EKG-Veränderungen ist eine invasive Diagnostik angezeigt.

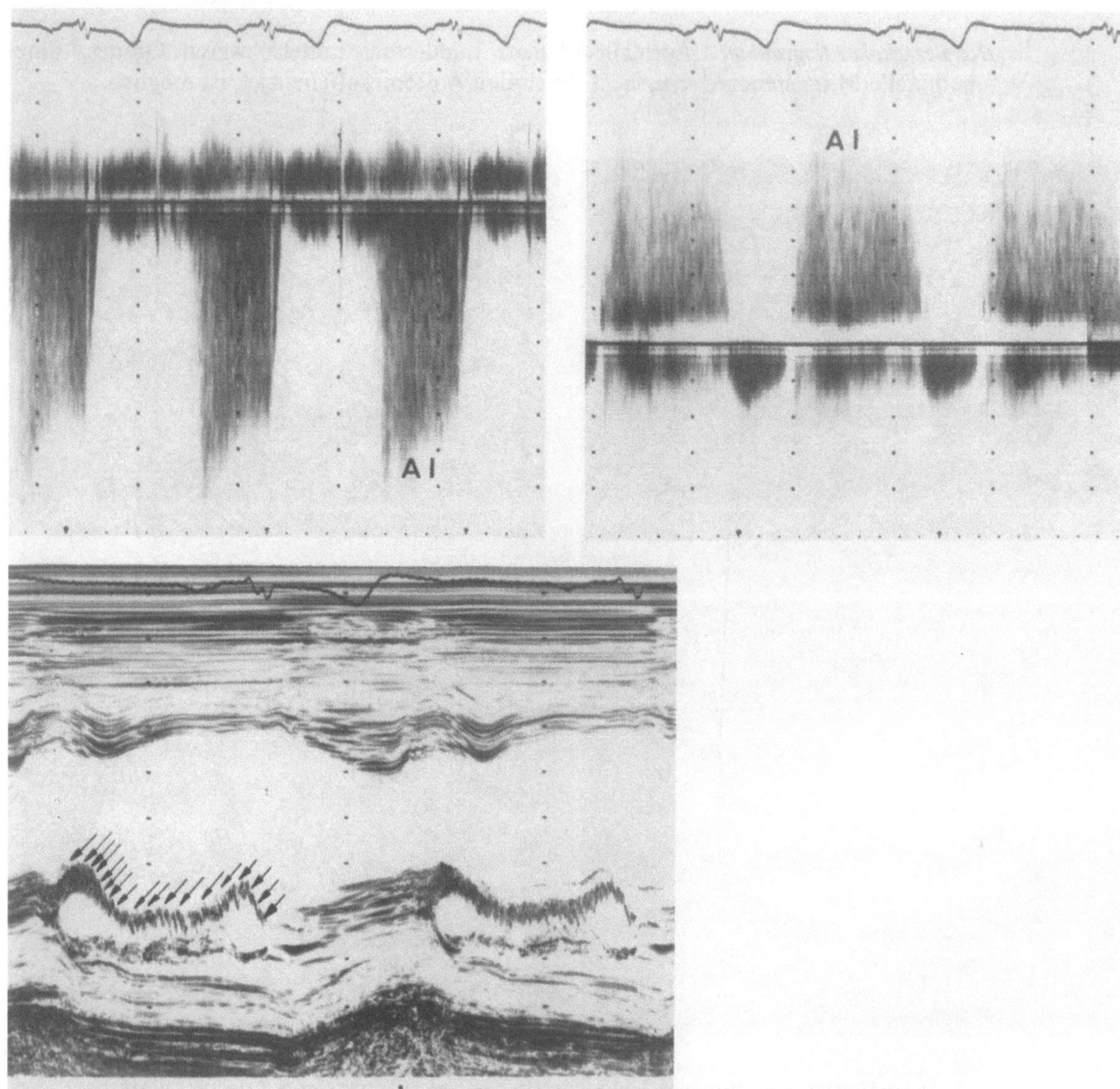

4.89. *Kontinuierlicher Doppler:* Registrierung der Aorteninsuffizienz aus parasternaler Sicht mit vom Schallkopf fortgerichteter Strömung zur linksventrikulären Hinterwand

4.90. *Kontinuierlicher Doppler:* Dokumentation des aortalen Regurgitationsjets aus apikaler Sicht, jetzt mit zum Schallkopf gerichteter Strömung. Aufgrund des ungünstigeren größeren Winkels zwischen Schallstrahl und Insuffizienzjet sind die registrierten Geschwindigkeiten deutlich geringer als in Abb. 4.89

4.91. M-mode der Mitralklappe von parasternal: ausgeprägtes diastolisches Flattern aufgrund der bedeutsamen Aorteninsuffizienz (→). Die deutlich reduzierten Öffnungsamplituden der Mitralklappe sind ein Hinweis auf die funktionelle Mitralstenose, verursacht durch den Aorteninsuffizienzjet

Fall 2: N.O., m., 21 Jahre (Abb. 4.92–4.103)

Diagnose: Kombiniertes Aortenvitium mit überwiegender Stenose NYHA-Klasse II–III.

Vorgeschichte: Ein Geräusch ist seit dem 16. Lebensjahr bekannt. Der Patient arbeitet als Dreher und ist beschwerdefrei. Regelmäßige kardiologische Kontrollen ergaben jetzt Hinweise für eine Progression der Aortenstenose, deshalb stationäre Aufnahme zur weiteren Abklärung.

Herzkatheterdaten: EDVI 59 ml/m^2, ESVI 19 ml/m^2, EF 68%, AVG 63 mm Hg, AVA unkorrigiert 0,6 cm^2, Regurgitationsfraktion 35%.

Elektrokardiogramm (Abb. 4.92): Sinusrhythmus, Steiltyp, diskordante Kammerendteile in II, III und aVF. In den Brustwandableitungen deutliche Linkshypertrophie mit Sokolow-Lyon-Index über 4,5 mV und beginnender Linksschädigung in V6.

Phonokardiogramm (Abb. 4.93): Zeitgerecht einfallender, normalamplitudiger 1. HT. Etwas abgesetzt davon hochamplitudiges Austreibungsgeräusch in allen Frequenzgängen mit mesosystolischem Maximum. Das Geräusch endet vor dem 2. HT. Unmittelbar im Anschluß an den 2. HT hochfrequentes, mittelamplitudiges, diastolisches Decrescendosofortgeräusch, etwa ⅔ der Diastole ausfüllend.

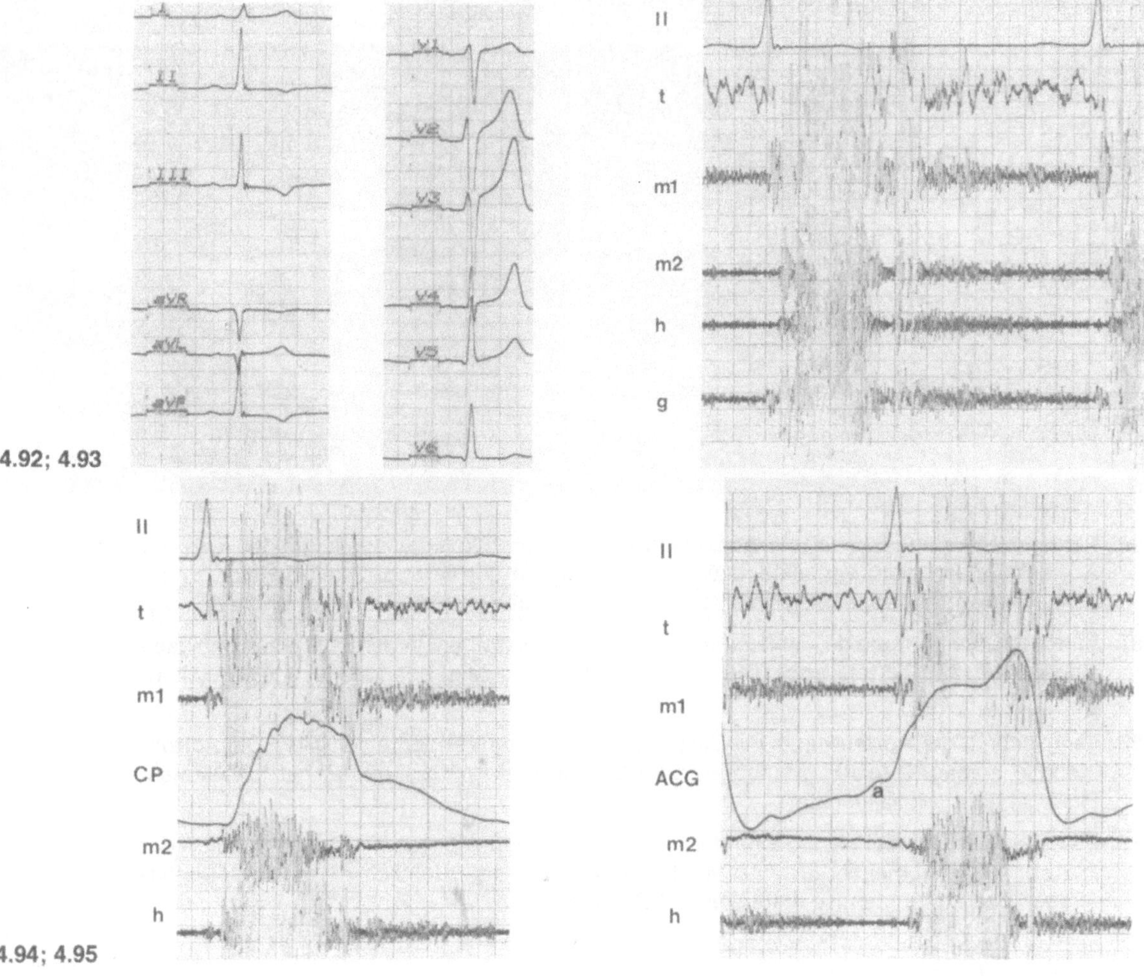

4.92; 4.93

4.94; 4.95

Karotispulskurve (Abb. 4.94): Verzögerter Steilanstieg, T-halbe 0,06 s, deutliches Hahnenkammphänomen. Abgeflachte Inzisur. Deutliche dikrote Welle.

Apexkardiogramm (Abb. 4.95): Betonte schnelle Füllungswelle, etwas überhöhte langsame Füllungswelle als Hinweis auf die Aortenregurgitation. A-Welle normal, über anakrote Schulter Anstieg zum spätsystolischen Gipfel und zeitgerechter Abfall zum Punkt 0.

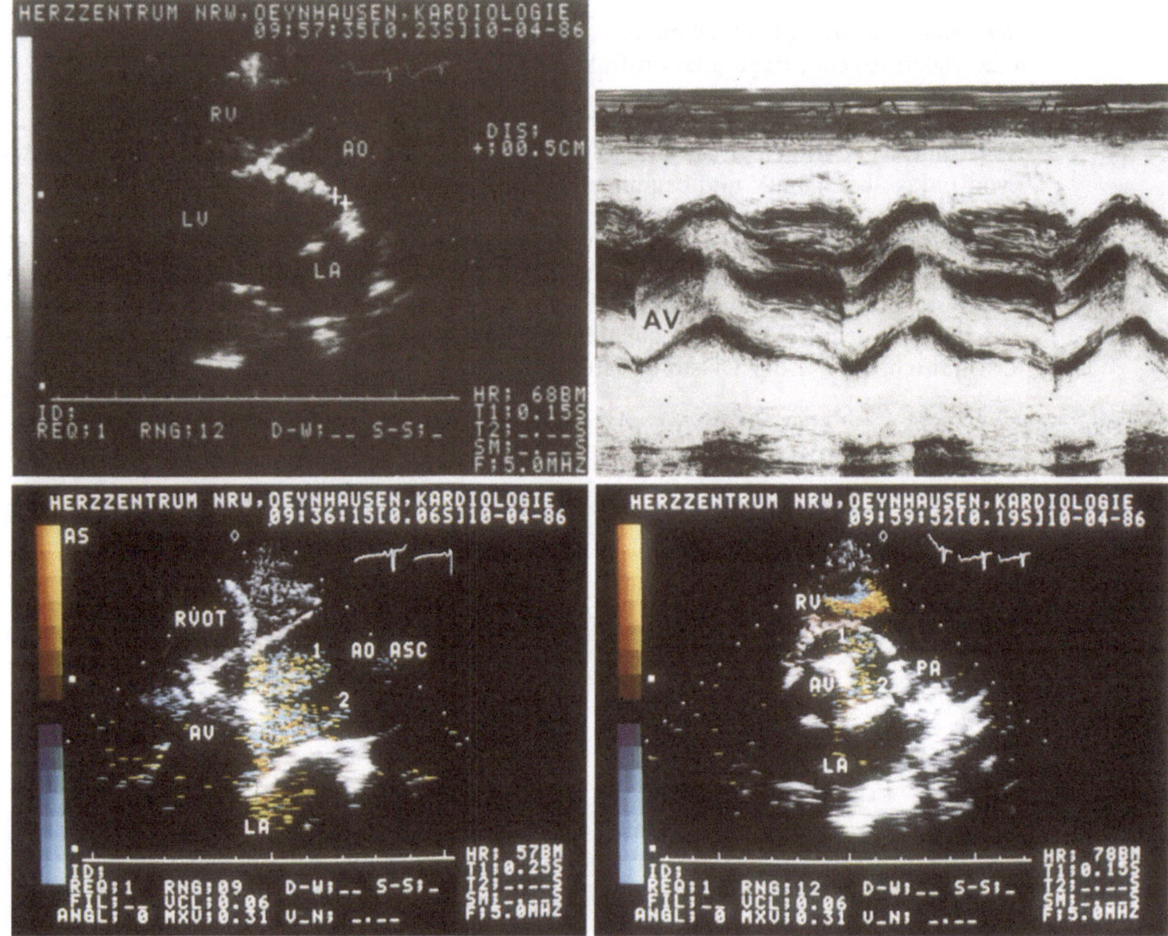

4.96. Parasternaler Längsschnitt mit Ausschnitt des linksventrikulären Ausflußtraktes und der Aortenklappenregion: Verkalkte, bzw. verdickte und in der Beweglichkeit deutlich eingeschränkte Aortenklappe in Systole. Die Separationsweite ist mit 2 Punkten markiert

4.97. Parasternales M-mode des linken Vorhofes und der verdickten, in der Separationsfähigkeit eingeschränkten Aortenklappe. Die vordere Aortenwand zeigt ebenfalls leichte Verdickungen

4.98. Längsschnitt der Aortenwurzel mit Darstellung der Aortenklappenregion *(AV)*. Die Aortenstenose erzeugt 2 relativ gut abgrenzbare Durchflußjets *(Fluß 1 und 2)* mit turbulentem Flußcharakter (Mosaikmuster)

4.99. Parasternaler Querschnitt in Höhe der Aortenklappensegelspitzen mit Dokumentation der in Abb. 4.98 dokumentierten 2 Aortenstenosejets, die offensichtlich die beiden Restöffnungen der Aortenstenose markieren *(Fluß 1 und 2)*

Echokardiographischer Befund: Rechter Ventrikel (18 mm) und linker Vorhof (31 mm) sind normal groß. Linker Ventrikel leicht dilatiert (EDD = 57/ESD = 35 mm). Linksventrikuläre Hinterwand verdickt, grenzwertig hyperkinetisch. Interventrikuläres Septum ebenfalls verdickt und hyperkinetisch. Mitralklappe mit reduzierten Separationsamplituden und deutlichem diastolischen Flattern beider Segel als Hinweis für Aorteninsuffizienz. Aortenklappe mit verdickten Segeln und reduzierter Öffnung.

Dopplerechokardiographie: Mittel- bis höhergradige Aortenstenose mit maximalem Druckgradienten von 81 mm Hg mit mittelgradiger Aorteninsuffizienz.

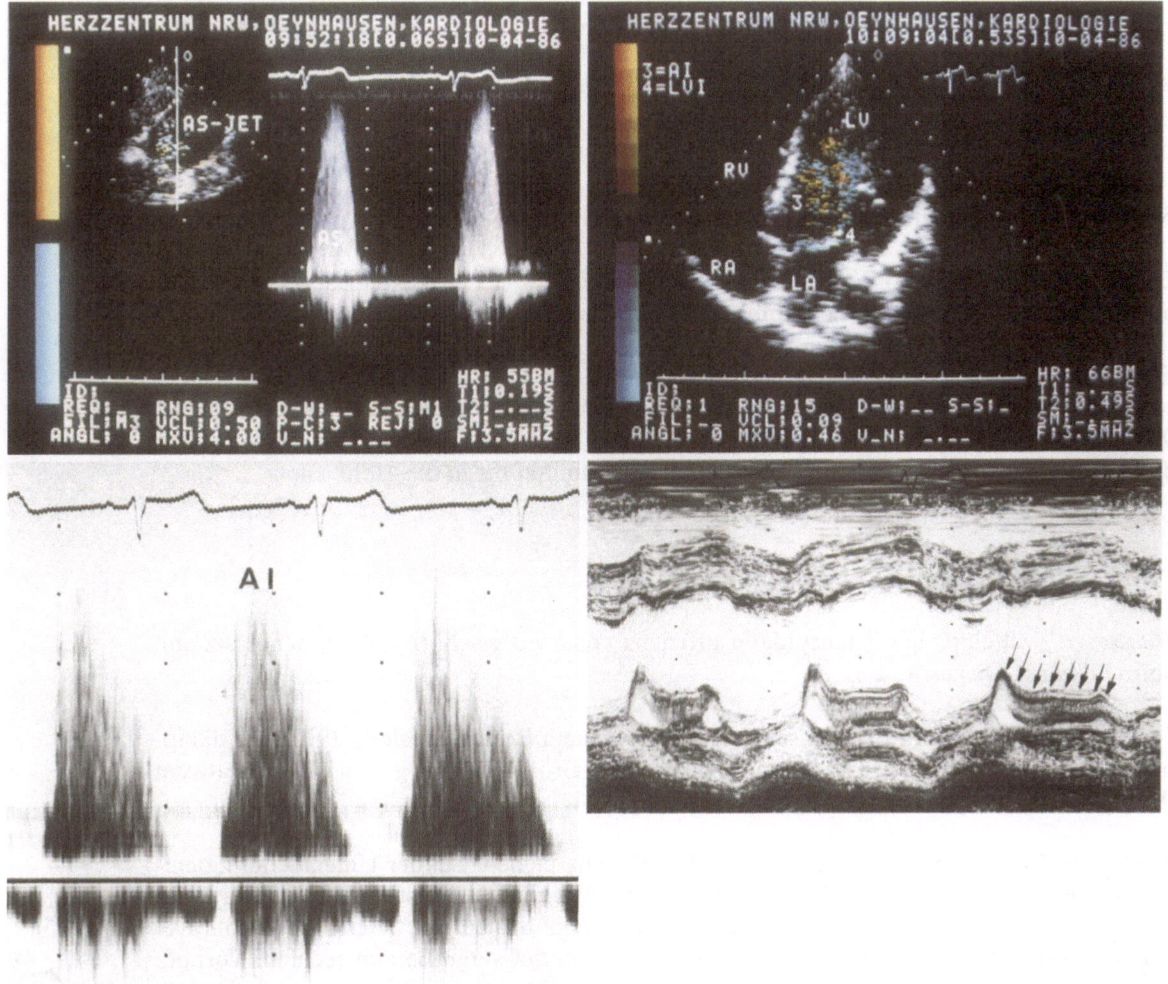

4.100. *Kontinuierlicher Doppler:* Registrierung des postvalvulären Aortenstenosejets entsprechend dem Referenzsektorbild links oben mit eingeblendetem Dopplerstrahl. Die maximale systolische Geschwindigkeit beträgt ca. 4,5 m/s ≙ 81 mm Hg Spitzengradient

4.101. Apikaler Vierkammerblick mit Aorteninsuffizienz *(3)* und linksventrikulärem Einfluß *(4)*. Beide Ströme zeigen ein relativ turbulentes Flußmuster bei hoher Flußgeschwindigkeit (Aliasing, *blau*)

4.102. *Kontinuierlicher Doppler:* Registrierung der Aorteninsuffizienz bei apikaler Transducerlage

4.103. Parasternales M-mode der Mitralklappe mit reduzierten Separationsamplituden sowie deutlichem diastolischem Flattern beider Segel als Hinweis für bedeutsame Aorteninsuffizienz

4.3 Trikuspidalvitien

Ätiologie: Selten isoliert, meist als Begleitvitium bei rheumatischen Klappenfehlern, Trikuspidalinsuffizienz bei Morbus Ebstein oder relativ.

Klinik: Einflußstauung durch Behinderung des RV-Einstroms, bzw. Reflux in den RA. Rhythmusstörungen durch volumenbelasteten rechten Vorhof. Lungenembolien aus dem vergrößerten flimmernden rechten Vorhof.

EKG: Sinusrhythmus, P-dextrocardiale, später Vorhofflimmern, evtl. Schenkelblock.

Phono- und Mechanographie: Bei Stenose Trikuspidalöffnungston und anschließendes diastolisches Geräusch, bei Insuffizienz hochfrequentes Systolikum mit Zunahme der Lautstärke bei Inspiration.

Röntgen: Großer rechter Vorhof, erweiterte obere Hohlvene.

Echokardiographie: Bei TS eingeschränkte Beweglichkeit der Trikuspidalsegel mit multiplen Echos, bei TI dopplersonographische Darstellung des atrialen Refluxes.

Hämodynamik: Bei schwerer Trikuspidalstenose ist die Öffnungsfläche von normal über 10 cm^2 auf Werte unter 1,5 cm^2 reduziert. Bei bedeutsamer Trikuspidalinsuffizienz ist die V-Welle im RA auf Werte über 15 mm Hg erhöht, bzw. die Vorhofkurve gleicht der Ventrikeldruckkurve, angiographisch regurgitiert das Kontrastmittel bis in die Hohlvenen.

Fall 1: I.W., w., 53 Jahre (Abb. 4.104–4.113)

Diagnose: Mittelgradige Trikuspidalinsuffizienz. Zustand nach Mitralklappenersatz mit Starr-Edwards-Diskusprothese 1975.

Vorgeschichte: 1973 Mitralkommissurotomie mit frühem Rezidiv, deshalb 1975 Mitralklappenersatz durch Starr-Edwards-Diskusprothese der Größe M3 mit gutem postoperativem Resultat. Jetzt Dyspnoe bei geringsten Belastungen.

Klinik: In Ruhe keine kardiopulmonalen Insuffizienzzeichen. Bei der Untersuchung deutlich pulsierende Jugularvenen. Auskultatorisch über 4L2 leises ⅙-Diastolikum und ⅔ Systolikum mit deutlicher Zunahme der Lautstärke des Systolikums bei der tiefen Inspiration. Die Röntgenaufnahme zeigte ein allseits verbreitertes Herz mit vergrößertem rechtem Vorhof.

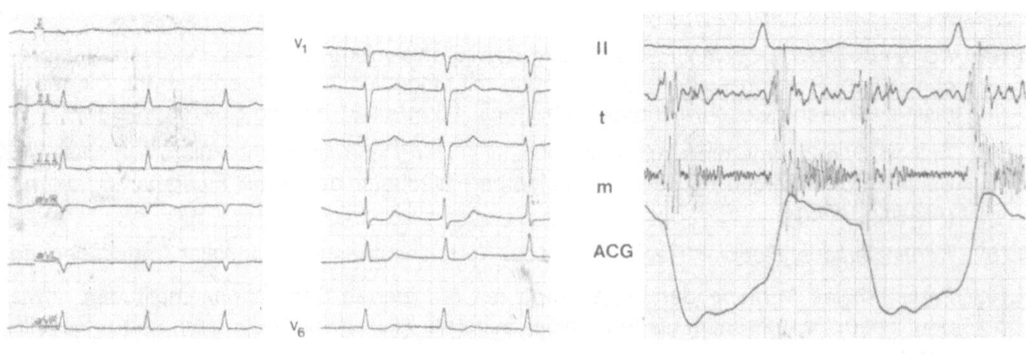

4.104;
4.105

Herzkatheter: RV 28/0–3 mm Hg, PA 23/8/13 mm Hg,
RV-Auswurffraktion 58%.

Elektrokardiogramm (Abb. 4.104): Absolute Arrhythmie bei Vorhofflimmern. Steil- bis
Rechtstyp. Unspezifische linkspräkordiale Kammerendteilveränderungen.

Apexkardiogramm (Abb. 4.105): Etwas betonte schnelle Füllungswelle und überhöhte langsame Füllungswelle. A-Welle bei Vorhofflimmern nicht abgrenzbar. Frühsystolischer Gipfel, über katakrote Schulter Abfall zum Punkt 0.

Jugularvenenpuls (Abb. 4.106): Frühsystolische Refluxwelle, aufgehobenes X-Tal mit nahezu
ventrikelartiger systolischer Kurvenumformung, tiefes Y-Tal und hohes diastolisches Pla-
teau.

Lebervenenpuls (Abb. 4.107): Spätsystolisches X-Tal, in der frühen Systole hoher positiver
Lebervenenpuls als Zeichen für einen schweren Reflux.

Dextrokardiogramm (Abb. 4.108): Injektion von Kontrastmittel in den kräftig trabekulari-
sierten rechten Ventrikel. Deutlicher Kontrastmittelreflux über die Trikuspidalklappe in
einen massiv erweiterten rechten Vorhof mit Reflux bis in die Hohlvenen. Neben dem rechten Vorhof ist in der Ventilebene eine Starr-Edwards-Diskusprothese in Mitralposition zu
erkennen.

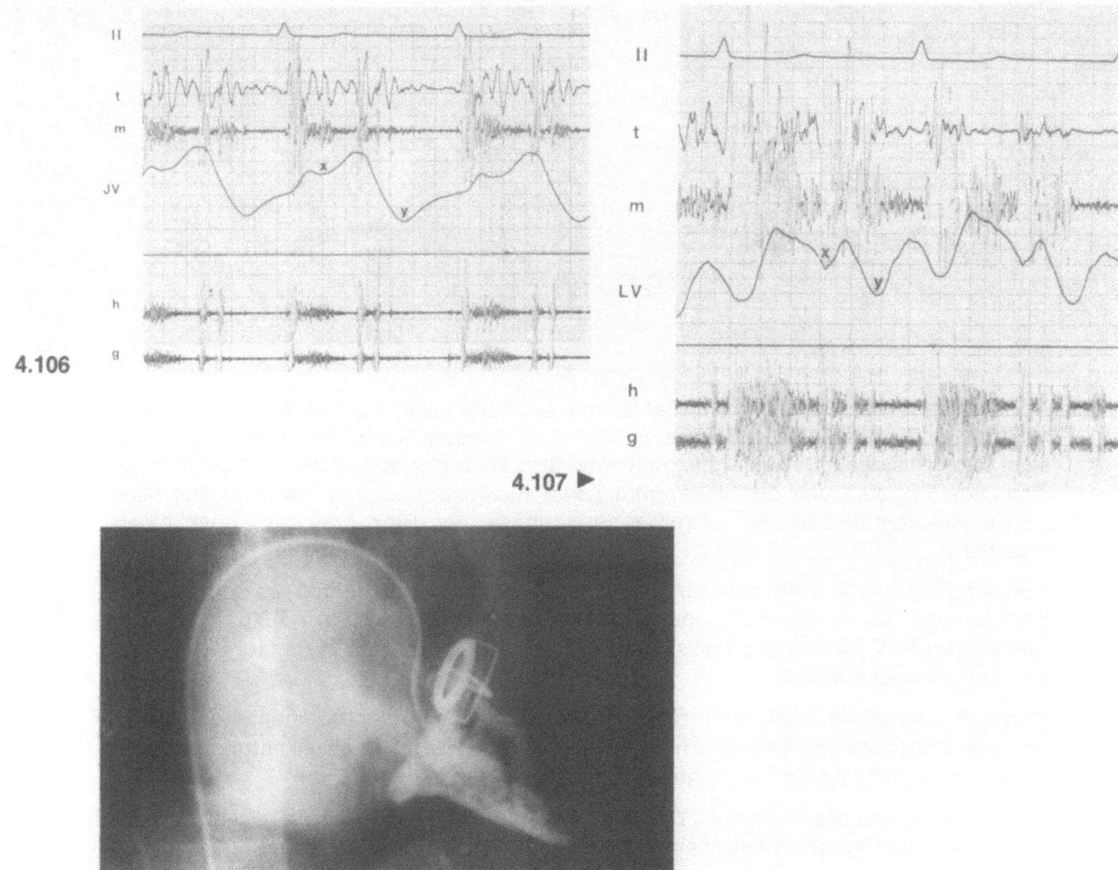

4.106

4.107 ▶

4.108

Echokardiographischer Befund: Unter Berücksichtigung der kleinen Körperoberfläche ist der rechte Ventrikel (28 mm) und der linke Ventrikel (EDD = 52/ESD = 36 mm) leicht dilatiert. Der linke Vorhof ist stark vergrößert (63 mm). Die linksventrikuläre Hinterwand und das interventrikuläre Septum sind normal dick, normokinetisch. Unauffällige Mitralklap-

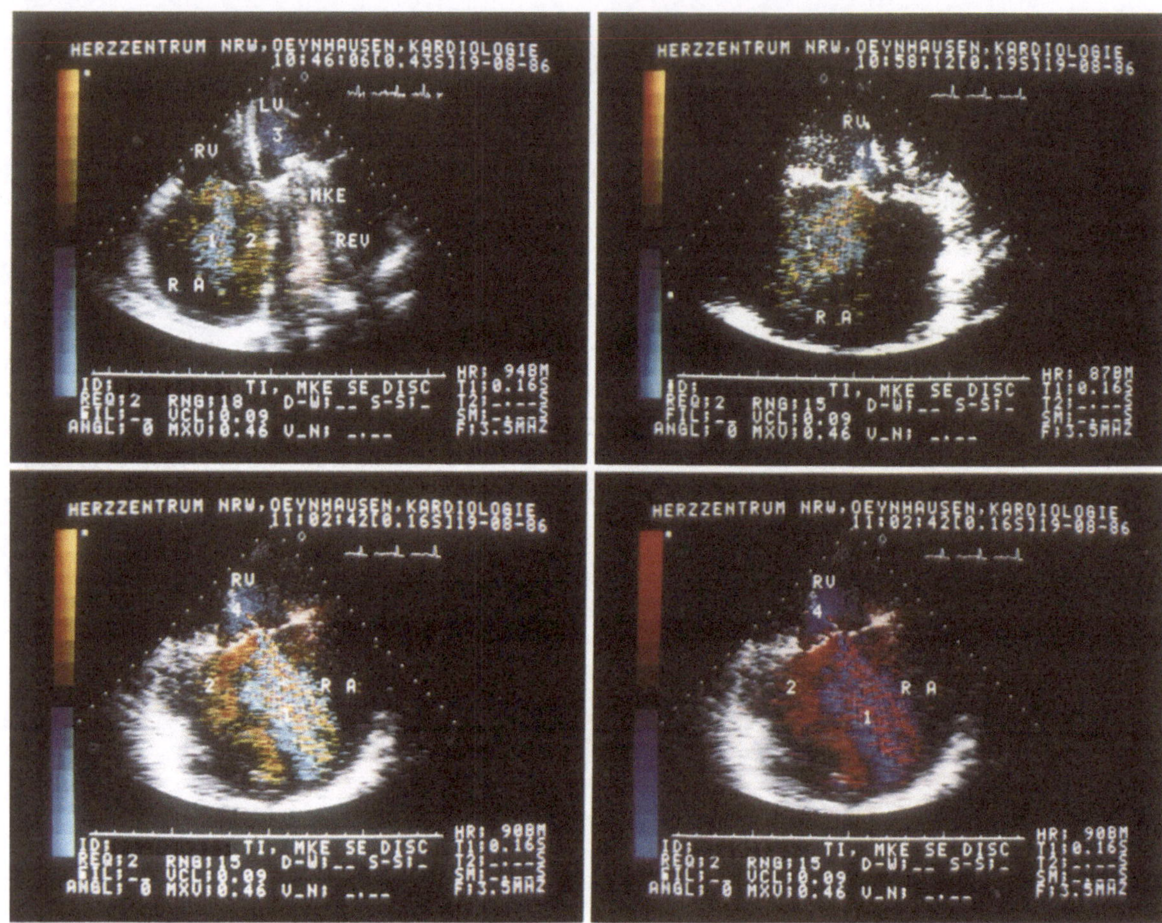

4.109. Apikaler Vierkammerblick mit in dieser Ebene nur mittelgradig erscheinender Trikuspidalinsuffizienz (turbulenter, türkisfarbener *Fluß 1*). In entgegengesetzter Richtung bewegt sich der rechtsatriale Einfluß entlang des interatrialen Septums zur Trikuspidalklappe *(2)*. Simultane Registrierung des linksventrikulären Ausflusses *(3)*. Im linken Vorhof fallen starke Reverberationen der Mitralklappenprothese der Starr-Edwards-Hubscheibenklappe auf

4.110. Apikaler Zweikammerblick des rechten Herzens mit in dieser Schnittebene sehr viel ausgedehnterem Trikuspidalinsuffizienzjet als in Abb. 4.109. Oberhalb der Trikuspidalklappe läßt sich als Fluß *(4)* die ventrikelseitige beginnende Regurgitation in Richtung des rechten Vorhofes registrieren

4.111. Parasternaler Längsschnitt des rechten Herzens mit auch in dieser Schnittebene höhergradiger Trikuspidalinsuffizienz. Ähnlich wie in Abb. 4.109 läßt sich in entgegengesetzt verlaufender Richtung der rechtsatriale Einfluß *(2, gelb)* dokumentieren

4.112. Echokardiogramm wie in Abb. 4.111 mit geändertem Farbkode, dem sog. geschwindigkeitsabgestuften Amplitudenmode zur besseren Darstellung der Ausdehnung der einzelnen Blutjets

penprothese. Aortenklappe mit Zeichen für leichte Aortenstenose. Der rechte Vorhof ist stark dilatiert.

Dopplerechokardiographie: Mittel- bis höhergradige Trikuspidalinsuffizienz. Keine bedeutsame Mitralinsuffizienz.

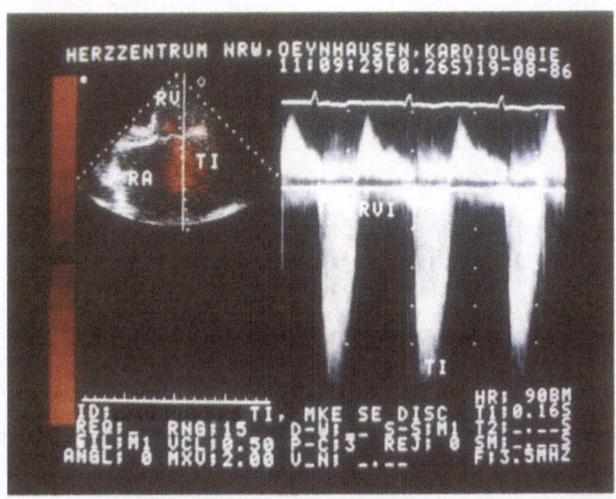

4.113. *Kontinuierlicher Doppler:* Registrierung des Trikuspidalinsuffizienzjets. Der Dopplermeßstrahl ist entsprechend dem links oben eingeblendeten Sektorbild inmitten der Trikuspidalinsuffizienzströmung positioniert

Fall 2: R. F., m., 64 Jahre (Abb. 4.114–4.126)

Diagnose: Zustand nach Mitralklappenkommissurotomie 1968. Kombiniertes Mitralvitium mit überwiegender Stenose. Schweregrad II–III.
Trikuspidalinsuffizienz.
Arterielle Hypertonie.

Vorgeschichte: Rheumatisches Fieber 1942. 4 Jahre später Diagnose eines Mitralvitiums. 1968 Mitralkommissurotomie, jetzt Dyspnoe Schweregrad II.

Klinik: In Ruhe Zeichen der Rechtsherzinsuffizienz. Leber mit 12 cm deutlich vergrößert. Blutdruck 140/90 mm Hg. Als Nebenbefund Kyphoskoliose der BWS.

Herzkatheter: PA 56/20/31 mm Hg, PCW –/20/15 mm Hg, MVG 6–9 mm Hg, MVA 1,3 cm². Frühdiastolischer Gradient an der Trikuspidalklappe von 5 mm Hg, unkorrigierte Klappenöffnungsfläche an der Trikuspidalklappe 1,5 cm².

Elektrokardiogramm (Abb. 4.114): Absolute Arrhythmie bei Vorhofflimmern, Steiltyp, inkompletter Rechtsschenkelblock mit Hinweisen auf vermehrte Rechtsherzbelastung in Form von S-Zacken in den linkspräkordialen Brustwandableitungen und diskordanten Kammerendteilen.

Phonokardiogramm (Abb. 4.115): Hochamplitudiger, etwas verspätet einfallender 1. HT mit anschließendem hochfrequenten niederamplitudigen holosystolischen Geräusch. Normalamplitudiger 2. HT. A_2 – MÖT-Intervall (!) 0,06 s, zusätzlich Trikuspidalklappenöffnungston (*) 0,10 s, anschließend kurzes diastolisches Strömungsgeräusch.

Jugularvenenpulskurve (Abb. 4.116): Die formalen Kriterien der Jugularvenenpulskurve entsprechen denen der blutig gemessenen Vorhofdruckkurve als Hinweis auf eine schwere Trikuspidalinsuffizienz.

Rückzug von RV nach RA (Abb. 4.117): Im rechten Vorhof frühsystolische Refluxwelle, nur noch angedeutetes X-Tal, tiefes Y-Tal in der frühen Diastole und hohe diastolische Welle.

RV-Angiographie (Abb. 4.118): Massiver Reflux von Kontrastmittel in einen stark vergrößerten rechten Vorhof.

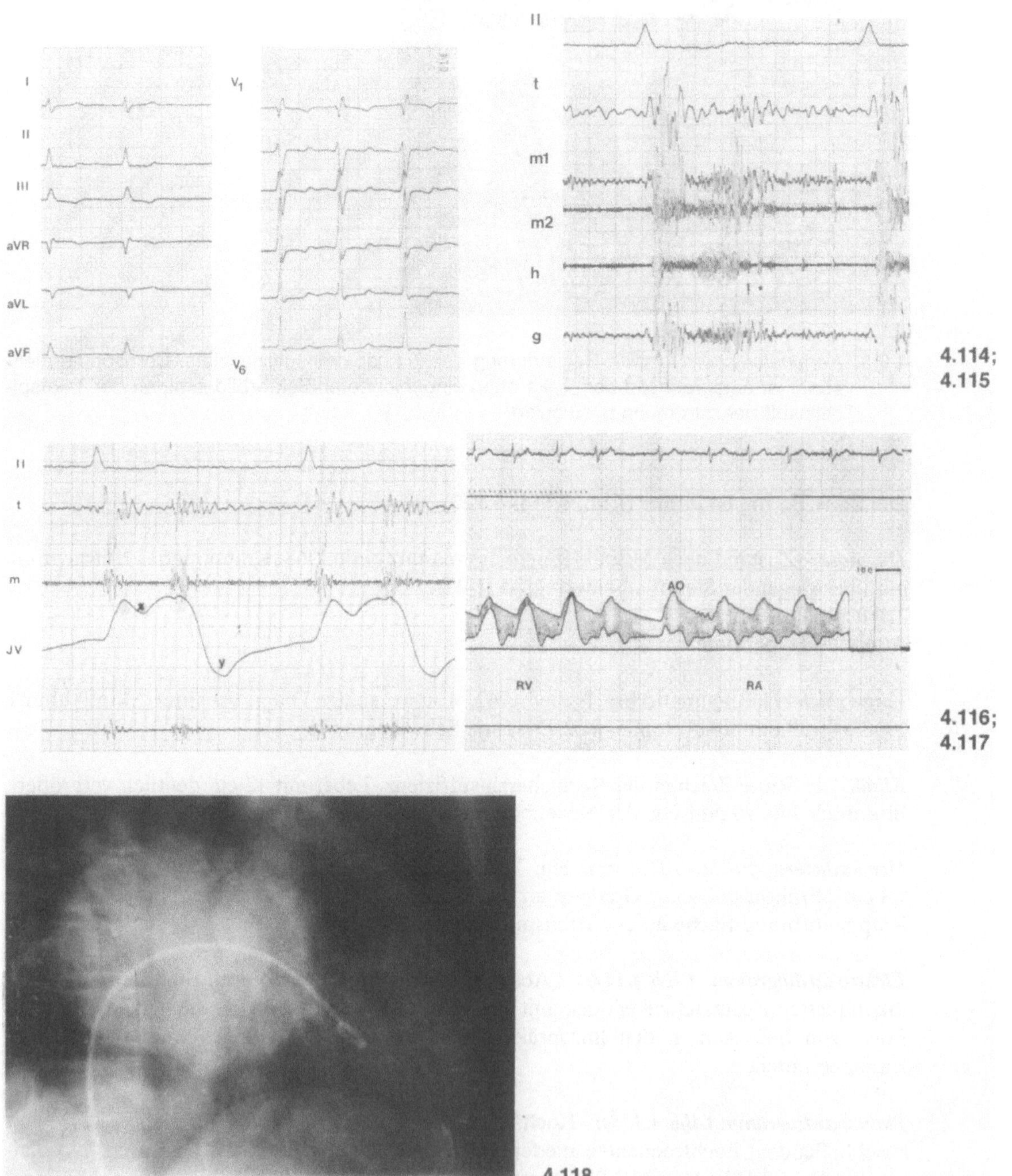

4.114;
4.115

4.116;
4.117

4.118

Echokardiographie: Rechter Vorhof stark, rechter Ventrikel leicht bis mittelgradig dilatiert (36 mm). Linker Vorhof stark dilatiert (82 mm), linker Ventrikel noch normal weit (EDD = 48/ESD = 32 mm). Linksventrikuläre Hinterwand leicht verdickt, normokinetisch. Interventrikuläres Septum leicht verdickt, normokinetisch. Mitralklappe mit Mitralstenose mittleren bis eher höheren Grades bei deutlich reduzierten Separationsweiten sowie EF-Slope. Die mittelgradig verdickten Segel, das zum vorderen Segel konkordant sich bewegende hintere Segel und die planimetrierte Mitralklappenöffnungsfläche von 1,0 cm² bestätigen diese Diagnose.

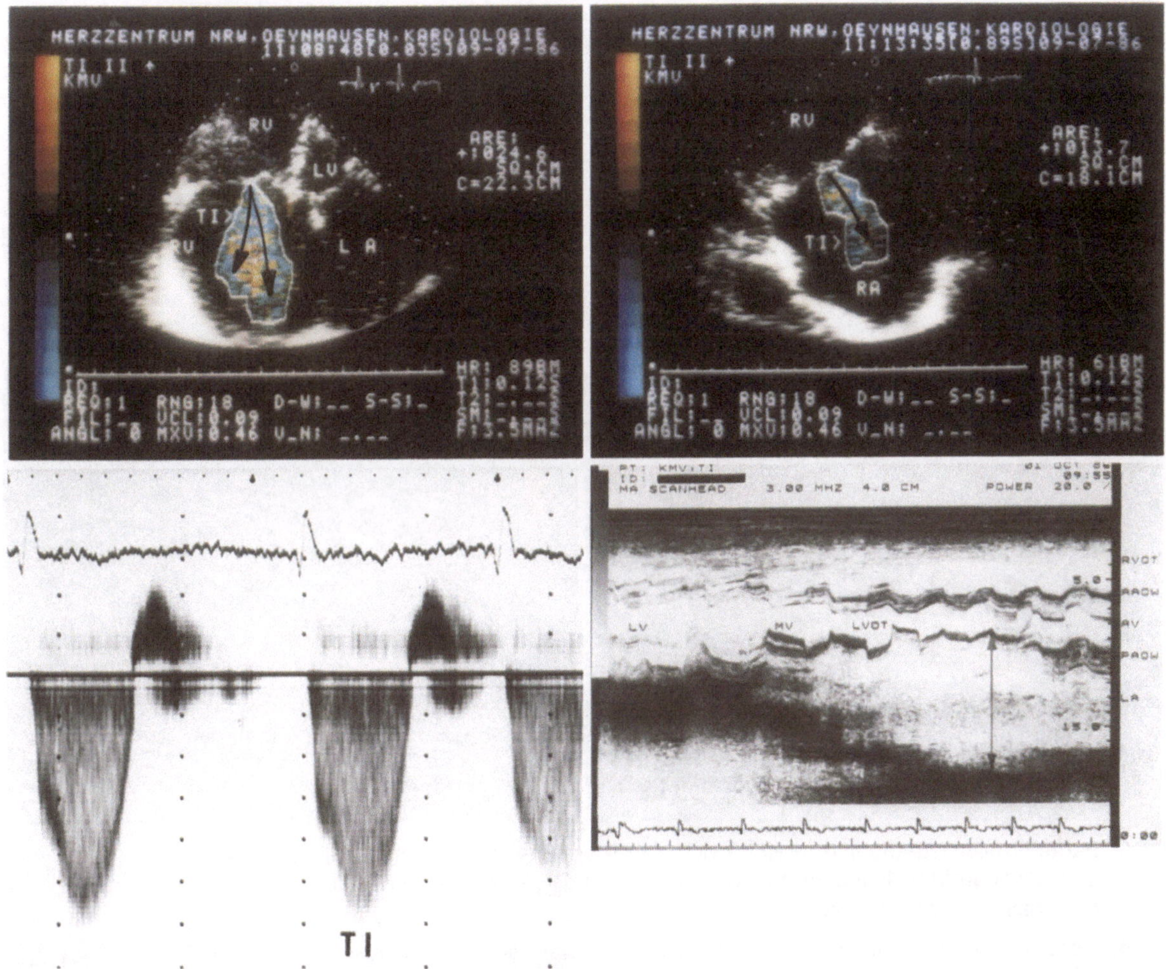

4.119. Apikaler Vierkammerblick mit Darstellung der stark dilatierten Vorhöfe. Im rechten Vorhof ist der Regurgitationsjet der mittel- bis höhergradigen Trikuspidalinsuffizienz registriert *(TI)* und planimetriert

4.120. Im parasternalen Längsschnitt des rechten Herzens stellt sich mit turbulenter Flußcharakteristik der Trikuspidalinsuffizienzjet gegenüber Abb. 4.119 deutlich schmaler dar. Der Vergleich der Abb. 4.119 und 4.120 zeigt die Gefahr der Fehleinschätzung von Insuffizienzjets bei Jetflächenplanimetrie in nur einer Ebene

4.121. *Kontinuierlicher Doppler:* Registrierung der Trikuspidalinsuffizienz und des oberhalb der Nullinie in Diastole erkennbaren rechtsventrikulären Einflusses aus dem apikalen Vierkammerblick

4.122. Parasternaler M-mode-sweep mit Darstellung des stark dilatierten linken Vorhofes und der deutlichen Mitralstenose

Dopplerechokardiographie: Mittelgradige Mitralinsuffizienz, mindestens mittelgradige bis höhergradige Trikuspidalinsuffizienz, Aorteninsuffizienz leichten Grades. Die über die Druckhalbwertszeit der Dopplerkurve ermittelte Mitralklappenöffnungsfläche wurde mit 0,9 cm² errechnet.

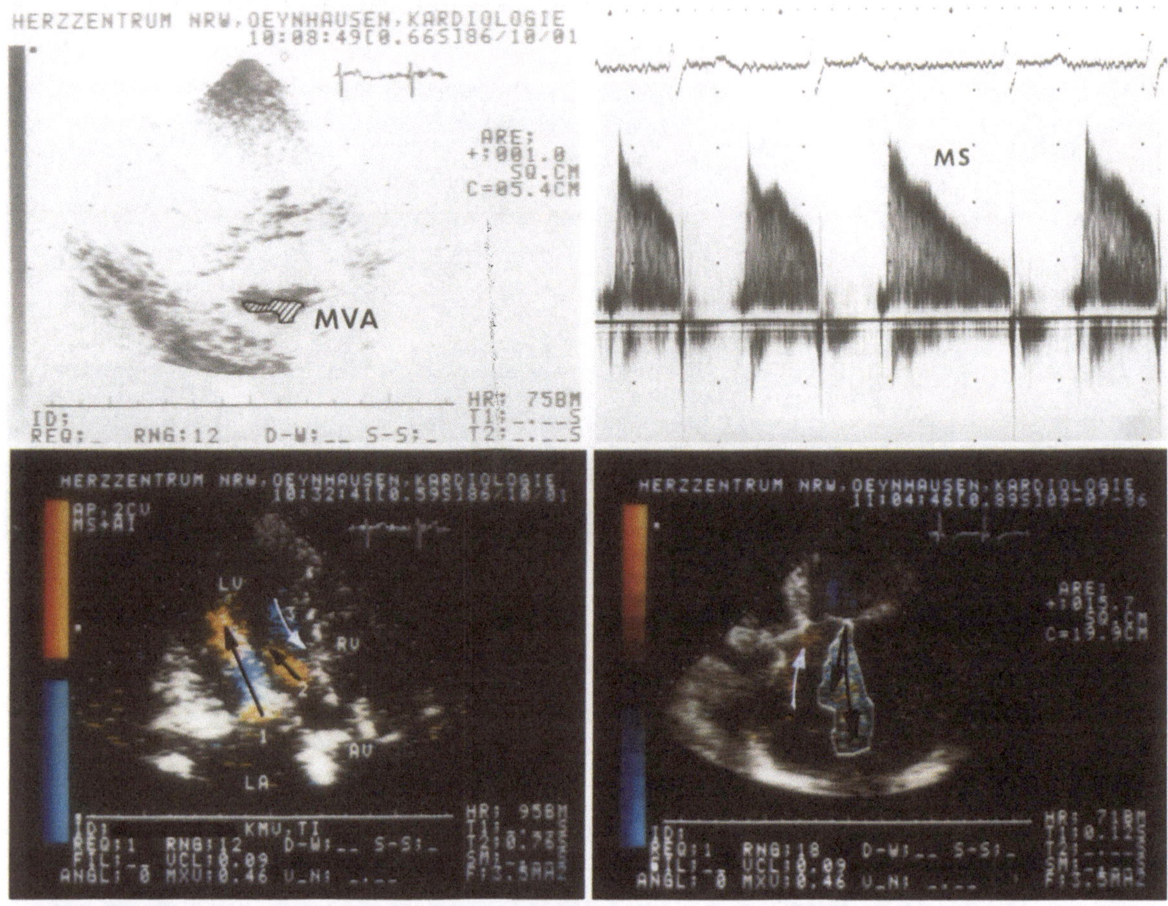

4.123. Parasternaler Querschnitt in Höhe der Mitralklappensegelspitzen: Planimetrie der frühdiastolischen Mitralklappenöffnungsfläche, die mit 1,0 cm² deutlich reduziert ist. Besonders das vordere Segel zeigt Verdickungen

4.124. *Kontinuierlicher Doppler:* Registrierung des linksventrikulären Einflusses durch die Mitralstenose. Die aus dieser Kurve errechnete Klappenöffnungsfläche beträgt 0,9 cm² gegenüber 1,0 cm² als Ergebnis der planimetrischen Bestimmung

4.125. Apikaler Zweikammerblick. Linksventrikulärer Einfluß *(1),* der in Höhe der Segelspitzen eine Zone erhöhter Flußgeschwindigkeit, erkennbar am Umklappeffekt (Aliasing, *blau*), aufweist. *Strömung 3* diastolische Rückströmung entlang des Septums, *Fluß 2* leichte Aorteninsuffizienz

4.126. Apikaler Vierkammerblick mit mitralem Regurgitationsjet, der bis in den Bereich des linksatrialen Einflußbereiches gelangt

4.4 Pulmonalvitien

Ätiologie: Kongenital, Stenosen isoliert oder in Kombination mit Shuntvitium, Insuffizienz meist relativ bei pulmonaler Druckerhöhung.

Klinik: Synkopen bei höhergradiger Pulmonalstenose.
Rhythmusstörungen.
Rechtsinsuffizienz.

EKG: Sinusrhythmus, Mittel- bis Rechtslagetyp, Rechtsbelastung, bzw. Rechtshypertrophie, inkompletter bis kompletter Rechtsschenkelblock.

Phono- und Mechanographie: Frühsystolischer pulmonaler Ejektionsklick, früh- bis mesosystolisches Austreibungsgeräusch, gespaltener 2. Herzton mit verspätetem Pulmonalsegment. Bei PI diastolisches Refluxgeräusch. Das Spaltungsintervall des 2. Herztones korreliert positiv mit dem Schweregrad der PS.

Röntgen: Vergrößerter RV, in der Seitenaufnahme ausgefüllter Retrosternalraum, erweiterte, z. T. ektatische Pulmonalarterie, bei PS verminderte Lungengefäßfüllung.

Echokardiographie: Bei Pulmonalstenosen verkürzte Austreibungszeit und vertiefte a-Welle. Dopplersonographisch Δ P-mean erhöht. Bei PI nur indirekte Zeichen im M-mode (Flatterwellen auf der TV). Dopplersonographisch Darstellung des Refluxes.

Hämodynamik: Druckgradient:

leichte Stenose:	20–40 mm Hg
mittelschwere Stenose	40–50 mm Hg
schwere Stenose	>50 mm Hg

Fall 1: Ch. J., w., 23 Jahre (Abb. 4.127–4.133)

Diagnose: Geringe valvuläre Pulmonalstenose.

Vorgeschichte: Ein Geräusch ist seit der Einschulung im 6. Lebensjahr bekannt. Im 10. Lebensjahr wurde zunächst die Verdachtsdiagnose eines Septum-secundum-Defektes gestellt. Die korrekte Diagnose erfolgte im 19. Lebensjahr ohne invasive Diagnostik. Die Patientin ist beschwerdefrei und übt ihren Beruf als Friseuse aus. Sie kommt zur Verlaufskontrolle.

Elektrokardiogramm (Abb. 4.127): Sinusrhythmus. Mitteltyp. In Ruhe regelrechter Stromkurvenverlauf.

Phonokardiogramm (Abb. 4.128): Normalamplitudiger, zeitgerecht einfallender 1. HT. Über dem Pulmonalareal (2 L 2) vom 1. HT abgesetztes früh- bis mesosystolisches mittelamplitudiges, mittelfrequentes Austreibungsgeräusch. Deutliche Spaltung des 2. Herztones mit betontem Pulmonalklappenschlußton. Kein Diastolikum.

Röntgen (Abb. 4.129): Normalgroßes Herz mit deutlich prominentem Pulmonalsegment, keine wesentliche Minderung der Lungengefäßzeichnung.

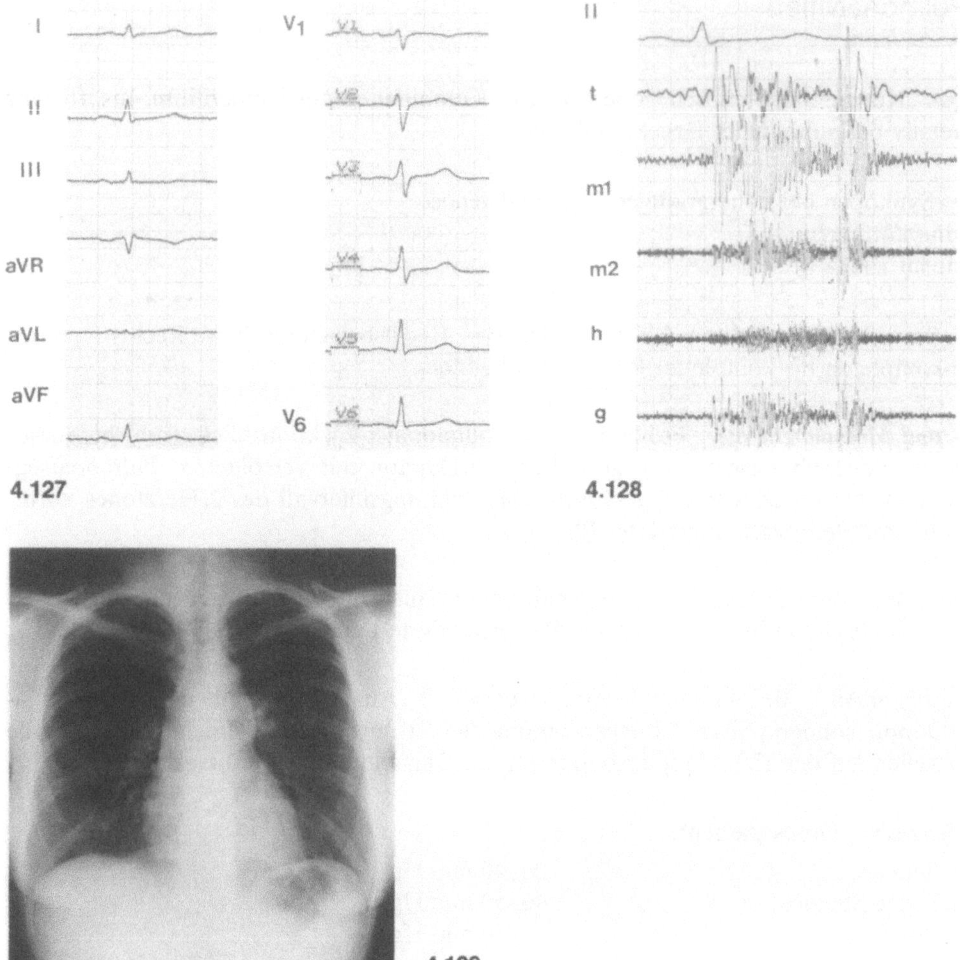

4.127

4.128

4.129

Echokardiographischer Befund: Rechter Ventrikel (14 mm), linker Vorhof (35 mm) und linker Ventrikel (EDD=46/ESD=30 mm) normal weit. Linksventrikuläre Hinterwand und interventrikuläres Septum sind normal dick, normokinetisch. Mitralklappe mit minimalem Lipping. Aorten- und Trikuspidalklappe unauffällig beweglich. Pulmonalklappe mit tiefer a-Welle in In- und Exspiration (7–8 mm) im M-mode. Pulmonalarteriendilatation (Diameter postvalvulär ca. 50 mm).

Dopplerechokardiographie: Leichte Trikuspidalinsuffizienz. Pulmonalklappenstenose mit exzentrischem, turbulenten Stenosejet, der eine auffallende Wirbelbildung in der dilatierten Pulmonalarterie erzeugt, so daß diastolisch durch den sich weiterdrehenden Wirbel eine zum Schallkopf gerichtete Strömung registriert wird.

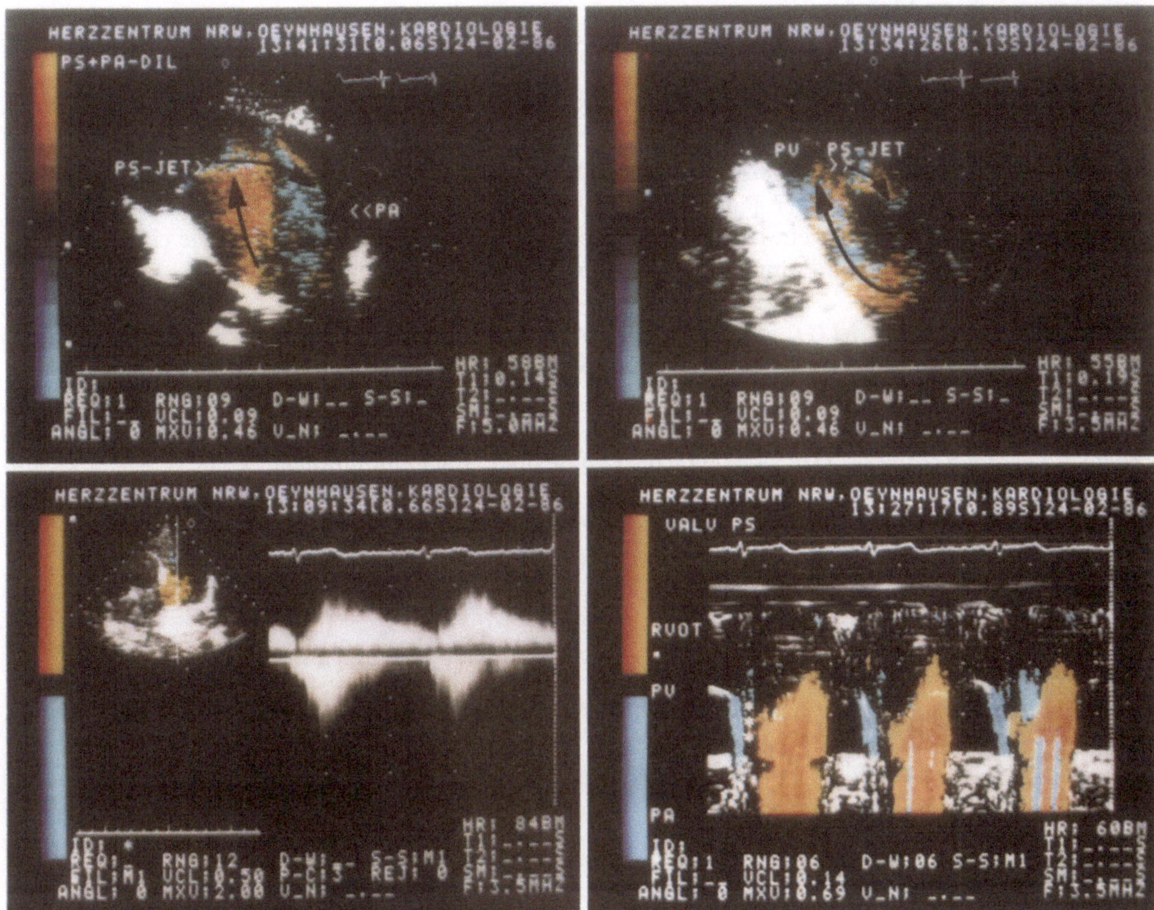

4.130. Parasternaler Längsschnitt der mit einem Diameter von 50 mm deutlich dilatierten Pulmonalarterie. Die Farbdopplerregistrierung zeigt einen exzentrischen Pulmonalstenosenjet, der sich entlang der lateralen Pulmonalarterienwand als blaue Strömung in Richtung Lunge fortbewegt. In Höhe der Bifurkation wird ein Teil dieses Flusses als Rückstromwirbel klappenwärts bewegt und stellt sich *gelb* dar

4.131. 50 ms später als das Echo in Abb. 4.130 bildet sich ein fast kreisförmiger Wirbel in der Pulmonalarterie als Folge des exzentrischen Pulmonalstenosenjets

4.132. *Gepulster Doppler:* Registrierung der turbulenten und exzentrischen Pulmonalstenoseströmung. Bis weit in die Diastole hinein lassen sich Reste des systolischen Rückstromwirbels zur Pulmonalklappe oberhalb der Nullinie nachweisen. Lage des Dopplermeßstrahls s. Referenzsektorbild

4.133. Parasternales Farbdoppler-M-mode der Pulmonalklappe und des Pulmonalflusses mit Zeichen für niederfrequentes systolisches Pulmonalklappenflattern

Fall 2: M.B., m., 27 Jahre (Abb. 4.134–4.139)

Diagnose: Leichtes kombiniertes Pulmonalvitium.
Zustand nach operativem Verschluß eines Septum-Sekundum-Defektes.

Vorgeschichte: Im Kindesalter Verschluß eines Septum-secundum-Defektes ohne Revision des Pulmonalklappenfehlers. Der Patient ist beschwerdefrei und übt seinen Beruf vollschichtig aus. Klinisch besteht ein leises systolisches Geräusch von ⅔ Lautstärke sowie ein kurzes Diastolikum über dem Pulmonalareal. Patient kommt zur Verlaufskontrolle.

Elektrokardiogramm (Abb. 4.134): Absolute Arrhythmie bei Vorhofflimmern, Mitteltyp, geringe Rechtsverspätung, Fokalblock in V_4, unspezifische Kammerendteilveränderungen in V_5 und V_6.

Phonokardiogramm (Abb. 4.135): Zeitgerecht einfallender hochamplitudiger 1. HT mit geringer Spaltung. In der Systole ein eben vom Störpegel abgrenzbares Geräusch. Im Anschluß an 2. HT hochfrequentes mittelamplitudiges diastolisches Sofortdecrescendo über dem Pulmonalareal, das etwa ⅔ der Diastole ausfüllt.

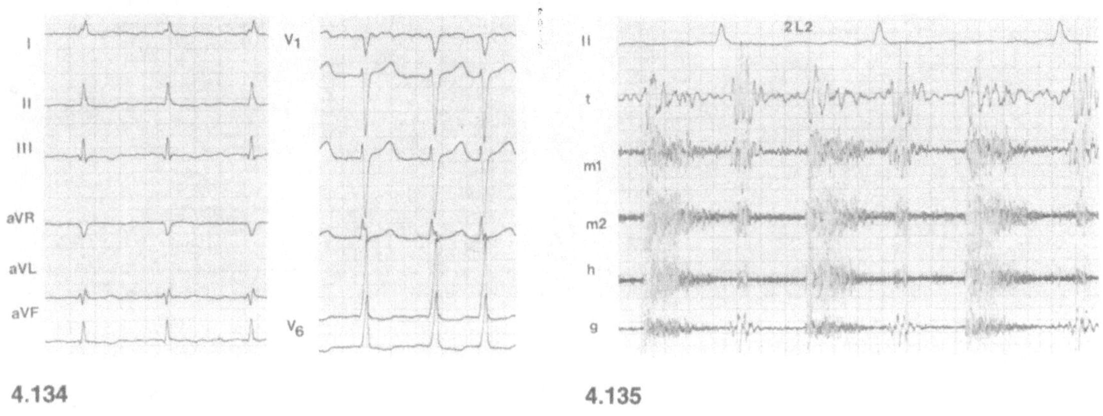

4.134   4.135

Echokardiographischer Befund: Noch normalgroßer rechter Ventrikel (25 mm). Rechter Vorhof dilatiert. Linker Vorhof stark dilatiert (72 mm), linker Ventrikel mittelgradig vergrößert (EDD = 68/ESD = 59 mm). Linksventrikuläre Hinterwand normal dick, hypokinetisch. Interventrikuläres Septum normal dick, normokinetisch. Leicht schwebende Mitralklappe mit Zeichen für reduziertes Schlagvolumen (reduzierte Öffnungsamplituden). Verminderte Bewegung der Aortenwurzel sowie frühzeitiger Beginn der Segelschließbewegung der Aortenklappe als Hinweis für verringertes Schlagvolumen. Unauffällige Trikuspidalklappenbewegung. Pulmonalklappe mit leichten mittsystolischen Schließbewegungen.

Dopplerechokardiographie: Trikuspidalinsuffizienz leichten Grades, Pulmonalinsuffizienz leichten bis mittleren Schweregrades.

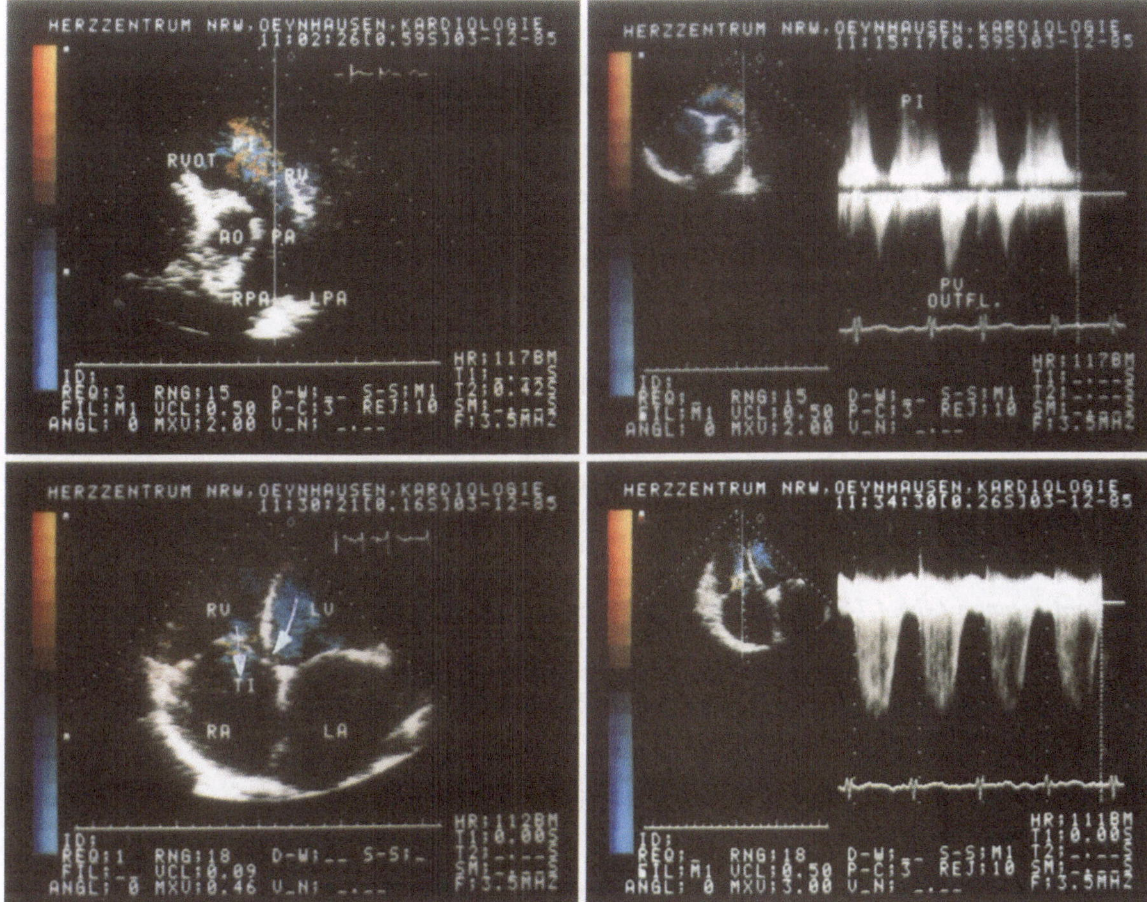

4.136. Parasternaler Querschnitt in Höhe der Aortenwurzel mit im Längsschnitt dargestellter Pulmonalarterie. Spätdiastolisch ist im rechtsventrikulären Ausflußtrakt die Pulmonalinsuffizienz *(PI)* mit turbulentem Flußcharakter dokumentiert. Breite und Länge des Regurgitationsjets deuten auf eine Insuffizienz leichten bis mittleren Grades hin

4.137. *Kontinuierlicher Doppler:* Registrierung der Pulmonalinsuffizienz und eines relativ schnellen rechtsventrikulären Ausflusses durch die Pulmonalklappe mit über 1 m/s. Lage des Dopplermeßstrahls s. Referenzsektorbild links oben

4.138. Apikaler Vierkammerblick mit leichter Trikuspidalinsuffizienz *(TI)*. Im linken Ventrikel ist simultan der linksventrikuläre Ausfluß *(blau)* registriert. Das Vorhofseptum zeigt in Höhe des Foramen ovale eine typische ca. 2 cm lange Aussparung, die nicht als Vorhofseptumdefekt gedeutet werden darf

4.139. *Kontinuierlicher Doppler:* Registrierung der leichten Trikuspidalinsuffizienz. Lage des Dopplermeßstrahls s. Referenzsektorecho

Fall 3: H.B., m., 45 Jahre (Abb. 4.140–4.147)

Diagnose: Zustand nach Septum-secundum-Verschluß und Pulmonalklappenkommissurotomie.
Jetzt: Kombiniertes geringgradiges Pulmonalvitium.

Vorgeschichte: Vor 8 Jahren operativer Verschluß eines Septum-secundum-Defektes und Pulmonalklappenkommissurotomie wegen einer valvulären Pulmonalstenose mit einem Druckgradienten von präoperativ 80 mm Hg und einem Links-rechts-Shunt von 20% mit peripherer Zyanose. Patient kommt wegen Dyspnoe zur weiteren Abklärung. Es besteht eine arterielle Hypertonie von 160/110 mm Hg.

Herzkatheter: Normale Volumina. Kein Links-rechts-Shunt. Drucksprung zwischen RV und Pulmonalarterie von 32 mm Hg. Normale Koronararterien.

Elektrokardiogramm (Abb. 4.140): Sinusrhythmus, Rechtstyp, inkompletter Rechtsschenkelblock mit Hinweisen für vermehrte Rechtsherzbelastung in Form von S-Zacken bis V_6. Unspezifische Kammerendteilveränderungen in V_5 und V_6.

Phonokardiogramm (Abb. 4.141): Niederamplitudiger, niederfrequenter, zeitgerecht einfallender 1. HT. Von diesem abgesetzt über dem Pulmonalareal hochfrequentes hochamplitudiges systolisches Austreibungsgeräusch mit mesosystolischem Gipfel. Das Geräusch endet deutlich vor dem Pulmonalklappenschluß. Im Anschluß an den Pulmonalklappenschluß hochfrequentes mittelamplitudiges diastolisches Decrescendosofortgeräusch.

Karotispulskurve (Abb. 4.142): Formalanalytisch keine auffälligen Besonderheiten. Kein Anhalt für Aortenstenose.

Druckregistrierung mit direkter Messung des Drucksprunges zwischen Pulmonalarterie und rechtem Ventrikel (Abb. 4.143): Systolischer Drucksprung an der Pulmonalklappe von 32 mm Hg.

Pulmonalisangiographie (Abb. 4.144): Mäßiger Kontrastmittelreflux über die leicht verdickte Pulmonalklappe in den rechten Ventrikel, der sich kontrastflau darstellt.

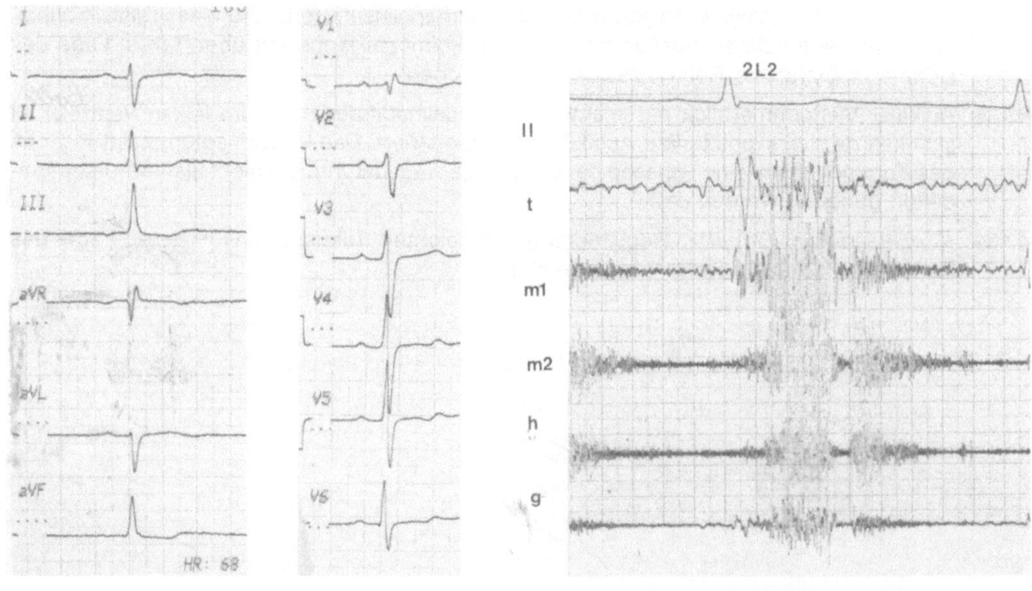

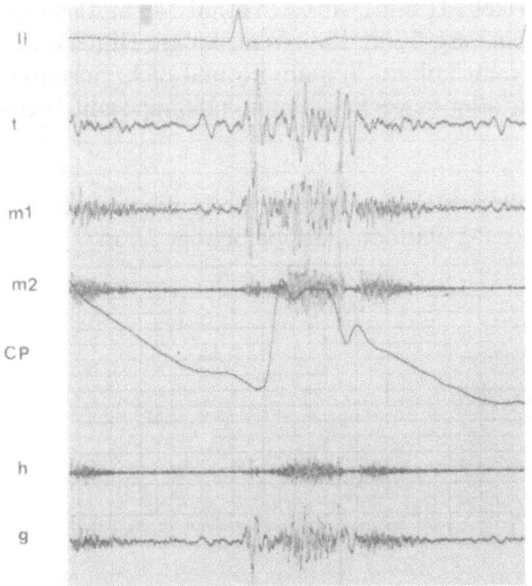

4.142

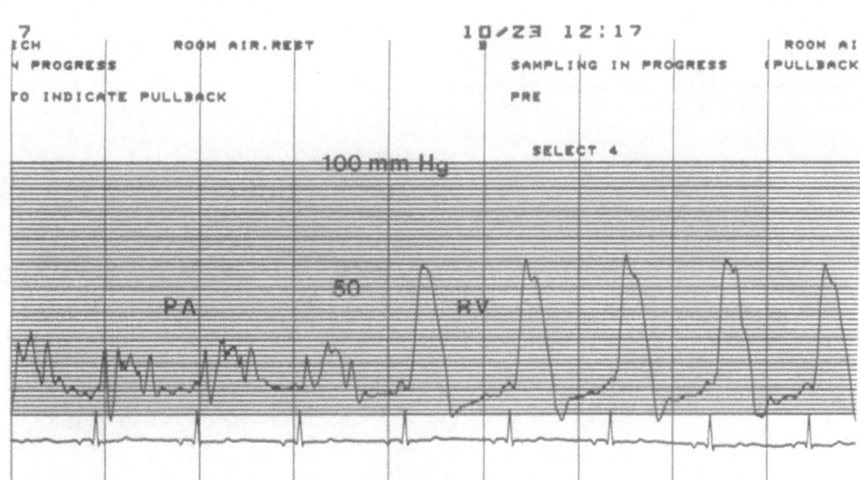

4.143

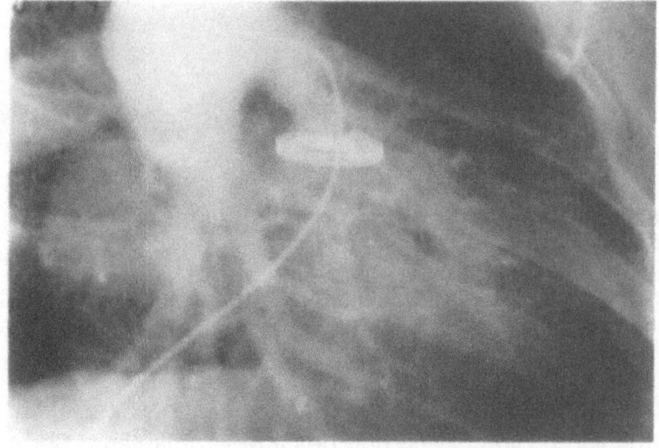

4.144

Echokardiographischer Befund: Rechter Ventrikel (31 mm), linker Vorhof (40 mm) sowie linker Ventrikel (EDD = 58/ESD = 42 mm) leicht vergrößert. Linksventrikuläre Hinterwand normal dick, grenzwertig hypokinetisch. Interventrikuläres Septum normal dick, normokinetisch. Mitralklappe und Aortenklappe unauffällig beweglich. Pulmonalklappe mit leichten Segelverdickungen.

Dopplerechokardiographie: Leichte Pulmonalinsuffizienz, leichte Restpulmonalstenose. Maximale systolische Flußgeschwindigkeit über der Pulmonalklappe beträgt 2,1 m/s .

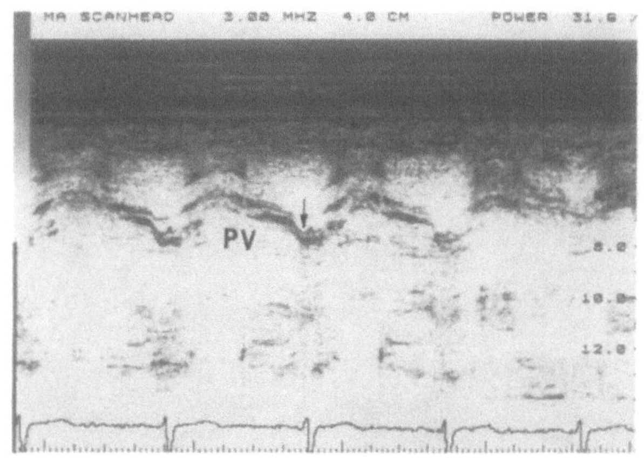

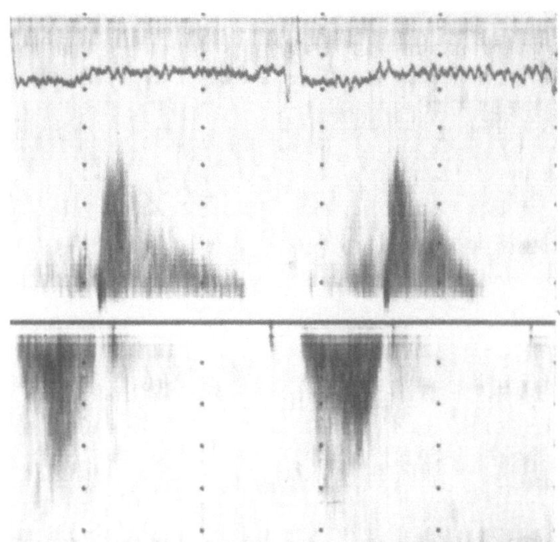

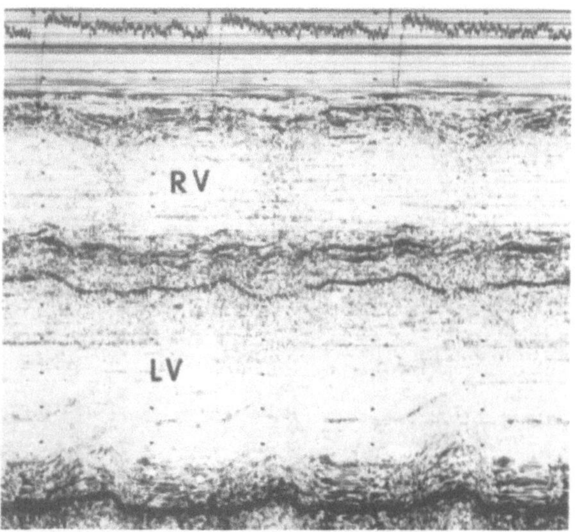

4.145. Parasternales M-mode der Pulmonalklappe mit Verdickungen des aortalen Segels sowie einer relativ tiefen a-Welle (→) als Hinweis für valvuläre Pulmonalstenose

4.146. *Kontinuierlicher Doppler:* Registrierung einer Pulmonalsuffizienz oberhalb der Nullinie und valvulären Pulmonalstenose bei hoher Geschwindigkeit über der Pulmonalklappe mit 2,1 m/s

4.147. Parasternales M-mode im Bereich der Standardmeßstelle für die Vermessung des linken und rechten Ventrikels, der linksventrikulären Hinterwand und des interventrikulären Septums. Der rechte Ventrikel ist leicht vergrößert

Fall 4: V.H., w., 17 Jahre (Abb. 4.148–4.154)

Diagnose: Pulmonale Hypertonie mit Pulmonalinsuffizienz.

Vorgeschichte: Im 3. Lebensmonat Feststellung eines Geräuschbefundes, im 4. Lebensjahr invasive Diagnostik eines Ductus Botalli apertus mit sekundärer pulmonaler Druck- und Widerstandserhöhung sowie einem Links-rechts-Shunt von 60%. Operative Durchtrennung des Ductus Botalli mit Rückgang der Pulmonalarteriendrucke von präoperativ 70/50 auf postoperativ 45/25 mm Hg. Regelmäßige kardiologische Kontrollen. Im weiteren Verlauf kommt es zu einer erneuten Ausbildung einer massiven pulmonalen Druck- und Widerstandserhöhung. Bei der letzten Katheteruntersuchung im 17. Lebensjahr werden Pulmonalarteriendrucke von 137/67 bei einem PC-Druck von 12/28 mm Hg gemessen. Der Pulmonalarterienwiderstand ist mit 2459 $dyn \cdot s \cdot cm^{-5}$ deutlich höher als der systemarterielle Widerstand von 2222 $dyn \cdot s \cdot cm^{-5}$. Auf sublinguale Gabe von Nifedipin keine Abnahme von Druck und Widerstand im kleinen Kreislauf.
Die Patientin wird zur En-bloc-Transplantation von Herz und Lunge akzeptiert, stirbt aber eine Woche postoperativ am akuten Nierenversagen.

Elektrokardiogramm (Abb. 4.148): Sinusrhythmus mit überdrehtem Rechtstyp, P-pulmonale, inkompletter Rechtsschenkelblock und massive Zeichen der Rechtsherzhypertrophie in Form von tiefen S-Zacken in V_6 und präterminal negativen T-Wellen in den Brustwandableitungen.

Phonokardiogramm (Abb. 4.149): Betonter 1. HT, pulmonaler Ejektionsklick, niederamplitudiger mittelfrequenter Aortenklappenschlußton, danach mit weitem Spaltungsintervall von 0,07 s hochamplitudiger Pulmonalklappenschlußton, anschließend hochfrequentes bandförmiges holodiastolisches Refluxgeräusch über dem Pulmonalareal.

Direkte Druckmessung mit Rückzug des Katheters aus der Kapillar-wedge-Position in die Pulmonalarterie (Abb. 4.150): Deutlicher Drucksprung zwischen Pulmonalkapillarbett und Pulmonalarterie. In der Pulmonalarterie wechselnde Blutdruckamplituden als Hinweis auf mechanischen Alternans. Die Pulmonalarteriendrucke übersteigen die systemarteriellen Aortendrucke erheblich, kein Drucksprung beim Rückzug von der Pulmonalarterie in den RV.

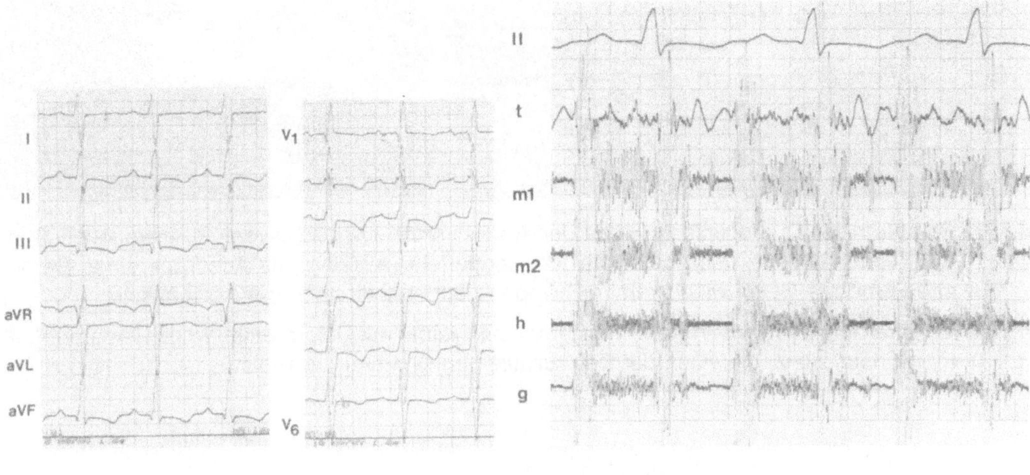

4.148   4.149

Echokardiographischer Befund: Leicht vergrößerter rechter Ventrikel (30 mm). Linker Vorhof normal weit (22 mm). Linker Ventrikel eher schmal (EDD=36/ESD=21 mm). Linksventrikuläre Hinterwand normal dick, hypokinetisch; interventrikuläres Septum normal dick, normokinetisch. Mitral-, Aorten- und Trikuspidalklappenbewegungen unauffällig. Pulmonalklappe mit deutlicher mittsystolischer Schließbewegung als Zeichen für pulmonale Hypertonie.

Dopplerechokardiographie: Mittelgradige Trikuspidalinsuffizienz, leichte Pulmonalinsuffizienz.

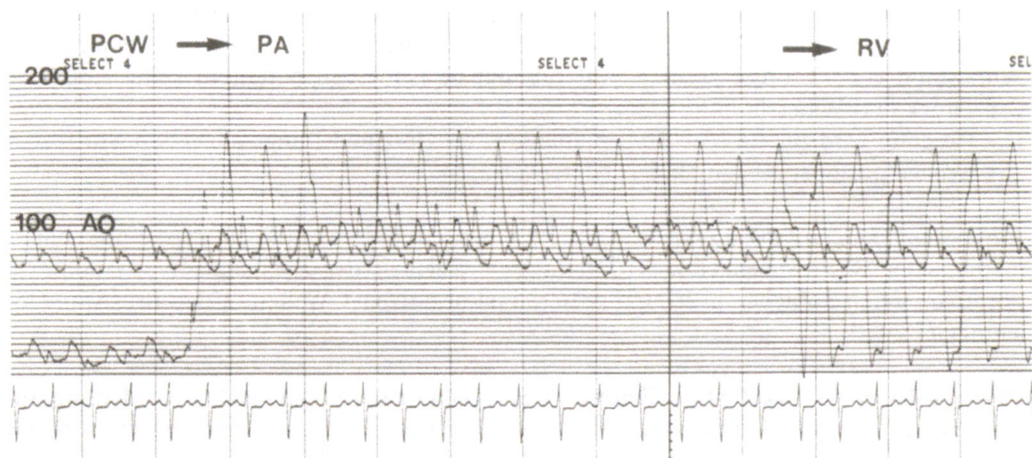

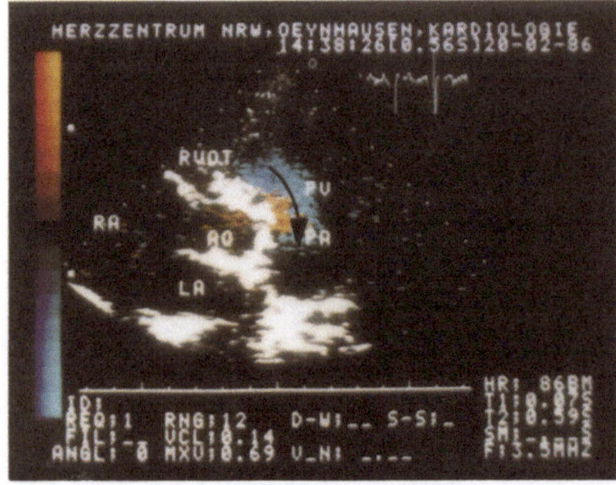

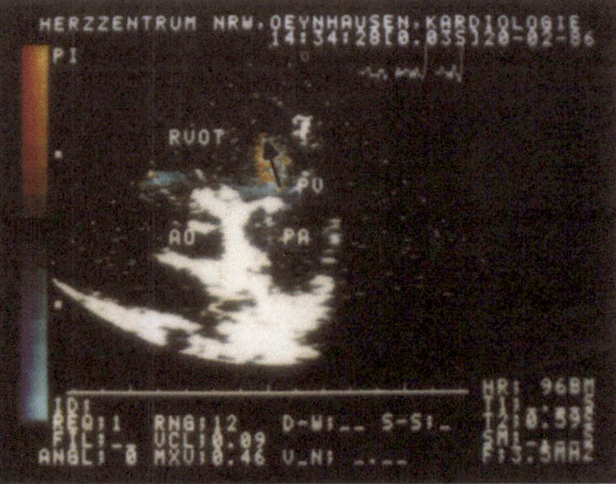

4.151. Parasternaler Querschnitt in Höhe der Aortenwurzel mit rechtsventrikulärem Ausfluß in die Pulmonalarterie *(PA):* gelblicher Umklappeffekt (Aliasing) als Ausdruck eines Bereiches erhöhter Geschwindigkeit im Pulmonalklappenareal nahe der Aortenwand

4.152. Echokardiogramm wie in Abb. 4.151, jetzt in Diastole mit Dokumentation der leichten Pulmonalinsuffizienz, die einen deutlich turbulenten Charakter aufweist

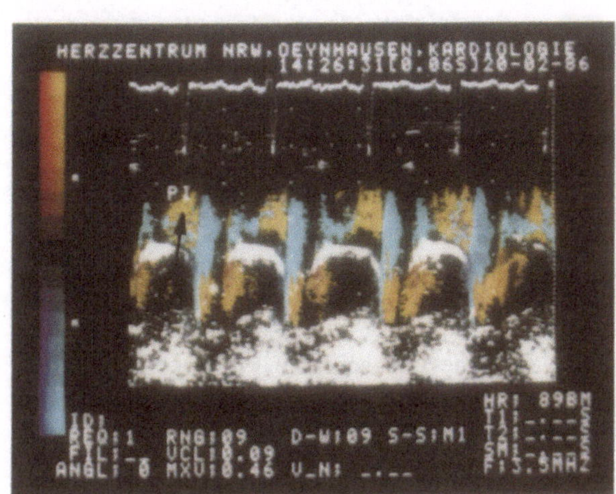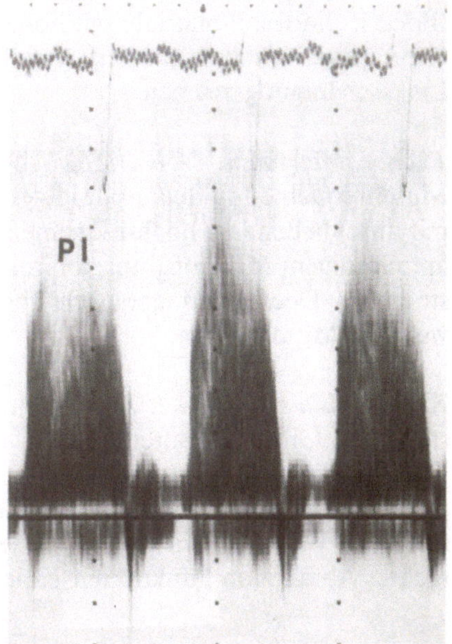

4.153. Parasternales Farbdoppler-M-mode der Pulmonalklappe: Pulmonalregurgitationsjet *(PI)* der Pulmonalklappe; rechtsventrikulärer Ausfluß *(blau)* und mittsystolische Schließbewegungen der Pulmonalklappe *gelb* registriert

4.154. *Kontinuierlicher Doppler:* Registrierung der Pulmonalinsuffizienz bei parasternaler Schallkopfapplikation

4.5 Multivalvuläre Vitien

Fall 1: L. B., w., 52 Jahre (Abb. 4.155–4.164)

Diagnose: Kombiniertes Mitralvitium mit überwiegender Stenose, NYHA-Klasse II. Kombiniertes Aortenvitium mit überwiegender Insuffizienz, NYHA-Klasse II. Mittelschwere Trikuspidalinsuffizienz.

Vorgeschichte: 1949 im Gefolge eines rheumatischen Fiebers Entwicklung eines Mehrklappenvitiums. Seit 1 Jahr Dyspnoe. Vor 4 Monaten Umschlag vom Sinusrhythmus in eine absolute Arrhythmie bei Vorhofflimmern mit Zunahme der Beschwerden.

Klinik: Facies mitralis. Keine kardialen Insuffizienzzeichen. Auskultatorisch lauter 1. HT. 3/6 holosystolisches Geräusch über der Herzspitze mit Fortleitung in die Axilla. Mitralklappenöffnungston und über 4 L 2 2/6 Sofortdiastolikum. Blutdruck 135/65 mm Hg. Im Röntgenbild deutlich vergrößerter linker Vorhof bei noch normalgroßem linkem Ventrikel.

Herzkatheter: Kein Gradient an Aorten- und Trikuspidalklappe. MVG 6 mm Hg, MVA 1,6 cm^2, EDVI 43 ml/m^2, ESVI 6 ml/m^2, EF 86%. Bei der supraaortalen Angiographie deutlicher Kontrastmittelreflux in den LV. Bei rechtsventrikulärer Angiographie Kontrastmittelreflux in den mäßig vergrößerten rechten Vorhof. Plan: Konservative Therapie.

Elektrokardiogramm (Abb. 4.155): Nach Regularisierung Sinusrhythmus. Mitteltyp. AV-Block I. Grades, P-biatriale mit hoher positiver P-Welle in II und III sowie aVF und deutlichem negativen linksatrialen Anteil in V_1 und V_2 sowie Doppelgipfel in V_6. Deutliche Linksschädigungszeichen.

Phonokardiogramm (Abb. 4.156): Noch zeitgerecht einfallender hochamplitudiger 1. HT. Mittelfrequentes, mittelamplitudiges frühsystolisches Geräusch. Normalamplitudiger 2. HT mit anschließendem hochfrequentem Decrescendosofortdiastolikum über 3 L 2 und niederamplitudigem Mitralöffnungston mit einem A_2-MÖT-Intervall von 0,12 s ohne sicheres diastolisches Decrescendogeräusch über der Herzspitze. Präsystolisches Crescendo als Hinweis auf Mitralstenose.

Karotispulskurve (Abb. 4.157): Regelrechter Steilanstieg über anakrote Schulter zum mesosystolischen Gipfel. Erhaltene Inzisur und dikrote Welle.

Apexkardiogramm (Abb. 4.158): Abgeflachte langsame und schnelle Füllungswelle. Abgeflachte A-Welle als Hinweis auf bedeutsame Mitralstenose. Frühsystolischer Gipfel. Zeitgerechter Abfall zum Punkt 0 mit Koinzidenz des Mitralklappenöffnungstones (!).

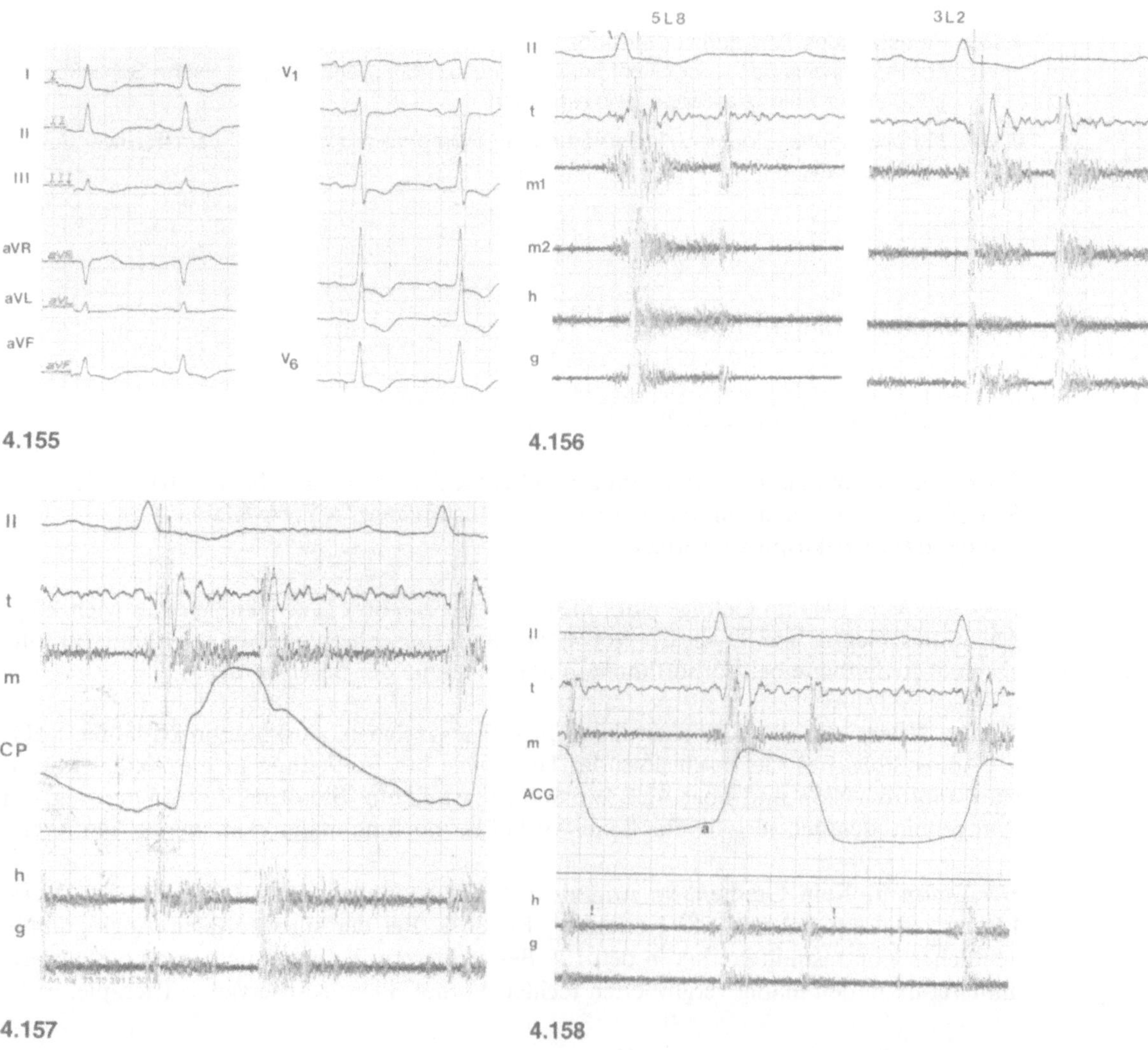

4.155

4.156

4.157

4.158

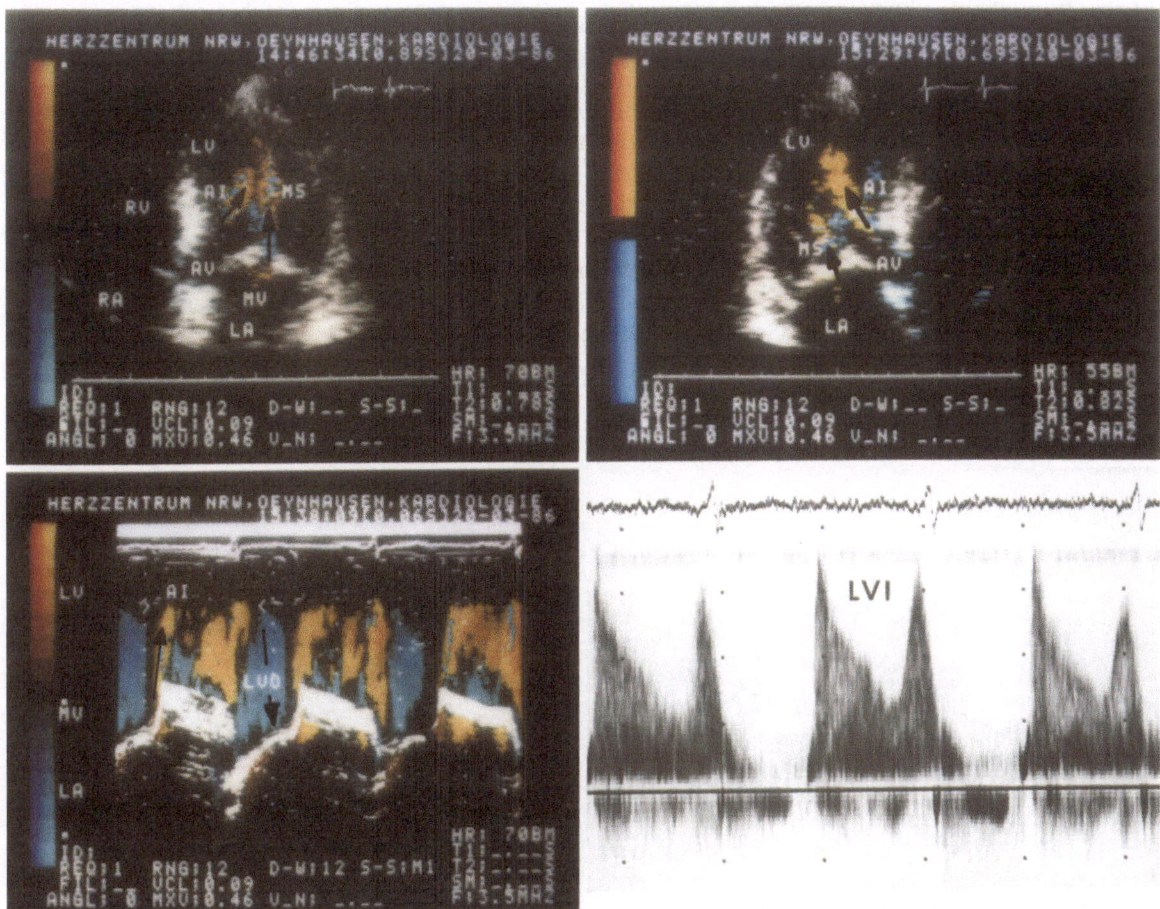

4.159. Vergrößerter Ausschnitt des apikalen Vierkammerblicks im Bereich des linken Ventrikels. Zwischen den verdickten, in der Beweglichkeit eingeschränkten Mitralsegeln schießt der linksventrikuläre Einfluß mit deutlich turbulentem Flußcharakter und einem Aliasing *(blau)* in den linken Ventrikel. Der Aorteninsuffizienzjet *(AI)* verläuft in Richtung des linksventrikulären Einflusses

4.160. Apikaler Zweikammerblick mit linksventrikulärem Einfluß durch die Mitralstenose sowie der in dieser Ebene deutlichen Aorteninsuffizienz. Der linksventrikuläre Einfluß erscheint nur sehr kurz und schmal

4.161. Farbdoppler-M-mode der Mitralklappenregion aus apikaler Sicht mit linksventrikulärem Ausfluß *(LVO, blau)*, aortalem Regurgitationsjet *(AI)* und linksventrikulärem Einstrom durch die Mitralstenose. Der Aorteninsuffizienzjet ist deutlich vor Beginn der Mitralöffnung nachweisbar

4.162. *Kontinuierlicher Doppler:* Registrierung des trans- und postvalvulären linksventrikulären Einflusses. Es zeigt sich ein für leichte bis allenfalls mittelgradige Mitralstenosen charakteristischer Doppelgipfel bei relativ kurzer Druckhalbwertszeit

Echokardiographischer Befund: Rechter Ventrikel (13 mm) und linker Ventrikel normal weit. Linker Vorhof mittelgradig dilatiert (52 mm). Linksventrikuläre Hinterwand normal dick und normokinetisch. Interventrikuläres Septum normal dick, hyperkinetisch. Mitralklappe mit leichter Reduktion des EF-Slopes und der Separationsamplituden sowie verminderter planimetrierter Öffnungsfläche. Das hintere Segel ist akinetisch, beide Segel weisen mittelgradige Verdickungen auf. Aortenwurzel normal weit, Aortenklappe mit leicht reduzierter Separationsweite sowie leichten multiplen Echos.

Dopplerechokardiographie: Leichte bis allenfalls mittelgradige Mitralstenose, MVA = 2,2 cm². Keine bedeutsame Mitralinsuffizienz, allenfalls minimale Regurgitation. Aorteninsuffizienz mittelschweren Grades. Geringe Aortenklappenstenose (Δ P-peak = 18 mm Hg).

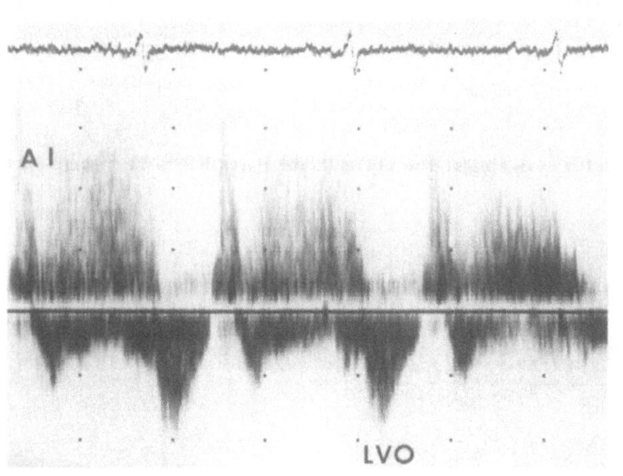

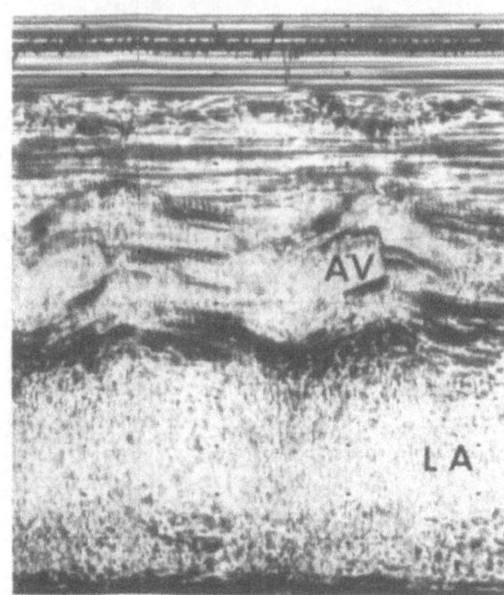

4.163. *Kontinuierlicher Doppler:* Registrierung der Aorteninsuffizienz, die direkt nach Schluß der Aortenklappe beginnt und bis zur erneuten Öffnung des linksventrikulären Ausflußventils nachweisbar ist

4.164. M-mode-Echokardiogramm der Aortenklappe von parasternal mit nur leichter Reduktion der Separationsweite sowie leichten multiplen Echos der Klappe

Fall 2: H.B., w., 70 Jahre (Abb. 4.165–4.177)

Diagnose: Kombiniertes Mitralvitium mit etwa gleichgroßem Stenose- und Insuffizienzanteil, NYHA-Klasse III.
Trikuspidalinsuffizienz.

Vorgeschichte: 1960 Diagnose eines kombinierten Mitralvitiums. 1968 Mitralklappenkommissurotomie. Jetzt Leistungsabfall mit Dyspnoe bei leichter körperlicher Belastung.

Klinik: In Ruhe keine kardiopulmonalen Insuffizienzzeichen. Blutdruck 110/70 mm Hg. Auskultatorisch 3/6 holosystolisches Geräusch über der Herzspitze. Mitralklappenöffnungston und anschließendes 2/6-Decrescendodiastolikum. Im Röntgenbild vergrößerter linker Vorhof.

Herzkatheter: Vergrößerter linker Ventrikel mit einer EF von 60%. Bei der Angiographie Regurgitation von Kontrastmittel über die Mitralklappe in den vergrößerten linken Vorhof und beim RV-Angiogramm Regurgitation über die Trikuspidalklappe in den vergrößerten rechten Vorhof. Systolischer Pulmonalarteriendruck 100 mm Hg.

Verlauf: Bei der Operation Bestätigung eines verkalkten kombinierten Mitralvitiums mit bleistiftgroßer Restöffnung. Klappenersatz mit einer Mitroflow-Perikardprothese M 27 und De-Vega-Plastik der Trikuspidalklappe.

Elektrokardiogramm (Abb. 4.165): Sinusrhythmus, P-mitrale, Rechtstyp. Hinweise auf Rechtsbelastungszeichen mit tiefer S-Zacke bis V_4 und diskordanter Kammerendschwankung. Inkompletter Rechtsschenkelblock.

Phonokardiogramm (Abb. 4.166): Leicht verspätet einfallender hoch- bis mittelamplitudiger niederfrequenter 1. HT. Hochfrequentes holosystolisches bandförmiges Refluxgeräusch mit p.m. über 5 L 8. Normalamplitudiger gespaltener 2. HT mit leicht überhöhtem Pulmonalklappenschlußton als Hinweis auf pulmonale Hypertonie. Niederamplitudiger mittelfrequenter Mitralklappenöffnungston (!). A_2-MÖT-Intervall 0,10–0,12 s und anschließendes kurzes, z. T. hochfrequentes diastolisches Decrescendogeräusch. Kein Präsystolikum.

Apexkardiogramm (Abb. 4.167): Abgeflachte schnelle und langsame Füllungswelle. A-Welle nicht abgrenzbar. Abgerundeter systolischer Gipfel. Träger Abfall zum Punkt 0 mit Koinzidenz zum Mitralklappenöffnungston (!).

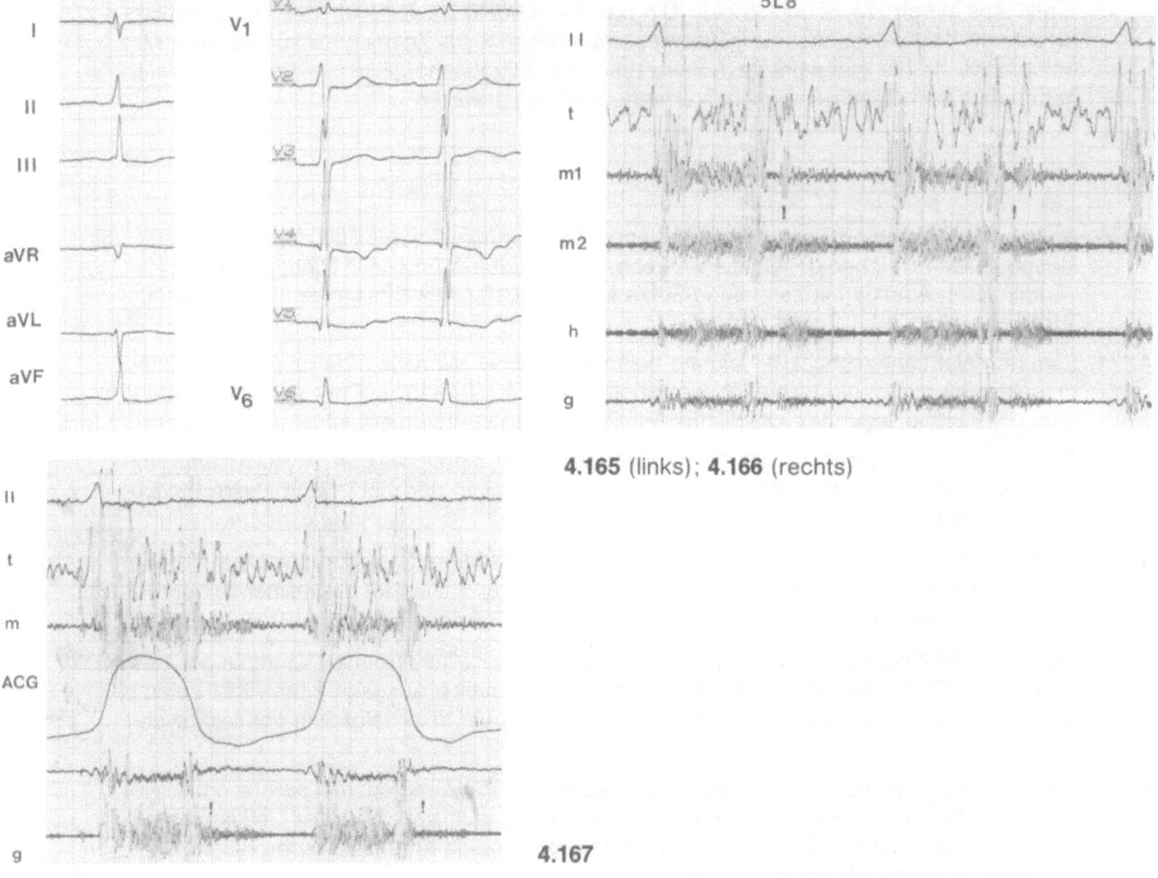

4.165 (links); **4.166** (rechts)

4.167

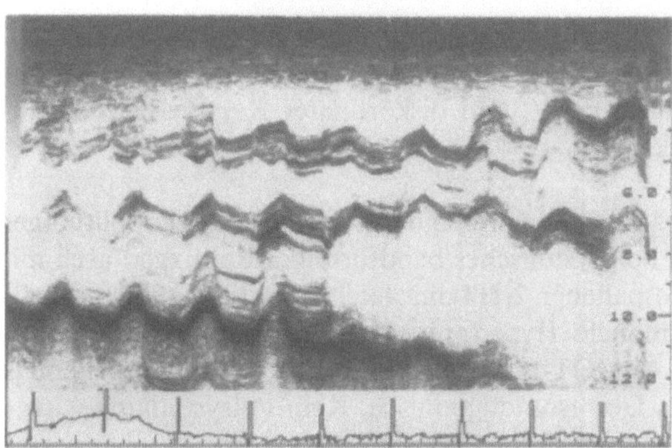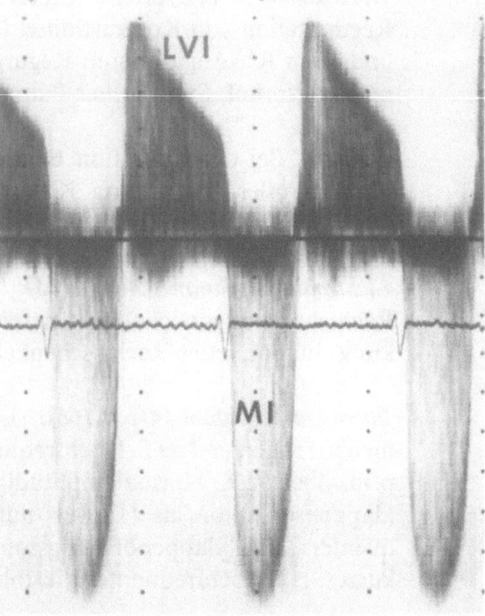

4.168. Parasternaler M-mode-sweep: Dokumentiert ist die hochgradige Mitralstenose mit mittelgradig dilatiertem linkem Vorhof. Das interventrikuläre Septum bewegt sich partiell paradox

4.169. *Kontinuierlicher Doppler:* Registrierung der Mitralinsuffizienz sowie des linksventrikulären Einflusses durch die Mitralstenose. Die aus der Druckhalbwertszeit der Dopplerkurve errechnete Mitralklappenöffnungsfläche beträgt 0,9 cm^2. Als Zeichen für hochgradige Mitralstenose ist die ausgeprägte Schwärzung des Mitralstenosenjets in Verbindung mit hohen mittleren Geschwindigkeiten des Blutflusses zu werten

4.170. Apikaler Zweikammerblick: Stark turbulenter linksventrikulärer Einfluß durch die Mitralklappe. Nach Erreichen der Spitze während des Hinunterströmens in Richtung des linksventrikulären Ausflußtraktes ausgeprägtes Mosaikmuster des Einflusses als Zeichen für Turbulenz

4.171. Parasternaler Längsschnitt mit leichter bis mittelgradiger Mitralinsuffizienz *(MI)*. Der Flußcharakter ist nur wenig turbulent, was auch in Abb.4.169 aufgrund nur minimaler, oberhalb der Nullinie liegender systolischer Flußbewegungen registriert ist

4.172. Parasternaler Längsschnitt mit Regurgitationsjet der mittelgradigen Aorteninsuffizienz *(AI)*. Oberhalb des interventrikulären Septums ist simultan der rechtsventrikuläre Einfluß dokumentiert

4.173. Parasternaler Längsschnitt des rechten Herzens mit mittelgradiger Trikuspidalinsuffizienz *(TI)*, die in dieser Schnittebene nur als relativ kurzer aber breiter Jet darstellbar ist mit turbulenter Flußcharakteristik, erkennbar an den gelben Pixeln

4.174. Apikaler Vierkammerblick mit Registrierung der Trikuspidalinsuffizienz *(TI)*. Im Gegensatz zu Abb.4.173 ist hier jedoch der Regurgitationsjet deutlich ausgedehnter, nicht zuletzt auch als Folge des geänderten Farbkodes. Im rechten Ventrikel zeigt sich der rechtsventrikuläre Ausfluß

4.175. Parasternales Farbdoppler-M-mode der Trikuspidalklappenregion mit rechtsventrikulärem Ein- *(RVI)* und Ausfluß *(RVO)* und der Trikuspidalinsuffizienz *(TI)*. Der Umklappeffekt des rechtsventrikulären Einflusses muß als Zeichen für eine erhöhte Geschwindigkeit bei Trikuspidalstenose gewertet werden

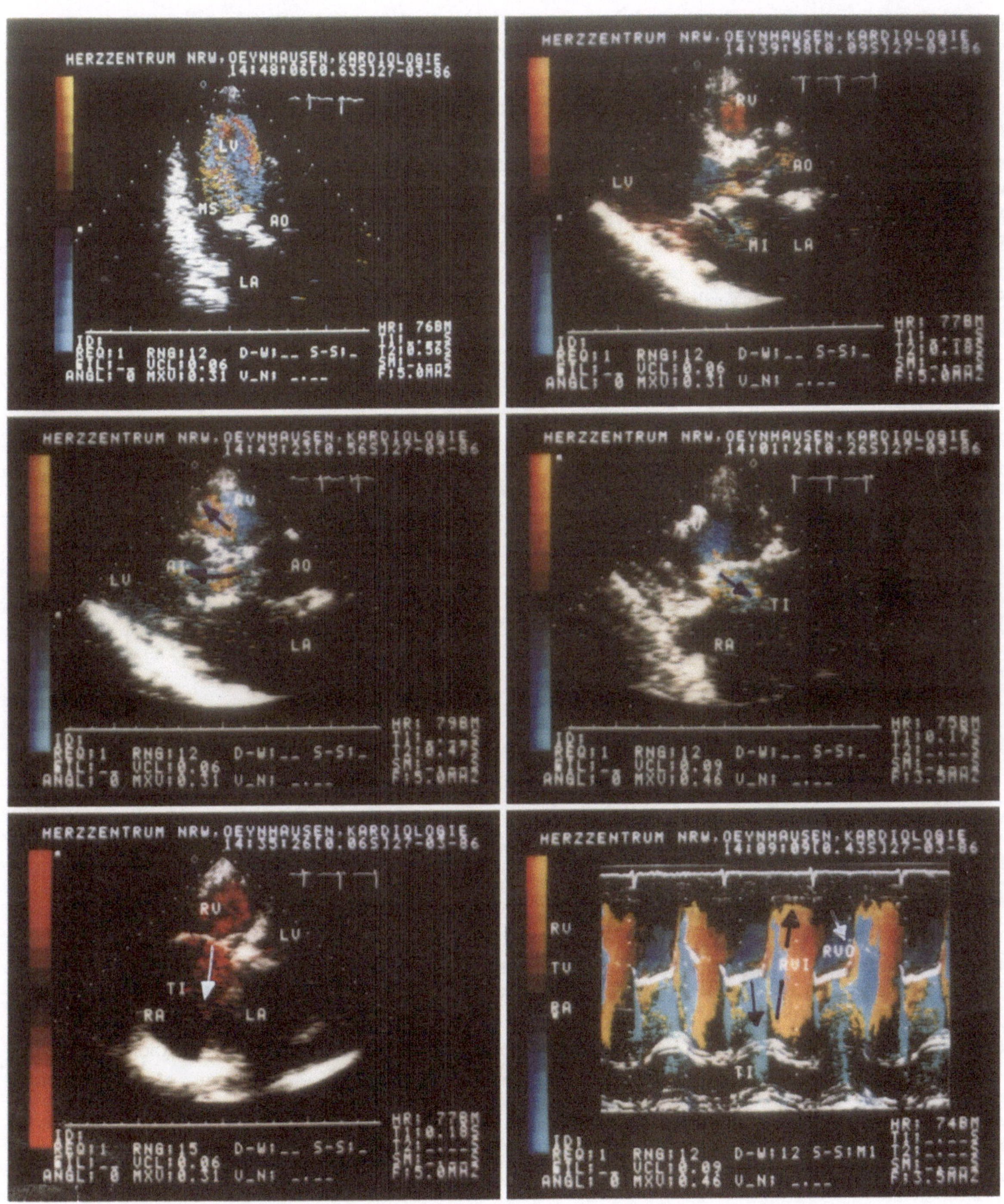

4.170–4.175.   (Legenden s. S. 104)

Echokardiographischer Befund: Unter Berücksichtigung der kleinen Körperoberfläche (Größe = 150 cm/Gewicht = 46 kg) ist der rechte Ventrikel grenzwertig vergrößert (25 mm). Normalgroßer linker Ventrikel (EDD = 45/ESD = 30 mm). Die linksventrikuläre Hinterwand und das interventrikuläre Septum sind normal dick und ausreichend beweglich. Interventrikuläres Septum mit paradoxem Bewegungsmuster als Hinweis für rechtsventrikuläre Druck- bzw. Volumenbelastung. Aortenklappenbewegung unauffällig. Trikuspidalklappenbewegung mit reduziertem EF-Slope und reduzierten Öffnungsamplituden im M-mode als Hinweis für Trikuspidalstenose. Mitralklappe mit deutlich reduziertem EF-Slope (12 mm/s), Separationsamplituden sowie planimetrierter Mitralklappenöffnungsfläche (0,6 cm^2). Das hintere Segel bewegt sich gegenüber dem vorderen konkordant. Beide Segel weisen ausgeprägte Verdickungen auf. Insgesamt hochgradige Mitralstenose. Der linke Vorhof ist mittelgradig dilatiert (47 mm). Der rechte Vorhof ist ebenfalls dilatiert.

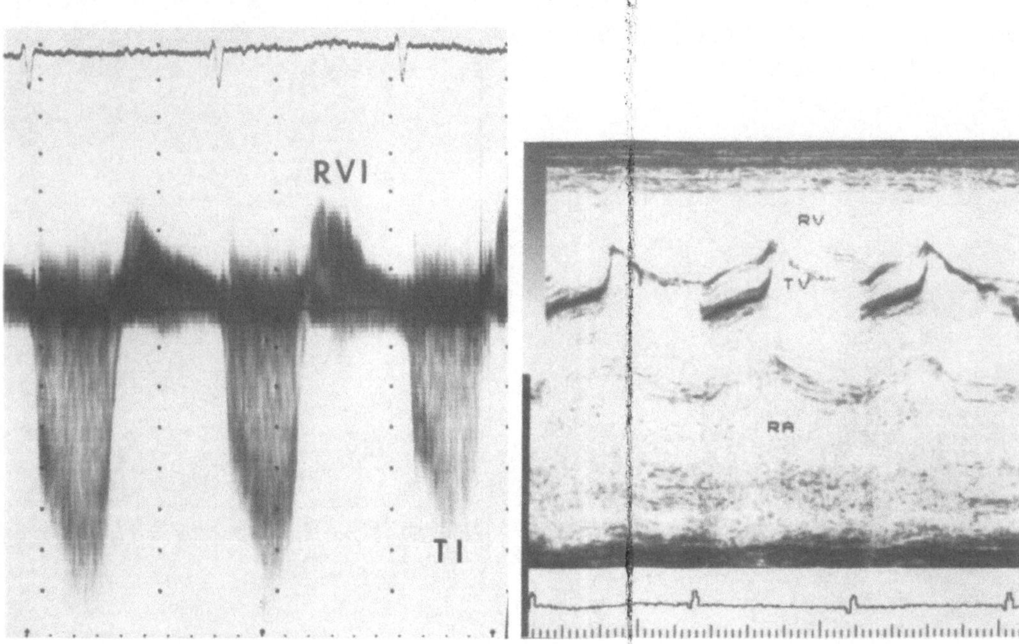

4.176. *Kontinuierlicher Doppler:* Registrierung des schnellen rechtsventrikulären Einflusses oberhalb der Nullinie bei Trikuspidalstenose sowie der deutlichen Trikuspidalinsuffizienz unterhalb der Nullinie

4.177. M-mode-Echokardiogramm der Trikuspidalklappe aus parasternaler Sicht mit Reduktion des EF-Slopes, Aufhebung der A-Welle und leichter Verdickung der Segel

Fall 3: K. R., w., 64 Jahre (Abb. 4.178–4.196)

Diagnose: Kombiniertes Aorten-Mitral-Vitium mit überwiegender Stenose beider Klappen. Trikuspidalinsuffizienz, insgesamt NYHA-Klasse III aus IV.

Vorgeschichte: Im 21. Lebensjahr rheumatisches Fieber. Im 30. Lebensjahr Myokarditis. Mit 51 Jahren Lungen- und Hirnembolie, mit 54 Jahren zweimalige Synkopen. Bei einer ersten Katheteruntersuchung im 62. Lebensjahr Diagnose eines kombinierten Aorten-Mitral-Vitiums und einer Trikuspidalinsuffizienz. Die vorgeschlagene Operation wird von der Patientin abgelehnt.

Verlauf: Wegen Zunahme der Beschwerden mit Dekompensation schließlich Einwilligung zur Klappenersatzoperation. Bei der Operation wird ein Aorten- und Mitralklappenersatz mit einer Björk-Shiley-Prothese und einer De-Vega-Plastik der Trikuspidalklappen durchgeführt. Wegen einer postoperativen Bradyarrhythmia absoluta erhält die Patientin zusätzlich noch einen Herzschrittmacher mit myokardialer Elektrode.

Elektrokardiogramm (Abb. 4.178): Absolute Arrhythmie bei Vorhofflimmern, Mitteltyp. Hinweise auf vermehrte Rechtsbelastung mit S-Zacken bis V_5 und leicht deszendierenden ST-Streckensenkungen in V_3 und V_4.

Phonokardiogramm (Abb. 4.179): Verspätet einfallender hochamplitudiger 1. HT. Vom 1. HT etwas abgesetztes spindelförmiges hochamplitudiges mittelfrequentes Austreibungsgeräusch, das bis zum 2. HT anhält. Der 2. HT hat eine erniedrigte Amplitude. Mittelamplitudiger, mittelfrequenter Mitralklappenöffnungston. Spaltungsintervall 0,10–0,12 s, anschließendes mittel- bis hochfrequentes diastolisches Descrescendogeräusch. Beim Müller-Saugversuch (rechts) deutliche Amplitudenzunahme sowohl des systolischen als auch des diastolischen Geräusches als Hinweis auf kombiniertes Trikuspidalvitium.

Karotispulskurve (Abb. 4.180): Verzögerter Steilanstieg. Kein sicheres Hahnenkammphänomen. Nur angedeutete Zähnelung des systolischen Kurvenanteils. Verstrichene Inzisur und abgeflachte dikrote Welle.

Echokardiographischer Befund: Mittelgradig dilatierter rechter Ventrikel (33 mm). Stark dilatierter linker (73 mm) und rechter Vorhof. Linker Ventrikel leicht vergrößert (EDD = 61/ESD = 36 mm). Linksventrikuläre Hinterwand leicht verdickt, hyperkinetisch, interventrikuläres Septum normal dick, normokinetisch. Mitralklappe mit Mitralstenose mittleren bis höheren Schweregrades, EF-Slope 30 mm/s, Separationsamplituden reduziert,

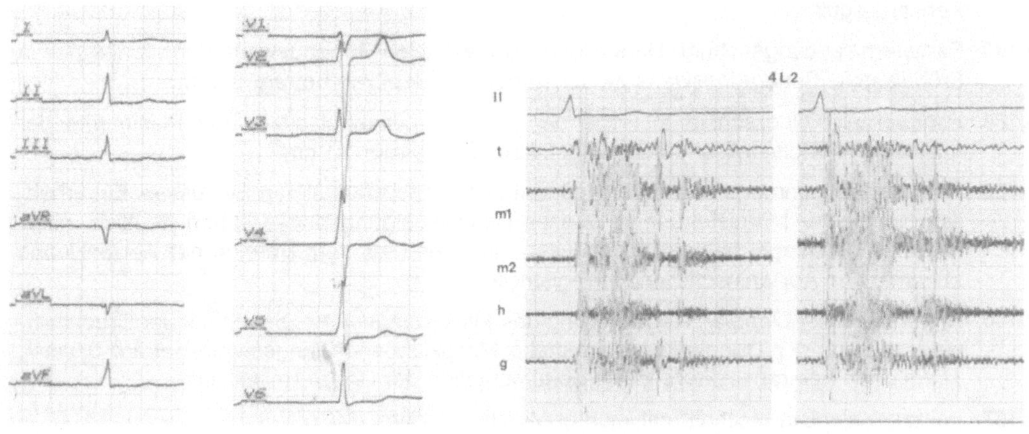

4.178;
4.179

planimetrierte Öffnungsfläche 1,1 cm². Das hintere Mitralsegel bewegt sich im Vergleich zum vorderen Segel konkordant, beide Segel sind mittelgradig bis stark verdickt. Aortenklappe mit deutlich reduzierter Segelseparation und einer Öffnungsfläche von 0,9 cm² bei mittelgradig bis stark verdickten Segeln. Die Trikuspidalklappe zeigt einen reduzierten EF-Slope (26 mm/s) als Hinweis für Trikuspidalstenose. Die Pulmonalklappe weist diskrete mittsystolische Schließbewegungen auf als Zeichen pulmonaler Hypertonie. Mittelschwerer posteriorer Perikarderguß.

Dopplerechokardiographie: Die aus der Druckhalbwertszeit der Dopplerkurve errechnete Mitralklappenöffnungsfläche beträgt 0,6 cm². Leichte Mitralinsuffizienz. Leichte bis allenfalls mittelgradige Aorteninsuffizienz. Trikuspidalklappe mit mittel- bis höhergradiger Trikuspidalinsuffizienz und relativ schnellem rechtsventrikulärem Einfluß als Hinweis für funktionelle (Volumenbelastung) oder organische Stenose.

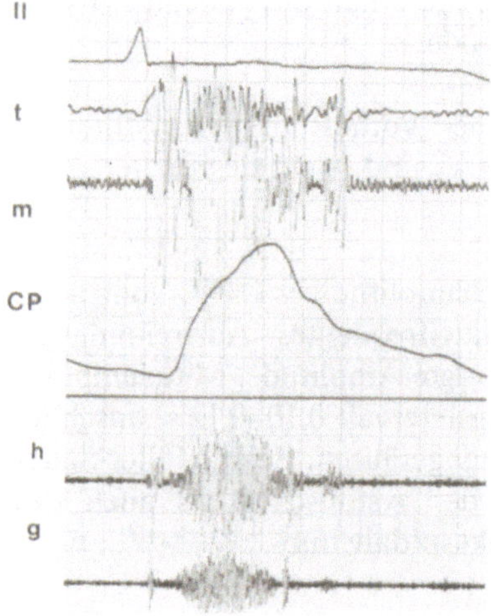

4.180

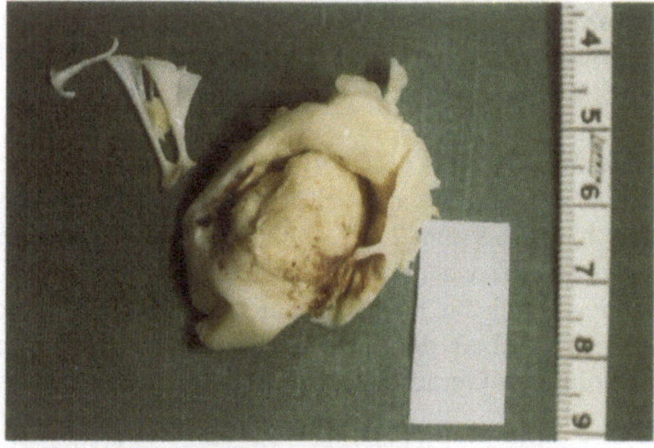

4.181. Operationspräparat der Mitralklappe

4.182. Parasternales M-mode der deutlich stenosierten und verkalkten bzw. verdickten Mitralklappe mit reduziertem EF-Slope, reduzierten Separationsamplituden, konkordantem hinterem Segel und deutlichen Verdickungen des Mitralklappenringes posterior. Posteriorer Perikarderguß

4.183. Parasternaler Längsschnitt: Darstellung der maximalen Öffnungsweite der Mitralklappe in Frühdiastole. Separationsweite zwischen den Segelspitzen beträgt 8 mm

4.184. Parasternaler Querschnitt in Höhe der Mitralklappensegelspitzen mit Planimetrie der maximalen frühdiastolischen Öffnungsfläche. Sie beträgt 1,1 cm²

4.185. Apikaler Vierkammerblick mit Vergrößerung des linksventrikulären Einflusses. Ein erheblich turbulenter Mitralstenosejet, dessen Beschleunigungsphase schon deutlich unterhalb der Mitralsegel beginnt, ist simultan mit einem aus dem Bereich der Aortenklappe stammenden Aorteninsuffizienzjet registriert

4.186. *Kontinuierlicher Doppler:* Registrierung des Mitralstenosejets. Die mittels der Druckhalbwertszeit aus der Dopplerkurve ermittelte Mitralklappenöffnungsfläche beträgt 0,6 cm². *Links oben* Referenzsektorbild mit Dokumentation der Dopplermeßlinien

4.187. Parasternaler Längsschnitt mit leichter Mitralinsuffizienz *(MI, blau)*

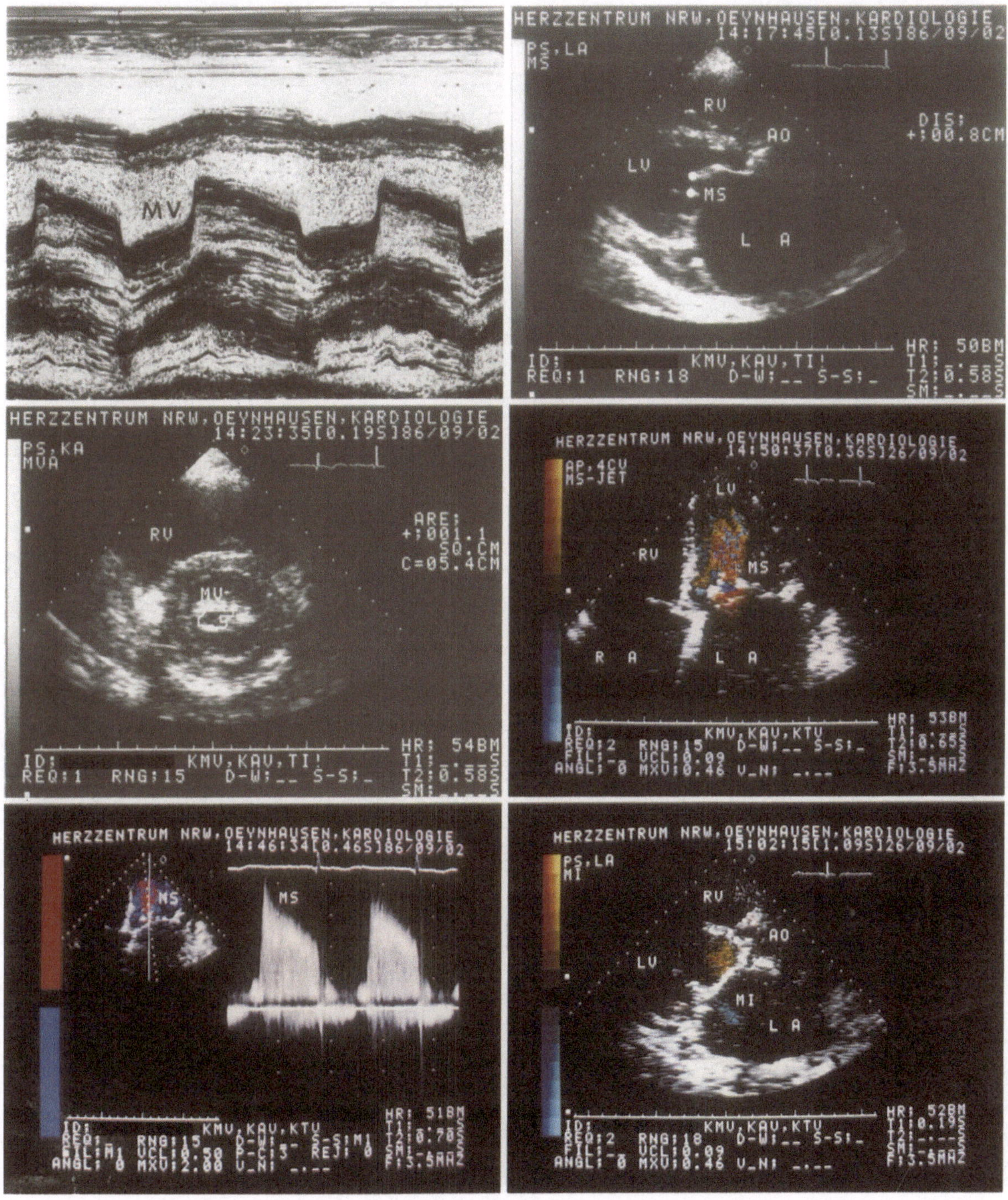

4.182–4.187.   (Legenden s. S. 108)

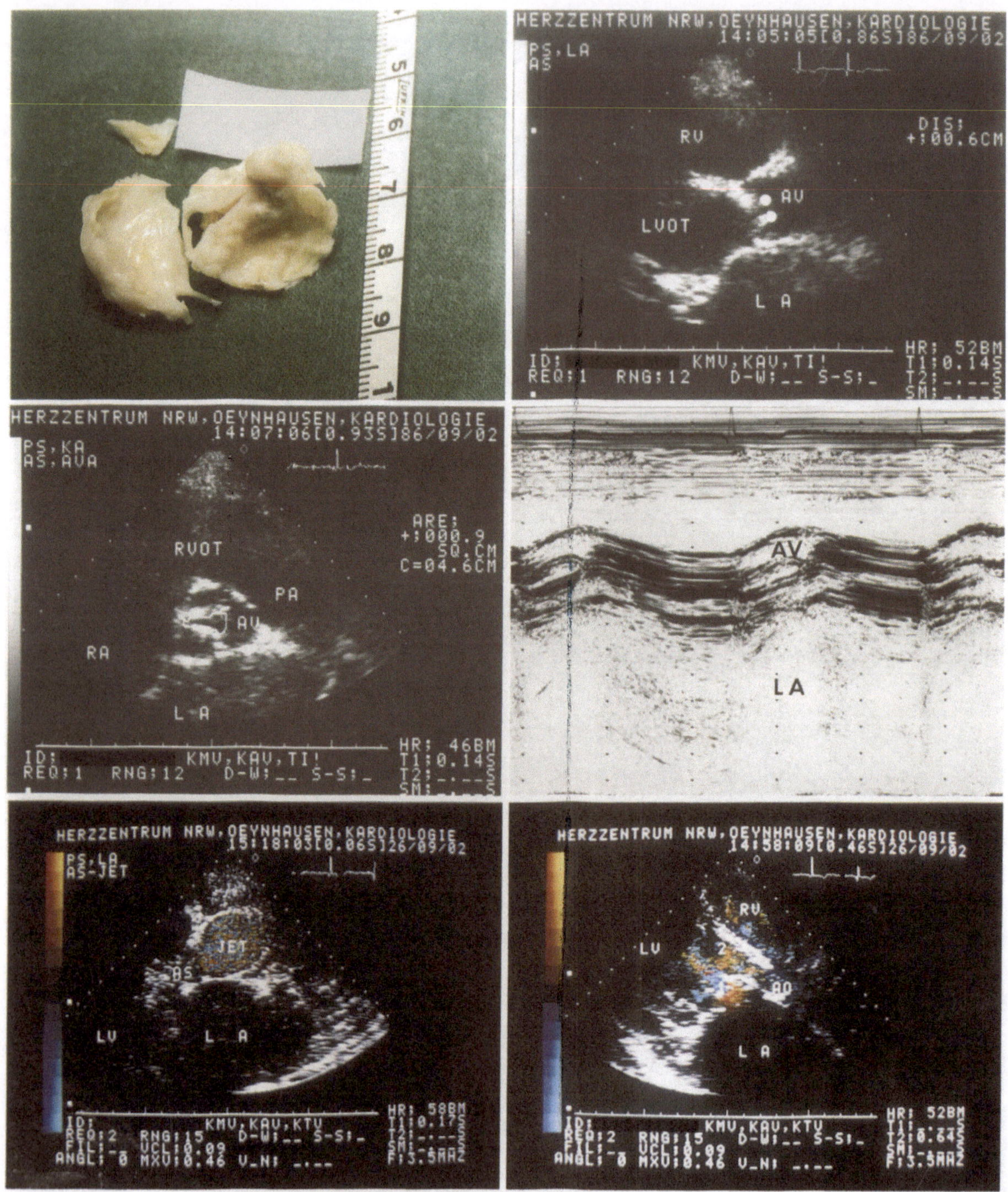

4.188–4.193. (Legenden s. S. 111)

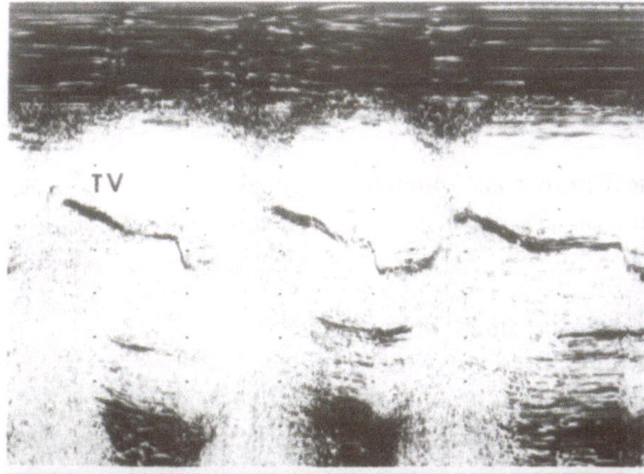

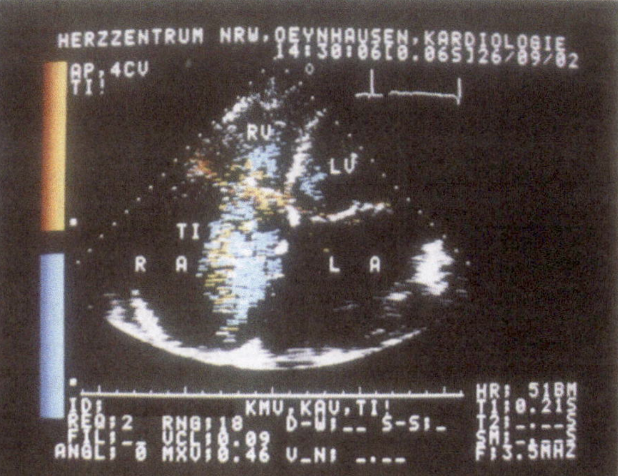

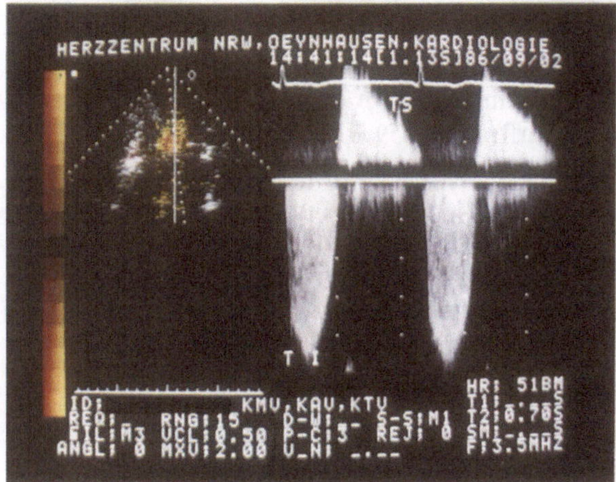

4.194. Parasternales M-mode der Trikuspidalklappe mit deutlich reduziertem EF-Slope und leichten Verdickungen der Segel als Hinweis für Trikuspidalstenose

4.195. Apikaler Vierkammerblick: Starke bis mittelgradige Trikuspidalinsuffizienz *(TI)*

4.196. *Kontinuierlicher Doppler:* Registrierung des schnellen rechtsventrikulären Einflusses und der deutlichen Trikuspidalinsuffizienz. Die Lage des Meßstrahls ist dem Referenzsektorecho zu entnehmen

◄ **4.188.** Operationspräparat der Aortenklappe mit stark degenerierten Klappensegeln

4.189. Parasternaler Längsschnitt mit Vergrößerung der Aortenwurzel und Vermessung der Separationsweite in Höhe der Aortenklappensegelspitzen

4.190. Parasternaler Querschnitt in Höhe der Aortenklappensegelspitzen mit planimetrierter Klappenöffnungsfläche von 0,9 cm²

4.191. Parasternales M-mode der Aortenklappe und des großen linken Vorhofes. Erhebliche Reduktion der Separationsweite und Verkalkung der Aortenklappe sind Zeichen einer bedeutsamen Aortenstenose

4.192. Parasternaler Längsschnitt der Aortenwurzel und der Aorta ascendens mit Dokumentation der stark turbulenten postvalvulären Strömung *(JET)*, die die gesamte Aortenweite ausfüllt. Ein einzelner scharfer Jet ist nicht detektierbar

4.193. Halbapikaler Längsschnitt: Registrierung des linksventrikulären Einflusses durch die Mitralstenose *(1)* und der leichten Aorteninsuffizienz *(2)*

Fall 4: H.B., w., 65 Jahre (Abb. 4.197–4.213)

Diagnose: Kombiniertes Aorten-Mitral-Vitium mit überwiegender Stenose beider Klappen. Trikuspidalinsuffizienz, insgesamt NYHA-Klasse III aus IV.

Vorgeschichte: Vor 14 Jahren Auftreten eines Vorhofflimmerns. Danach Diagnose eines multivalvulären Vitiums. Vor 1 Jahr zweimal dekompensiert, jetzt besteht Dyspnoe vom Schweregrad III.

Klinik: 1,57 m große und 44 kg schwere Patientin. Kardial nicht dekompensiert. Facies mitralis als Hinweis auf kleines Schlagvolumen. Im Röntgenbild vergrößerter linker Vorhof mit deutlichem Mitralklappenkalk sowie Hinweisen für chronische und akute Lungenstauung.

Herzkatheter: Pulmonalarteriendrucke 93/32/52 mm Hg, PCW – /34/27 mm Hg, V-Welle im rechten Vorhof 14 mm Hg. Kein Gradient an der Trikuspidalklappe. Pulmonalarterienwiderstand mit 571 dyn·s·cm^{-5} deutlich erhöht. MVG 17 mm Hg, MVA 0,7 cm^2 unkorrigiert. AVG 19 mm Hg, AVA 0,7 mm^2 unkorrigiert. Auswurffraktion 59%, Regurgitationsfraktion an der Aortenklappe 33%.

Verlauf: Bei der Klappenersatzoperation bestätigt sich der Befund einer höchstgradigen, erheblich verkalkten Mitralstenose sowie eines kombinierten Aortenvitiums und einer Trikuspidalinsuffizienz. Aorten- und Mitralklappe werden jeweils durch eine St.-Jude-Medical-Prothese ersetzt. An der Trikuspidalklappe wird eine De-Vega-Plastik durchgeführt.

Elektrokardiogramm (Abb. 4.197): Absolute Arrhythmie bei Vorhofflimmern. Steil- bis Rechtstyp. Inkompletter Rechtsschenkelblock. Hinweise auf vermehrte Rechtsherzbelastung mit tiefen S-Zacken und deszendierenden Kammerendteilen bis V$_5$.

Phonokardiogramm (Abb. 4.198): Über 3 L 2 (links) hochamplitudiger hochfrequenter 1. HT, anschließend hochamplitudiges hochfrequentes bandförmiges holosystolisches Geräusch (s. Apexkardiogramm) sowie mittel- bis hochamplitudiges mittelfrequentes spindelförmiges Austreibungsgeräusch, das bis an den 2. HT heranreicht. Weit gespaltener 2. HT mit deutlichem Pulmonalklappenschlußton als Hinweis auf pulmonale Hypertonie. Über 5 L 2 (rechts) mittelamplitudiger hochfrequenter Mitralklappenöffnungston mit kurzem diastolichem Intervalldecrescendo. Über 5 L 2 (rechts) hochfrequentes diastolisches Decrescendosofortgeräusch, das etwa ⅔ der Diastole ausfüllt als Hinweis auf zusätzliche Aorteninsuffizienz.

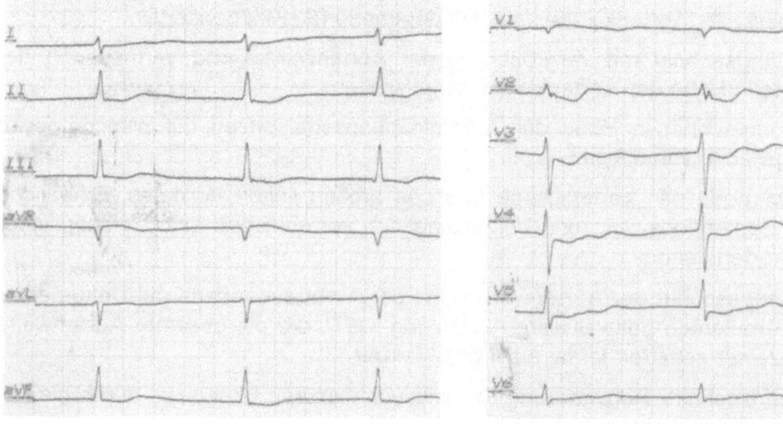

4.197

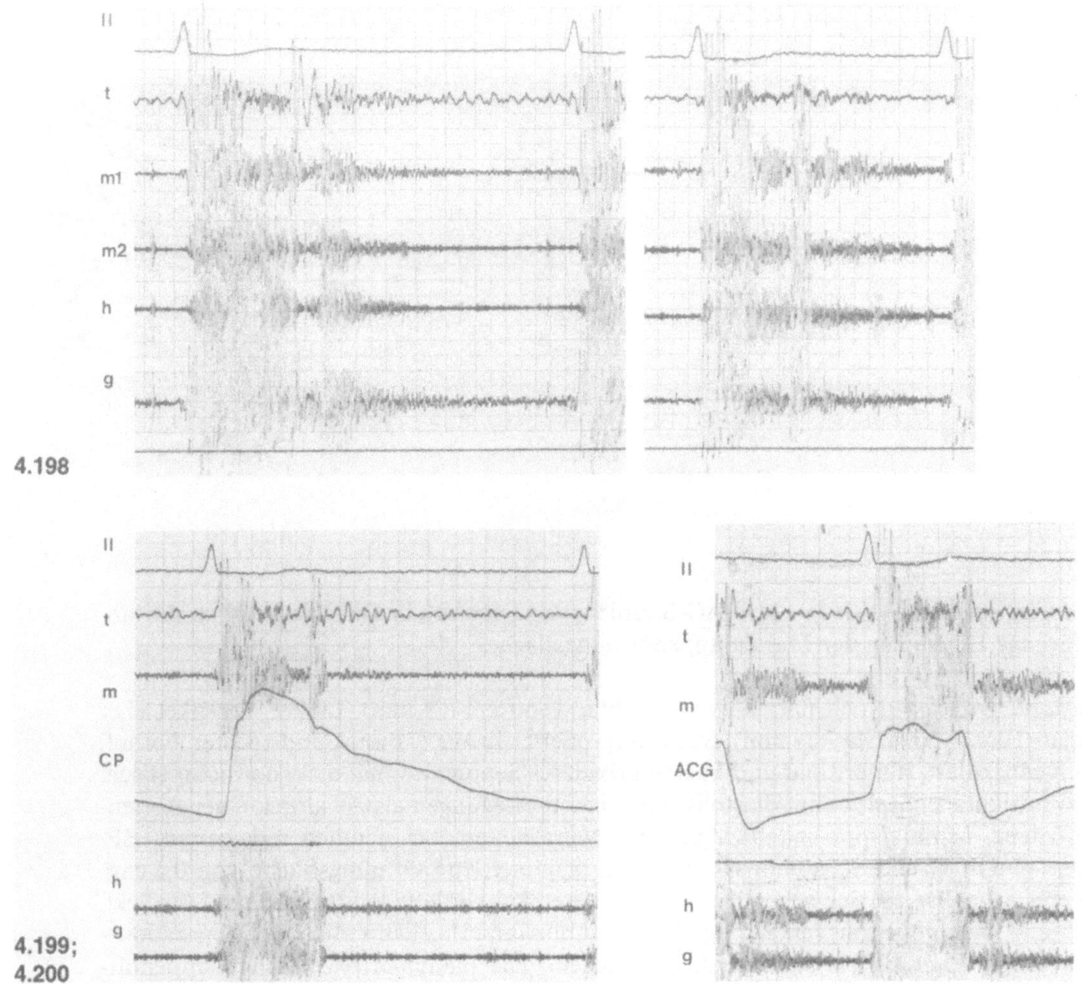

4.198

**4.199;
4.200**

Karotispulskurve (Abb. 4.199): Regelrechter Steilanstieg ohne auffallende Umformung des systolischen Kurvenanteils mit deutlicher Inzisur und etwas abgeflachter dikroter Welle.

Apexkardiogramm (Abb. 4.200): Koinzidenz von Mitralklappenöffnungston und Punkt 0 im Apexkardiogramm. Noch deutliche schnelle Füllungswelle. Etwas abgeflachte langsame Füllungswelle. A-Welle bei Vorhofflimmern nicht abgrenzbar. Im Phonokardiogramm deutlich bandförmiges hochfrequentes holosystolisches Geräusch.

Lebervenenpuls (Abb. 4.201): Fehlende A-Welle bei Vorhofflimmern. Frühsystolische Refluxwelle und anschließender positiver Lebervenenpuls mit fehlendem X-Tal als Hinweis auf bedeutsame Trikuspidalinsuffizienz. Deutliches bandförmiges hochfrequentes Refluxgeräusch im Phonokardiogramm.

Bemerkung: Die Karotispulskurve enthält, wie bei älteren Menschen mit sklerosierter Aorta nicht selten beobachtet, keine sicheren Hinweise auf ein höhergradiges Aortenvitium und das Apexkardiogramm weist trotz einer operativ gesicherten höchstgradigen Mitralstenose noch eine deutliche schnelle Füllungswelle auf. Die korrekte Diagnose ist nur im Gesamtzusammenhang mit klinischen und anderen nichtinvasiven Befunden zu stellen.

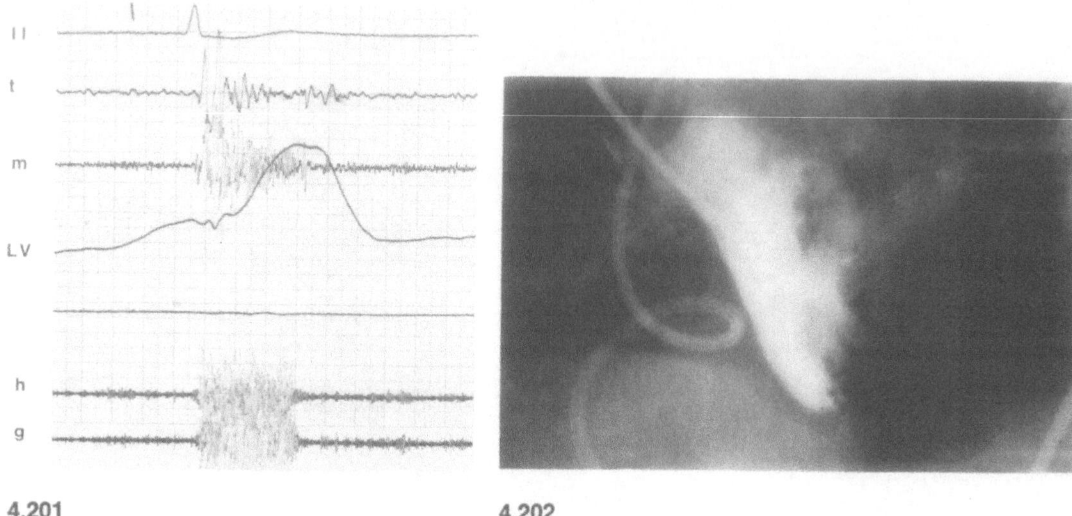

4.201   4.202

LV-Angiographie (Abb. 4.202): Im LAO-Strahlengang zeigt sich in Diastole deutlich die lanzettförmige Einengung der Mitralklappenöffnungsfläche.

Echokardiographie: Noch normalweiter rechter Ventrikel (25 mm). Linker Ventrikel eher schmal (EDD = 31/ESD = 18 mm). Stark vergrößerter linker (71 mm) und rechter Vorhof. Linksventrikuläre Hinterwand und interventrikuläres Septum normal dick, normokinetisch. Interventrikuläres Septum mit diastolischen Flatterbewegungen als Ausdruck einer Aorteninsuffizienz. Mitralklappe mit hochgradiger Mitralstenose bei deutlich reduziertem EF-Slope (13 mm/s) und Separationsamplituden, planimetrierte Öffnungsfläche von 0,4 cm^2. Hinteres Segel bewegt sich gegenüber dem vorderen konkordant, beide Segel sind verdickt. Leichte Mitralklappenringverkalkung. Aortenklappe mit erheblich reduzierter Separationsweite bei mittelgradig bis stark verdickten Segeln. Die planimetrierte Aortenklappenöffnungsfläche beträgt 0,8 cm^2. Die Trikuspidalklappe weist leichte Verdickungen der Segel auf sowie einen deutlich reduzierten EF-Slope (18 mm/s) als Hinweis für Trikuspidalstenose.

4.203. Apikaler Vierkammerblick mit Darstellung der maximalen frühdiastolischen Separationsweite der Trikuspidal- (16 mm) und Mitralklappe (10 mm) ▶

4.204. Parasternales M-mode der Trikuspidalklappe mit reduzierten Öffnungsamplituden und vermindertem EF-Slope

4.205. Apikaler Vierkammerblick wie in Abb. 4.203 mit Registrierung der mindestens mittelschweren Trikuspidalinsuffizienz und des linksventrikulären Ausflusses *(blau)*

4.206. *Kontinuierlicher Doppler:* Mitschrift der Trikuspidalinsuffizienz und der erhöhten Geschwindigkeit des rechtsventrikulären Einflusses durch die Trikuspidalklappe

4.207. Parasternales Farbdoppler-M-mode der Trikuspidalklappe. Unterhalb der geschlossenen Trikuspidalklappe ist *türkis-grünlich* die Trikuspidalinsuffizienz *(TI)* sowie der relativ schnelle rechtsventrikuläre Einfluß dokumentiert

4.208. Kontrast-M-mode-Echokardiogramm aus parasternaler Sicht. *RVI* rechtsventrikulärer Einfluß, *RAI* rechtsatrialer Einfluß, *TI* Trikuspidalinsuffizienz, *TV* Trikuspidalklappe

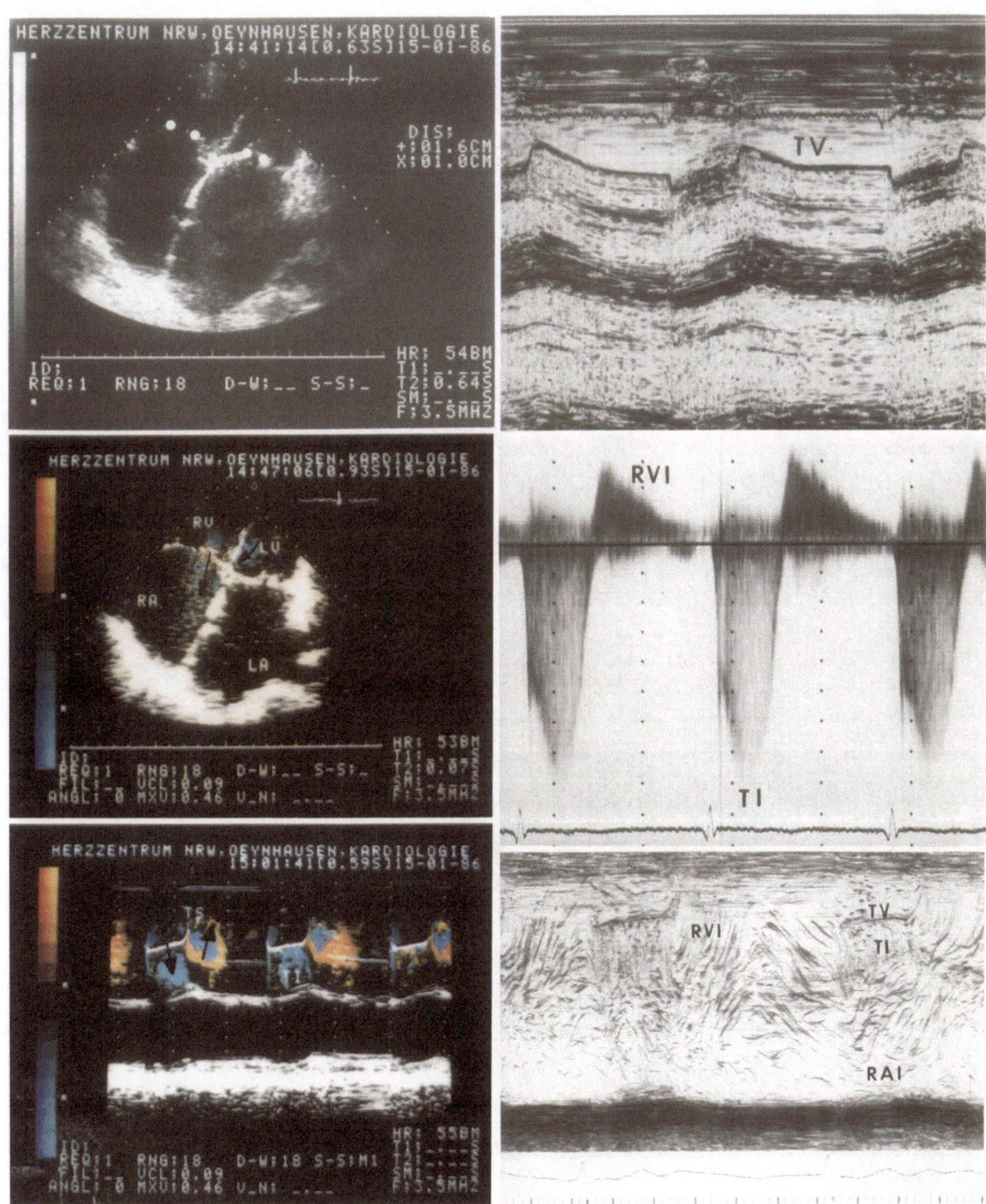

4.203–4.208. (Legenden s. S.114)

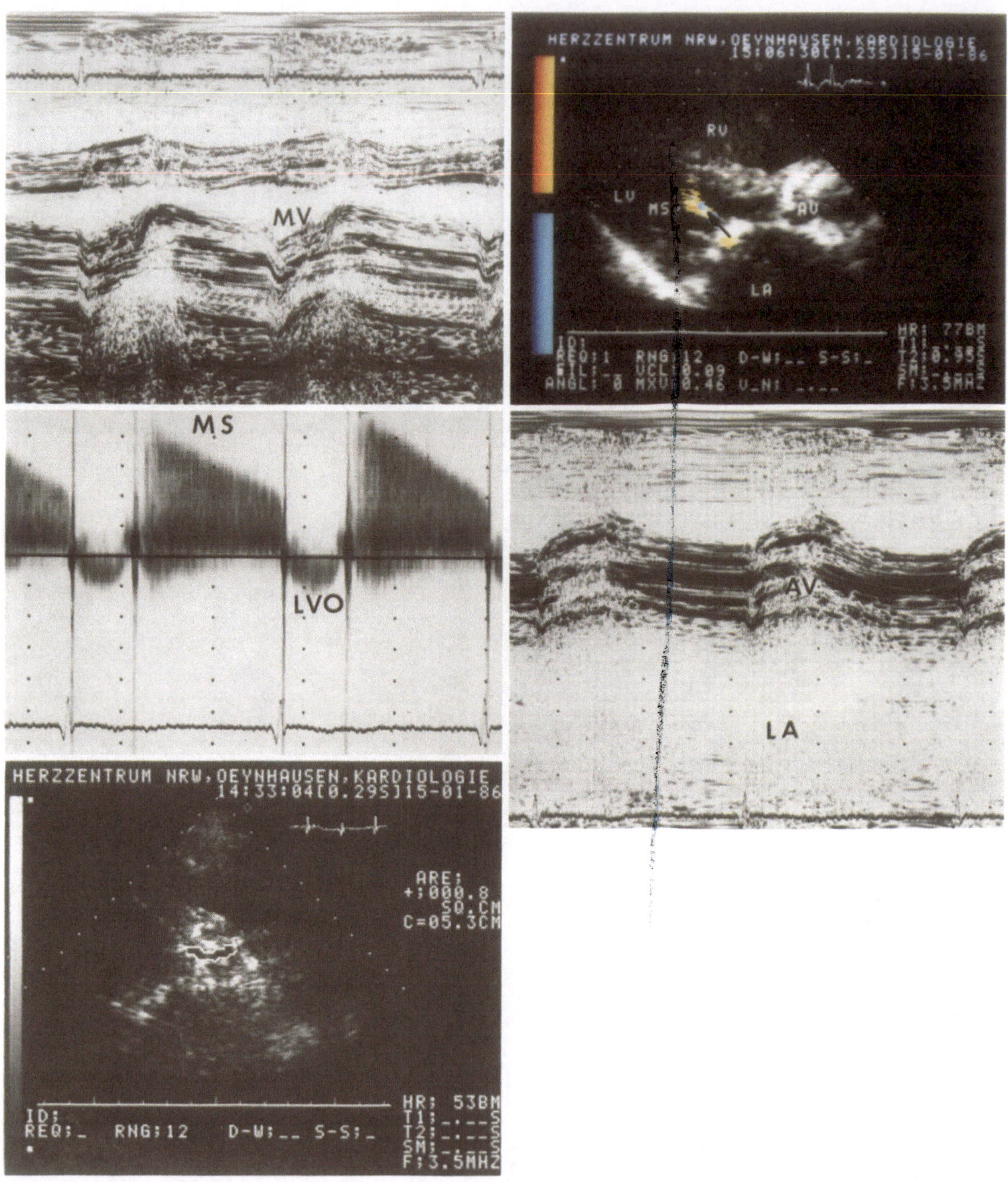

4.209–4.213.   (Legenden s. S. 117)

Dopplerechokardiographie: Mitralstenose höheren Schweregrades mit aus der Druckhalbwertzeit der Dopplerkurve ermittelter Klappenöffnungsfläche von 0,5 cm^2. Keine bedeutsame Mitralinsuffizienz detektierbar. Leichte Aorteninsuffizienz, bedeutsame Aortenstenose. Trikuspidalklappe mit mittelschwerer Trikuspidalinsuffizienz und leichter Trikuspidalstenose.

◀ **4.209.** Parasternales M-mode-Echo der deutlich verdickten Mitralklappe mit konkordant sich bewegendem hinteren Segel, deutlich reduziertem EF-Slope sowie reduzierten Separationsamplituden

4.210. Parasternaler Längsschnitt des linksventrikulären Einflusses durch die Mitralstenose. Typisch für hochgradige Mitralstenosen ist ein relativ kurzer und schmaler Stenosejet aufgrund des geringen Flußvolumens

4.211. *Kontinuierlicher Doppler:* Registrierung des linksventrikulären Einflusses durch die Mitralstenose *(MS)*. Typisch für hochgradige MS: Erhöhte mittlere Flußgeschwindigkeit, die deutlich verlängerte Druckhalbwertszeit und die reduzierte Mitralklappenöffnungsfläche. In Systole ist unterhalb der Nullinie der angeschnittene linksventrikuläre Ausfluß dargestellt

4.212. Parasternales M-mode der erheblich verdickten, in der Beweglichkeit eingeschränkten Aortenklappe und des großen linken Vorhofes

4.213. Parasternaler Querschnitt in Höhe der Aortenklappensegelspitzen mit Planimetrie der Öffnungsfläche, sie beträgt 0,8 cm^2

5 Prothetischer Klappenersatz

Übersicht über einige Klappenprothesen (*A* Aortenposition; *M* Mitralposition)

Mechanische Prothesen

Typ	Position	Größen	Druckgradienten mm Hg	Öffnungsflächen cm^2
Starr Edwards	A	17-14	7-28	1,21-2,92
Kugel	M	0- 4	5-12	1,7 -3,3
Lillehei-	A	14-22	4-40	1,50-3,80
Kaster	M	14-25	7	1,50-4,48
Björk-Shiley	A	19-27	9-22	1,50-3,80
	M	25-31	4	3,2 -5,3
St. Jude	A	19-31	2-14	1,63-5,18
Medical	M	19-33	0- 3	1,63-5,18

Bioprothesen

Typ	Position	Größen	Druckgradient mm Hg	Öffnungsfläche cm^2
Carpentier	A	19-31	17-19	1,64-5,93
Edwards	M	25-35	7	4,19-7,34
Hancock	A	19-31	3-35	1,54-5,72
	M	19-35	5- 7	1,54-7,06
Ionescu	A	17-33	6-12	1,41-6,79
Shiley	M	17-33	3- 8	1,41-6,79

5.1 Normale Flußmuster der verschiedenen Prothesentypen

Die Farbdopplerechokardiographie (CDE) ist ein entscheidender Schritt vorwärts in der nichtinvasiven Beurteilung von Klappenprothesen. Um diese Technik bei der Vermessung von Kunstventilen optimal nutzen zu können, ist es notwendig, Flußstandards eines jeden Klappentyps zu definieren. Die Kunstventile lassen sich (je nach Art und Bewegungsform ihrer Okkluder) in 5 Gruppen einteilen. Es sind dies: Mono- und Doppelkippscheibenprothesen, Hubscheiben- und Kugelklappen sowie Bioprothesen.
Die Kunstventile produzieren klappenspezifische postvalvuläre Flüsse. Dies wird in diesem Kapitel am Beispiel von Mitralklappen- und Trikuspidalklappenprothesen demonstriert.

Bei Kenntnis dieser klappenspezifischen postvalvulären Flüsse ist es möglich, Flußveränderungen im Fall einer Prothesenstenose zu erkennen.

Ein entscheidender Parameter zur Analyse der Durchflußjets durch prothetische Herzklappen ist die Strömungsrichtung. Dieser Parameter ermöglicht die Identifizierung des Schallwinkels zwischen Ultraschallstrahl und Blutstrom simultan in 2 Dimensionen, außerdem ist der Auftreffpunkt des postprothetischen Stromes auf die Herzwände ermittelbar.

5.1.1 Monokippscheibenprothese (Abb. 5.1)

Das konventionelle grauwertabgestufte M-mode-Bild der Eindeckelkippscheibenprothesen (Abb. 5.2), deren optimale Darstellung meistens von apikal gelingt, ist für alle Klappen dieses Bauprinzips gleich: Aus einem relativ echogenen Ringecho schnellt der Diskus je nach Position des Schallkopfes auf den Transducer zu oder von ihm fort. Die Hubhöhe und die damit direkt zusammenhängende Öffnungs-, bzw. Schließgeschwindigkeit ist vom Schallwinkel zwischen Ultraschallstrahl und Öffnungsrichtung des Okkluders abhängig. Die beiden letztgenannten Parameter lassen in keinem Fall eine Ermittlung des tatsächlichen Öffnungswinkels des Prothesendiskusses zu! Somit ist die Vermessung der scheinbaren Hubhöhe und der Bewegungsgeschwindigkeiten ohne entscheidenden diagnostischen Wert bezüglich der Ermittlung einer Klappendysfunktion, wenn man von den Abrundungen in der Endphase der Öffnungsbewegung als Hinweis auf eine thrombosierte Klappe absieht.

Das Colordoppler-M-mode-Echo (CM-mode) erlaubt eine Flußanalyse, welche Prothesenlecks einerseits und erhöhte Durchflußgeschwindigkeiten bei zu hohen Druckgradienten andererseits erkennbar macht. In Abb. 5.3 ist ein normales Flußmuster einer Björk-Shiley-Mitralprothese aus apikaler Sicht mit früh- und mittdiastolischem Einfluß (LVI) dargestellt. Beide Teilflüsse sind zum Schallkopf gerichtet. Der frühdiastolische Strom weist eine höhere Fließgeschwindigkeit auf, erkennbar an der blauen Zone mit Umklappeffekt. Wie auch hier, so ist oft der Durchfluß erst nach Passieren des Prothesenringes erfaßbar.

Der linksventrikuläre Ausfluß (LVO) präsentiert sich in einem vom Schallkopf fortgerichteten blauen Strom oberhalb der Klappe in Systole. Wie in diesem Echo deutlich erkennbar, erscheinen systolisch im linken Vorhof (LA) starke, auch farblich registrierbare Reverberationen der Prothese als gelbe Farbzonen, die bei einer Beschallung von apikal die Darstellung von Regurgitationen vereiteln können.

Im Normalfall zeigen alle Eindeckelkippscheibenprothesen, unabhängig vom Klappentyp, eine typische Durchflußströmung (Abb. 5.4). Diese Strömung besteht wegen der beiden Ventildurchlaßöffnungen aus 2 Teilflüssen. Da die beiden Teilöffnungen verschieden groß sind, entstehen verschieden starke Durchflußströme, die sich als unterschiedlich lange, parallel verlaufende Teilflüsse darstellen. Die Differenzierung der beiden Teilströme ist oft nur

5.1.   Monokippscheibenprothese Typ Björk Shiley   ▶

5.2.   Typisches grauwertabgestuftes M-mode einer normalen Mitral-Monokippscheibenprothese von apikal

5.3.   Typisches Farbdoppler-*M-M*ode einer Mitral-Monokippscheibenprothese *(MKE)* von apikal

5.4.   Schemazeichnung der Durchflußteilströme bei Monokippscheibenprothesen, hier mit einem großen und einem kleinen Durchfluß entsprechend der beiden unterschiedlich großen Klappenteilöffnungen

5.5.   Normaler linksventrikulärer Einfluß bei einer Mitral-Monokippscheibenprothese (Björk Shiley) im apikalen Vierkammerblick. *1* Haupteinstrom, *2* Nebeneinstrom (Standardschnitt XIII)

5.6.   Derselbe Patient wie in Abb. 5.5. Der linksventrikuläre Einfluß ist jetzt im apikalen Zweikammerblick dargestellt. *1* Hauptstrom, *2* Nebenstrom (Standardschnitt XV)

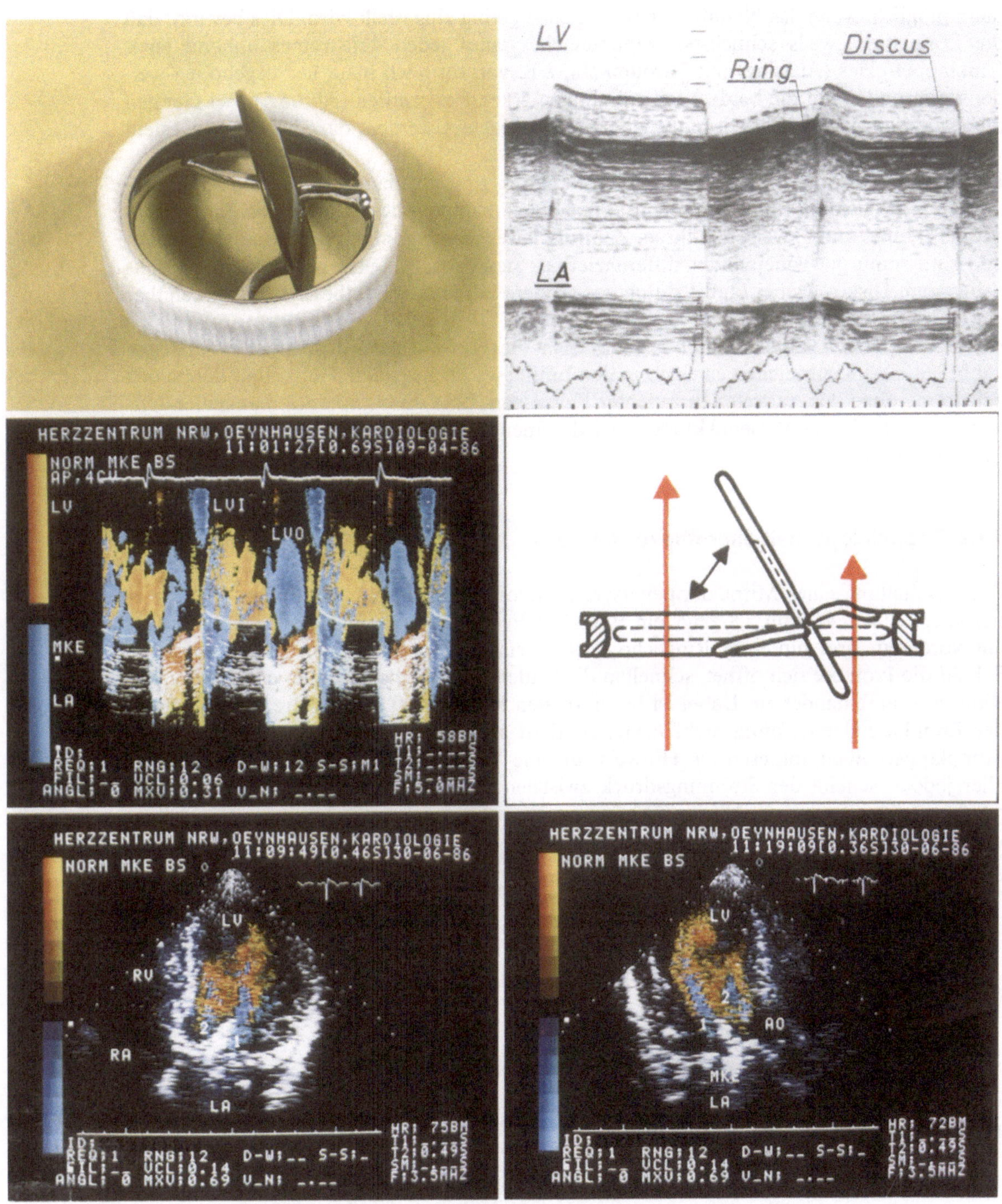

5.1–5.6.   (Legenden s. S. 120)

dann möglich, wenn das Nyquist-Limit möglichst gering eingestellt wird. Dies bewirkt, daß die Zone des jeweils schnellsten Flußbereiches eines jeden Teilstromes anhand eines Umklappeffektes (Aliasing) mit Farbumkehr, z. B. von rot nach blau, hervorgehoben werden kann und somit die beiden Teilströmungen erkennbar werden (Abb. 5.5). Bei Geräten mit Nullinienverschiebbarkeit muß daher darauf geachtet werden, daß diese so eingestellt wird, daß der Umklappeffekt auftritt.

Die Abb. 5.5 zeigt den normalen linksventrikulären Einfluß über eine Mitralklappenprothese des Typs Björk Shiley in einem apikalen Vierkammerblick. Die beiden Einflußteilströme (Fluß 1 und 2) weisen in ihrem Zentrum jeweils einen Umklappeffekt nach blau auf und sind somit gut voneinander differenzierbar. Sie liegen, wie erwartet, rechts und links neben dem Diskus, wobei Fluß 1 durch das größere Lumen der Prothese strömt, erkennbar am längeren Flußjet.

Auch im apikalen Zweikammerblick läßt sich die Flußdynamik postvalvulär darstellen (Abb. 5.6). Das Kennzeichen eines normalen Einflusses ist die exakte Parallelität der beiden Teilströme ohne das Auftreten turbulenter Flußzonen. Eine Reduktion des maximalen Öffnungswinkels des Prothesenokkluders würde einen außergewöhnlich stark exzentrischen Einstrom bewirken.

5.1.2 Doppelkippscheibenprothese (Abb. 5.7)

Die Beschallung eines Mitralklappenersatzes dieses Typs gelingt meist optimal aus parasternaler Sicht. Die Abb. 5.8 zeigt ein typisches Echo einer Doppelkippscheibenprothese mit vorderem und hinterem Ringecho sowie dem vorderen und hinteren Diskusecho. Sobald die Prothese sich öffnet, schnellen die beiden Diskusechos aus den entsprechenden Ringechos aufeinander zu. Dabei ist bei normalen Klappen oft das hintere Diskusecho in der Endphase der Öffnung nicht eckig, sondern abgerundet geformt (s. Pfeil), was bei Monokippscheibenprothesen als Hinweis für eine Okkluderdysfunktion zu werten wäre. Hier jedoch scheint der Strömungsdruck zwischen den beiden Segeln dieses Phänomen relativ häufig zu erzeugen. Normale Varianten dieser beiden, immer simultan darzustellen-

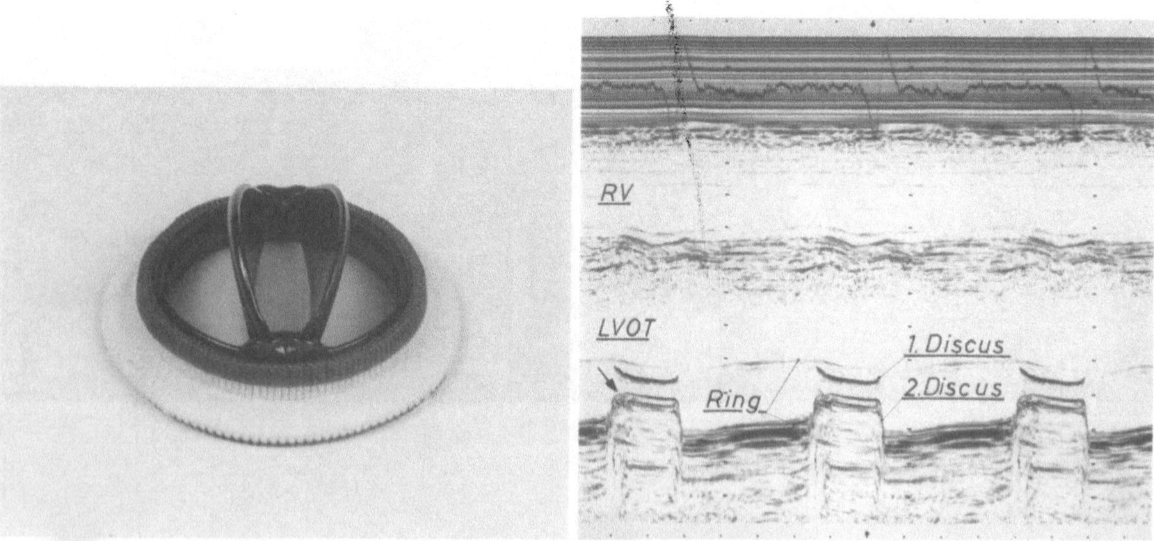

5.7. Doppelkippscheibenprothese Typ Duromedics

5.8. Typisches grauwertabgestuftes M-mode einer normalen Mitraldoppelkippscheibenprothese von parasternal. Eine leichte Verzögerung des hinteren Segels in der Endphase der Öffnungsbewegung (→) ist bei Doppelkippscheibenprothesen nicht pathologisch

den Diskusechos sind in Kap. 5.2 aufgezeigt. Nach Beendigung der Einstromphase schließen sich die Segel bei Sinusrhythmus gewöhnlich synchron, bei Vorhofflimmern häufig asynchron, indem sie in Richtung der entsprechenden Ringechos zurückschnellen und in diesem Echo untergehen.

Anders als bei den Monokippscheibenprothesen weisen die Doppelkippscheibenprothesen 3 Durchflußöffnungen auf (Flußschemazeichnung in Abb. 5.9). Während jedoch bei der Einkippdeckelklappe die beiden Einflüsse aufgrund eines Öffnungswinkels unter 90° etwas abgeschrägt in den linken Ventrikel einfließen, zeigen die 3 parallel verlaufenden Teildurchflüsse bei der Doppelkippscheibenklappe einen Flußwinkel von nur wenig unter 90° zur Ringebene. Die Durchflußöffnungen der vorliegenden Prothese sind verschieden groß. Zwischen den beiden Disci existiert eine kleine Öffnung, während zwischen dem jeweiligen Diskus und dem Prothesenring eine größere Öffnungsfläche besteht.

Die Abb. 5.10 zeigt einen apikalen Vierkammerblick einer Duromedics-Mitralprothese mit den oben erwähnten 3 Einflußströmungen. Diese Teilflüsse sind am blauen Umklappeffekt

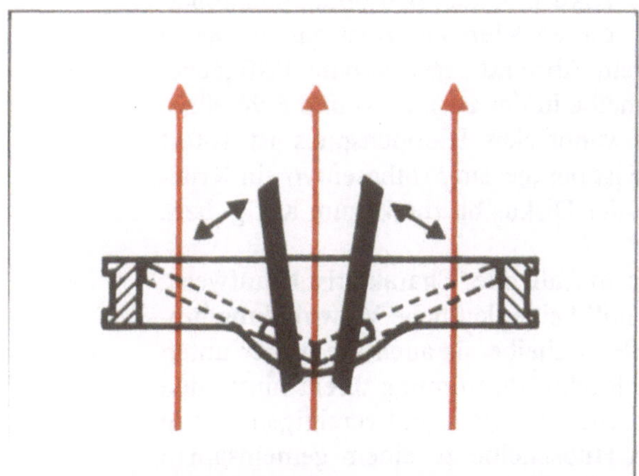

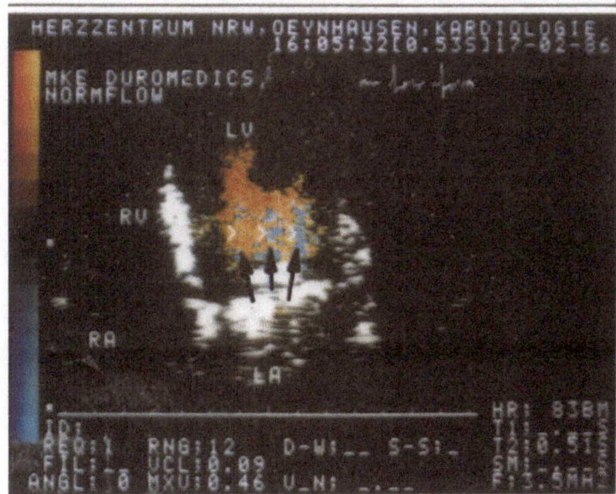

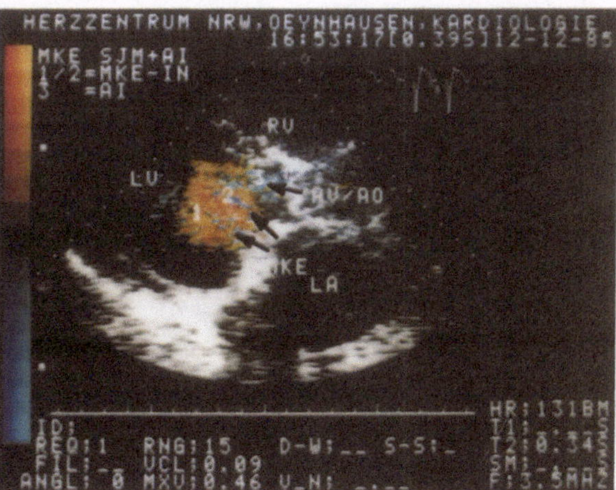

5.9. Schemazeichnung der 3 Durchflußteilströme bei Doppelkippscheibenprothesen

5.10. Normaler linksventrikulärer Einfluß bei einer Mitraldoppelkippscheibenprothese (Duromedics) im apikalen Vierkammerblick mit 3 Teilströmen (*blau* Umklappeffekt). (Standardschnitt XIII)

5.11. Normaler linksventrikulärer Einfluß bei Mitralprothese des Typs St. Jude Medical im parasternalen Längsschnitt. *1, 2* die beiden Haupteinströme, *3* leichte Aorteninsuffizienz

erkennbar, der durch einen zusätzlichen Markierungspfeil hervorgehoben wird. Typisch für die Doppelkippscheibenprothesen ist ein relativ breiter Gesamteinstrom.

Die Darstellung der 3 Einzelflüsse gelingt meist nur in einer bestimmten Schnittebene aus einer bestimmten Richtung in Abhängigkeit von der jeweiligen Okkluderorientierung. Die Abb. 5.11 zeigt dieses an einem Beispiel eines Patienten mit Mitralprothese des Typs St. Jude Medical in einem parasternalen Längsschnitt des linken Herzens. Hier sind lediglich die beiden Hauptströme (Fluß 1 und 2) differenzierbar, der kleinere mittlere Einfluß verbirgt sich wahrscheinlich im gelben Flußbereich aufgrund fehlenden Umklappeffektes bei vermutlich geringerer Flußgeschwindigkeit. Zusätzlich ist bei diesem Patienten eine leichte Aorteninsuffizienz nachweisbar (Fluß 3).

5.1.3 Hubscheibenprothesen (Abb. 5.12)

Dieser Klappentyp älterer Bauart ist allein schon mittels der grauwertabgestuften M-mode-Technik deutlich von den Kippscheibenprothesen unterscheidbar. In Abb. 5.13 wird dieses anhand eines Echos aus der für Mitral-, Aorten- und Trikuspidalklappen optimalen apikalen Schallrichtung demonstriert. Charakteristisch für diesen Klappentyp ist das echogene und daher breite Ringecho und das in relativ kurzem Abstand registrierbare Käfigecho. Zwischen diesen beiden Signalen schnellt die Hubscheibe in der Öffnungs- und Schließbewegung vor und zurück. Eine Hemmung des einwandfreien Klappenspiels ist sofort anhand von Verzögerungen erkennbar. Die Hubhöhe ist bei diesem Prothesentyp ein Kriterium zur Feststellung von Klappendysfunktionen, da der Diskus bis direkt zum Käfig- bzw. Ringecho vorschnellen muß.

Die Abb. 5.14 zeigt das Flußschema, das hier eine auffallende Charakteristik aufweist. Während bei den Kippscheibenprothesen im Normalfall keine deutliche Verwirbelung hinter dem Okkluder registrierbar ist, zeigt sowohl die Hubscheibe als auch die weiter unten aufgeführte Kugelklappenprothese eine ausgeprägte Rückwärtsströmung direkt hinter den Okkludern. Die Einlaßteilströme umfließen die Hubscheibe seitlich und vereinigen sich in einer Distanz von etwa 2 cm hinter der geöffneten Hubscheibe zu einem gemeinsamen Fluß. Zwischen den Teileinflußströmungen ist direkt hinter der geöffneten Scheibe eine deutliche Rückwärtsströmung in Richtung auf die Prothese registrierbar.

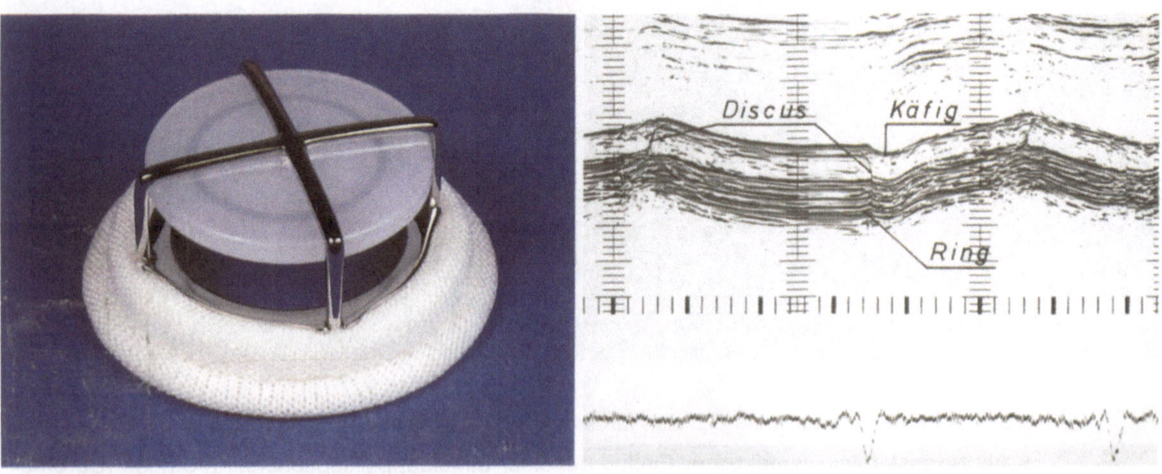

5.12. Hubscheibenprothese, Typ Starr Edwards

5.13. Typisches grauwertabgestuftes M-mode einer normalen Mitralhubscheibenprothese von apikal

Daß dies auch im Farbdoppler gut zur Darstellung kommt und als Kriterium zur Analyse von Dysfunktionen dient, zeigt die Abb. 5.16 in einem apikalen Vierkammerblick. Die zum Schallkopf gerichteten, gelben Einflußströmungen 1 und 2 vereinigen sich im Fluß 3 und setzen sich bis zur Herzspitze fort, wo sie ihre Richtung ändern und sich ein wenig in Richtung des linksventrikulären Ausflußtraktes bewegen, erkennbar am Fluß 5. Zwischen den beiden Einflüssen 1 und 2 und direkt hinter der Hubscheibe ist die vom Schallkopf sich fortbewegende Wirbelströmung 4 deutlich dokumentiert. Bei einem nicht exakt öffnenden Okkluder wäre diese Flußkonfiguration gestört.

Im apikalen Zweikammerblick (Abb. 5.18) läßt sich bei normalen Hubscheibenprothesen eine entsprechende Flußkonfiguration nachweisen: Dargestellt sind die anterior und poste-

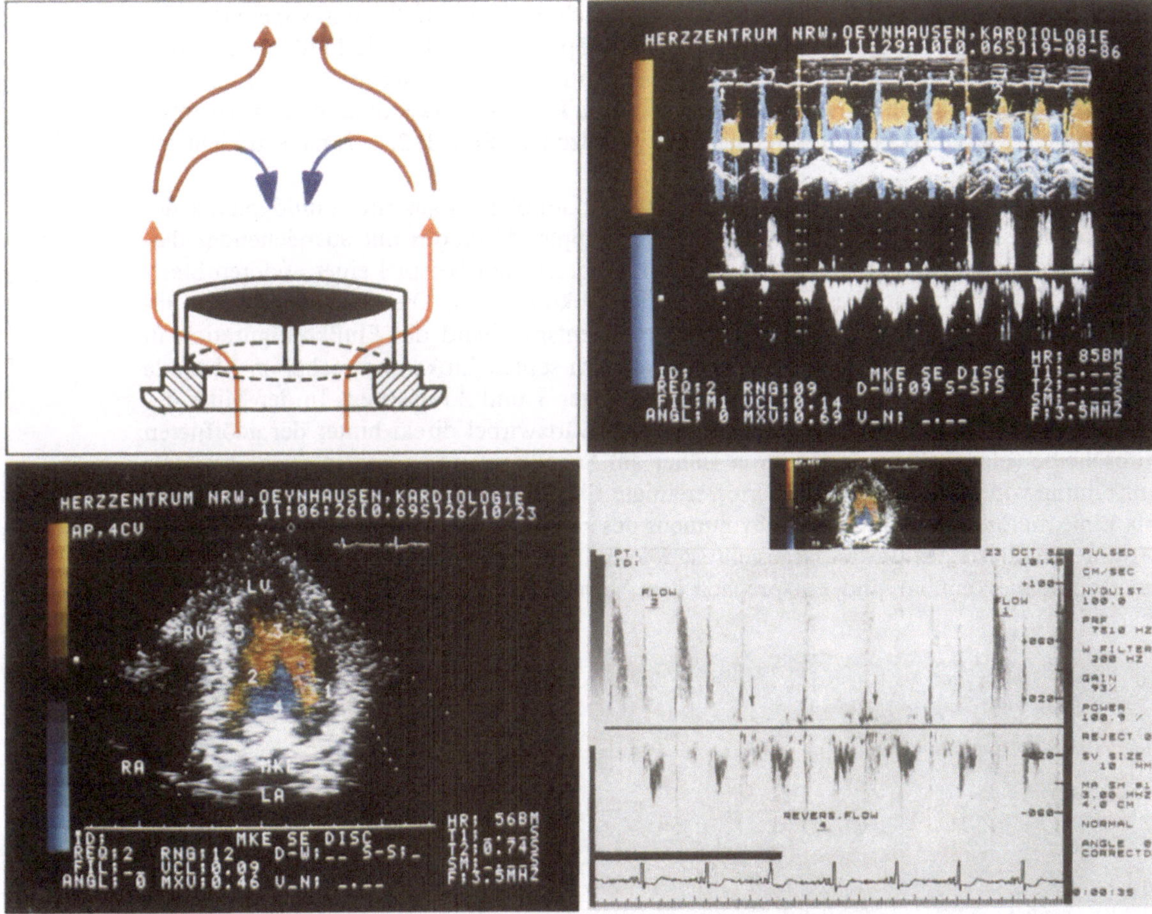

5.14. Schemazeichnung der trans- und postprothetischen Flußdynamik bei Hubscheibenprothesen

5.15. Farbdoppler-M-mode mit zusätzlicher Mitschrift mittels gepulstem Doppler bei einer Starr-Edwards-Mitralhubscheibenprothese von apikal

5.16. Normaler linksventrikulärer Einfluß bei Mitralhubscheibenprothese im apikalen Vierkammerblick. *1, 2* seitliche transprothetische Durchflüsse (lateral und medial). *3* vereinter Gesamtstrom, *4* direkt postvalvulärer Rückstromwirbel, *5* Rückfluß nach Erreichen des Apex. (Standardschnitt XIII)

5.17. Farbdopplersektorecho wie in Abb. 5.16 mit zusätzlicher Mitschrift mittels gepulstem Doppler. Bezeichnungen der Flüsse entsprechend Sektorbild

rior gelegenen Einflußströmungen 7 und 6, die sich zum Gesamtstrom 3 vereinigen. Nach Erreichen der linksventrikulären Spitze bewegt sich der linksventrikuläre Einfluß ein klein wenig in Richtung des linksventrikulären Ausflußtraktes zurück, erkennbar am Fluß 5. Auch hier zeigt sich erneut die Rückwärtsbewegung direkt hinter der Hubscheibe (Fluß 4).

Die Abb. 5.17 zeigt die Mitschrift des gepulsten Dopplersignals. Der Dopplerstrahl wurde hierbei über die gesamte in Abb. 5.16 vorgestellte Flußkonfiguration von septal (Fluß 2) über die diastolische Rückwärtsströmung (Fluß 4) nach lateral (Fluß 1) geschwenkt. Während sich die Teilflüsse 1 bzw. 2 als deutliche, zum Schallkopf gerichtete Flüsse darstellen, ist diastolisch im Bereich des Flusses 4 eine leichte Rückwärtsströmung auch mit Hilfe des gepulsten Dopplers unterhalb der Nullinie erkennbar, mit gleichzeitiger Registrierung des vereinigten Gesamtflusses 3. Dieser erscheint oberhalb der Nullinie als dünner diastolischer Jet. Die beiden Einflußströmungen unterscheiden sich im Normalfall kaum voneinander.

Die Abb. 5.19 zeigt die Mitschrift des gepulsten Dopplersignals über die Flußkonfiguration entsprechend Abb. 5.18 mit Schwenk des Dopplerstrahls von posterior (Fluß 6) über die Rückwärtsströmung (Fluß 4) nach anterior (Fluß 7). Es ist gut erkennbar, daß im Normalfall sämtliche vier abgetasteten Bereiche der Einflußzonen (Fluß 1, 2, 6, 7) nahezu identisch sind.

Daß die mittels gepulstem Doppler und Sektorfarbdoppler dargestellte Flußdynamik der Hubscheibenprothesen auch mit Hilfe des Farbdoppler-M-modes mit ausreichender diagnostischer Aussagekraft registrierbar ist, ist in Abb. 5.15 am Beispiel einer anderen Starr-Edwards-Hubscheibenprothese in Mitralposition dokumentiert. Die obere Hälfte des Bildes zeigt die Farbdoppler-M-mode-Registrierung entsprechend der Flußkonfiguration in Abb. 5.16, jetzt jedoch mit Schwenk von lateral nach septal. Links und rechts im M-mode sind jeweils diastolisch die gelben Einflußströmungen 1 und 2 registriert. In der Mitte des Farbdoppler-M-modes erscheint sowohl der Rückwärtswirbel direkt hinter der geöffneten Hubscheibe (blau), als auch der etwas näher am Schallkopf und somit in etwas größerer Entfernung von der Klappe lokalisierte vereinigte Einstrom (gelb). Die gestrichelte horizontale Linie markiert die Lage des Meßvolumens des gepulsten Dopplers, dessen Mitschrift in der unteren Hälfte des Bildes dargestellt ist. Die Flußcharakteristika, die mittels des gepulsten Dopplers erkennbar sind, entsprechen den Aufnahmen in Abb. 5.17 und 5.19.

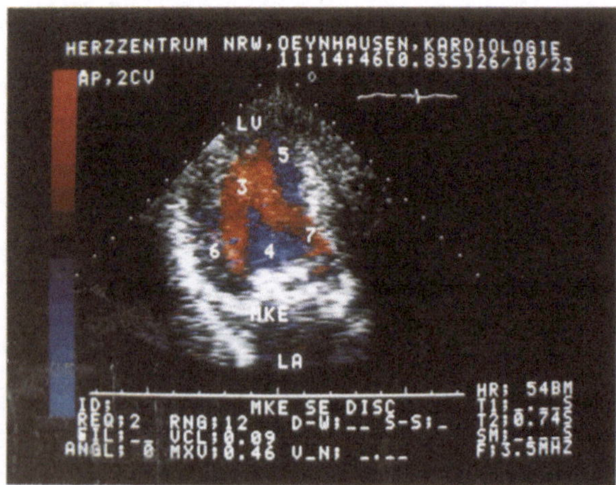
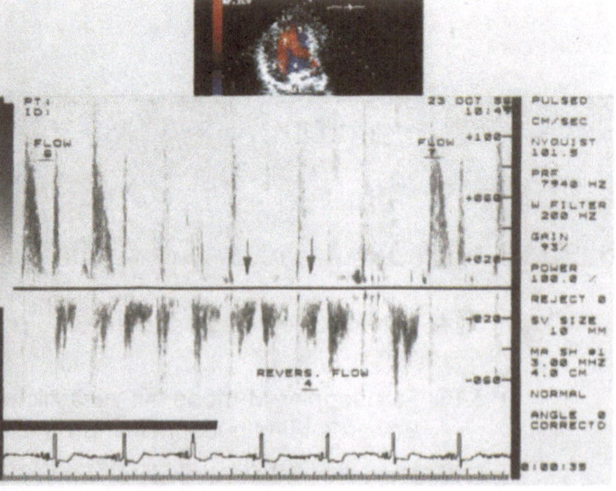

5.18. Derselbe Patient wie in Abb. 5.16. Der Einfluß ist jetzt im apikalen Zweikammerblick dargestellt. *6, 7* seitliche transprothetische Durchflüsse (posterior und anterior). *3, 4* und *5* wie in Abb. 5.16. (Standardschnitt XIV)

5.19. Farbdopplersektorecho wie in Abb. 5.18 mit zusätzlicher Mitschrift mittels gepulstem Doppler. Bezeichnungen der Flüsse entsprechend dem Sektorbild

5.1.4 Kugelprothesen (Abb. 5.20)

Während sich die Strömungsdynamik der Kugelklappen im Farbdoppler nur unwesentlich von der der Hubscheibenventile unterscheidet, kann man die normalen Kugelklappen jedoch mittels grauwertabgestuftem M-mode deutlich von allen anderen Prothesentypen unterscheiden (Abb. 5.21). Bei der Echokardiographie der Kugelklappe von apikal – der optimalen Schallrichtung für diesen Ventiltyp – zeigt sich bei normalen Prothesen folgendes Echobild: Neben den beiden M-mode-Linien des vorderen bzw. hinteren Kugelrandes ist oft simultan das Käfigecho und der Ringbereich registrierbar. Die Abstände der Echolinien der beiden Kugelränder entsprechen auch bei zentralem Schallstrahlengang durch den Okkluder nicht dem tatsächlichen Durchmesser der Kugel. Diese Linien sind weiter voneinander entfernt, da die Ultraschallaufgeschwindigkeit in der Kugel verlangsamt und somit die Laufzeit des hinteren Kugelechos verlängert ist und daher den Transducer später erreicht. Charakteristisch für die normale Kugelbewegung ist das Rückprallecho nach erfolgter Öffnung am Käfig (s. Pfeile). Dieses Rückprallecho entsteht durch das Anschlagen

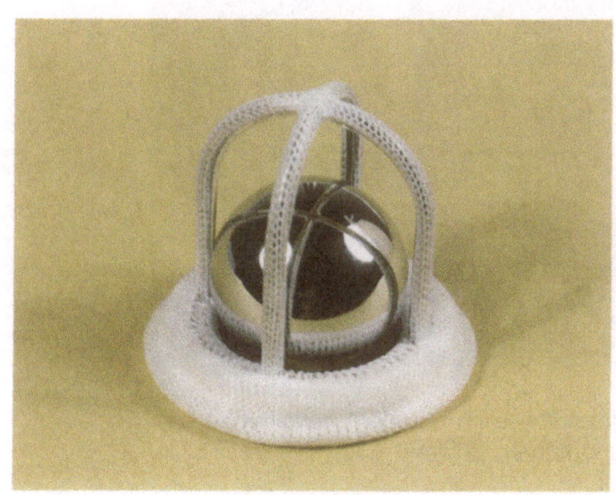

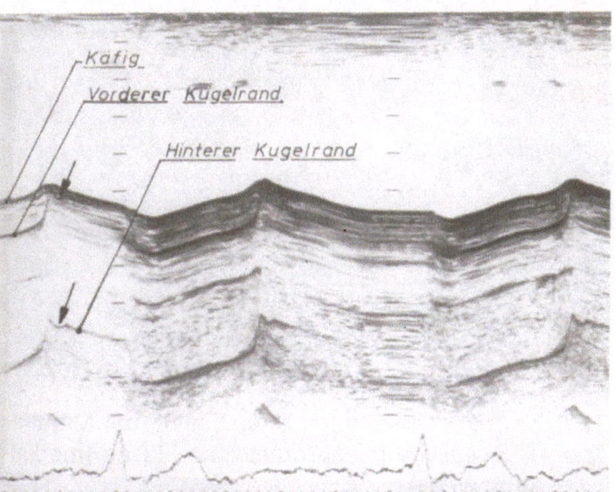

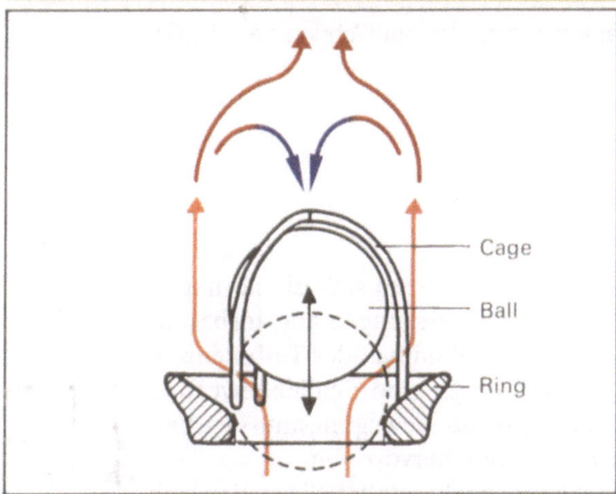

5.20. Kugelprothese Typ Starr Edwards

5.21. Typisches grauwertabgestuftes M-mode einer normalen Mitralkugelprothese von apikal mit charakteristischer kurzer Einstellbewegung direkt nach dem Anprall am Käfig nach erfolgter Öffnung (→)

5.22. Schemazeichnung der trans- und postprothetischen Flußdynamik bei Kugelprothesen

der Kugel am Käfig mit nachfolgender, oft 2- bis 3facher Einstellbewegung. Bei einem Nachweis dieser Prallechos während der gesamten Öffnungsphase ist eine Dysfunktion durch Thrombosierung des Käfigs fast sicher, da die Thrombosierungen federnde Wirkung auf die Kugel haben und diese vor- und zurückvibrieren lassen.

Die Abb. 5.22 zeigt die charakteristische Flußschemazeichnung für Kugelventile, die, wie oben erwähnt, der der Hubscheibenventile sehr ähnlich sieht.

Auch die Farbdopplersektorbilder demonstrieren dies recht anschaulich (Abb. 5.23). Im apikalen Vierkammerblick sind lateral (Fluß 2) und medial (Fluß 1) neben der Kugel die Teileinflüsse als zum Schallkopf sich bewegende Strömungen rot dokumentiert, während direkt hinter der Kugel der Rückflußwirbel 3 als blaue Strömungszone registriert ist. Dasselbe Echo wie in Abb. 5.23 wird zur Verdeutlichung in einer Vergrößerung in Abb. 5.24 dargestellt.

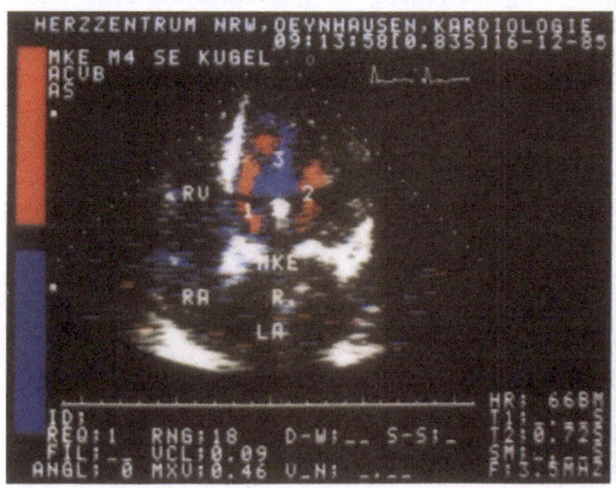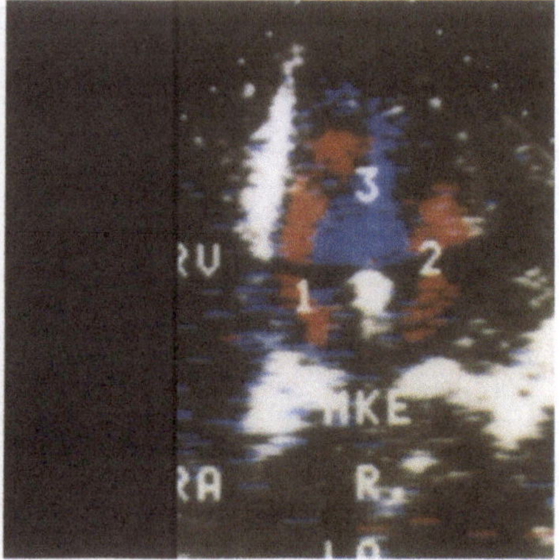

5.23. Normaler linksventrikulärer Einfluß bei Mitralkugelprothese im apikalen Vierkammerblick. *1, 2* seitliche transprothetische Flüsse (medial und lateral), *3* direkt postvalvulärer Rückstromwirbel

5.24. Dasselbe Echo wie in Abb. 5.23 in vergrößerter Darstellung zur Verdeutlichung der Flußdynamik

5.1.5 Bioprothesen (Abb. 5.25)

Anders als bei den oben beschriebenen Herzklappenprothesen zeichnen sich die normalen biologischen Ventile durch eine große Varianzbreite ihrer Segelbewegungen aus, insbesondere im grauwertabgestuften M-mode. Unterschiedliche Schlagvolumina oder Turbulenzen, die bei den mechanischen Prothesen das Echobild von Öffnungs- und Schließbewegung kaum beeinflussen, können bei Bioprothesen Veränderungen des Bewegungsmusters beispielsweise in Form von Flatterbewegungen der geöffneten Segel hervorrufen.

Grundsätzlich sind alle biologischen Ventile der Aortenklappe nachgestaltet. Sie stellen sich im M-mode und Sektorechokardiogramm entsprechend dar. In Mitralposition sollte das Echo einer normalen biologischen Klappe ein vorderes und hinteres Ringecho sowie mindestens 2 Segelechos aufweisen. Die optimale Darstellung der Bioprothesen in Mitral- oder Aortenposition gelingt meist aus linksparasternaler Sicht (Abb. 5.26). Für die Erkennung einer Prothesendegeneration ist die zweidimensionale Darstellung der Prothese im Längs- und Querschnitt von parasternal wichtig. Dem Querschnitt kommt dabei eine besondere

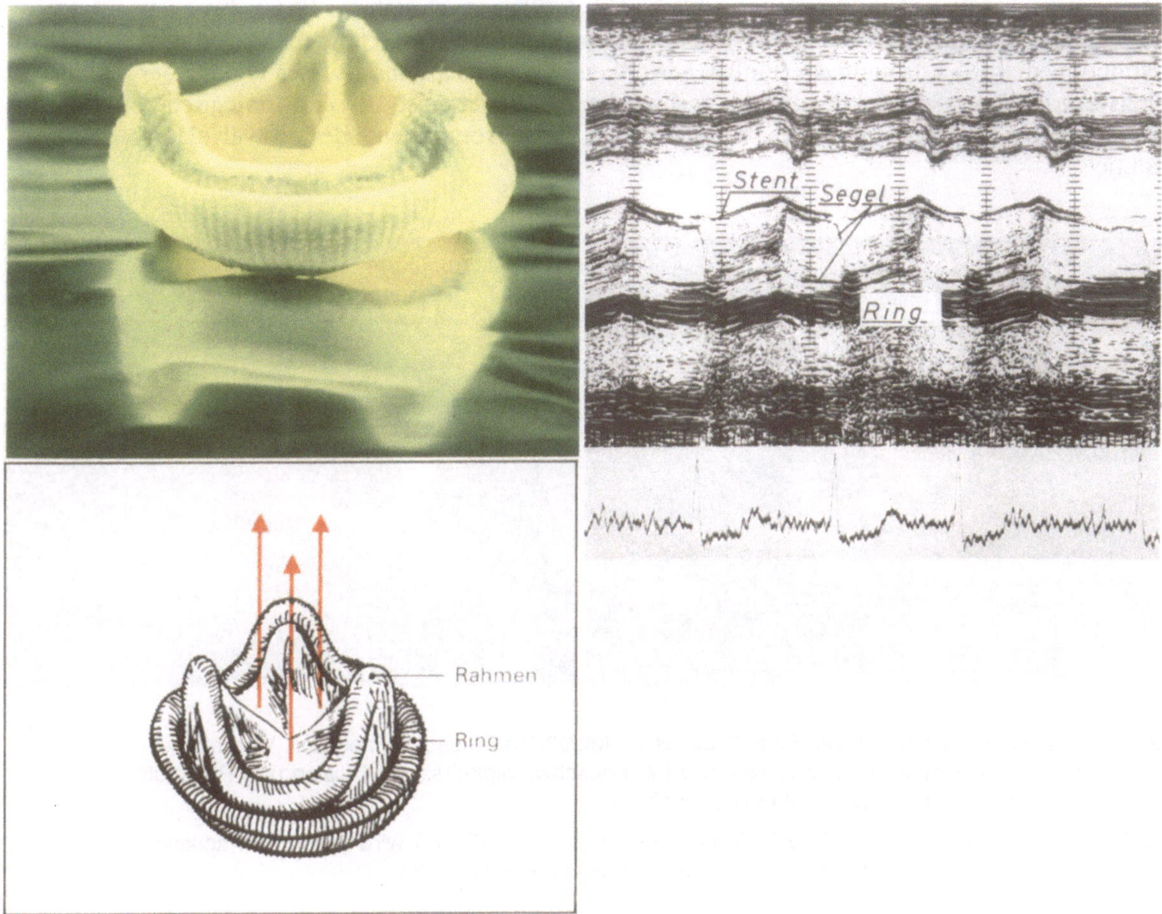

5.25. Bioprothese, Typ Mitroflow

5.26. Typisches grauwertabgestuftes M-mode einer normalen Mitralbioprothese von parasternal. *Stent* Aufbauten/Rahmen auf dem Klappenring

5.27. Schemazeichnung der Flußdynamik normaler Bioprothesen. Die 3 Einflußpfeile deuten keine 3 Teilströme, sondern einen relativ breiten Einstrom an

Bedeutung zu, da oft nur in dieser Schallebene Verdickungen der Segelflächen neben den 3 Aufbauten und dem echogenen Ring differenziert werden können.

Wie Abb. 5.27 zeigt, weist die Bioprothese einen Durchfluß auf, der dem einer natürlichen Klappe sehr ähnlich sieht. Lediglich die Bündelung des Einflußstromes scheint gegenüber anderen Prothesentypen erkennbar erhöht zu sein. Da nur ein Öffnungslumen vorliegt, existieren bei einer normalen Bioprothese keine Teileinflußströme.

Im apikalen Vierkammerblick (Abb. 5.28) wird dies im Farbsektorechokardiogramm aufgezeigt. In dieser Schnittebene sind von den grundsätzlich 3 vorhandenen Aufbauten (stents) simultan immer mindestens 2 registrierbar. Zwischen diesen beiden Aufbauten ist der zur linksventrikulären Spitze und somit zum Schallkopf sich bewegende Einfluß als relativ schmaler und gut abgegrenzter Strom dargestellt. Die Randzonen (Zone 2) umgeben als langsamer fließende Jetbereiche den mit relativ hoher Geschwindigkeit fließenden Kernfluß, der aufgrund des auftretenden Umklappeffektes als Strömung 1 blau registriert wurde. Der Fluß 3 stellt die leichte diastolische Rückwärtsströmung nach Erreichen der linksventrikulären Spitze dar.

Der entsprechende apikale Zweikammerblick (Abb. 5.29) zeigt in analoger Weise den postvalvulären Fluß einer Bioprothese in Mitralposition. Auch in dieser Schnittebene sind lateral und medial Rückströmungen (Fluß 3) sowohl entlang des Septums als auch entlang der linksventrikulären Posterolateralwand nachweisbar. Auffallend ist bei den biologischen Klappenprothesen die sehr geringe Turbulenz bzw. Varianzkomponente des postvalvulären Blutjets.

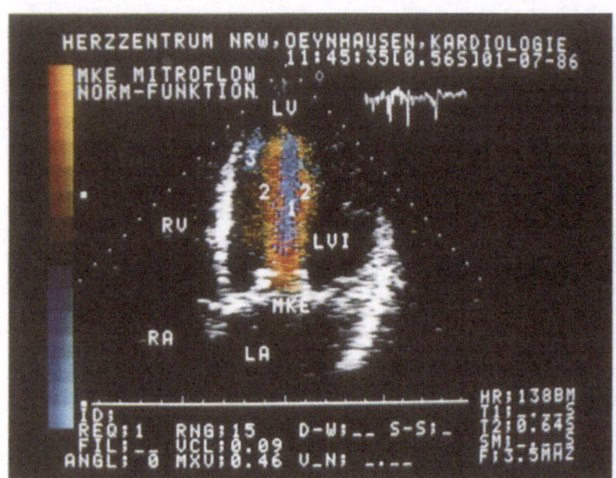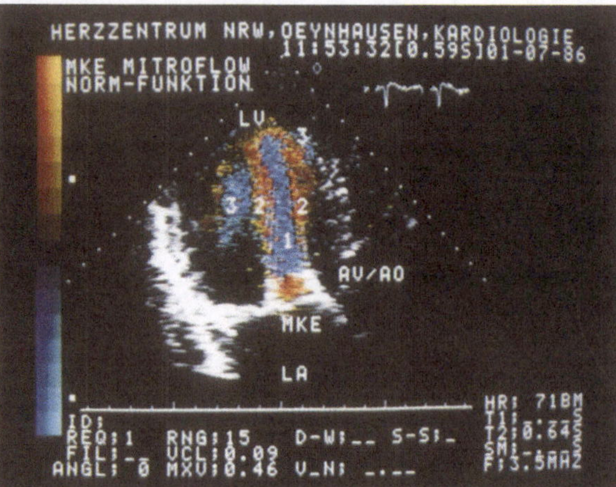

5.28. Normaler linksventrikulärer Einfluß bei einer Mitralbioprothese im apikalen Vierkammerblick. *2* Niedergeschwindigkeitszone, *1* Hochgeschwindigkeitszone (Aliasing), *3* Rückfluß nach Erreichen des Apex. (Standardschnitt XIII)

5.29. Derselbe Patient wie in Abb. 5.28. Der linksventrikuläre Einfluß wird jedoch im apikalen Zweikammerblick dargestellt. Flußbezeichnungen wie in Abb. 5.28

5.1.6 Klassifizierung der postprothetischen Flußdynamik bei Mitralklappenersatz

Unabhängig vom Typ des Mitralklappenersatzes können verschiedene Einstromflußrichtungen, bzw. -klassen in Abhängigkeit von der Einbaulage der Ventile nachgewiesen werden. Normalerweise bewegt sich der Einstrom in den linken Ventrikel entlang der linksventrikulären Hinterwand zur Spitze, ändert dort seine Richtung und fließt noch in Diastole entlang des Septums in Richtung des linksventrikulären Ausflußtraktes (Abb. 5.30). In Systole setzt sich dieser Fluß in die Aorta hinein fort.
Welche normalen Einflußrichtungen nach einem Klappenersatz auftreten können, zeigt das Schema in Abb. 5.31. Während der Fluß I nach prothetischem Mitralklappenersatz dem eines normalen linksventrikulären Einflusses entlang der Hinterwand gleicht, zeigt Einstrom II eine direkt zur Spitze hin orientierte Flußrichtung. Jet III repräsentiert dagegen die erste der 3 Flußklassen, die sich entgegengesetzt zur natürlichen Hämodynamik im linken Ventrikel verhält. Die Flüsse III, IV und V treffen zuerst auf das apikale, mediale bzw. basale Segment des interventrikulären Septums auf und ändern ihre Strömung in Richtung zur Hinterwand nach Erreichen der linksventrikulären Spitze. In Systole entspringt der linksventrikuläre Ausfluß aus dem Posterolateralwandbereich und setzt sich von dort in Richtung Aorta fort.
Nachfolgend werden die entsprechenden Beispiele im Farbdopplersektorechokardiogramm erläutert. Die Abb. 5.32 zeigt einen apikalen Zweikammerblick nach Einbau einer Monokippscheibenprothese in Mitralposition mit den beiden Durchflußjets 1 und 2. Zu einem gemeinsamen Fluß vereinigt, strömen diese Flußjets entlang der Hinterwand zur Spitze (gelb). Dort ändert die Strömung ihre Richtung und bewegt sich als blaue Strömung 3 zum

linksventrikulären Ausflußtrakt in später Diastole. Dieser Fluß entspricht der linksventrikulären Strömungsdynamik eines normalen Herzens ohne Klappenprothese.

Das gleiche Herz im apikalen Vierkammerblick (Abb. 5.33), hier mit ebenfalls entlang der Hinterwand nachweisbarem linksventrikulären Einfluß und der blauen Rückströmung 3 entlang des Septums. Die Teileinflußströmungen sind hier in Form des Flusses 1 bzw. 2 sehr viel deutlicher differenziert darstellbar aufgrund einer günstigeren Schnittebene. Die blauen Einlagerungen im gelben Einfluß weisen z. T. auf hohe Geschwindigkeitszonen mit entsprechendem Umklappeffekt hin.

Die Abb. 5.34 zeigt demgegenüber einen direkt zur Spitze gerichteten Einfluß in einem apikalen Vierkammerblick eines anderen Patienten, ebenfalls mit Monokippscheibenprothese in Mitralposition. Auch hier wieder die beiden Teileinflußströmungen 1 und 2, die im Prothesenareal hauptsächlich blau dargestellt sind augrund der erhöhten Flußgeschwindigkeitszone mit Umklappeffekt.

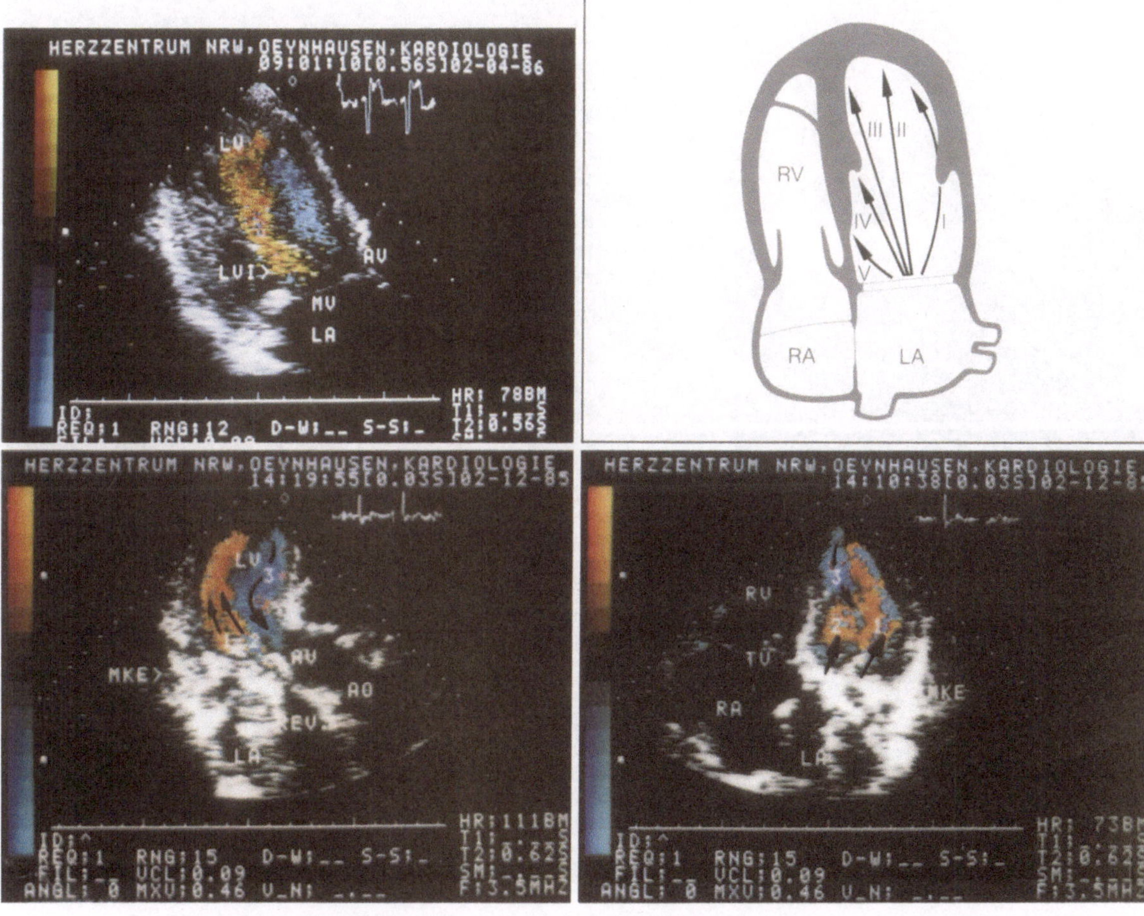

5.30. Normaler linksventrikulärer Einfluß *(LVI)* bei einer nichtprothetischen Mitralklappe entlang der linksventrikulären Hinterwand mit Rückfluß nach Erreichen des Apex entlang des Septums *(blau)*

5.31. Schemazeichnung der möglichen linksventrikulären Einflußrichtungen bei normalen Mitralprothesen, unabhängig vom Klappentyp, jedoch abhängig von der Einbaulage

5.32. Normaler linksventrikulärer Einfluß entlang der linksventrikulären Hinterwand bei Björk-Shiley-Mitralprothese im apikalen Zweikammerblick. *Fluß I* entsprechend Schema Abb. 5.31 (Standardschnitt XV)

5.33. Das gleiche Herz wie in der Abb. 5.32 im apikalen Vierkammerblick. *1, 2* Einflußteilströme, *3* Rückfluß nach Erreichen des Apex

Die Abb.5.35, ebenfalls eine Monokippscheibenprothese, dokumentiert demgegenüber ein Auftreffen der beiden Einflußteilströme 1 und 2 auf das apikale Segment des interventrikulären Septums mit leichtem Rückfluß nach Erreichen der Herzspitze (Fluß 3) entlang der Posterolateralwand.

Ein fast gleiches Bild zeigt die Abb.5.36 mit jedoch auf dem medialen Segment des interventrikulären Septums auftreffendem Einflußjet.

Die Abb.5.37 stellt einen apikalen Vierkammerblick dar mit direkt zum basalen Septum gerichteten linksventrikulären Einflußjet (Fluß 3), der entlang des Septums bis zur Spitze nachweisbar ist. Dort ändert er nach Passieren der 90°-Schallwinkelzone seine Richtung und bewegt sich als blauer Fluß 2 in Richtung des linksventrikulären Ausflußtraktes entlang der Posterolateralwand.

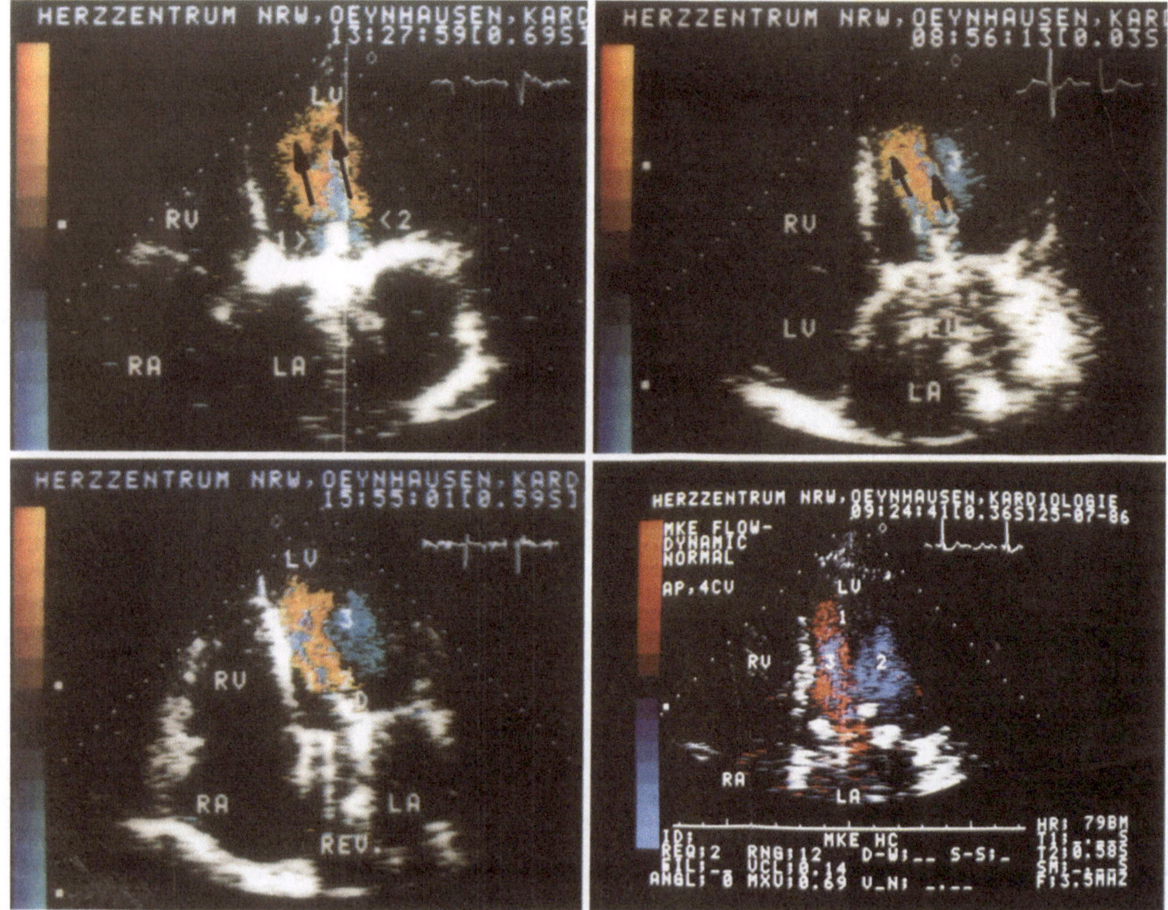

5.34. Ein anderer Patient mit normalem linksventrikulären Einfluß, der direkt zum Apex gerichtet ist bei einer Monodiskusklappe. *1, 2* Fluß II entsprechend Schema in Abb.5.32

5.35. Normaler linksventrikulärer Einfluß gegen das apikale Segment des Septums im apikalen Vierkammerblick. Fluß III entsprechend Schema in Abb.5.32

5.36. Normaler linksventrikulärer Einfluß gegen das mediale Segment des Septums im apikalen Vierkammerblick. Fluß IV entsprechend dem Schema in Abb.5.32

5.37. Normaler linksventrikulärer Einfluß bei einer Bioprothese Typ Hancock gegen das basale Segment des Septums im apikalen Vierkammerblick. Fluß V entsprechend Schema in Abb.5.32

Die Abb. 5.38 dokumentiert einen parasternalen Längsschnitt des linken Herzens mit direkt zum basalen Septum gerichteten linksventrikulären Einfluß.

In besonderen Situationen kann das Auftreffen eines linksventrikulären Einflusses auf das basale oder mediale Septum einen „Kreuzfluß" bewirken. Die Abb. 5.39 zeigt einen solchen Kreuzfluß im apikalen Vierkammerblick bei Zustand nach Mitralklappenersatz durch eine Björk-Shiley-Prothese. Aufgrund des Abpralls am basalen bzw. medialen Septum entfernt sich der linksventrikuläre Einfluß 1 unter Zunahme turbulenter Flußregionen (Zone 2) vom Septum in Richtung der apexnahen Posterolateralwand. Dort ändert er wiederum seine Richtung und erzeugt die Rückströmung 3, die sich in später Diastole zur Herzbasis bewegt. Die gesamte Flußkonfiguration sieht aus wie ein Kreuz mit einem blauen und einem gelben Balken. Auch die Abb. 5.40 zeigt in Form eines apikalen Zweikammerblicks dieses Phänomen jedoch mit nur diskreter Darstellung der blauen Flußzone.

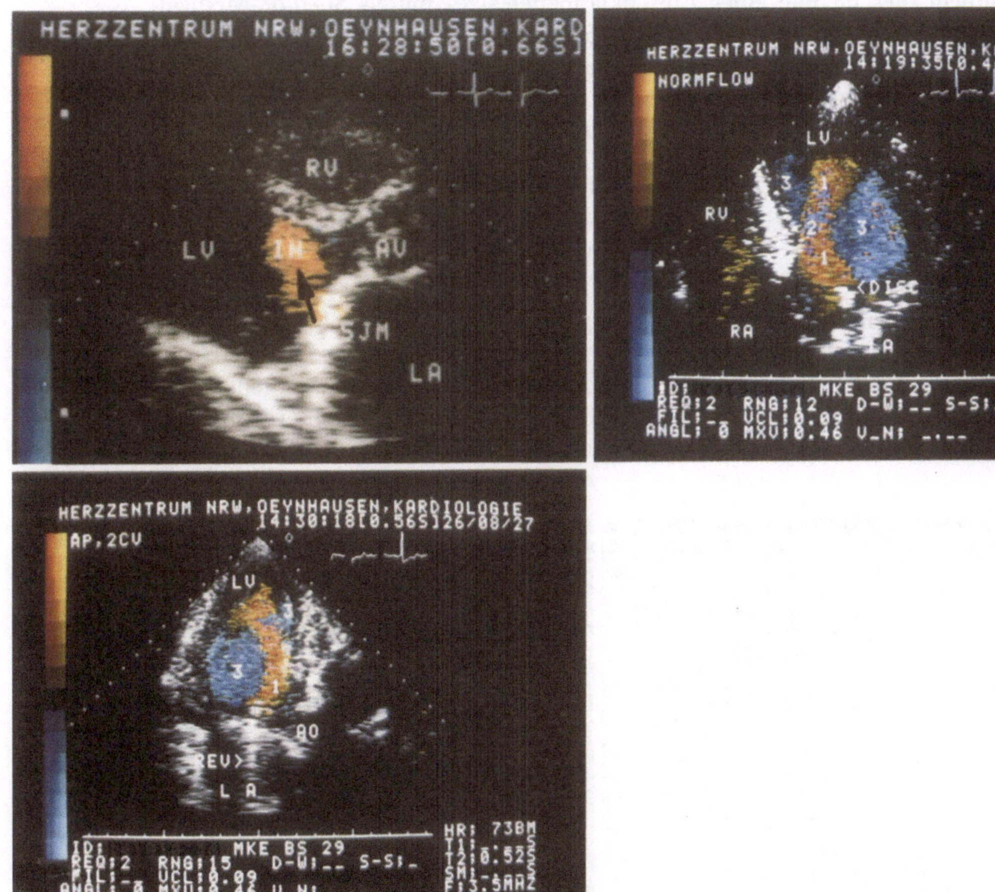

5.38. Normaler linksventrikulärer Einfluß bei einer St.-Jude-Medical-Prothese gegen das basale Segment des Septums im parasternalen Längsschnitt. Fluß V entsprechend Schema in Abb. 5.32

5.39. Normaler linksventrikulärer Einfluß gegen das basale/mediale Segment des Septums im apikalen Vierkammerblick mit Abprall vom Septum und Formung eines „Kreuzflusses"

5.40. Flußkonfiguration der Abb. 5.39, jedoch jetzt im apikalen Zweikammerblick

5.1.7 Klassifizierung postprothetischer Flußdynamik bei Aorten- und Trikuspidalklappenersatz

Im Gegensatz zum Mitralklappenersatz ist die Anwendung des Farbdopplerechokardiogramms zur Analyse der postprothetischen Hämodynamik bei Aortenklappenprothesen beim Erwachsenen nicht sinnvoll. Der ungünstige Schallwinkel von linksparasternal, die schlechte Beschallbarkeit von suprasternal bei älteren Patienten sowie die zu großen Entfernungen bei apikaler, bzw. subxiphoidaler Ultraschallapplikation sind Gründe für die reduzierte Aussagefähigkeit des Farbdopplers bei Aortenklappenprothesen. Obwohl man auf die Farbdopplerdarstellung der postprothetischen Jetrichtung, die zur Optimierung der Geschwindigkeitsmessung mittels gepulstem, bzw. kontinuierlichem Doppler notwendig ist, meist verzichten muß, kann man in einigen Fällen jedoch zumindestens die zweidimensionale Dokumentation der Flußcharakteristik sub- und postvalvulär registrieren. Die Abb. 5.41 verdeutlicht dies im Fall eines Aortenklappenersatzes mittels St.-Jude-Medical-Prothese in Aortenposition. Während in diesem parasternalen Längsschnitt subvalvulär noch ein relativ laminarer linksventrikulärer Ausfluß (Fluß 1) feststellbar ist, so zeigt der Fluß in der Aortenwurzel postprothetisch deutliche Verwirbelungen in Form des typischen Mosaikmusters (Fluß 2). Weder die für diesen Klappentyp üblichen 3 Durchflußströme, noch die Flußrichtung des Ausflußjets sind trotz guter Beschallbarkeit des Patienten registrierbar. Auch im parasternalen Querschnitt (Abb. 5.42) zeigt sich direkt hinter der Aortenklappenprothese lediglich die mit einem postprothetischen Fluß ausgefüllte Aortenwurzel. Der postprothetische Fluß weist deutliche Turbulenzen in Form eines Mosaikmusters auf.

Bei der Registrierung der postprothetischen Hämodynamik von Trikuspidalklappenprothesen ist demgegenüber eine Differenzierung verschiedener Einlaßströme möglich. Die Abb. 5.43 zeigt dies anhand eines apikalen Vierkammerblicks bei einem Patienten mit Mitral- und Trikuspidalklappenersatz des Typs St. Jude Medical. Nach leichter Modifizierung des apikalen Vierkammerblicks ist zwar die exakte Darstellung des linksventrikulären

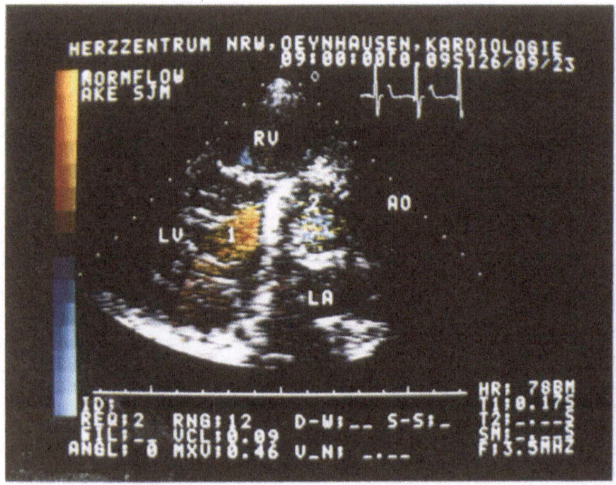
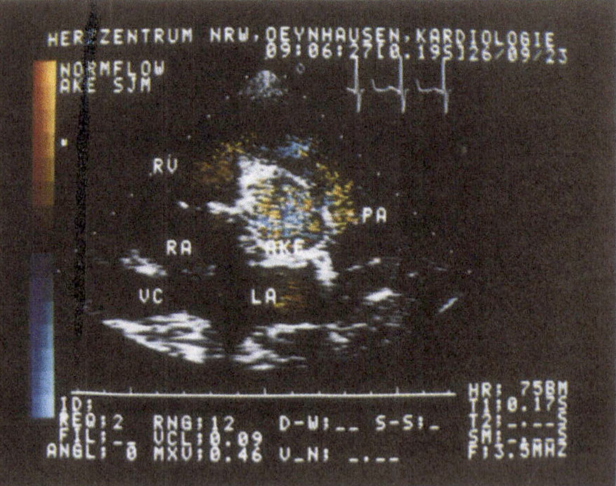

5.41. Normaler linksventrikulärer Ausfluß (LVO) bei Aortenklappenersatz mittels St.-Jude-Medical-Doppelkippscheibenprothese im parasternalen Längsschnitt. *1* subvalvulärer LVO. *2* postvalvulärer, jetzt deutlich turbulenter LVO. (Standardschnitt III)

5.42. Derselbe Patient wie in Abb. 5.41. Darstellung des direkt postprothetischen linksventrikulären Ausflusses im parasternalen Querschnitt. (Standardschnitt VII)

Einflusses verlorengegangen, der rechtsventrikuläre Einfluß jedoch ist mit 2 Teilströmen registrierbar. Auch hier ist eine Trennung dieser Teilströme (Fluß 1 und 2) nur möglich unter Nutzung des Umklappeffektes. Die Flußrichtung der beiden rechtsventrikulären Teileinströme ist zur Spitze hin orientiert. Der für die Doppelkippscheibenprothesen charakteristische 3. kleine Teilfluß zwischen den Disci läßt sich bei Ventilen in Trikuspidalposition kaum darstellen, wahrscheinlich aufgrund der insgesamt deutlich geringeren Druckgradienten im rechten Herzen. Das hat natürlich eine Verringerung der transprothetischen Flußgeschwindigkeit zur Folge. Der Umklappeffekt tritt somit gar nicht oder nur sehr diskret auf.

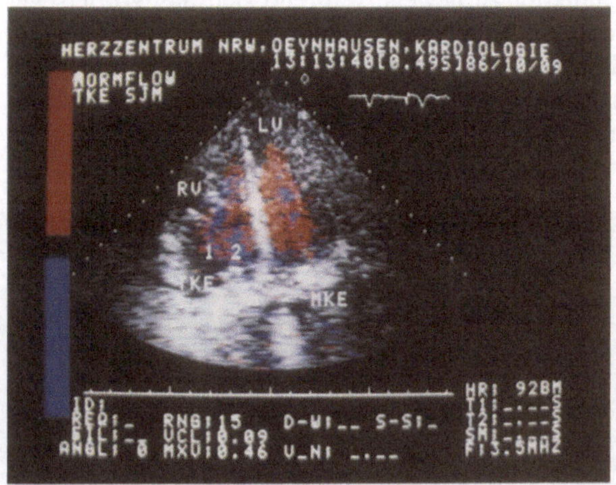

5.43. Normaler rechtsventrikulärer Einfluß bei Trikuspidalklappenersatz mittels St.-Jude-Medical-Prothese im apikalen Vierkammerblick

5.2 Besonderheiten bei der Beschallung von Herzklappenprothesen

5.2.1 Darstellung der Bewegungen von Herzklappenokkludern durch die Farbdopplerechokardiographie

Bisher war es nur mittels der grauwertabgestuften M-mode-Echokardiographie möglich, die zeitabhängige Änderung der Bewegungsrichtung von Klappenokkludern relativ zum Schallkopf anhand der zum Transducer oder von ihm fortgerichteten Bewegungslinien zu bestimmen. Mit Hilfe der Farbdoppler-M-mode-Echokardiographie, aber auch der Farbdopplersektorechokardiographie ist eine verbesserte Darstellung der Bewegungsrichtung der einzelnen Okkluder eines Ventils möglich.
Die Abb. 5.44 zeigt das Farbdoppler-M-mode einer St.-Jude-Medical-Prothese in Aortenposition. Dargestellt sind vordere und hintere Aortenwand (AAOW und PAOW), deren Echolinien mit den M-mode-Echos des vorderen bzw. hinteren Ringsegmentes der Prothese zusammenfallen. In Systole sind simultan beide Disci dargestellt. Der Farbkode differenziert der Einfachheit halber lediglich Richtung und Geschwindigkeit. Während der Öffnung der Prothese bewegt sich in Frühsystole der vordere Diskus nach hinten (blau) und der hintere Diskus zum Schallkopf (rot). Bei der Schließbewegung ist die Farbgebung genau andersherum, entsprechend der geänderten Bewegungsrichtung.
Auch bei einem Doppelkippscheibenersatz in Mitralposition, hier beschallt von parasternal, ist dieses Phänomen registrierbar (Abb. 5.45). Die Farbkodierung ist abhängig von der

jeweiligen Bewegungsrichtung des hinteren bzw. vorderen Diskus. In Fällen, in denen eine exakte Darstellung des vorderen Diskus im konventionellen M-mode nicht oder schlecht gelingt, ermöglicht das Farbdoppler-M-mode eine verbesserte Darstellung von Bewegungszeitpunkt und -richtung. Auch die Analyse schneller Okkluderbewegungen bei geöffneter oder geschlossener Klappe ist mit dem Farbdoppler-M-mode möglich. Solche Bewegungen können auf Prothesendysfunktionen hinweisen.

Die Abb. 5.46 zeigt, daß während der Öffnungs- bzw. Schließphase eine Darstellung der Bewegungsrichtung des Prothesenokkluders auch im Farbdopplersektorbild möglich ist. Das hintere Segel stellt sich hier als gelbes Echo dar, weil es sich in Frühdiastole (s. Triggerauslaßmarkierung im EKG) auf den Schallkopf zu bewegt, während sich das Vordersegel als das sich vom Schallkopf entfernende Diskusecho blau färbt. Die oben beschriebene Darstellung von entgegengesetzt sich bewegenden Farbechos von Doppelkippscheibenklappen läßt sich aber auch in fast identischer Weise bei Monokippscheibenprothesen registrieren. Dies kann zu Fehlinterpretationen führen, wenn mit Hilfe der Echokardiographie eine Identifizierung der Bauart des Ventils vorgenommen wird.

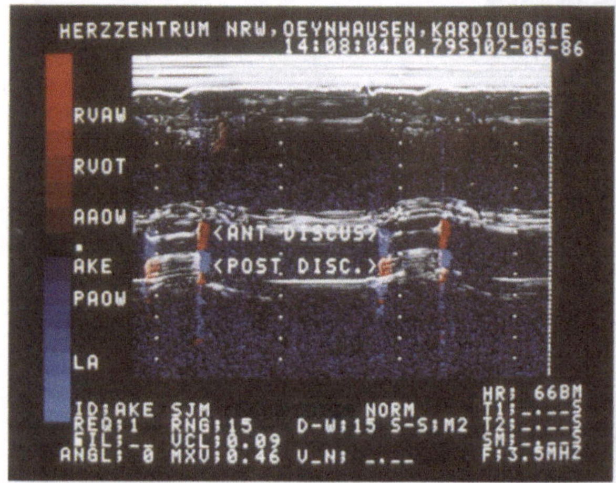
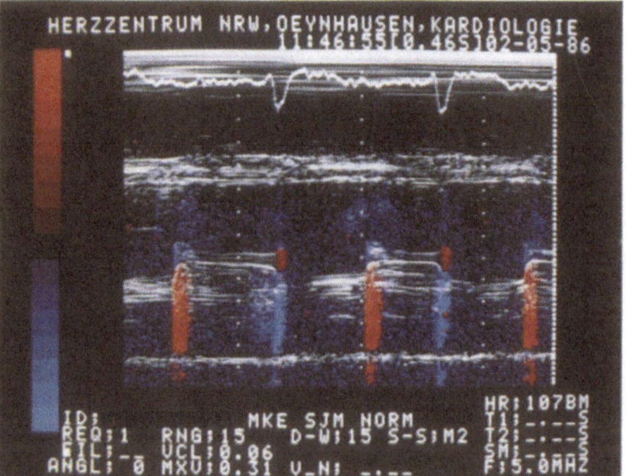
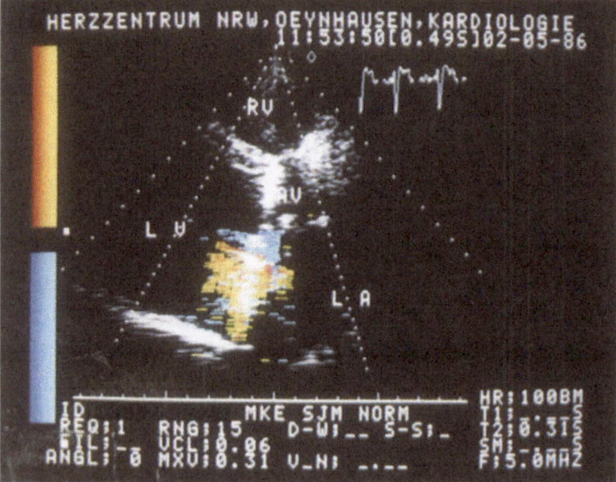

5.44. Farbdoppler-M-mode einer normalen Doppelkippscheibenprothese des Typs St. Jude Medical in Aortenposition, von parasternal

5.45. Farbdoppler-M-mode einer normalen Doppelkippscheibenprothese des Typs St. Jude Medical in Mitralposition, von parasternal

5.46. Sektorecho der in Abb.5.45 dargestellten Mitralprothese in Frühdiastole. Standardschnitt III: Parasternaler Längsschnitt des linken Herzens. Der hintere Diskus öffnet nach anterior *(gelb),* der vordere Diskus nach posterior *(blau)*

5.2.2 Darstellung von Reflexblitzen bei Herzklappenprothesen

Die Abb. 5.47 zeigt im apikalen Vierkammerblick eine Björk-Shiley-Kippscheibenprothese in Aortenposition. Zur besseren Dokumentation wurde ein Farbkode gewählt, der ausschließlich nach Geschwindigkeiten, nicht aber nach Varianz oder Blutflußrichtung differenziert. Es erscheint bei der Schließbewegung der Aortenklappe in später Systole ein starker schmaler Reflexblitz, der sich im Gegensatz zu Reverberationen nicht nur hinter der Klappe aufbaut, sondern vom Schallkopf ausgehend bis in die weit entfernten Regionen als nadelförmige, leicht divergierende Linie erscheint.

Dieses Phänomen konnte auch bisher schon im grauwertabgestuften Echokardiogramm registriert werden, wie in Abb. 5.48 zu erkennen ist. Dargestellt ist eine von apikal beschallte Mitralklappenprothese. Hier zeigt sich dieser Reflexblitz nach vollendeter Schließbewegung beim Aufschlagen des Diskus auf den Klappenring (s. Pfeil).

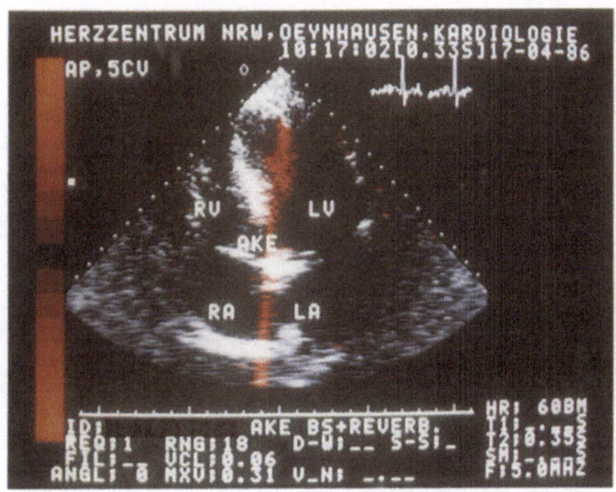
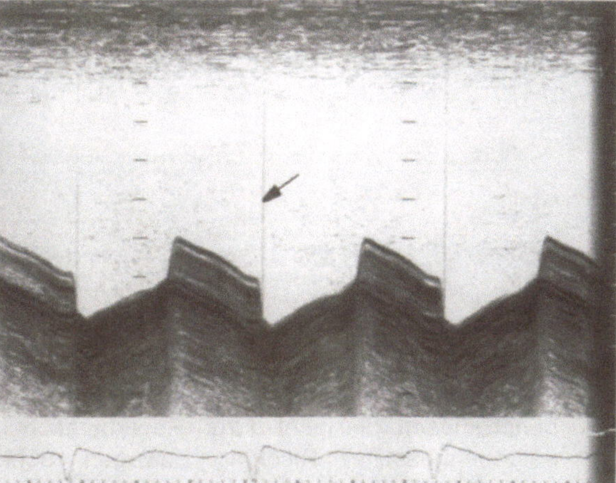

5.47. Sektorecho einer normalen Björk-Shiley-Aortenklappe mit spätsystolischem Reflexblitz, ausgehend vom Schallkopf und bis weit hinter das Herz reichend. Standardschnitt XIII: apikaler Vierkammerblick

5.48. Grauwertabgestuftes M-mode einer normalen Mitralprothese von apikal mit Reflexblitz (s. Abb. 5.47) nach vollendetem Klappenschluß in Spätdiastole

5.2.3 Darstellung beider Diskusteile bei Monokippscheibenprothesen

Grundsätzlich besitzen alle Kippscheibenprothesen 2 unterschiedlich große Diskusbereiche. Einen größeren, der sich in Flußrichtung öffnet, sowie einen kleineren Teil, der sich jenseits des Achsendrehpunktes befindet und sich gegen den Fluß öffnet. Dies kann bei der Identifizierung von Ventilen als Monokippdeckelklappen mittels M-mode-Echokardiographie Probleme hervorrufen.

Die Abb. 5.49 zeigt eine schematische Darstellung der Entstehung von Mehrfachechos aufgrund der divergierenden Schallausbreitung, die eindeutig *nicht* als Reverberationen zu deuten sind. Gezeigt wird das Zustandekommen der Bewegungsrichtungen beider Diskusteile einer Monokippscheibenprothese bei einer Beschallung senkrecht zum Klappenring. Das entsprechende M-mode-Schema rechts im Bild weist Mehrfachechos auf, die je nach Zugehörigkeit zum Diskusareal vor bzw. hinter der Drehachse entgegengesetzte Bewegungsrichtungen besitzen. Es handelt sich also bei den Mehrfachechos während der Registrierung von Kippscheiben nicht immer um die üblichen Reverberationen aufgrund stark echogener Materialien.

Im grauwertabgestuften M-mode einer Mitralprothese von apikal (Abb. 5.50) läßt sich nachweisen, daß diese beiden Diskusareale tatsächlich mittels M-mode gut darstellbar sind und unterschiedliche Bewegungsrichtungen aufweisen.

Die Abb. 5.51 dokumentiert die Kombination von üblichen Reverberationen echogener Strukturen mit den erwähnten Darstellungen der verschiedenen Klappenareale diesseits und jenseits der Drehachse. Während die weit bis hinter das Herz reichenden Reflexechos das Produkt von Reverberationen sind, zeigen die beiden unterschiedlichen Grundfarben an, daß sich ein Diskusteil in früher Diastole nach apikal und somit zum Schallkopf bewegt

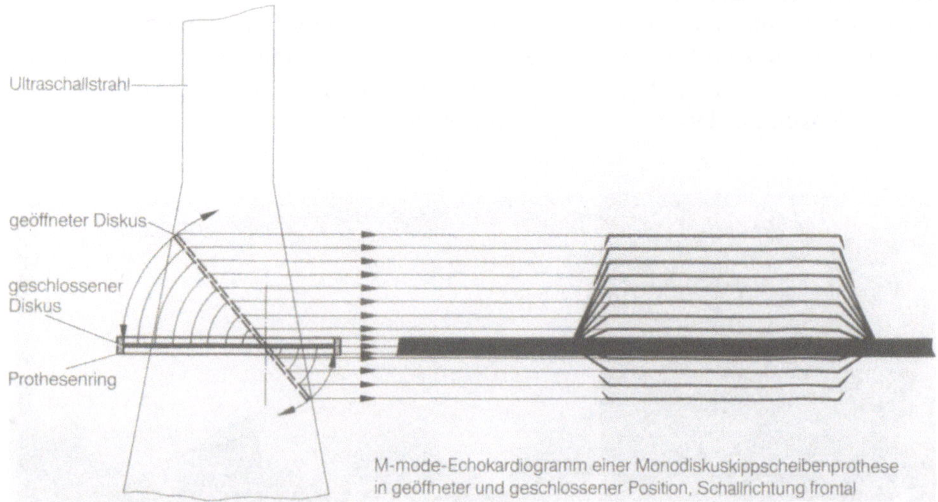

5.49. Idealisierte Schemazeichnung zur Verdeutlichung der Mehrfachechos von Monokippscheibenprothesen, die nicht durch Reverberationen hervorgerufen werden und sich z.T. in entgegengesetzter Richtung bewegen. Schallrichtung entsprechend apikaler oder suprasternaler Applikation von frontal

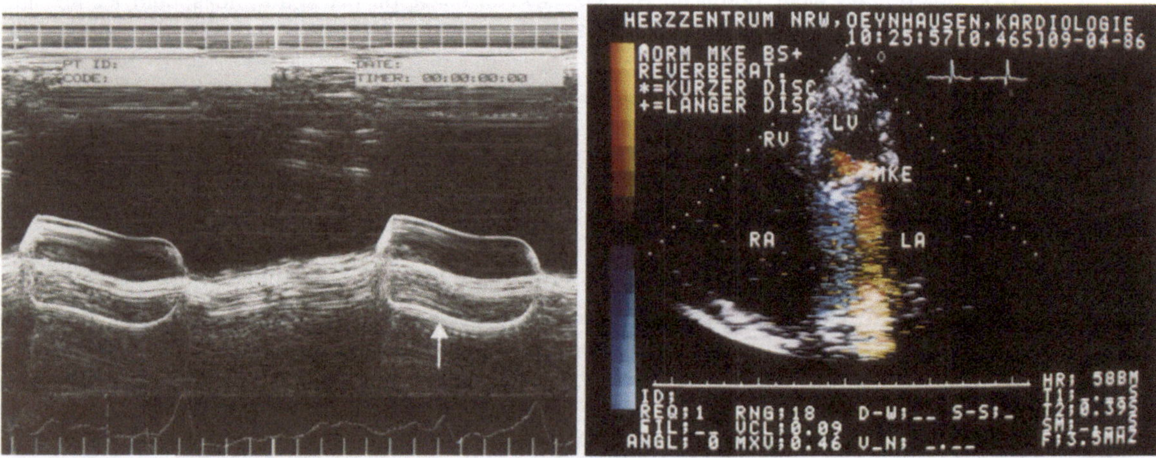

5.50. Grauwert-M-mode einer normalen Monokippscheibenmitralprothese von apikal. Simultane Registrierung der diesseits und jenseits der Okkluderdrehachse befindlichen Diskusareale, entsprechend Abb. 5.49. Nach anterior öffnendes Echo stellt den längeren, nach posterior öffnendes Echo (↑) den kürzeren Diskusteil dar

5.51. Sektorecho einer normalen Björk-Shiley-Mitralprothese mit Darstellung der Reverberationen des größeren, diesseits *(gelb)* und kleineren, jenseits *(blau)* der Okkluderdrehachse sich befindenden Diskusteiles. Standardschnitt XIII: apikaler Vierkammerblick

(größerer Diskusteil = gelb). Der kleinere Bereich des Diskusses öffnet sich in diesem apikalen Vierkammerblick in Richtung des Vorhofes (blau).
Bei einer Beschallung der Mitral-, bzw. Aortenprothese von der Seite, also z. B. von parasternal, kann sich jedoch ein ganz anderer Effekt ergeben, der Verwirrung stiftet, falls man
ohne Röntgenaufnahme eine Identifizierung der Klappenbauart nur im Echo durchführen
muß. Eine Monokippscheibenprothese kann sich exakt wie eine Doppelkippscheibenprothese darstellen aufgrund der oben beschriebenen, simultan auftretenden Echos der beiden
diesseits und jenseits der Drehachse sich befindenden Diskusareale. Die Abb. 5.52 zeigt dieses in einer Schemazeichnung. Das entsprechende Grauwert-M-mode einer Aortenklappen-
monodiskusprothese des Typs Björk Shiley wird in Abb. 5.53 vorgestellt. Hier sind während
der Öffnung scheinbar 2 sich aufeinander zubewegende Disci differenzierbar, die in keiner
Weise von echten Doppelkippscheibenechos unterscheidbar sind. Es ist also dringend notwendig, vor einer exakten Analyse von Kunstklappenprothesen mittels Ultraschall, den
Klappentyp sowie die Klappenringgröße zu kennen, um Fehlschlüsse und möglicherweise
Fehlinterpretationen zu vermeiden.

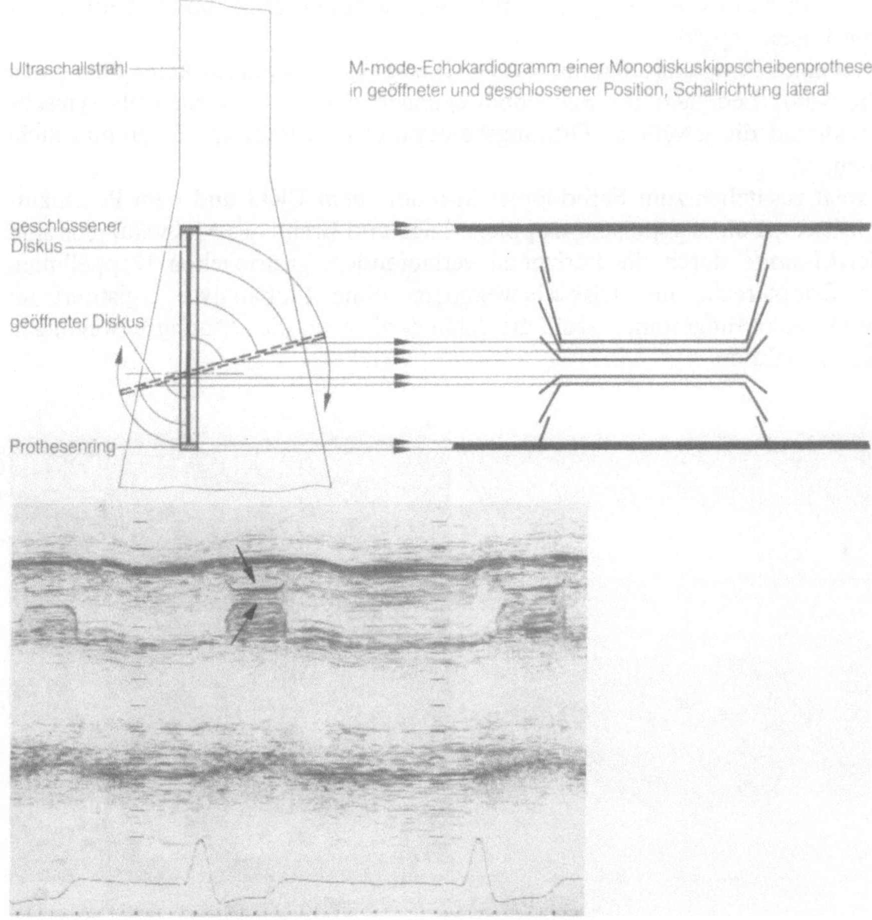

5.52. Idealisierte Schemazeichnung zur Verdeutlichung der Entstehung von Monokippscheiben-
Echos, die denen von Doppelkippscheibenprothesen gleichen. Schallrichtung entsprechend parasternaler oder subxiphoidaler Applikation von lateral

5.53. Grauwert-M-mode einer normalen *Mono*kippscheibenprothese in Aortenposition von
parasternal. Vortäuschung einer *Doppel*kippscheibenklappe durch simultane Registrierung der sich diesseits und jenseits des Okkluderdrehpunktes befindenden Diskusareale,
entsprechend Abb. 5.52

5.2.4 Herzklappenprothesen bei Rhythmusstörungen

Wie bei normalen Klappen auch, so weisen Herzklappenprothesen bei Rhythmusstörungen auffällige, nichtpathologische Bewegungen auf. Dies gilt insbesondere bei Vorhofflimmern, bzw. -flattern. In Abb. 5.54 wird dies in einem von parasternal gewonnenen M-mode einer Mitralklappenprothese des Typs St. Jude Medical verdeutlicht. Besonders der hintere Diskus vollführt mehrfache mittdiastolische Schließbewegungen, die der Frequenz der Vorhofkontraktionen entsprechen. Das vordere Segel führt dagegen nur in der letzten Aktion ebenfalls eine mittdiastolische Schließbewegung durch.

In Abb. 5.55 zeigt das Farbdoppler-M-mode eine SJM-Prothese in Mitralposition bei Vorhoftachykardie mit wechselnder Überleitung (Abb. 5.58). Das Echo wurde von apikal erstellt. Eines der beiden Segel weist während der Diastole multiple Schließbewegungen synchron zu den Vorhofkontraktionen auf (s. mitregistriertes EKG). Jede erneute Öffnungsbewegung hat einen kleinen Einstrom in den linken Ventrikel zur Folge (Fluß 3 und 4). Fluß 2 repräsentiert den frühdiastolischen Einstrom in den linken Ventrikel, während der blaue, vom Schallkopf fortführende Fluß 1 den linksventrikulären Ausfluß markiert. Die Diskusöffnungs- und Schließbewegungen werden im Farbdoppler-M-mode ebenfalls als gelbe bzw. blaue Linien registriert.

Nach Zuschalten eines Phonokardiogrammes (PCG) ist folgendes interessantes Phänomen erkennbar (Abb. 5.56): Lediglich die Schließbewegungen der Disci werden als typische Klicks erfaßt, während die jeweiligen Öffnungsbewegungen im Phonokardiogramm nicht registriert werden.

Die Abb. 5.57 zeigt zusätzlich zum Farbdoppler-M-mode, dem EKG und dem Phonokardiogramm die Mitschrift eines gepulsten Dopplers. Lage und Breite des Meßvolumens sind im Farbdoppler-M-mode durch die horizontal verlaufenden, gestrichelten Doppellinien angezeigt. Das Dopplerecho der Diskusbewegungen ohne Flußanalyse registriert im Gegensatz zum Phonokardiogramm sowohl die Schließ- als auch die Öffnungsbewegungen bei jeder Vorhofkontraktion.

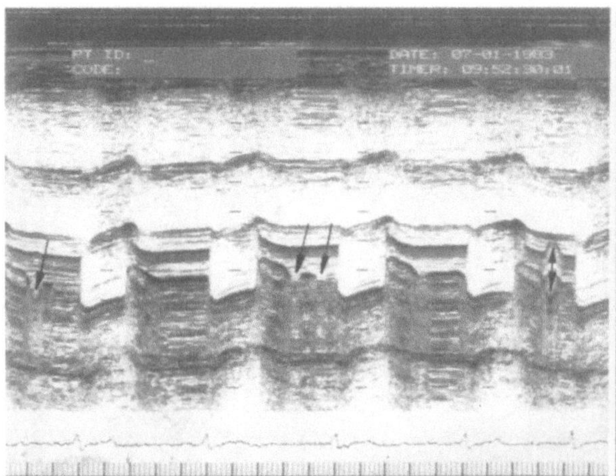
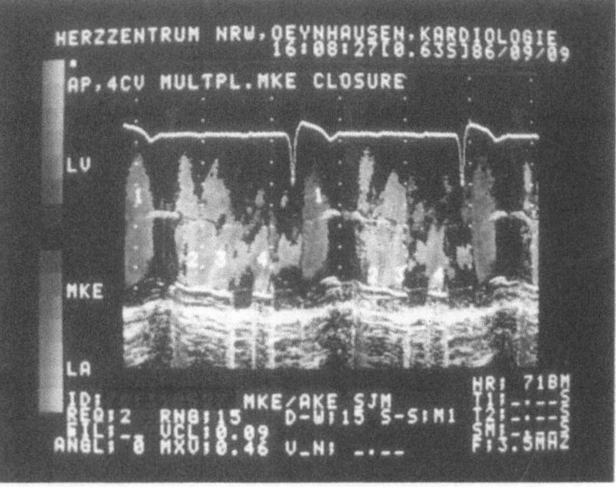

5.54. Grauwert-M-mode einer normalen St.-Jude-Medical-Mitralprothese bei Vorhofflimmern von parasternal mit multiplen mittdiastolischen Schließbewegungen, besonders des hinteren Diskus, entsprechend den Vorhofkontraktionen (→)

5.55. Farbdoppler-M-mode einer normalen St.-Jude-Medical-Mitralprothese von apikal. Vorhoftachykardie mit AV-Block mit multiplen mittdiastolischen Schließbewegungen entsprechend den Vorhofkontraktionen (s. Abb. 5.58). *1* LV-Ausfluß. *2, 3, 4* LV-Einflüsse

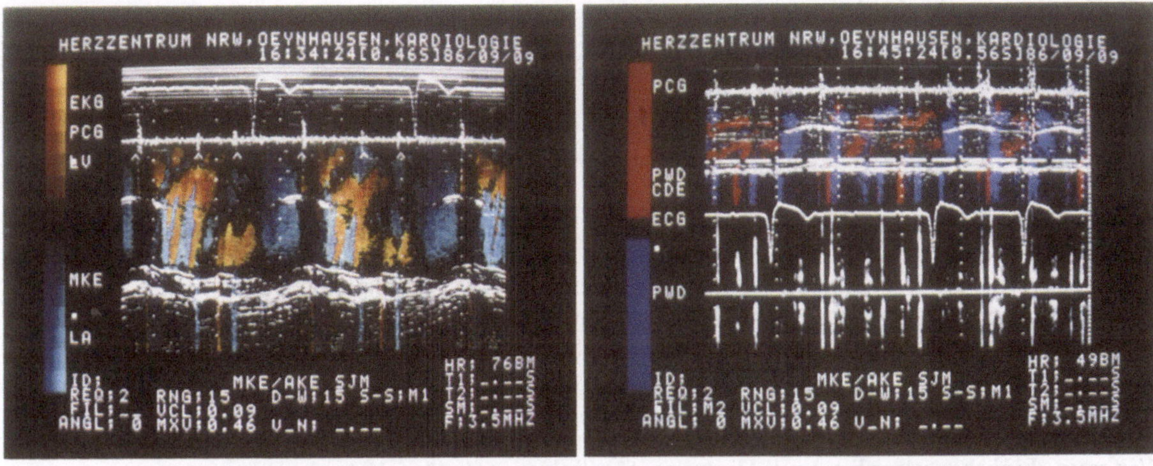

5.56. Derselbe Patient wie in Abb. 5.55 mit zusätzlichem Phonokardiogramm

5.57. Patient wie in Abb. 5.55 und 5.56 mit zusätzlicher Mitschrift eines gepulsten Dopplers. Hier werden sowohl Schließ-, als auch Öffnungsbewegungen des Okkluders in jedem Fall registrierbar

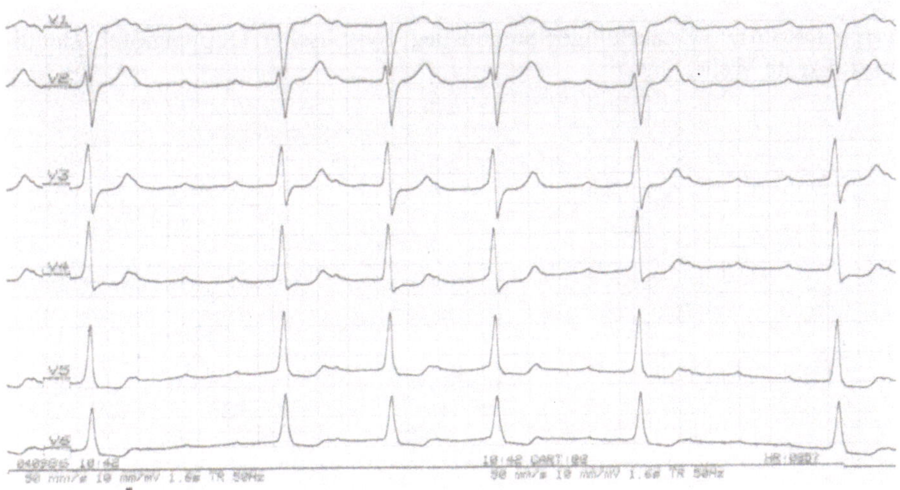

5.58. Ruhe-EKG: Vorhoftachykardie, Frequenz 180/min, wechselnde AV-Blockierung

5.3 Prothesendysfunktionen

Fall 1: A. V., m., 27 Jahre (Abb. 5.59–5.66)

Diagnose: Zustand nach Aortenklappenersatz mit Björk-Shiley-Prothese A 27 bei akuter bakterieller Endokarditis. Paravalvuläres Leck.

Vorgeschichte: Siehe 4.2.2, Fall 2.

Verlauf: Nach dem notfallmäßig erfolgten Klappenersatz besteht postoperativ ein hämodynamisch unbedeutendes paravalvuläres Leck. Auskultatorisch hört man ein ⅙ diastolisches Decrescendosofortgeräusch. Der Blutdruck beträgt 130/80 mmHg. Der Patient ist beschwerdefrei.

Elektrokardiogramm (Abb. 5.59): Sinusrhythmus, Linkstyp, AV-Block 1. Grades. PQ 0,28 s. Weiterhin Linkshypertrophie und Hinweise für linksventrikuläre Volumenbelastung in Form von Q-Zacken bis V_6. Diskrete linkspräkordiale Repolarisationsstörungen.

Phonokardiogramm (Abb. 5.60): Niederamplitudiger, etwas verspätet einfallender 1. Herzton. Von diesem abgesetzt nach einem Aortenprothesenöffnungsklick niederamplitudiges, mittelfrequentes, angedeutet spindelförmiges Systolikum, das deutlich vor dem Prothesenschlußklick endet. Im Anschluß daran hochfrequentes, niederamplitudiges diastolisches Refluxgeräusch, das etwa bis in die Mitte der Diastole reicht.

Karotispulskurve (Abb. 5.61): Unauffälliger Steilanstieg. Systolischer Doppelgipfel. Deutliche Inzisur und dikrote Welle.

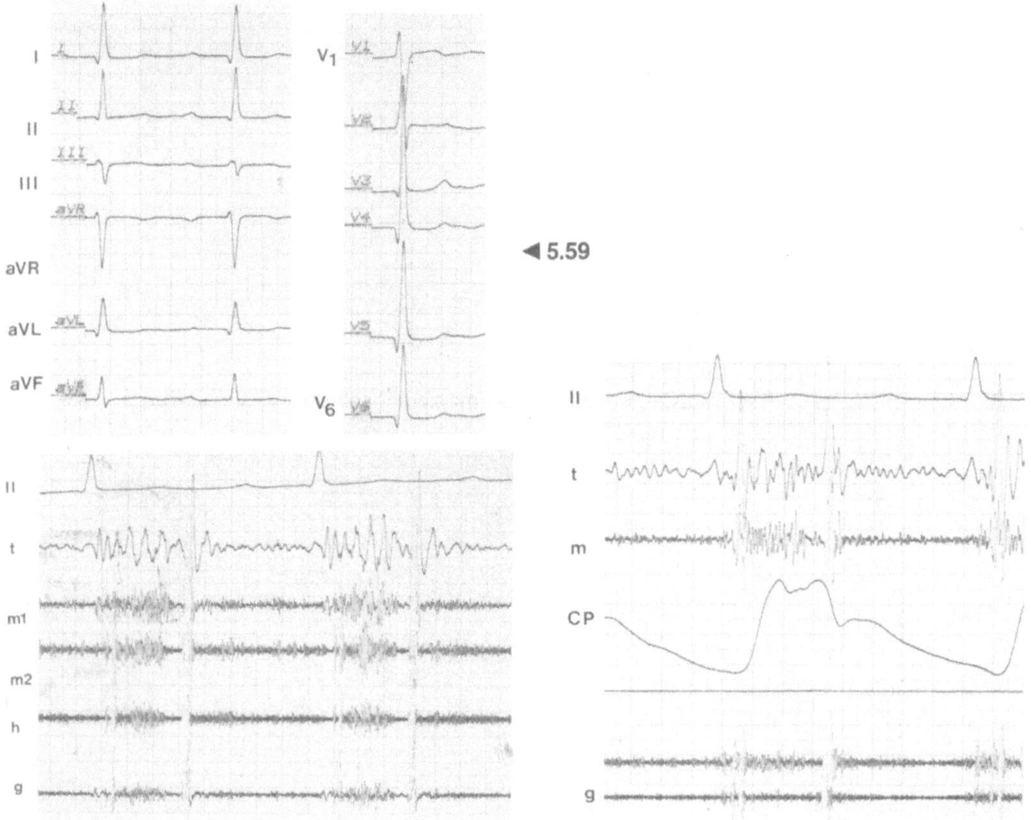

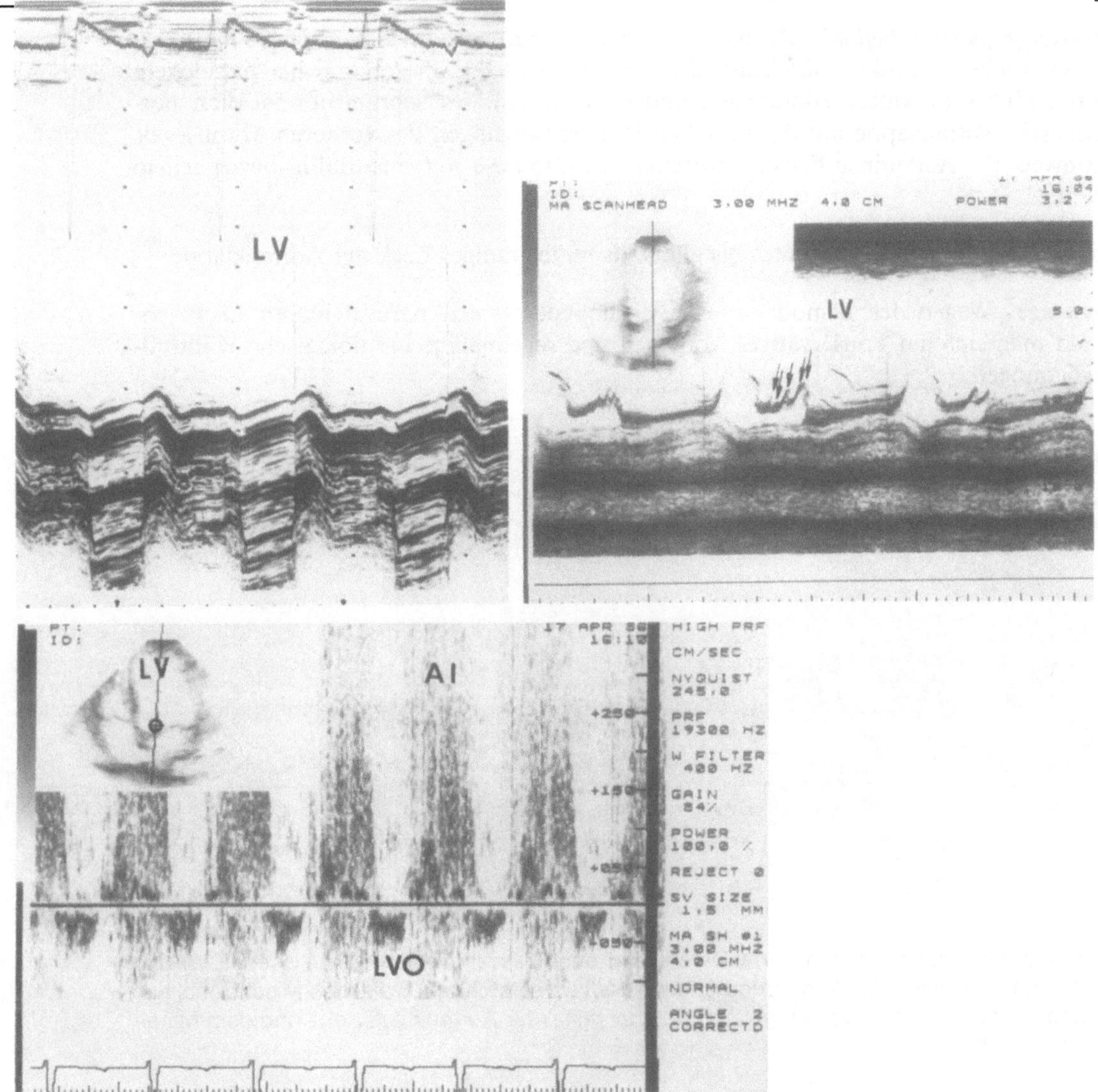

5.62. M-mode des Aortenklappenokkluders aus dem apikalen Fünfkammerblick. Unauffälliges Bewegungsmuster von Prothesenring und Diskus

5.63. Vorderes Mitralsegel aus dem apikalen Vierkammerblick mit ausgeprägtem diastolischen Flattern als Hinweis für Aorteninsuffizienz (s. →)

5.64. *Gepulster Doppler:* Registrierung des Aorteninsuffizienzjets direkt unterhalb der Aortenklappenprothese. Die Lage des Meßvolumens des gepulsten Dopplers ist im Referenzsektorbild links oben eingeblendet. Verwendet wurde ein gepulster Doppler mit sog. schnellen Pulswiederholungsmodus (high PRF-mode)

Echokardiographischer Befund: Rechter Ventrikel (12 mm) und linker Vorhof (30 mm) normal weit. Linker Ventrikel mittelstark dilatiert (EDD = 68/ESD = 56 mm bei paradoxem Septum). Linksventrikuläre Hinterwand und interventrikuläres Septum normal dick, normokinetisch. Mitralklappe mit diastolischen Flatterbewegungen des vorderen Mitralsegels als Hinweis für Aorteninsuffizienz. Aortenklappenprothese mit unauffällig beweglichem Okkluder.

Dopplerechokardiographie: Leichtes bis allenfalls mittelgradiges Leck der Aortenklappe.

Bemerkung: Wegen des hämodynamisch nicht bedeutsamen paravalvulären Lecks beschränkt man sich auf konservatives Vorgehen und regelmäßige kardiologische Kontrolluntersuchungen.

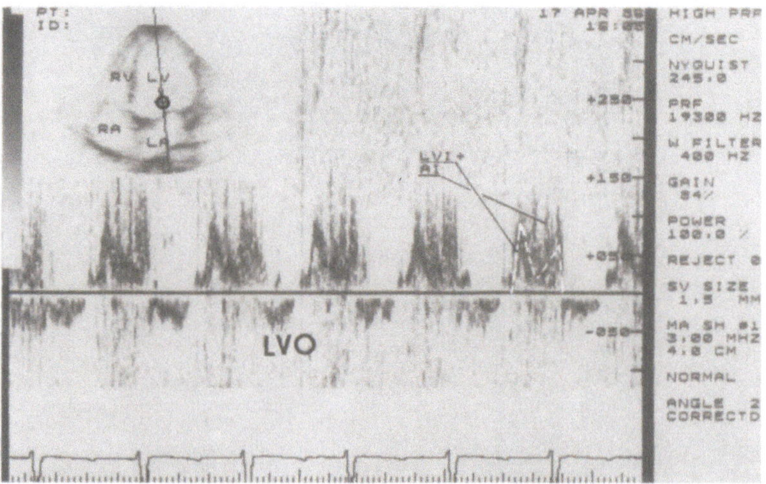

5.65. *Gepulster Doppler:* Kombinierte Darstellung des linksventrikulären Einflusses *(LVI)* und des Endbereiches der Aortenregurgitation *(AI).* Es entsteht ein typisches Mischsignal aus dem relativ niederfrequenten groben Dopplersignal der Aorteninsuffizienz und dem Mitralsegelflattern

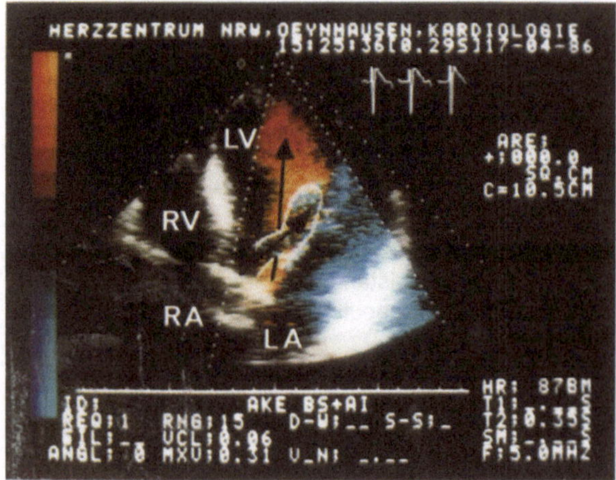

5.66. Apikaler Vierkammerblick mit eingeblendetem 45° Farbdopplersektor: Der gelbliche linksventrikuläre Einfluß wird vom Aorteninsuffizienzjet gekreuzt. Der Aorteninsuffizienzjet ist mittels einer Flächenmessung verdeutlicht dargestellt und weist eine typische turbulente Mosaikcharakteristik auf

Fall 2: J.B., m., 21 Jahre (Abb. 5.67–5.74)

Diagnose: Zustand nach Aortenklappenersatz mit Björk-Shiley-Prothese A 27, paravalvuläres Leck.

Vorgeschichte: Präoperativ bestand ein kombiniertes Aortenvitium mit überwiegender Stenose NYHA-Klasse III. AVG 52 mmHg, AVA 1,0 cm^2, EDVI 102 ml/m^2, LV-Wanddicke 17 mm. Angiographisch Verdacht auf bikuspide Klappe.

Verlauf: Bei der Operation fand sich eine bikuspide, leicht verkalkte Klappe, die durch eine Björk-Shiley-Prothese der Größe A 27 ersetzt wurde. Sofort postoperativ war ein diastolisches Refluxgeräusch feststellbar. Der Öffnungswinkel der Prothese wurde mit 65° normal gemessen.

Elektrokardiogramm (Abb. 5.67): präoperativ *(jeweils linke Hälfte):* Deutliche Linkshypertrophie und beginnende Linksschädigungszeichen. Postoperativ *(jeweils rechte Hälfte):* Deutlicher Rückgang der Linkshypertrophie und Linksschädigungszeichen.

Phonokardiogramm (Abb. 5.68): Mittelamplitudiger niederfrequenter, zeitgerecht einfallender 1. HT. Hochamplitudiger Aortenprothesenöffnungsklick. Niederamplitudiges, mittelfrequentes, angedeutet spindelförmiges systolisches Geräusch, das vor dem Aortenprothesenschlußklick endet. Im Anschluß an den Aortenprothesenschlußklick hochfrequentes, niederamplitudiges diastolisches Decrescendogeräusch, das etwa ⅔ der Diastole ausfüllt.

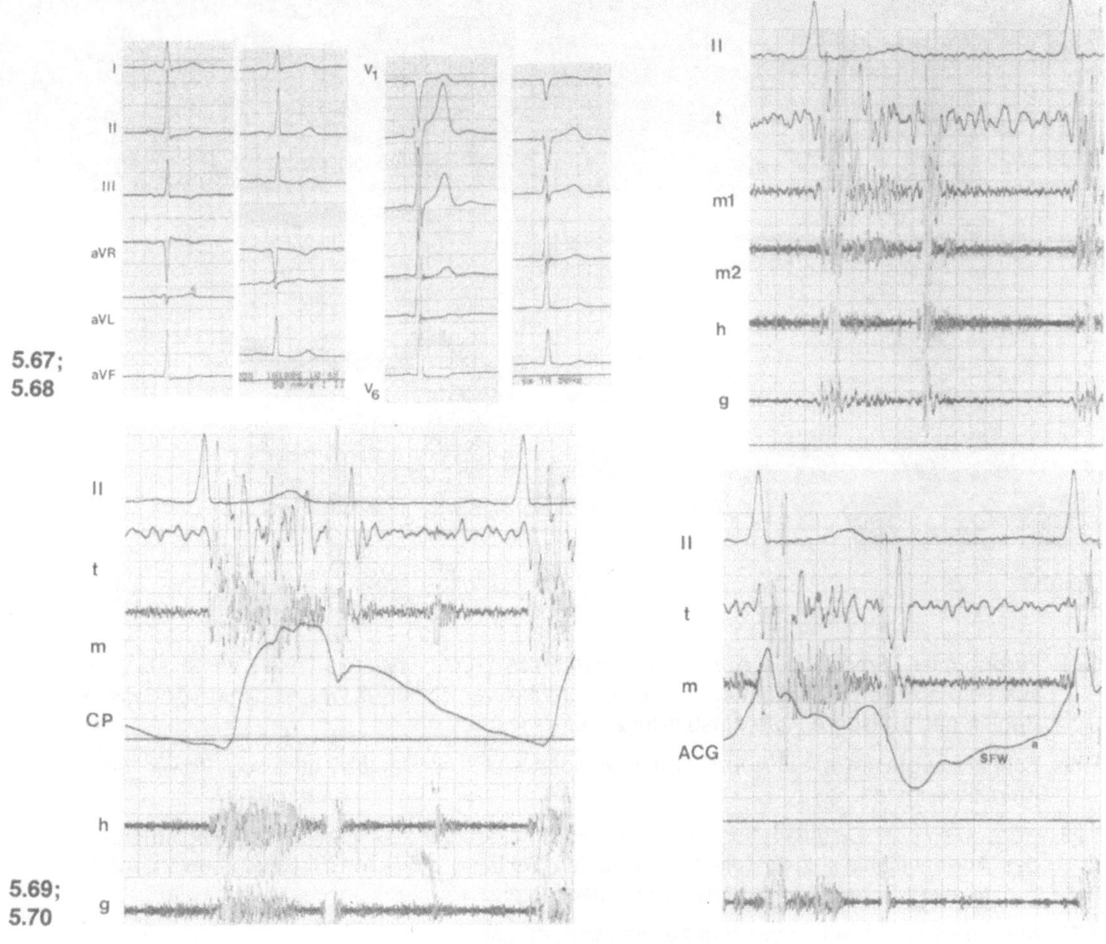

5.67;
5.68

5.69;
5.70

Karotispulskurve (Abb. 5.69): Regelrechter Steilanstieg. Angedeutetes Hahnenkammphänomen. Deutliche Inzisur und dikrote Welle.

Apexkardiogramm (Abb. 5.70): Deutliche schnelle Füllungswelle. Etwas betonte langsame Füllungswelle (SFW). Gut abgrenzbare A-Welle.

Echokardiographischer Befund: Linker Ventrikel leicht dilatiert (EDD = 60 / ESD = 32 mm) mit hoher Ejektionsfraktion (88%). Rechter Ventrikel (18 mm) und linker Vorhof (35 mm) normal weit. Linksventrikuläre Hinterwand sowie interventrikuläres Septum leicht verdickt und hyperkinetisch.
Mitralklappe mit diastolischem Flattern des vorderen Segels als Hinweis für Aortenregurgitation. Aortenklappenprothese ohne auffällige Ring- oder Diskusbewegungen.

Dopplerechokardiographie: Leichte bis allenfalls mittelschwere Aorteninsuffizienz mit sofort nach dem Aortenklappenschluß beginnendem Regurgitationsjet.

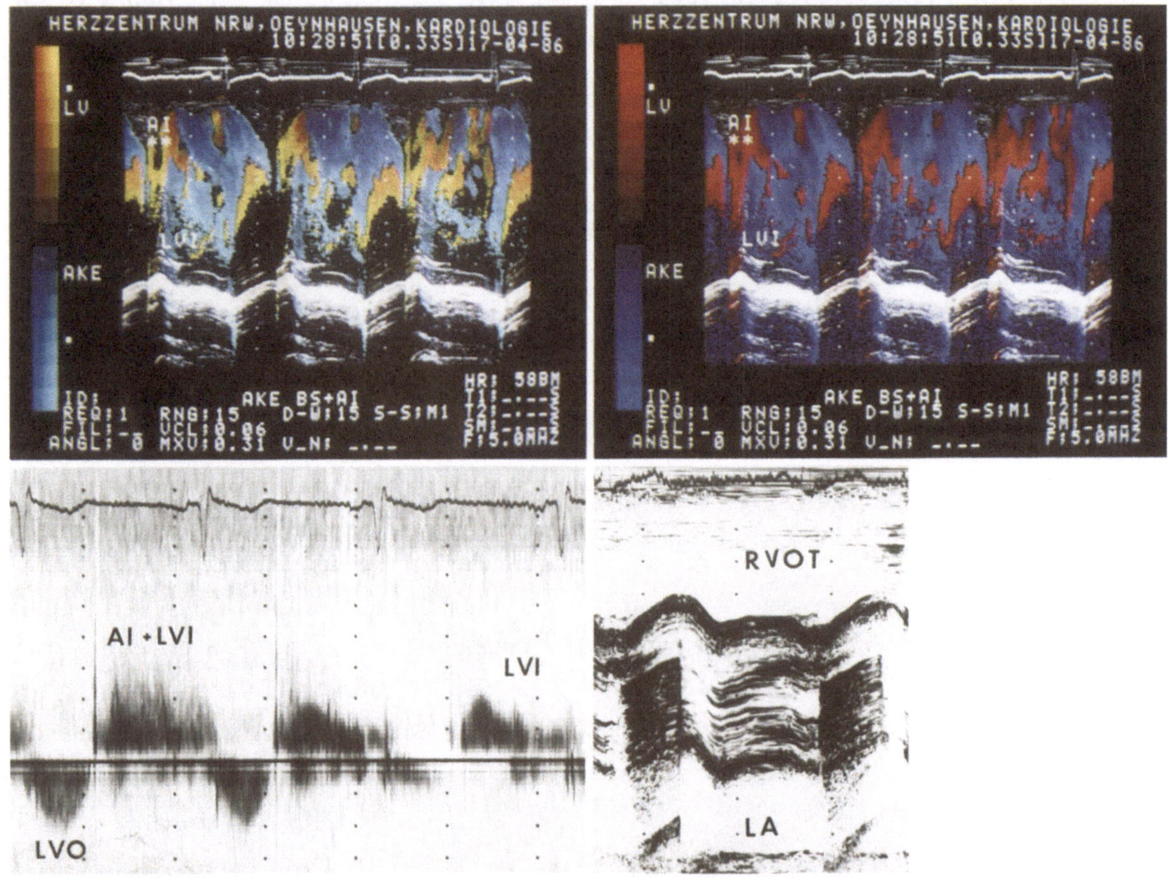

5.71. Farbdoppler-M-mode des Aortenklappenersatzes *(AKE)* und des linken Ventrikels *(LV)* aus dem apikalen Fünfkammerblick. Linksventrikulärer Einfluß *(LVI)* und direkt vor dessen Beginn nachweisbare Aorteninsuffizienz *(AI)* (*)

5.72. Echokardiogramm wie in Abb. 5.71 mit geändertem Farbkode, jetzt dem sog. Power- oder Amplitudenmode

5.73. *Kontinuierlicher Doppler:* Aus dem apikalen Fünfkammerblick gewonnene Registrierung des Aorteninsuffizienzjets (die ersten beiden Schläge) sowie des linksventrikulären Einflusses beim Schwenk des Schallstrahls nach lateral

5.74. M-mode des Aortenklappenersatzes von parasternal

Fall 3: E. B., w., 76 Jahre (Abb. 5.75–5.86)

Diagnose: Zustand nach Aortenklappenersatz mit Ionescu-Shiley-Prothese. Prothesendysfunktion, relative Mitral- und Trikuspidalinsuffizienz.

Vorgeschichte: Vor 6 Jahren Aortenklappenersatz wegen eines kombinierten Aortenvitiums mit überwiegender Insuffizienz von Schweregrad III–IV, implantiert wurde eine Bioprothese vom Typ Ionescu-Shiley. Postoperativ kommt es zu einer zunehmenden Prothesenverkalkung mit mehrfachen Dekompensationen.

Herzkatheter: Pulmonale Hypertonie, Pulmonalarteriendrucke 79/34/52 mmHg, PCW 29/53/28 mmHg, AVG 46 mmHg, AVA 0,2 cm^2 unkorrigiert. Erhöhter Pulmonalarterienwiderstand mit 1185 dyn·s·cm^{-5}.

Verlauf: Neben der Prothesendysfunktion besteht eine Colitis ulcerosa mit erheblicher Anämie. Die Patientin stirbt vor der geplanten Reoperation.

Elektrokardiogramm (Abb. 5.75): Sinusrhythmus, Linkstyp, Linksschenkelblock und sekundäre Repolarisationszeichen. P-sinistrocardiale.

Karotispulskurve (Abb. 5.76): Verzögerter Steilanstieg mit angedeutetem Hahnenkammphänomen. Spätsystolischer Gipfel. Abgeflachte Inzisur und fehlende dikrote Welle. Im mitregistrierten Phonokardiogramm hochfrequentes, hochamplitudiges, systolisches Austreibungsgeräusch in zeitlicher Koinzidenz mit dem Hahnenkammphänomen in der Karotispulskurve. Zusätzlich hochfrequentes diastolisches Decrescendogeräusch unmittelbar nach A$_2$ als Zeichen der Inkompetenz der degenerierten Bioprothese.

Echokardiographischer Befund: Rechter Ventrikel normal weit (20 mm). Bei Berücksichtigung der sehr kleinen Körperoberfläche (Gewicht: 37 kg, Größe: 146 cm) sind linker Ventrikel (EDD=58/ESD=35 mm) und linker Vorhof mittelgradig dilatiert (48 mm). Linksventrikuläre Hinterwand verdickt, normokinetisch. Interventrikuläres Septum noch normal dick, hyperkinetisch. Mitralklappe mit diastolischem Flattern des vorderen Mitralsegels als Hinweis für Aorteninsuffizienz sowie deutlicher Verkalkung des posterioren Ringsegmentes. Pulmonalklappe mit systolischem Flattern als Hinweis für pulmonale Hypertonie. Aor-

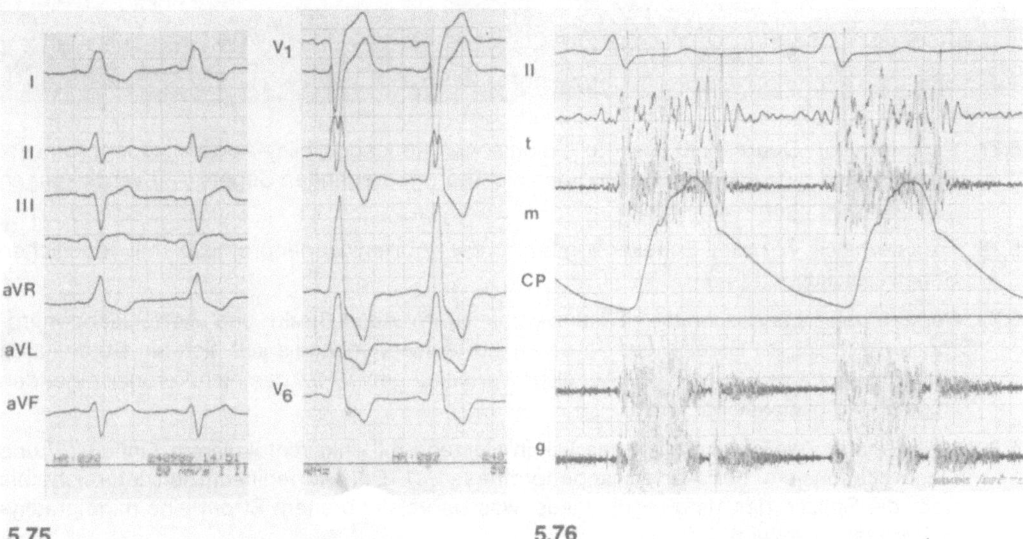

5.75   5.76

tenbioprothese des Typs Ionescu-Shiley-A 21 mit deutlichen Verdickungen insbesondere des nichtkoronartragenden Segels.

Dopplerechokardiographie: Trikuspidal- und Mitralinsuffizienz mittleren Schweregrades. Aorteninsuffizienz mittleren bis leichten Schweregrades. Hämodynamisch bedeutsame Aortenstenose.

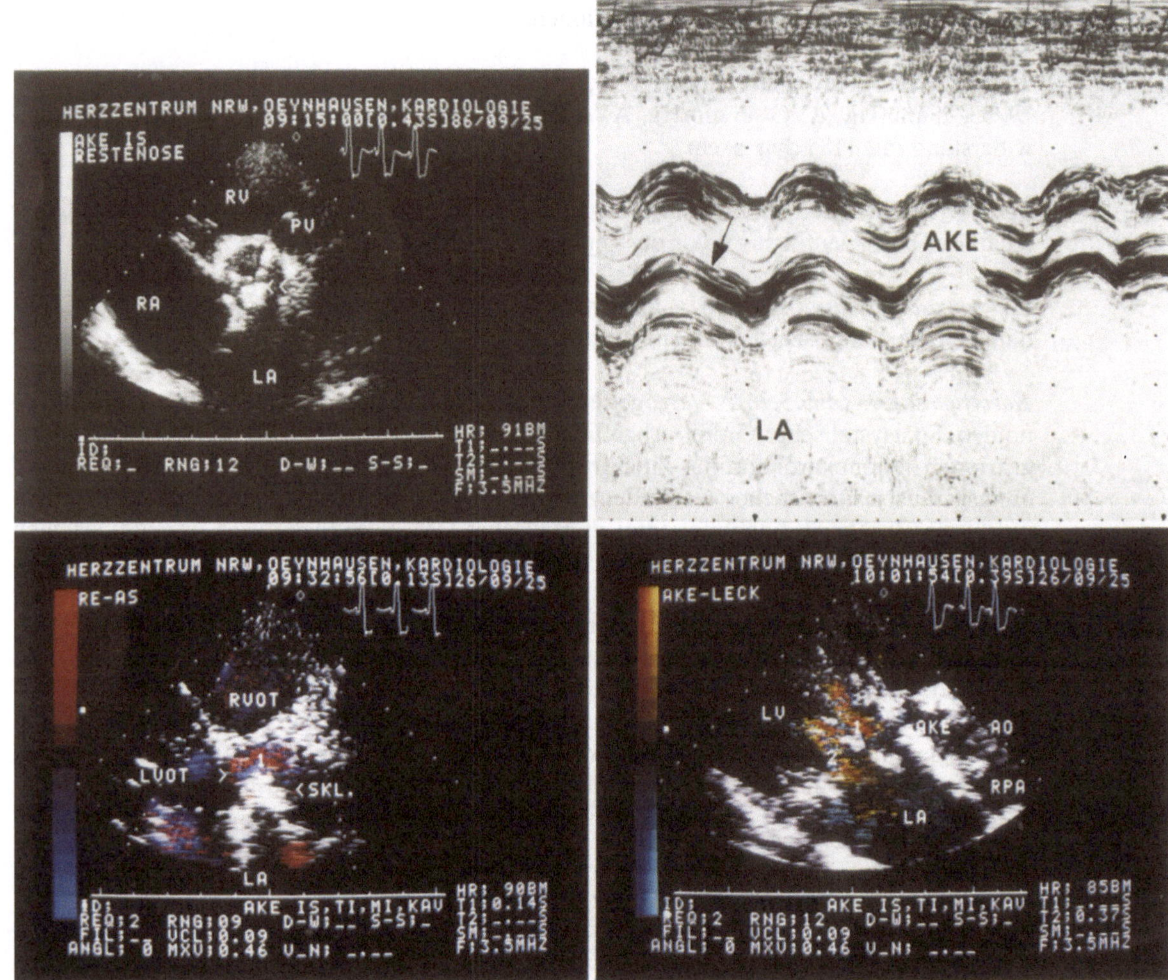

5.77. Parasternaler Querschnitt der teilbiologischen Ionescu-Shiley-Aortenklappenprothese. Deutlich sind besonders im Bereich des nichtkoronartragenden Segels (→) Verdickungen bzw. Verkalkungen nachweisbar

5.78. Parasternales M-mode-Echokardiogramm der Aortenklappenprothese mit deutlichen Segelverdickungen (→)

5.79. Parasternaler Längsschnitt mit linksventrikulärem Ausflußtrakt und Aortenklappenprothese. Lediglich im Bereich des vorderen Aortenklappensegels läßt sich ein Durchfluß in Richtung Aorta registrieren *(1)*. Auffällige Verdickungen *(SKL)* des nichtkoronartragenden Segels sind nachweisbar

5.80. Halbapikaler Zweikammerblick des linken Herzens mit linksventrikulärem Einfluß *(2)* und Regurgitationsjets der Aortenklappenprothese *(1)*. Der Aorteninsuffizienzjet reicht bis über die Spitzen der Mitralsegel hinaus, was bei relativ breitem Strom eine mittelgradige Regurgitation anzeigt

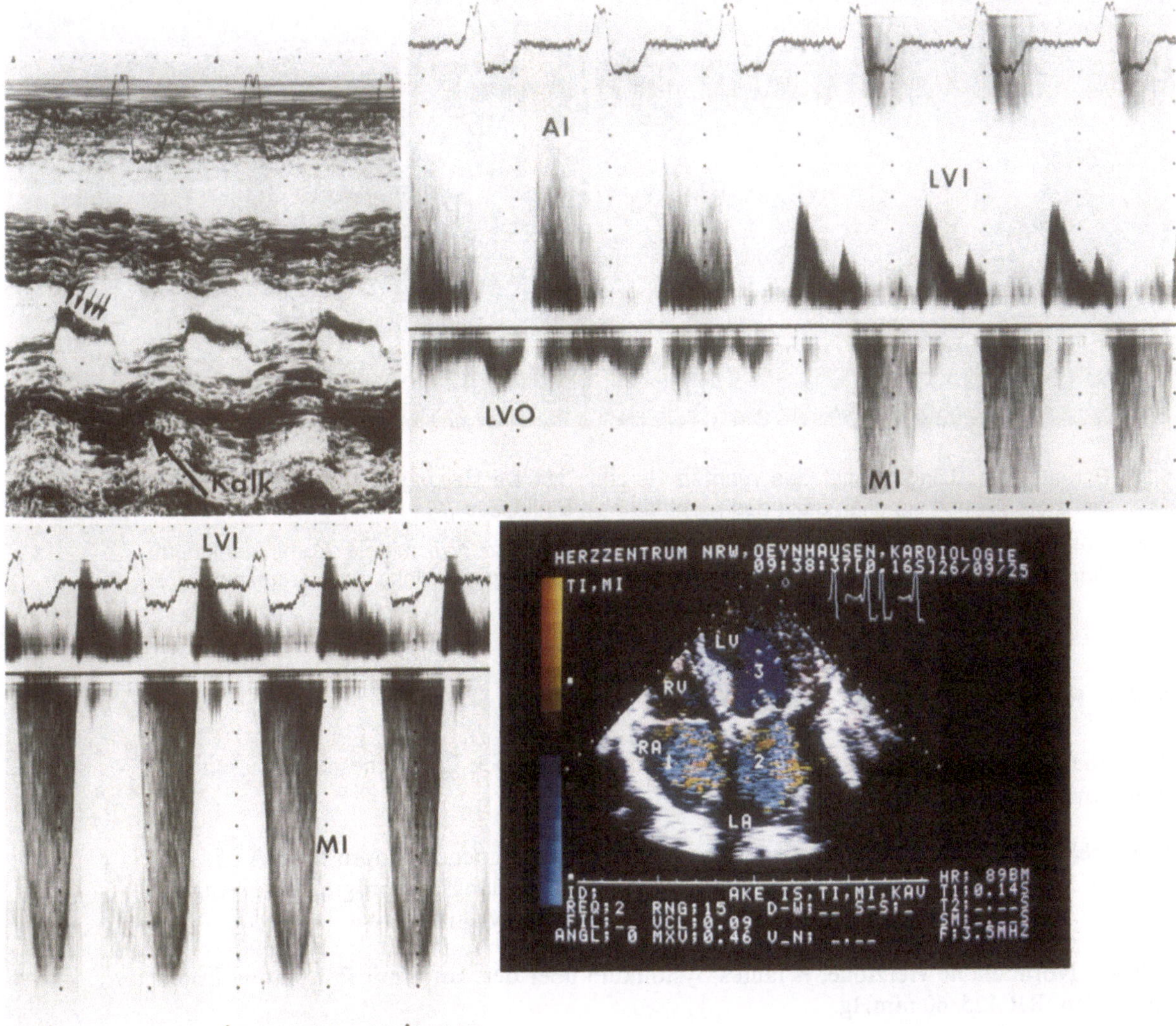

5.81. M-mode der Mitralklappe von parasternal mit diastolischem Flattern des vorderen Mitralsegels als Hinweis auf Aorteninsuffizienz sowie starker Verkalkung des posterioren Mitralringsegments

5.82. *Kontinuierlicher Doppler:* Registrierung der Aorteninsuffizienz und des linksventrikulären Einflusses (erste 3 Schläge) sowie der deutlichen Mitralinsuffizienz (letzte 3 Schläge) während eines Sweeps von medial nach lateral im apikalen Fünfkammerblick

5.83. *Kontinuierlicher Doppler:* Isolierte Darstellung des Mitralregurgitationsjets

5.84. Farbdopplersektorechokardiogramm, apikaler Vierkammerblick: Die bedeutsame Trikuspidal- *(1)* und Mitralinsuffizienz *(2)* sind in typischer Weise erkennbar am Mosaikmuster des Flusses. *Strömung 3* linksventrikulärer Ausfluß

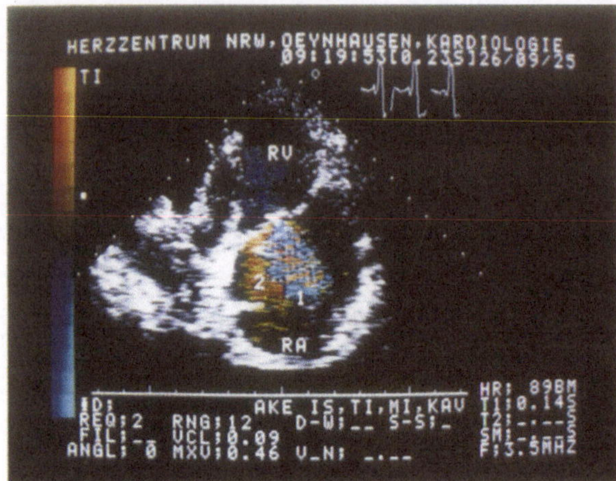 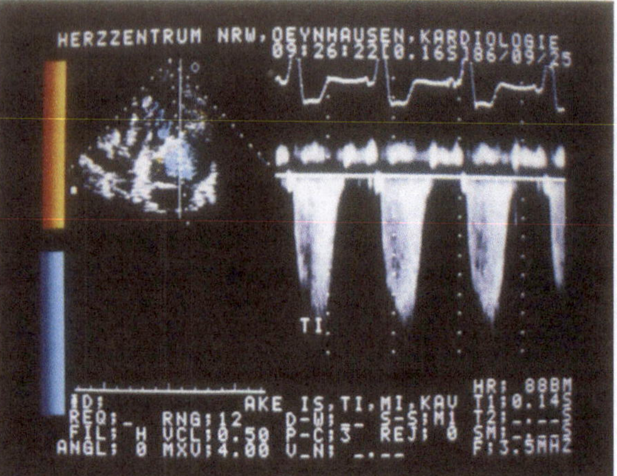

5.85. Parasternaler Längsschnitt des rechten Herzens mit Darstellung des Trikuspidalinsuffizienzjets *(1)* und simultan dazu des rechtsatrialen Einflusses *(2)*

5.86. Dokumentation der bedeutsamen Trikuspidalinsuffizienz *(TI)* mittels kontinuierlichem Doppler, dessen Meßstrahl im Referenzsektorechokardiogramm links oben angezeigt wird

Fall 4: H. Sch., m., 74 Jahre (Abb. 5.87–5.92)

Diagnose: Zustand nach Aortenklappenersatz durch Hancock-Bioprothese. Prothesendysfunktion mit mittelgradiger Stenose.

Vorgeschichte: Vor 8 Jahren Aortenklappenersatz durch Hancock-Bioprothese A 25. Zusätzlich 2fach aortokoronarer Venenbypass. Seit 2 Jahren langsam progrediente Angina pectoris. Stationäre Aufnahme wegen Verdacht auf Bypassdysfunktion.

Klinik: Normallaute Herztöne, ⅚ lautes Systolikum über der Aorta mit Fortleitung in die Karotiden. RR 125/60 mmHg.

Elektrokardiogramm (Abb. 5.87): Sinusrhythmus, Mitteltyp, P-sinistroatriale, R-Verlust in V_1 bis V_3. Linkshypertrophie und Linksschädigung.

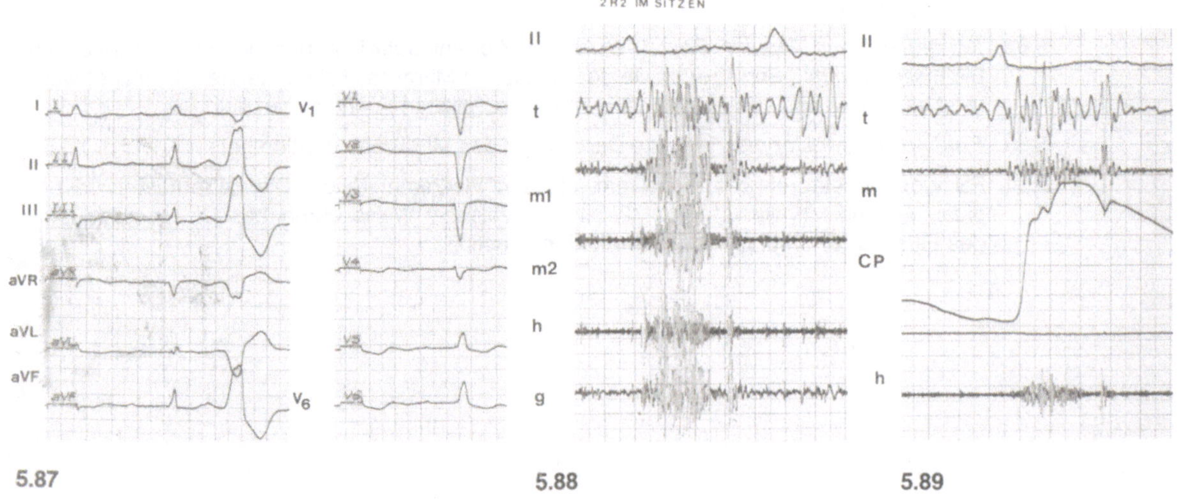

5.87   5.88   5.89

Phonokardiogramm (Abb. 5.88): Mittel- bis hochfrequentes spindelförmiges Systolikum mit mittelsystolischem Maximum über 2R2. Kein Diastolikum.

Karotispulskurve (Abb. 5.89): Regelrechter Steilanstieg, angedeutetes Hahnenkammphänomen, normale Inzisur und Dikrotie.

Bemerkung: Der Vergleich mit früheren Befunden spricht für eine beginnende Degeneration der Bioprothese mit höchstens mittelgradiger Stenosierung. Aufgrund der Multimorbidität des 74jährigen Patienten wird auf eine weitere Diagnostik verzichtet

Echokardiographischer Befund: Rechter Ventrikel (22 mm) und linker Vorhof (33 mm) normal weit. Linker Ventrikel leicht dilatiert (EDD=62/ESD=42 mm). Linksventrikuläre Hinterwand grenzwertig verdickt, normokinetisch. Interventrikuläres Septum leicht verdickt

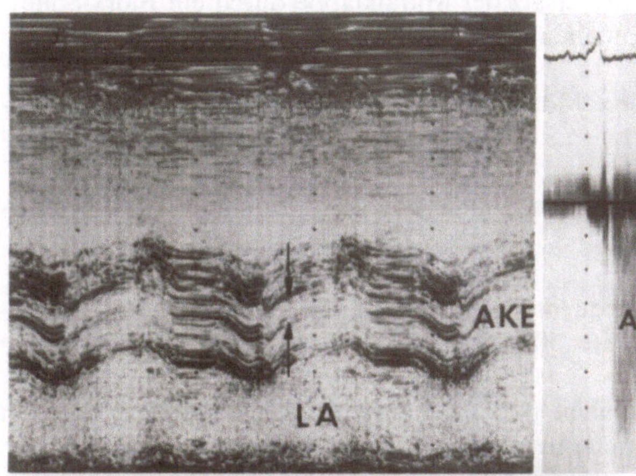

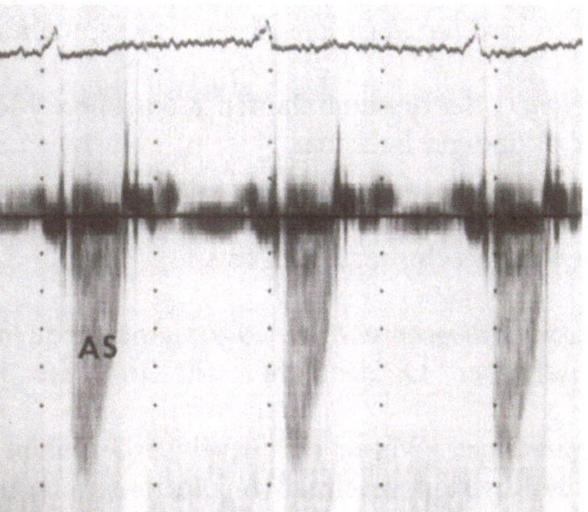

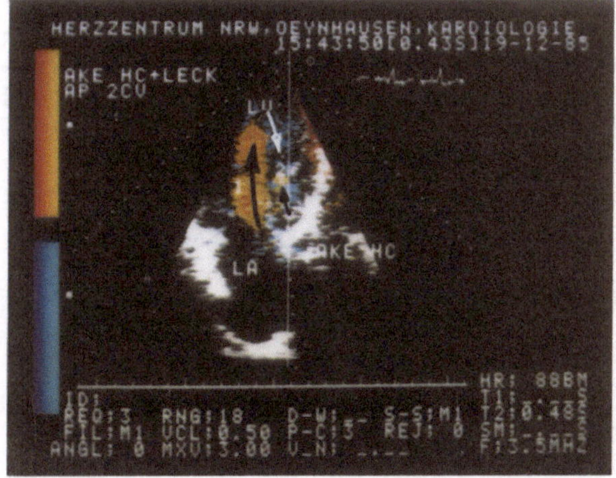

5.90. Parasternales M-mode-Echokardiogramm der Bioprothese in Aortenposition. Reduzierte Separationsweiten und multiple Echos als Hinweis für Verdickungen der Segel und Aortenstenose

5.91. *Kontinuierlicher Doppler:* Registrierung des Aortenstenosejets aus apikaler Richtung. Der maximale Druckgradient beträgt 47 mmHg

5.92. Farbdopplerechokardiogramm des apikalen Zweikammerblicks in Diastole mit linksventrikulärem Einfluß sowie simultan und parallel dazu nachweisbarem Aortenregurgitationsjet leichten Schweregrades

(ED = 12/ES = 18 mm), normokinetisch. Mitralklappe unauffällig. Aortenklappenprothese mit Verdickungen der Segel.

Dopplerechokardiographie: Aorteninsuffizienz leichten Schweregrades. Aortenstenose mittleren Schweregrades, maximaler Druckgradient von 47 mmHg.

Fall 5: J.Sch., w., 57 Jahre (Abb. 5.93–5.100)

Diagnose: Zustand nach Mitralklappenersatz durch Björk-Shiley-Prothese M31, paravalvuläres Leck.

Vorgeschichte: Vor 6 Monaten wegen eines kombinierten Mitralvitiums mit überwiegender Stenose und einer Trikuspidalinsuffizienz Ersatz der Mitralklappe durch ein Björk-Shiley-Ventil und De-Vega-Plastik der Trikuspidalklappe.

Verlauf: Bei der ambulanten Kontrolle 6 Monate postoperativ ist die Patientin beschwerdefrei und gut belastbar.

Elektrokardiogramm (Abb. 5.93): Absolute Arrhythmie bei Vorhofflimmern, Steiltyp, Zeichen der Rechtsherzbelastung.

Phonokardiogramm (Abb. 5.94): Hochfrequentes mittelamplitudiges systolisches Refluxgeräusch über 5L8, deutlicher Mitralprothesenöffnungsklick.

Bemerkung: Wegen der Beschwerdefreiheit und der hämodynamisch stabilen Situation keine Revision, regelmäßige kardiologische Kontrollen.

Echokardiographischer Befund: Normalgroßer rechter Ventrikel (14 mm). Unter Berücksichtigung der kleinen Körperoberfläche ist der linke Ventrikel (EDD = 62/ESD = 48 mm) mittelgradig dilatiert. Linker Vorhof stark dilatiert (82 mm). Linksventrikuläre Hinterwand und interventrikuläres Septum normal dick, normokinetisch. Pulmonalklappe mit mittsystolischen Schließbewegungen als Zeichen pulmonaler Hypertonie. Trikuspidalklappe und Aortenklappe ausreichend beweglich. Mitralklappenprothese mit unauffälliger Bewegung des Okkluders, aber geringen Kippbewegungen des Prothesenringes.

Dopplerechokardiographie: Leichtes paravalvuläres Leck.

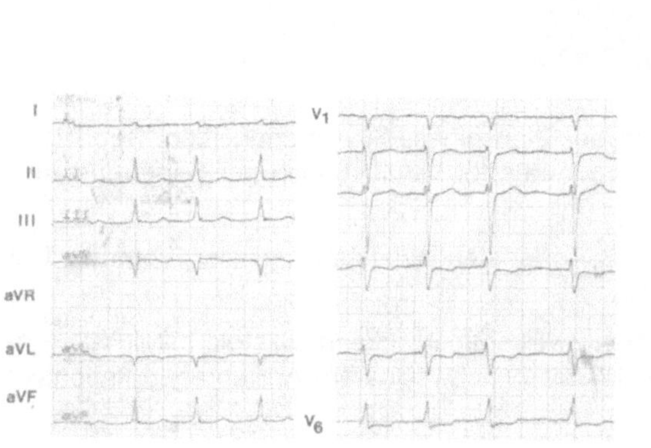
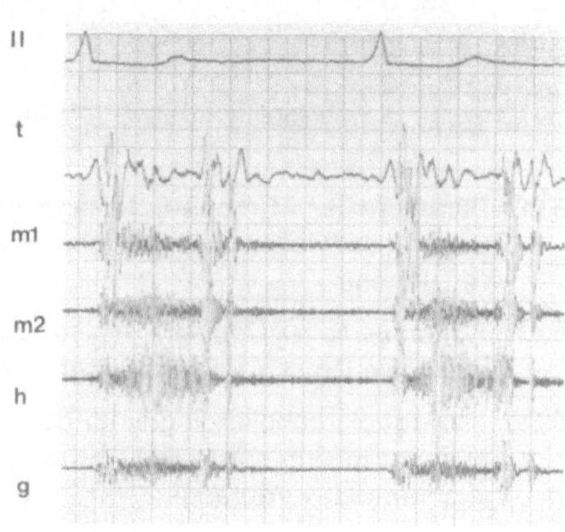

5.93;
5.94

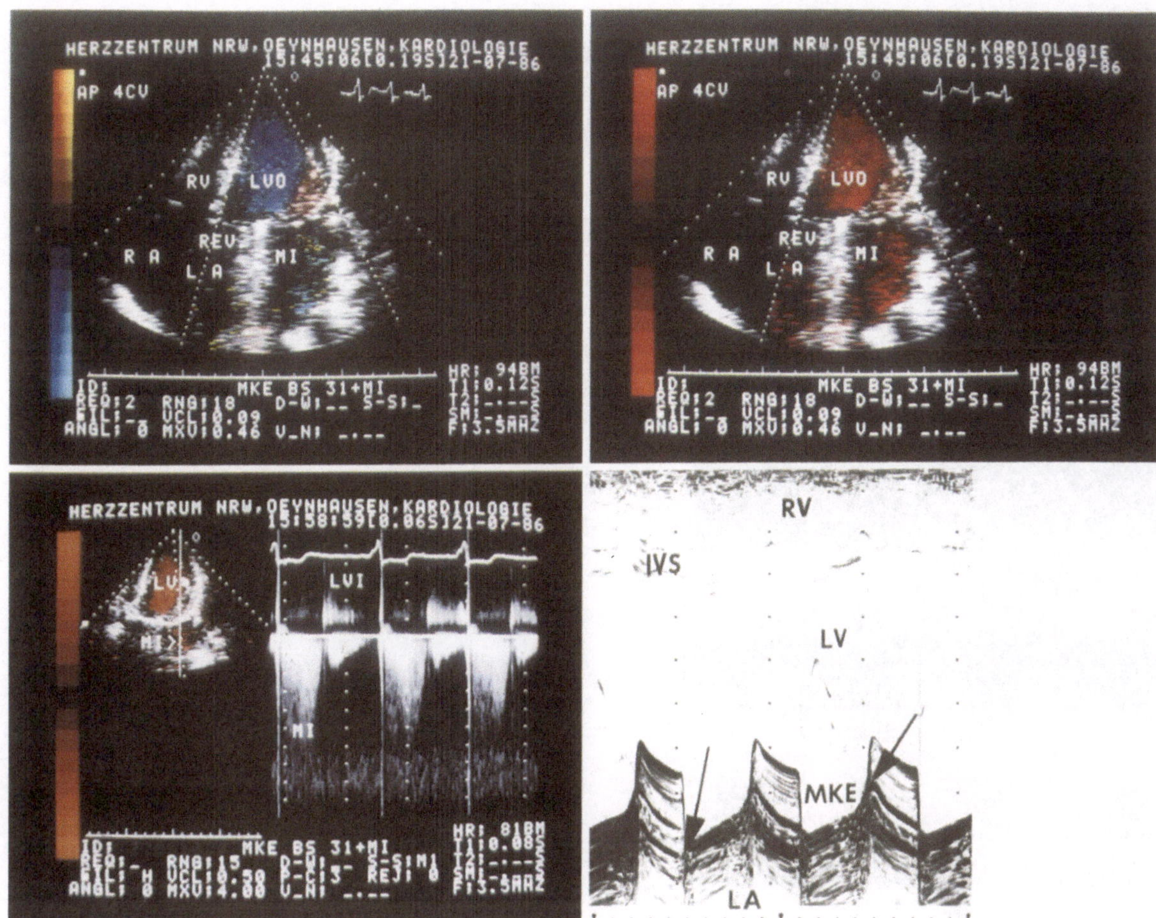

5.95. Apikaler Vierkammerblick mit 45° Farbdopplersektor. Zur Darstellung kommt der linksventrikuläre Ausfluß *(LVO, blau)* sowie ein leicht turbulenter, türkis gefärbter Mitralinsuffizienzjet *(MI)*, der entlang der Lateralwand des linken Vorhofes bis in den Bereich der linksatrialen Einflußbahnen reicht. Im linken Vorhof ist zusätzlich eine starke Reverberation der Mitralprothese nachweisbar *(REV)*

5.96. Echokardiogramm wie in Abb. 5.95 mit geändertem Farbkode. Sowohl der linksventrikuläre Ausfluß als auch die Mitralregurgitation sind jetzt in ihrer Ausdehnung verbessert dargestellt

5.97. *Kontinuierlicher Doppler:* Linksventrikulärer Einfluß *(LVI)* und Mitralinsuffizienz *(MI)* aus dem apikalen Vierkammerblick. Links oben das Referenzsektorbild

5.98. M-mode der Diskus- und Ringbewegungen des Mitralklappenersatzes von apikal. Während der Diskus sich unauffällig bewegt, zeigt der Prothesenring früh- und spätdiastolisch jeweils eine minimale Kippbewegung (s. →). Im linken Ventrikel sind geringe Mengen kontrastierten Blutes erkennbar, wie sie gelegentlich bei Mitralklappenprothesen beobachtet werden

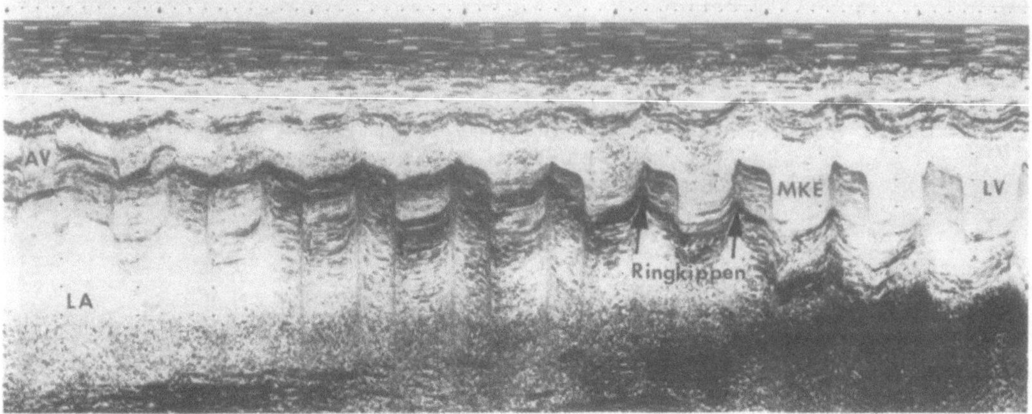

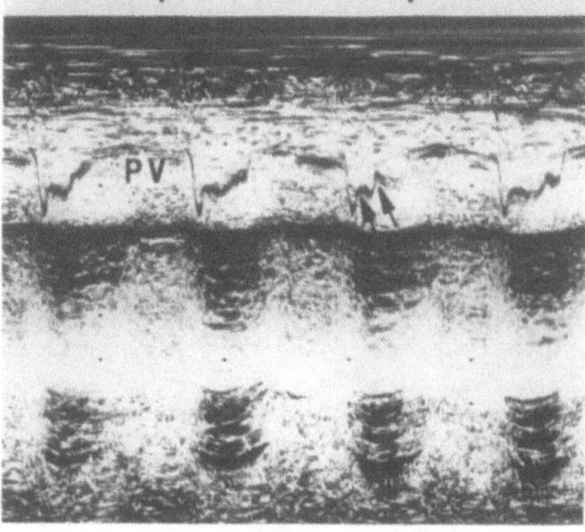

5.99.   M-mode-sweep von parasternal, ausgehend von der Aortenklappe und dem linken Vorhof. Leichte Ringkippbewegungen sind besonders in Frühdiastole erkennbar (→)

5.100.   Parasternales M-mode der Pulmonalklappe mit mittsystolischen Schließbewegungen,
fehlender a-Welle und relativ flachem EF-Slope als Hinweise auf pulmonale Hypertonie

Fall 6: E.M., w., 57 Jahre. (Abb. 5.101–5.107)

Diagnose: Prothesendysfunktion bei Zustand nach Aorten- und Mitralklappenersatz mit
Omniscienceprothese.

Vorgeschichte: 1980 außerhalb Doppelklappenersatz wegen verkalkter Mitralstenose III
und Aorteninsuffizienz II, 6/86 Linksinsuffizienz, erneute invasive Diagnostik.

Herzkatheter: PA 41/15/24 mmHg, PCW Ruhe -/24/17 mmHg, bei 25 W -/47/26 mmHg,
eingeschränkte Öffnungswinkel der Omniscienceprothesen:
Mitralposition ist   35°   Soll 80°,
Aortenposition ist   50°   Soll 80°.

Verlauf: Klappenreersatz, intraoperativ öffnet die Mitralprothese bis 45°. Auf der Ventri-
kelseite finden sich thrombotische Auflagerungen, die Aortenprothese ist in situ ebenfalls
schwer zu öffnen, beide Prothesen werden durch SJM-Ventile ersetzt.

EKG (Abb. 5.101): Absolute Arrhythmie bei Vorhofflimmern, Mitteltyp, Zeichen der vermehrten Rechtsbelastung mit leichter Rechtsverspätung.

Phonokardiogramm (Abb. 5.102): Mittelamplitudiges, mittelfrequentes Spindelsystolikum über 2R2, Mitralprothesenöffnungston (!) 0,09 s nach A_2.

Karotispulskurve (Abb. 5.103): Regelrechter Steilanstieg, angedeutetes Hahnenkammphänomen, deutliche Inzisur und dikrote Welle.

Apexkardiogramm (Abb. 5.104): Abgeflachte langsame und schnelle Füllungswelle, fehlende A-Welle bei Vorhofflimmern, Mitralprothesenöffnungston etwas später als Punkt 0 einfallend.

Echokardiographischer Befund: Rechter Ventrikel grenzwertig normal (27 mm). Linker Ventrikel leicht dilatiert (EDD = 58/ESD = 43 mm). Linker Vorhof mittelgradig dilatiert (52 mm). Linksventrikuläre Hinterwand und interventrikuläres Septum normal dick, normokinetisch, Septum partiell paradox. Aortenklappenersatz unauffällig beweglich. Mitral-

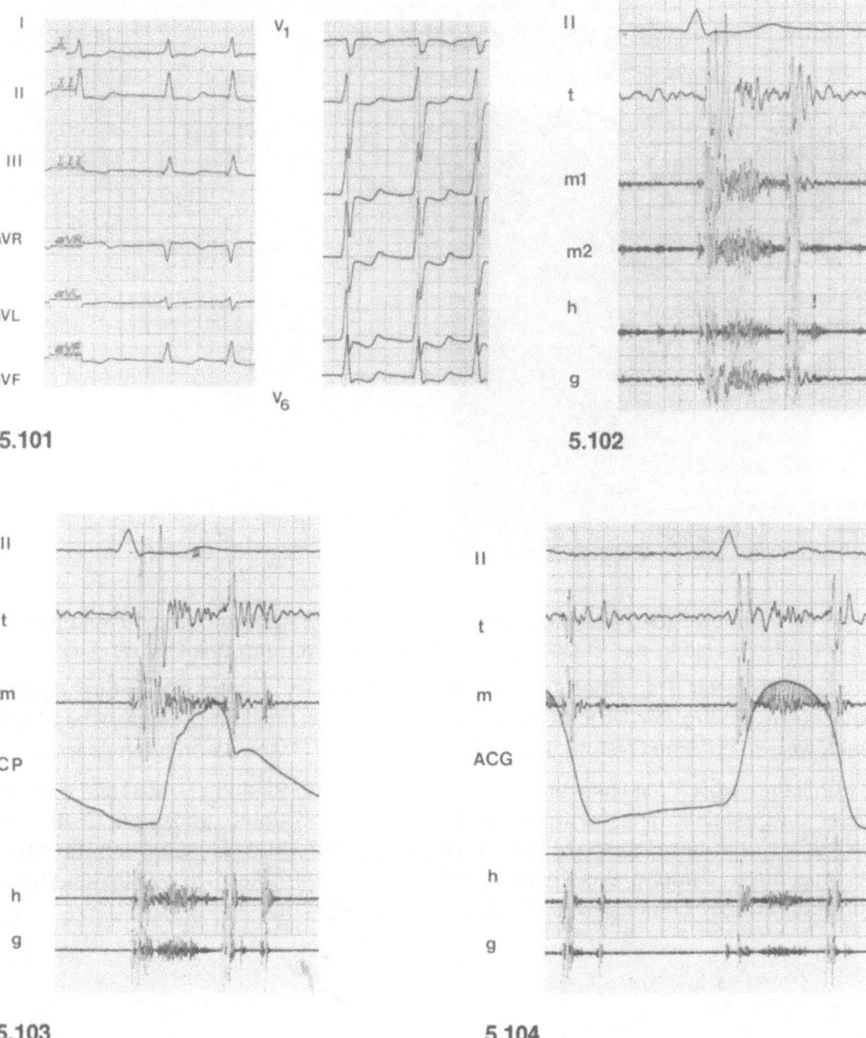

klappenersatz mit reduziertem Öffnungswinkel von ca. 35° ± 10°. M-mode mit abgerundeter Bewegung des Diskus in der frühdiastolischen Endphase der Öffnungsbewegung.

Dopplerechokardiographie: Maximale systolische Strömungsgeschwindigkeit über die Aortenklappe von 2,5 m/s, entspricht einem Drucksprung von 25 mmHg, noch normal hoch. Keine detektierbare Aorteninsuffizienz. Mitralklappenprothese mit einer über die Druckhalbwertszeit errechneten Öffnungsfläche von höchstens 1,4 cm². Keine eindeutige Mitralinsuffizienz.

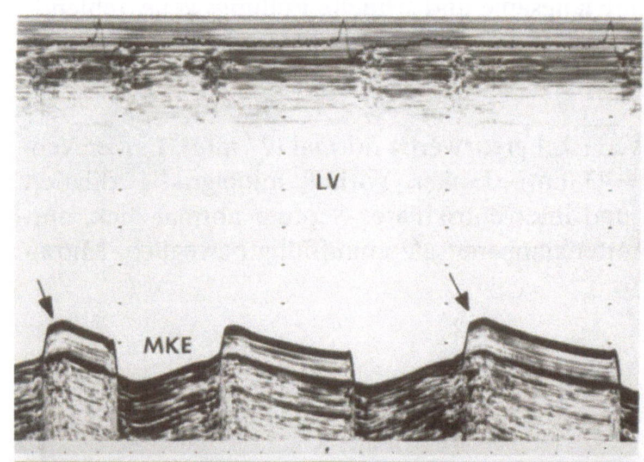

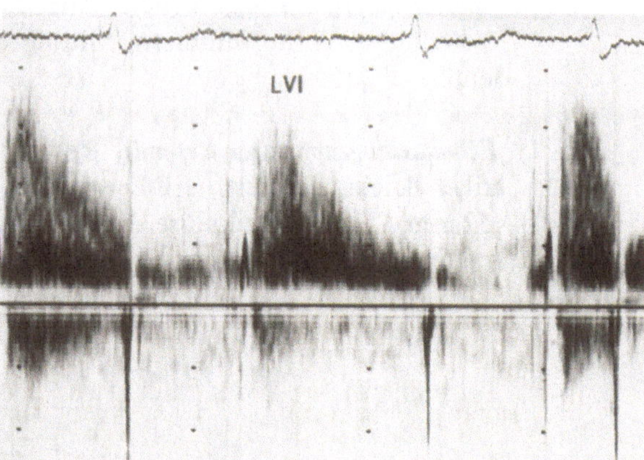

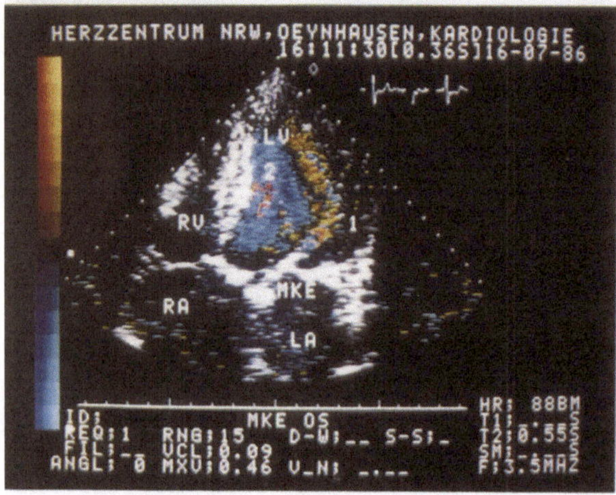

5.105. M-mode der Diskusbewegung des Mitralklappenersatzes bei apikaler Transducerlage mit Abrundung der Echolinie in der Endphase der Öffnungsbewegung des Diskus (→)

5.106. *Kontinuierlicher Doppler:* Registrierung des transvalvulären linksventrikulären Einflußjets. Eine deutliche Erhöhung der Druckhalbwertszeit sowie der relativ turbulente Charakter des Flusses weisen auf eine Dysfunktion (Mitralstenose) hin. Transducerlage halbapikal

5.107. Apikaler Fünfkammerblick mit linksventrikulärem Aus- *(2)* und Einfluß *(1)*. Mit Hilfe des im Farbdoppler dargestellten linksventrikulären Einflusses und unter langsamer Drehung des Schallkopfes über der Herzspitze läßt sich eine fast orthograde Beschallung der Prothese mit maximaler Öffnung des Okkluders im Bereich des Vier-, bzw. Fünfkammerblicks durchführen. Der Öffnungswinkel beträgt ca. 35° ± 10°

Fall 7: I. F., w., 49 Jahre (Abb. 5.108–5.114)

Diagnose: Zustand nach Implantation einer Hancock-Bioprothese in Mitralposition wegen eines kombinierten Mitralvitiums. Jetzt: Prothesendegeneration. Zusätzlich Trikuspidalinsuffizienz mittleren Schweregrades.

Vorgeschichte: Vor 9 Jahren wurde wegen eines kombinierten Mitralvitiums vom Schweregrad III ein Mitralklappenersatz mit einer Hancock-Bioprothese der Größe M 29 durchgeführt. Nach zunächst subjektiver Besserung progrediente Entwicklung einer Dyspnoe vom Schweregrad II–III.
Klinisch Entwicklung eines ⅔-Systolikums über der Herzspitze mit Fortleitung in die Axilla und röntgenologisch Zunahme der Herzgröße rechts und links mit Vergrößerung des linken Vorhofes und Prominenz des Pulmonalsegments.

Herzkatheter: Vergrößerte linksventrikuläre Volumina. EDVI 110, ESVI 36 ml/m^2, EF 67%. MVG 26 mmHg, MVA unkorrigiert 0,4 cm^2, Regurgitationsfraktion 80%. Zusätzlich Trikuspidalklappeninsuffizienz mit einer rechtsventrikulären Regurgitationsfraktion von 65%. Sekundäre pulmonale Hypertonie. PA 142/67/88 mmHg, erhöhter Pulmonalarterienwiderstand von 1858 dyn·s·cm^{-5}.

Verlauf: Ersatz der degenerierten Mitralklappenprothese durch ein St.-Jude-Medical-Ventil der Größe M 27, zusätzlich De-Vega-Plastik der Trikuspidalklappe.

Ruhe-EKG (Abb. 5.108): Noch erhaltener Sinusrhythmus. Angedeutetes P-mitrale. PQ-Zeit mit 0,20 s grenzwertig. Steiltyp. Inkompletter Rechtsschenkelblock. Rechts- und linkspräkordiale Repolarisationsstörungen, z. T. digitalisbedingt.

Phonokardiogramm (Abb. 5.109): Normalamplitudiger, niederfrequenter Mitralprothesenöffnungsklick. Hochamplitudiges mittelfrequentes, angedeutet bandförmiges systolisches Geräusch, das vor dem 2. HT endet und in das mehrere hochamplitudige, mittelfrequente Klicksegmente eingebettet sind. Normalamplitudiger 2. HT, niederamplitudiger, hochfrequenter Mitralprothesenöffnungston (!). Spaltungsintervall 0,08–0,10 s, anschließend ganz kurzes diastolisches, hochfrequentes Decrescendo, das eben vom Störpegel abgegrenzt werden kann.

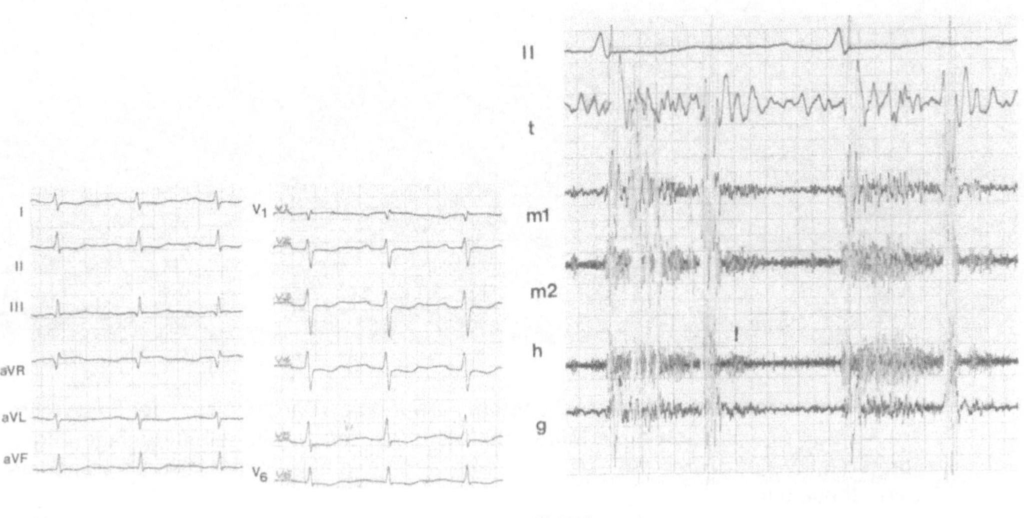

5.108   5.109

Einschwemmkatheter (Abb. 5.110): Messung der Pulmonalarteriendrucke in Ruhe. Erhöhte Pulmonalarteriendrucke von 87/33, Mitteldruck 60 mmHg. Im Vergleich zu den nach der Erstoperation gemessenen Drucken deutliche Zunahme der Drucke im kleinen Kreislauf.

Echokardiographischer Befund: Rechter Ventrikel (20 mm) und linker Ventrikel (EDD = 50/ESD = 33 mm) normal groß. Der linke Vorhof ist unter Berücksichtigung einer kleinen Körperoberfläche mittelgradig dilatiert (46 mm). Aortenklappe unauffällig, Mitralklappenersatz mit normal beweglichem Prothesenring. Die Segelflächen erscheinen im parasternalen Querschnitt verdickt.

Dopplerechokardiographie: Die aus der Druckhalbwertszeit der Dopplerkurve ermittelte Mitralklappenöffnungsfläche ist reduziert, der Druckgradient über die Klappe deutlich erhöht. Eine Mitralinsuffizienz mittleren Schweregrades ist neben einer bedeutsamen TI nachweisbar.

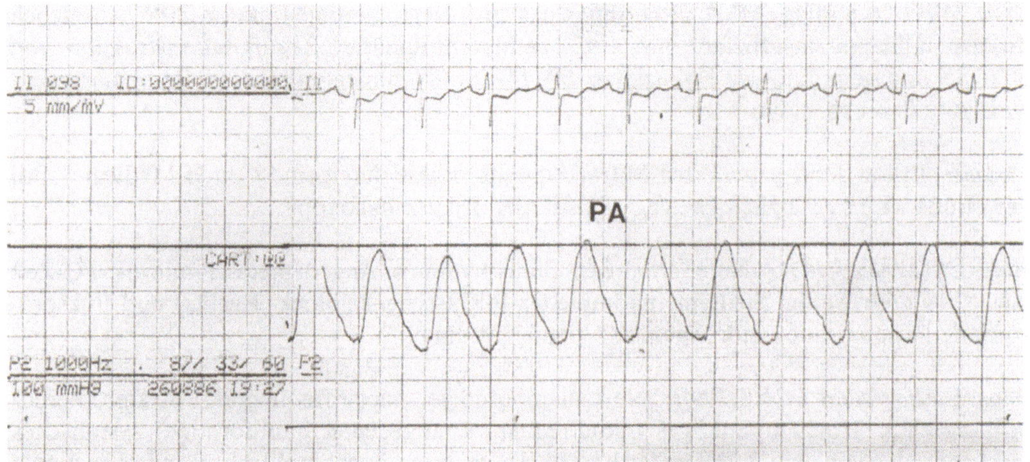

5.110

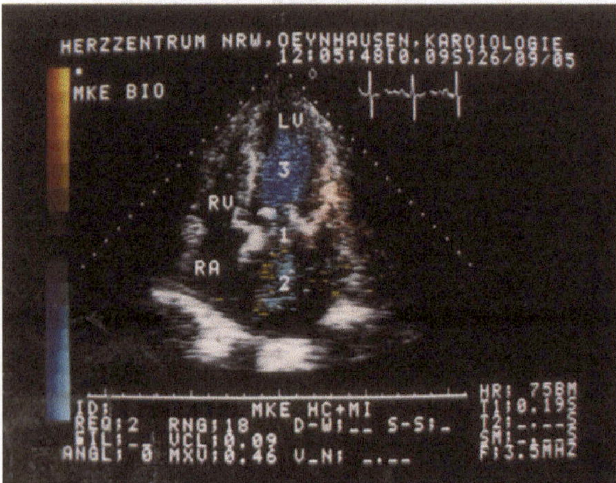

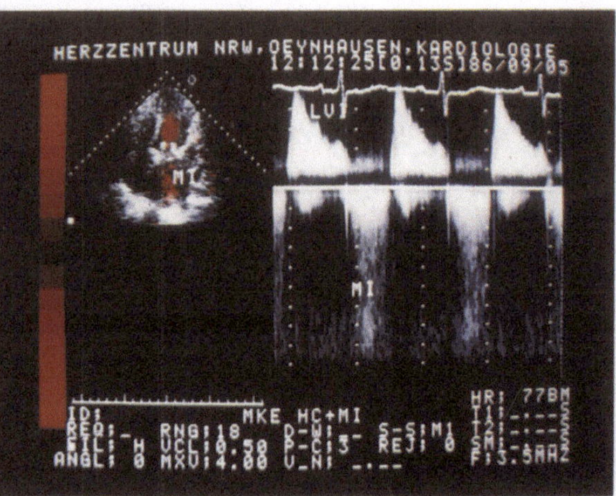

5.111. Apikaler Vierkammerblick mit zugeschaltetem Farbdoppler. Dargestellt ist der linksventrikuläre Ausfluß *(3, blau)* sowie die Mitralinsuffizienz *(2, türkis).* Die gelben Einlagerungen im Regurgitationsjet deuten auf eine turbulente Strömung hin. *Zone 1* stellt die Hancock-Mitralprothese dar

5.112. *Kontinuierlicher Doppler: MI* hämodynamisch wirksame Mitralinsuffizienz, *LVI* linksventrikulärer Einfluß. Links oben das dazugehörige Referenzsektorbild

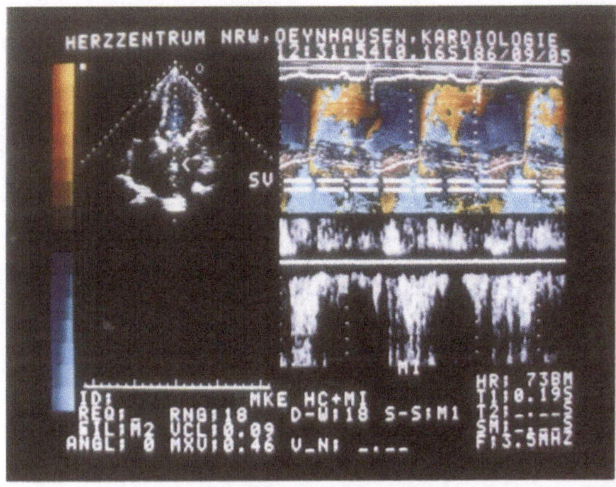
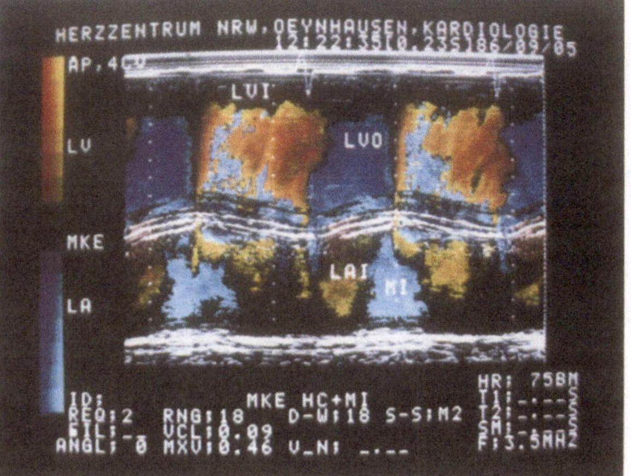

5.113. *Gepulster Doppler:* Dokumentiert ist die Mitralinsuffizienz *(MI) rechts unten. Rechts oben:* Das Meßvolumen des Dopplers ist im M-mode in Form der doppelt gestrichelten Linie markiert und schneidet systolisch jeweils den mitralen Regurgitationsjet. *Links oben:* Das Referenzsektorbild zeigt das Meßvolumen (→) innerhalb des Insuffizienzjets

5.114. Isolierte Darstellung des mitralen Refluxes *(MI).* Aufgrund der höheren Sensitivität des Farbdoppler-M-modes gegenüber dem Farbdopplersektorecho läßt sich eine Analyse von Blutströmungen besser mit Hilfe des M-modes durchführen

Fall 8: E. N., w., 66 Jahre (Abb. 5.115–5.120)

Diagnose: Zustand nach Trikuspidal- und Mitralklappenersatz durch SJM-Prothese. Prothesendysfunktion durch Thrombusauflagerung auf der Trikuspidalklappe.

Vorgeschichte: Vor 5 Jahren wurde bei der Patientin wegen einer Mitralstenose vom Schweregrad III und eines kombinierten Trikuspidalvitiums ein Doppelklappenersatz mit einer SJM-Prothese der Größe 27 bzw. 29 durchgeführt. Vor 4 Monaten rechtsseitiger Pleuraerguß. Zwei Monate später wird die laufende Antikoagulanzienbehandlung fälschlicherweise abgesetzt, da die Patientin über Schwindel, Schwarzwerden vor den Augen und Leistungsabfall klagt. Drei Wochen später akute Rechtsdekompensation mit sekundärer Niereninsuffizienz und anschließender Hämofiltration.
Aufnahme als Notfall.

Verlauf: Bei der Operation findet man bei Darstellung der Trikuspidalklappe eine nahezu komplett thrombosierte SJM-Klappe, deren Flügel im Winkel von 30 bzw. 40° okkludiert sind. Unterhalb der Klappe sind deutliche Thrombusbildungen zu erkennen. Die Prothese wird exidiert und durch eine Liotta-Bioprothese ersetzt. Postoperativ komplikationsloser Verlauf.

Phonokardiogramm (Abb. 5.115): Hochamplitudiger, zeitgerecht einfallender 1. HT, niederamplitudiges, mittelfrequentes frühsystolisches Geräusch. 0,06 s nach A$_2$ Trikuspidalöffnungston mit diastolischem Decrescendogeräusch.

Röntgenaufnahme der SJM-Prothese (Abb. 5.116): Ein Deckel der Klappe ist fixiert und so im Röntgenbild zu erkennen.

Cinefilm (Ausschnitt) (Abb. 5.117): Der fixierte Deckel der Prothese verharrt in geöffneter Stellung.

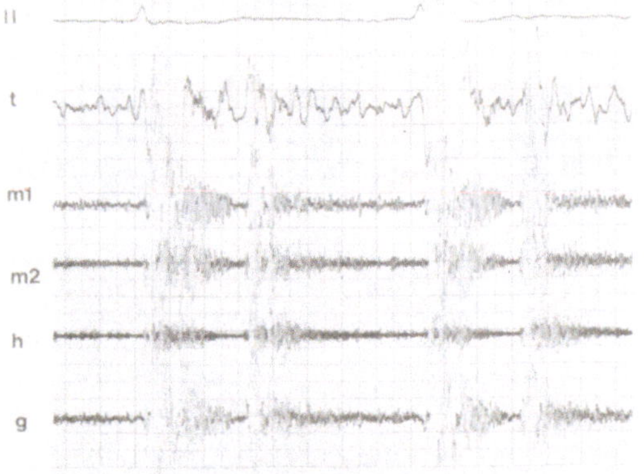

5.115

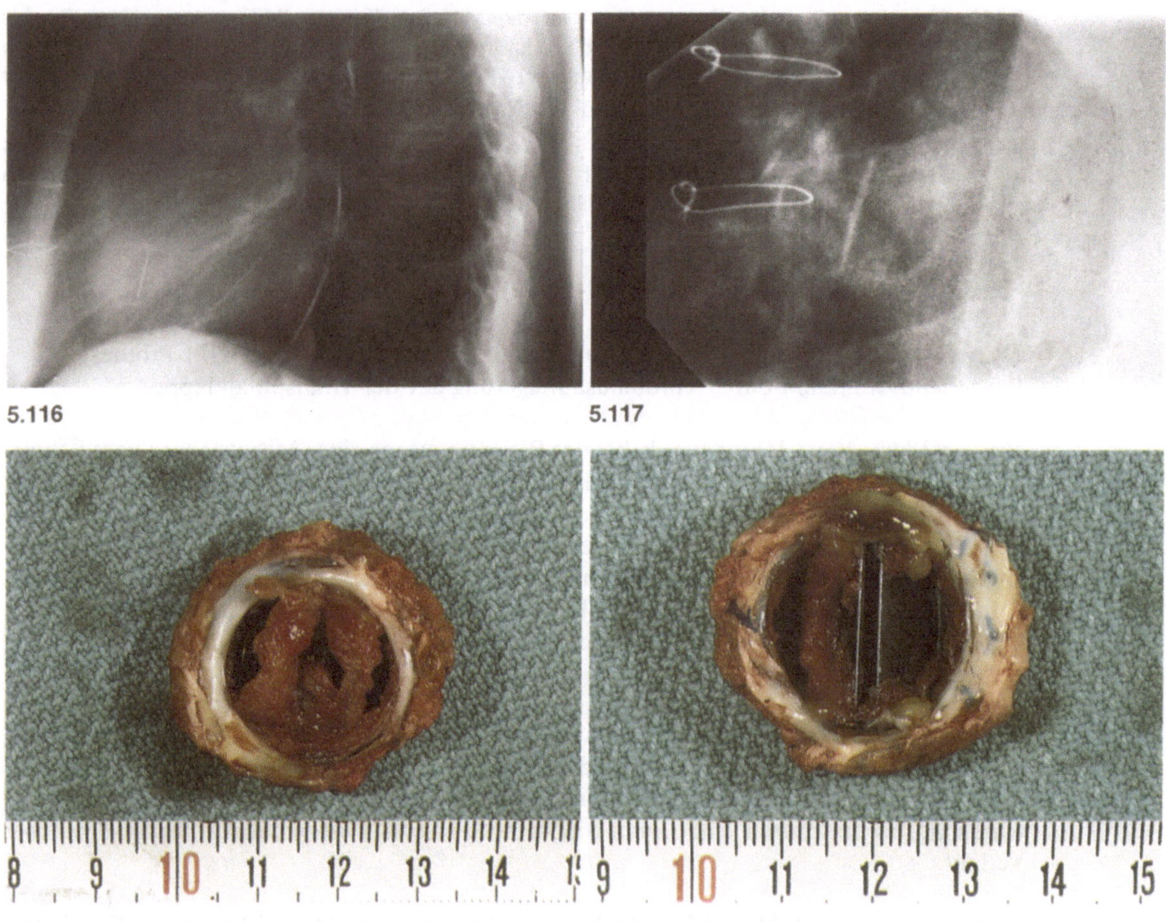

5.116   5.117

5.118. Explantierte Prothese. Ventrikelseitige Ansicht *(links)*; vorhofseitige Ansicht *(rechts)* mit
deutlichen Thrombusauflagerungen

Echokardiographischer Befund: Normalweiter rechter Ventrikel (18 mm). Enger linker Ventrikel (EDD = 33/ESD = 21 mm). Linker Vorhof mittelgradig dilatiert (51 mm). Linksventrikuläre Hinterwand grenzwertig verdickt, normokinetisch. Interventrikuläres Septum verdickt, normokinetisch. Aortenklappenbewegungen unauffällig. Mitralklappenprothese mit normalen Ring- und Discibewegungen. Die Trikuspidalklappenprothese zeigt keine differenzierbaren Diskusbewegungen, Klappenring unauffällig.

Dopplerechokardiographie: Leichte Aorteninsuffizienz. Mitralklappenprothese mit einer aus der Druckhalbwertszeit der Dopplerkurve errechneten Klappenöffnungsfläche von 2,0 cm^2, keine auffällige Regurgitation. Trikuspidalklappenprothese mit relativ hohem maximalen Gradienten von 16 mmHg sowie einer Öffnungsfläche von 0,3 cm^2! Deutliche Trikuspidalinsuffizienz.

Echokardiographie nach Reoperation des Trikuspidalklappenersatzes mittels Liotta-Bioprothese:
Linker Ventrikel ist größer geworden (EDD = 42/ESD = 28 mm). Rechter Ventrikel (22 mm), linker Vorhof (53 mm), linksventrikuläre Hinterwand und interventrikuläres Septum unverändert. Mitralklappenersatz mit etwas höherem Druckgradienten, wahrscheinlich aufgrund verbesserter Flußbedingungen, jedoch mit weiterhin normaler Öffnungsfläche von 2,4 cm^2. Aortenklappe mit unverändert leichter bis mittelgradiger Aorteninsuffizienz. Trikuspidalklappenreersatz mit jetzt deutlich verbesserter Öffnungsfläche von 2,8 cm^2. Keine detektierbare Trikuspidalinsuffizienz.

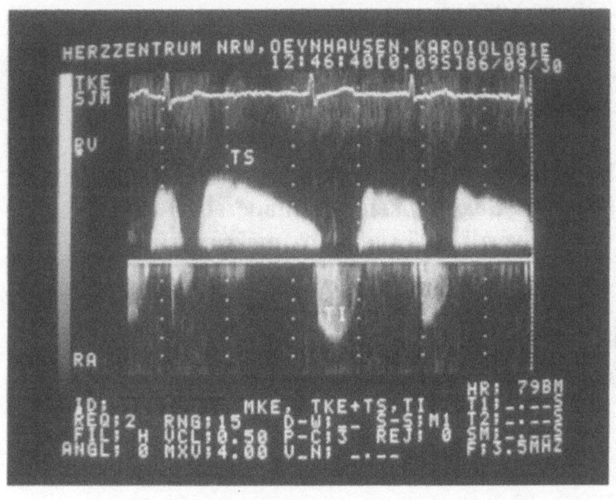
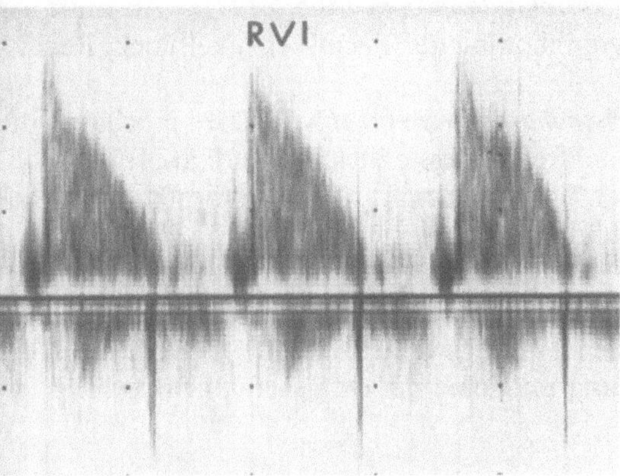

5.119. *Kontinuierlicher Doppler:* Bedeutende Trikuspidalstenose *(TS)* und Trikuspidalinsuffizienz *(TI)*. Aufgrund der stark erhöhten Druckhalbwertszeit errechnet sich eine Trikuspidalklappenöffnungsfläche von 0,3 cm^2

5.120. *Kontinuierlicher Doppler:* Zustand nach Ersatz der thrombosierten SJM-Klappe mittels Liotta-Bioprothese. Die Druckhalbwertszeit ist gegenüber dem präoperativen Echo deutlich reduziert, die Öffnungsfläche beträgt 2,8 cm^2. Keine relevante Trikuspidalinsuffizienz

Fall 9: J.J., w., 61 Jahre (Abb. 5.121–5.130)

Diagnose: Zustand nach Mitralklappenersatz mit Omniscienceprothese M 29. Prothesendysfunktion mit Behinderung der Öffnungs- und Schließbewegung des Okkluders.

Anamnese: 1943 rheumatisches Fieber,
1948 Tonsillektomie,
1949 Pyelitis,
1980 Embolie ins rechte Bein mit Embolektomie,
1981 Diagnose eines kombinierten Mitralvitiums,
1982 invasive Diagnostik.
1/1983 Außerhalb Mitralklappenersatz.
3/1983 Rückverlegung vom Heimatkrankenhaus in die implantierende Klinik wegen Prothesenendokarditis mit kardialer Dekompensation. Streptococcus viridans nachgewiesen. Mehrfache stationäre Einweisungen wegen Endokarditis bis Ende 1985.
11/1986 erneute stationäre Aufnahme im Heimatkrankenhaus wegen Dyspnoe III. Verlegung ins Herzzentrum unter Verdacht auf Prothesendysfunktion.

Verlauf: Mitralklappenprothesenexplantation und Ersatz durch Björk-Shiley-Prothese M 31, intraoperativ findet sich ein 1,5 cm langes Randleck und vorhof- wie ventrikelseitig alte und frische Thromben. Die Klappe ist schwer gängig, der Öffnungswinkel auf 45° (Soll 80°) eingeschränkt. Komplikationsloser postoperativer Verlauf.

Elektrokardiogramm (Abb. 5.121): Absolute Arrhythmie bei Vorhofflimmern, Indifferenztyp, inkompletter Rechtsschenkelblock, Rechtsbelastungszeichen.

Phonokardiogramm (Abb. 5.122): Hochamplitudiger, zeitgerechter Prothesenöffnungsklick, hochfrequentes, mittelamplitudiges, frühsystolisches Spindelgeräusch und niederamplitudiger, hochfrequenter Mitralprothesenschlußklick (!). Intervall 0,07 sec, ganz diskretes Intervalldiastolikum.

Apexkardiogramm (Abb. 5.123): Fehlende schnelle Füllungswelle, träger Anstieg der langsamen Füllungswelle, fehlende A-Welle bei Vorhofflimmern, frühsystolische Einwärtsbewegung zeitgleich mit dem Refluxgeräusch.

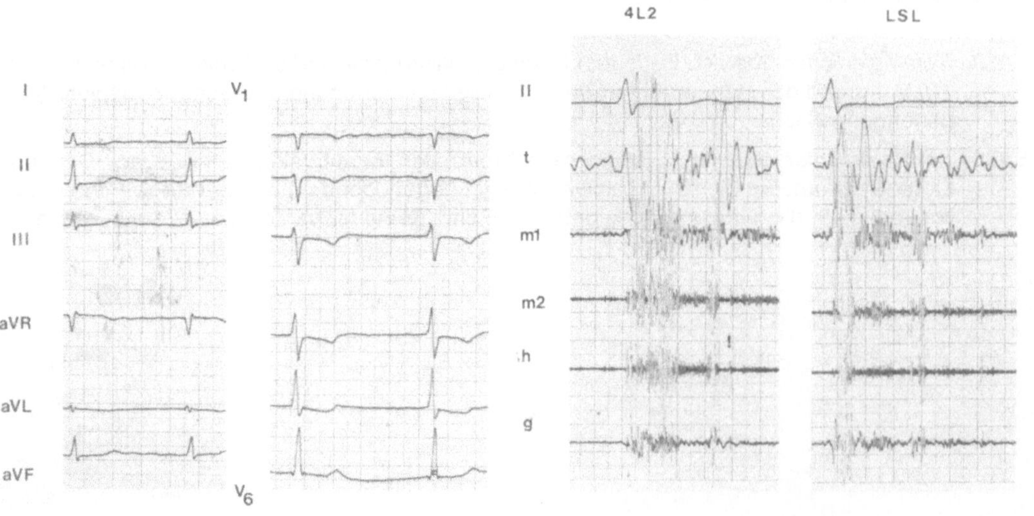

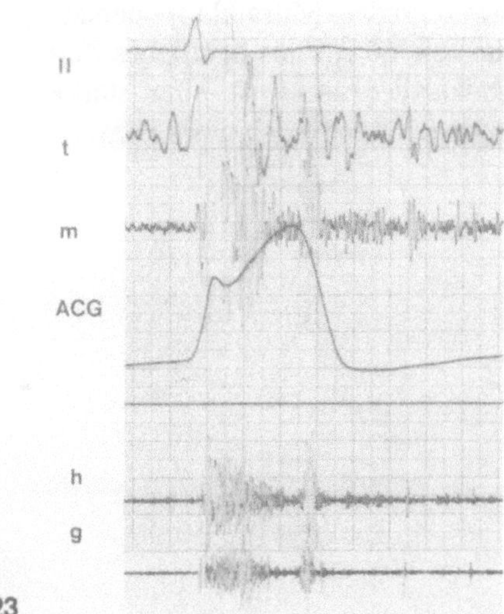

5.123

Intraoperative Druckmessung LA/LV (Abb. 5.124): Simultane Registrierung im linken Ventrikel und linken Vorhof mit jeweils 30 mmHg Meßbereich vor (links) und nach (rechts) Ersatz der Omniscienceprothese. Holodiastolischer Gradient und hohe spitze V-Welle als Zeichen für Mitralinsuffizienz (links) und Rückgang des Gradienten sowie Abnahme der Amplitude der V-Welle nach Ersatz der defekten Klappe durch ein Björk-Shiley-Ventil (rechts).

Echokardiographischer Befund: Rechter Ventrikel (19 mm), linker Ventrikel (EDD = 46/ESD = 28 mm) normal weit. Linker Vorhof unter Berücksichtigung einer kleinen Körperoberfläche stark dilatiert (54 mm). Linksventrikuläre Hinterwand normal dick, normokinetisch. Interventrikuläres Septum leicht verdickt, normokinetisch (ED = 12/ES = 18/Amplitude = 6 mm) mit jedoch diastolischem Flattern als Zeichen für Aorteninsuffizienz. Aortenklappe unauffällig beweglich. M-mode des Mitralklappenersatzes mit Abrundung in der Endphase der frühdiastolischen Öffnungsbewegung und einem mit Hilfe des Farbdopplers ermittelten maximalen Öffnungswinkels des Okkluders von 30° ± 10°.

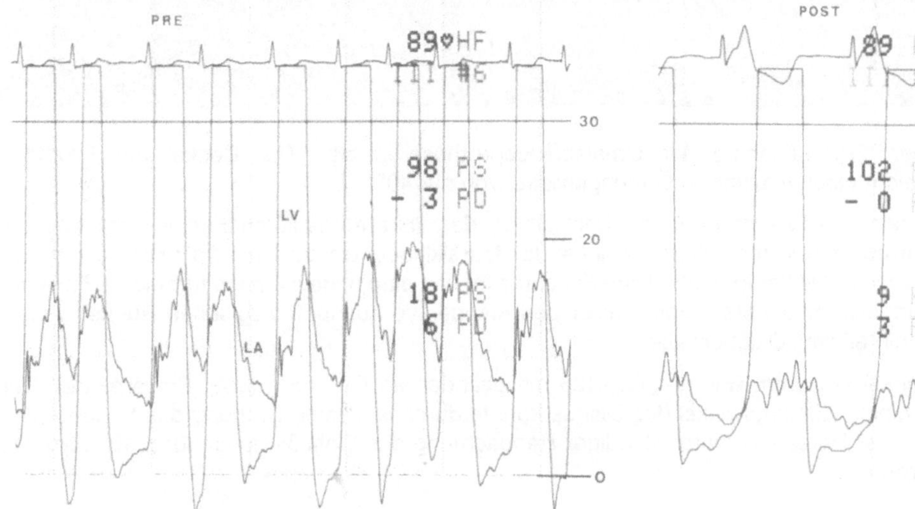

5.124

Dopplerechokardiographie: Aorteninsuffizienz leichten Schweregrades, Mitralklappenersatz mit Mitralinsuffizienz und einer errechneten Öffnungsfläche von 1,0 cm² als deutliches Zeichen für Mitralklappendysfunktion. Im Farbdopplerechokardiogramm ist eine starke Exzentrizität der beiden linksventrikulären Teileinflußströmungen nachweisbar als Hinweis für erheblich reduzierte Öffnung des Diskus.

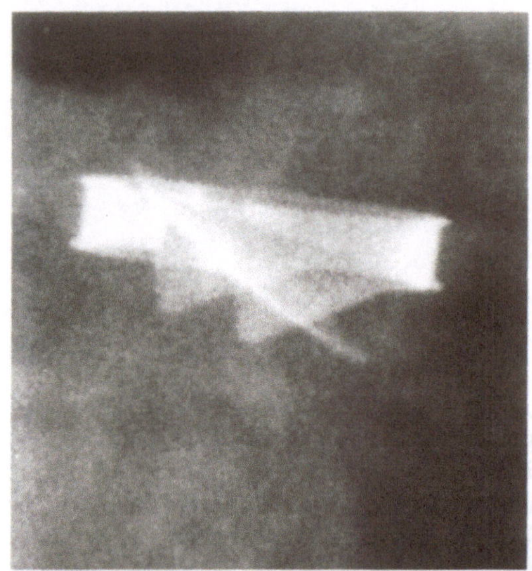

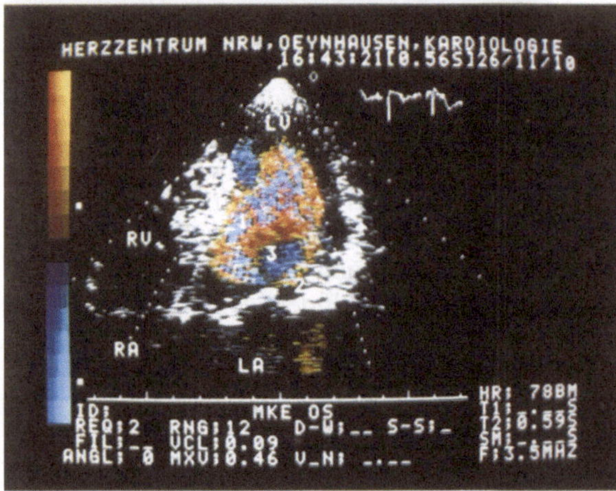
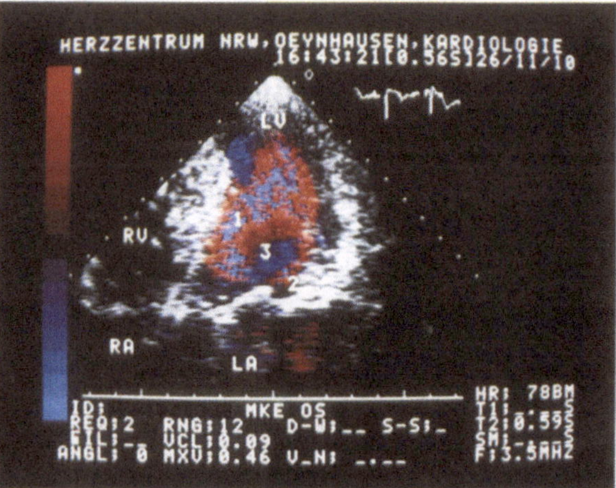

5.125. Cineröntgenaufnahme der Omniscienceprothese in situ. Der Deckel der Prothese erreicht einen maximalen Öffnungswinkel von nur 40°

5.126. Apikaler Vierkammerblick mit Darstellung des linksventrikulären Einflußverhaltens bei deutlich reduziertem Öffnungswinkel des Mitralklappendiskus. *Fluß 1* als Haupteinstromjet sowie *Fluß 2* zeigen deutliche Exzentrizität und eine ungewöhnlich turbulente Flußcharakteristik. *Fluß 3* stellt einen für diesen Klappentyp hochpathologischen Rückstromwirbel hinter dem Okkluder dar

5.127. Echokardiogramm wie in Abb. 5.126 mit geändertem Farbkode (sog. Powermode). Der maximale Öffnungswinkel des Diskus konnte durch langsame Drehung des Schallkopfes über der Herzspitze unter ständiger Beobachtung des Einflußjets mit 30° ± 10° ermittelt werden

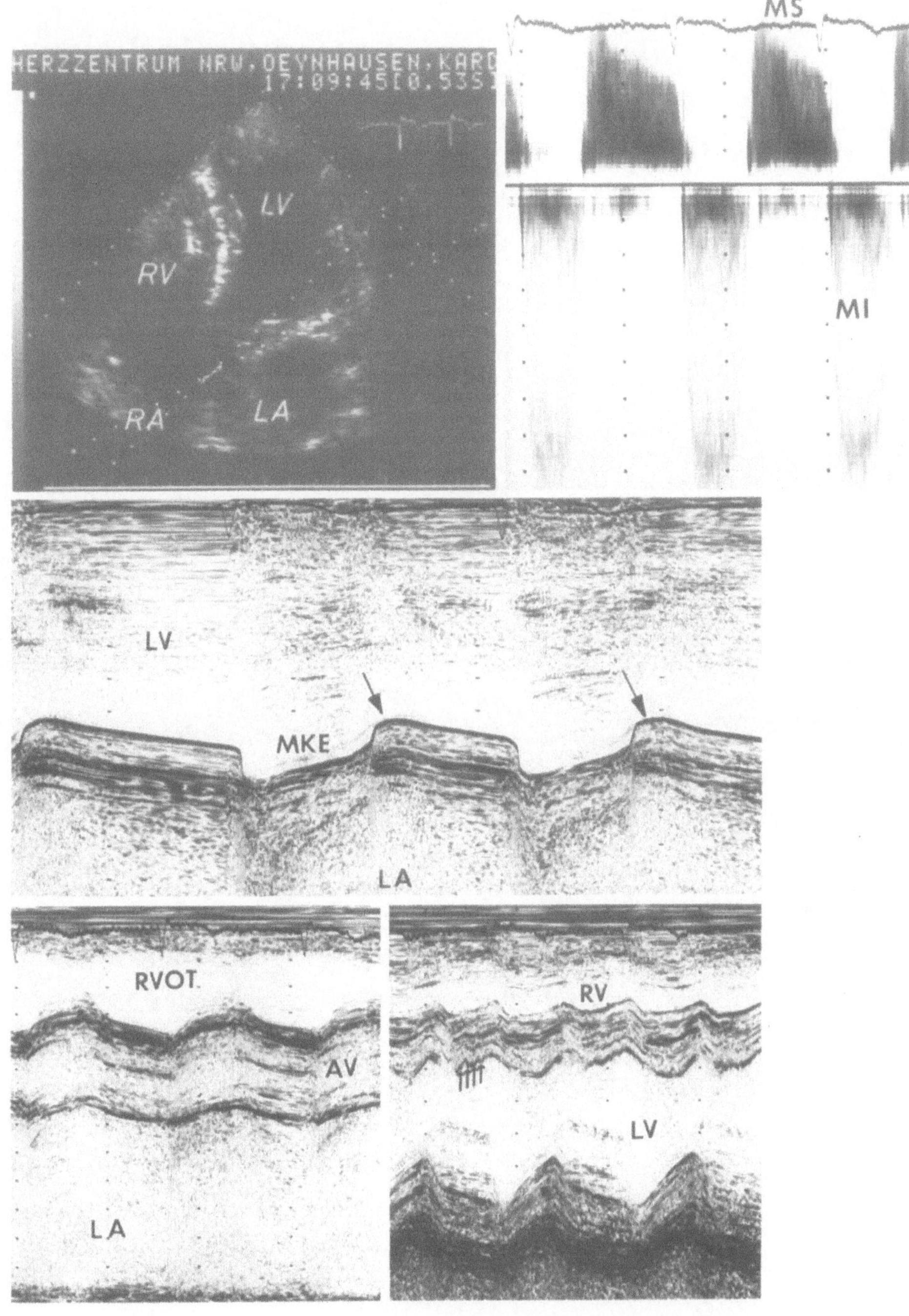

5.128. Apikaler Vierkammerblick mit Darstellung der Vermessung des Öffnungswinkels des Mitralprothesendiskus nach fast orthograder Einstellung der Klappe

5.129. *Kontinuierlicher Doppler:* leichte Mitralinsuffizienz *(MI)*, deutlich erhöhte Druckhalbwertszeit: Prothesendysfunktion mit hämodynamisch bedeutsamer Mitralstenose

5.130. M-mode-Echokardiogramm des Mitralklappendiskus, Registriergeschwindigkeit 250 mm/s. Nachweis einer deutlichen Abrundung in der frühdiastolischen Endphase der Öffnungsbewegung (→) als Zeichen für Prothesendysfunktion

5.131. M-mode-Echokardiogramm von parasternal. *Links:* linker Vorhof in Höhe der Aortenklappe. *Rechts:* linke und rechte Kammer in Höhe der Mitralsehnenfäden

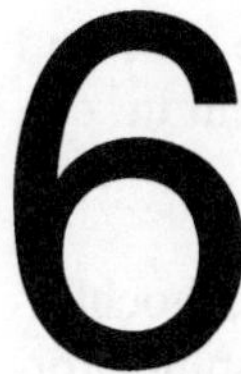

6 Angeborene Herzfehler

6.1 Septumdefekte

6.1.1 Vorhofseptumdefekt vom Sekundumtyp

Klinik: Häufig keine Symptome,
Spätkomplikationen: Vorhofflimmern, pulmonale Hypertonie, Rechtsinsuffizienz.

EKG: Sinusrhythmus, Steil- bzw. Rechtslagetyp, partieller bis kompletter Rechtsschenkel-block.

Phono- und Mechanographie: Gespaltener 1. HT, früh- bis mesosystolisches Geräusch über 2L2, gespaltener 2. HT, Spaltung durch Respiration nicht beeinflußt, P2 betont.

Röntgen: Vergrößerter rechter Vorhof und vergrößerter rechter Ventrikel, erweiterter Pulmonalbogen, vermehrte Lungengefäßzeichnung.

Echo: Im M-mode vergrößerte rechtsseitige Herzhöhlen und paradoxe Septumbewegung. Im 2D-Echo manchmal direkte Darstellung des Defektes, im Doppler direkte Darstellung des Shuntblutes.

Hämodynamik: Entscheidend ist die Größe des Links-rechts-Shuntvolumens auf Vorhofebene, der rechte Ventrikel wird dadurch volumenbelastet. Ein Links-rechts-Shunt von mehr als 50% sollte operiert werden.

Bemerkung: Beim Septum-primum-Defekt besteht im EKG ein überdrehter Linkstyp mit Rechtsschenkelblock, häufig besteht eine zusätzliche Spaltbildung im aortalen Mitralsegel.

Fall 1: A. St., w., 44 Jahre (Abb. 6.1–6.10)

Diagnose: Vorhofseptumdefekt vom Sekundumtyp. Linkspersistierende obere Hohlvene.

Vorgeschichte: Das Vitium ist seit dem 16. Lebensjahr bekannt. Zusätzlich besteht ein Diabetes mellitus vom Typ II.

Klinik: Leichtes systolisches Schwirren über 2L2 und hochfrequentes systolisches Geräusch. Im Röntgenbild prominentes Pulmonalsegment und Hinweise auf vermehrtes Lungenzirkulationsvolumen. Blutdruck 130/80 mmHg.

Herzkatheter: Druckangleichender Vorhofseptumdefekt. RA 18/17/14 mmHg, LA 19/19/14 mmHg. Links-rechts-Shunt von 70%.

Verlauf: Bei der Operation Verschluß des über 5-DM-großen Septum-secundum-Defektes mit einem Dacron-Patch. Bestätigung einer V. cava sinistra superior persistens.

Elektrokardiogramm (Abb. 6.1): Sinusrhythmus, Mitteltyp. Deutliche Fokalblöcke in II und III. Kompletter Rechtsschenkelblock mit sekundären Repolarisationsstörungen in den rechtspräkordialen Brustwandableitungen.

Phonokardiogramm (Abb. 6.2): Etwas verspätet einfallender hochamplitudiger, hochfrequenter 1. HT. Mittelamplitudiges, mittelfrequentes, frühsystolisches, angedeutet spindelförmiges Geräusch, deutlich vor dem 2. HT endend. Fixierte Spaltung des normalamplitudigen 2. HT mit einem Spaltungsintervall von 0,04 s und betontem Pulmonalanteil.

Echokardiographischer Befund: Unter Berücksichtigung der kleinen Körperoberfläche mittelgradig bis stark dilatierter rechter Ventrikel (43 mm) und linker Vorhof (54 mm). Schmaler linker Ventrikel (EDD = 43/ESD = 26 mm). Linksventrikulärer Ausflußtrakt eingeengt. Linksventrikuläre Hinterwand und interventrikuläres Septum normal dick, ausreichend beweglich. Paradoxes Bewegungsmuster des interventrikulären Septums. Mitralklappe, Aortenklappe, Trikuspidalklappe unauffällig beweglich. Pulmonalklappe mit relativ tiefer a-Welle (8 mm). Linkspersistierende obere Hohlvene mit Dilatation des Sinus coronarius.

Dopplerechokardiographie: Leichte bis mittelgradige Trikuspidalinsuffizienz. 3 cm breiter Vorhofseptumdefekt mit deutlichem Links-rechts-Shunt.

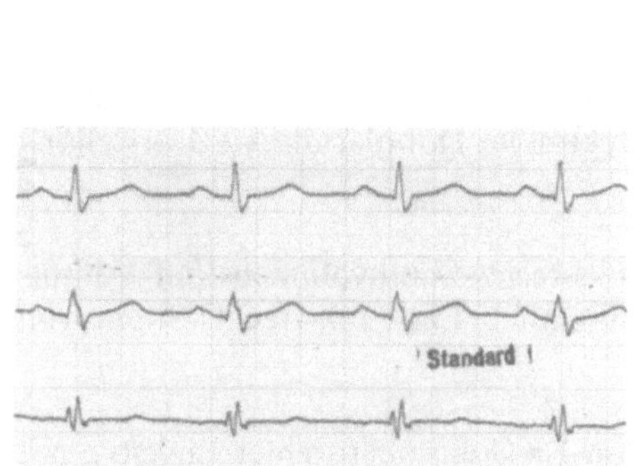
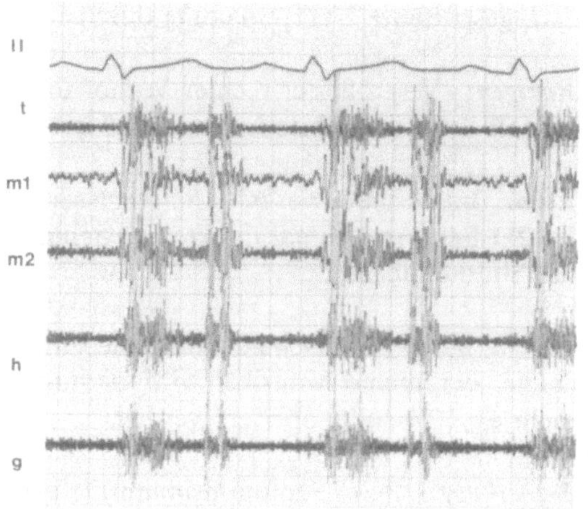

6.1;
6.2

6.3. Apikaler Vierkammerblick mit Darstellung des Vorhofseptumdefektes *(ASD)* (→) ▶

6.4. *Kontinuierlicher Doppler:* Registrierung des Links-rechts-Shunts des Vorhofseptumdefektes *(ASD)* oberhalb der Nullinie

6.5. Apikaler Vierkammerblick entsprechend Abb. 6.3 mit Links-rechts-Shunt auf Vorhofebene in Frühdiastole. Der Shuntfluß beginnt im linken Vorhof, läuft über das intraatriale Septum zur Trikuspidalklappe und vereinigt sich dort in Diastole mit dem rechtsventrikulären Einfluß

6.6. Echokardiogramm wie in Abb. 6.5, jedoch 40 ms später, mit Ausbildung einer blauen Aliasingzone als Hinweis für höhere Geschwindigkeit als im übrigen Jet. Die Jetausdehnung ist gegenüber Abb. 6.5 vergrößert

6.7. Apikaler Vierkammerblick mit Registrierung des Trikuspidalinsuffizienzjets *(TI)*. In der Mitte des Jets ist die Position des Meßstrahls des kontinuierlichen Dopplers dargestellt

6.8. *Kontinuierlicher Doppler:* Mitschrift des Dopplersignals (s. Referenzsektorbild links oben) mit Registrierung einer Trikuspidalinsuffizienz leichten Grades *(TI)*. In Diastole sind die doppelgipfligen rechtsventrikulären Einströmungen erkennbar

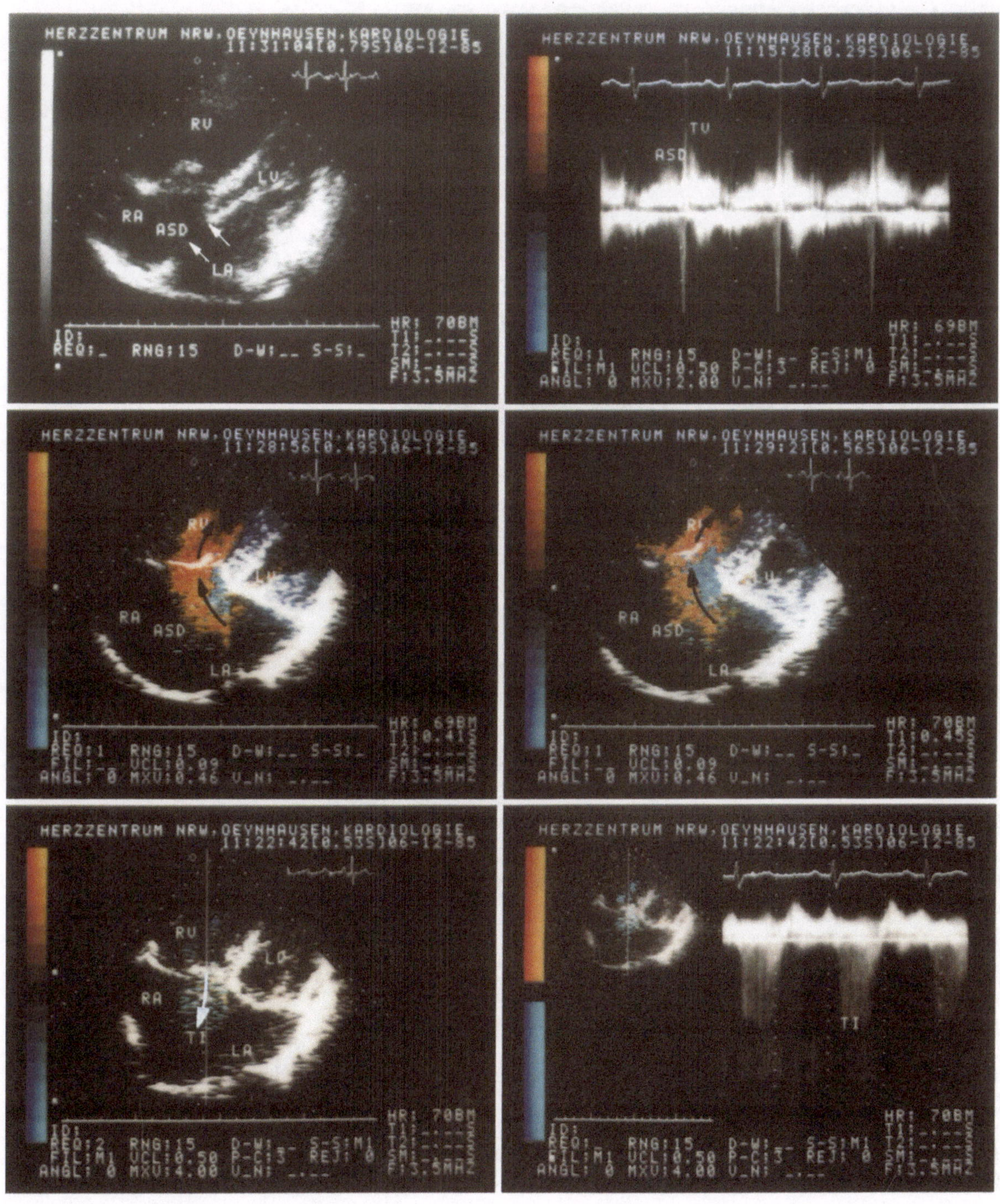

6.3–6.8.   (Legenden s. S.168)

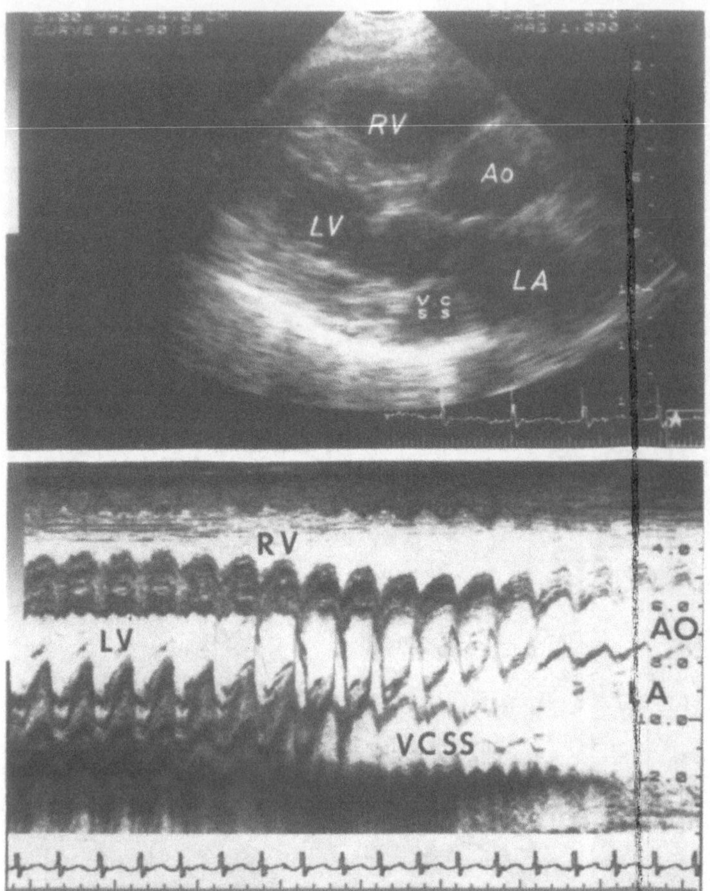

6.9. Parasternaler Längsschnitt: Darstellung der links persistierenden oberen Hohlvene mit entsprechender Dilatation des Koronarsinus

6.10. Parasternaler M-mode-sweep zur Dokumentation der linkspersistierenden oberen Hohlvene (VCSS)

Fall 2: A.M., w., 54 Jahre (Abb. 6.11–6.19)

Diagnose: Septum-secundum-Defekt mit Links-rechts-Shunt von 65%.

Vorgeschichte: Ein Geräusch ist seit dem 40. Lebensjahr bekannt. Die Patientin ist beschwerdefrei. Sie hat 6 gesunde Kinder.

Herzkatheter: Direkte Sondierung des linken Vorhofes über den Septum-secundum-Defekt. Oxymetrisch Links-rechts-Shunt von 65%. Normale Pulmonalarteriendrucke.

Verlauf: Bei der Operation Verschluß des 5-DM-großen Septum-secundum-Defektes mit einem Dacron-Patch, komplikationsloser postoperativer Verlauf.

Elektrokardiogramm (Abb. 6.11): Sinusrhythmus, P-biatriale mit hohem positiven P-Anteil in II und deutlich negativem P-Anteil in V_2. Inkompletter Rechtsschenkelblock. Periphere Niedervoltage.

Phonokardiogramm (Abb. 6.12): Niederfrequenter niederamplitudiger 4. HT. Zeitgerecht einfallender mittelfrequenter 1. HT. Von diesem abgesetzt Pulmonalejektionsklick und anschließendes spindelförmiges, mittelfrequentes, mittelamplitudiges Geräusch, das deutlich vor dem weit gespaltenen 2. HT endet. Die Pulmonalklappenkomponente des 2. HT ist hochamplitudig. Das Spaltungsintervall beträgt 0,03 s.

Karotispulskurve (Abb. 6.13): Formal unauffälliges Kurvenbild ohne Anhalt für eine bedeutsame Aortenstenose.

Apexkardiogramm (Abb. 6.14): Deutliche A-Welle. Über anakrote Schulter Anstieg zum spätsystolischen Gipfel. Zeitgerechter Abfall zum Punkt 0. Der Pulmonalklappenschlußton liegt deutlich vor dem Punkt 0 und kann so von einem Mitralklappenöffnungston differenziert werden.

Pulmonalarterienangiographie (Abb. 6.15): Der Pigtailkatheter liegt im Pulmonalarterienhauptstamm. Nach Lungenpassage füllt sich der linke Vorhof und über den deutlich erkennbaren Septumdefekt der rechte Vorhof und der rechte Ventrikel an. Zwischen dem flau kontrastierten linken Ventrikel *(rechts)* und dem rechten Ventrikel *(links)* ist das Kammerseptum deutlich als Kontrastmittelaussparung zu erkennen.

Bemerkung: Die systolischen Geräusche persistieren nach einem operativen Verschluß von Septumdefekten im Vorhofbereich ebenso häufig wie die weite Spaltung des 2. Herztones und der inkomplette Rechtsschenkelblock.

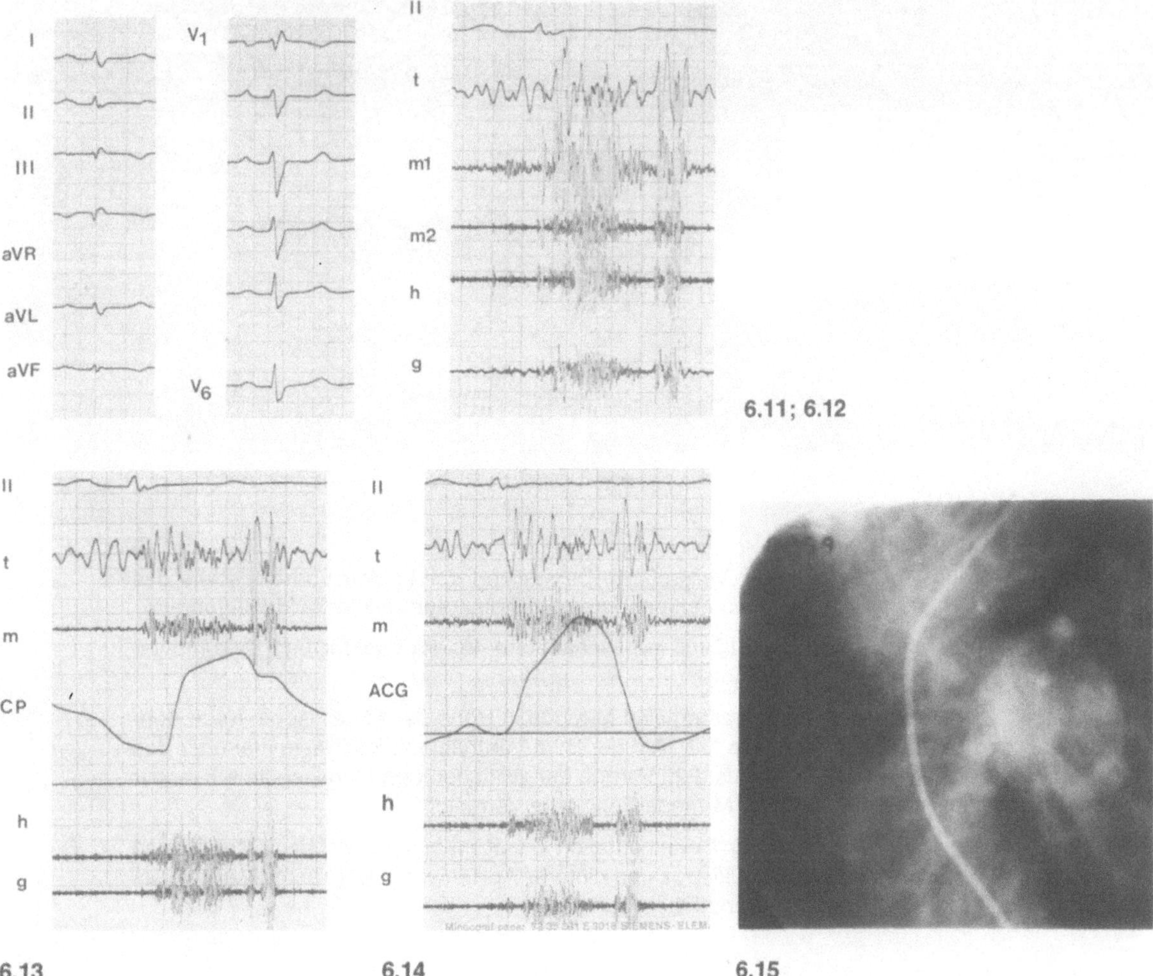

6.11; 6.12

6.13   6.14   6.15

Echokardiographischer Befund: Unter Berücksichtigung der kleinen Körperoberfläche (Gewicht 59 kg, Größe 156 cm, BSA 1,58 m^2) stark dilatierter rechter Ventrikel (48 mm) und mittelgradig vergrößerter linker Vorhof (50 mm). Linker Ventrikel noch normal weit (EDD = 42/ESD = 23 mm). Linksventrikuläre Hinterwand normal dick, hyperkinetisch. Interventrikuläres Septum normal dick, noch ausreichend beweglich mit partiell paradoxem Bewegungsmuster. Mitral-, Aorten- und Trikuspidalklappe unauffällig beweglich. Positives Kontrastecho im Sinne eines Shunts auf Vorhofebene.

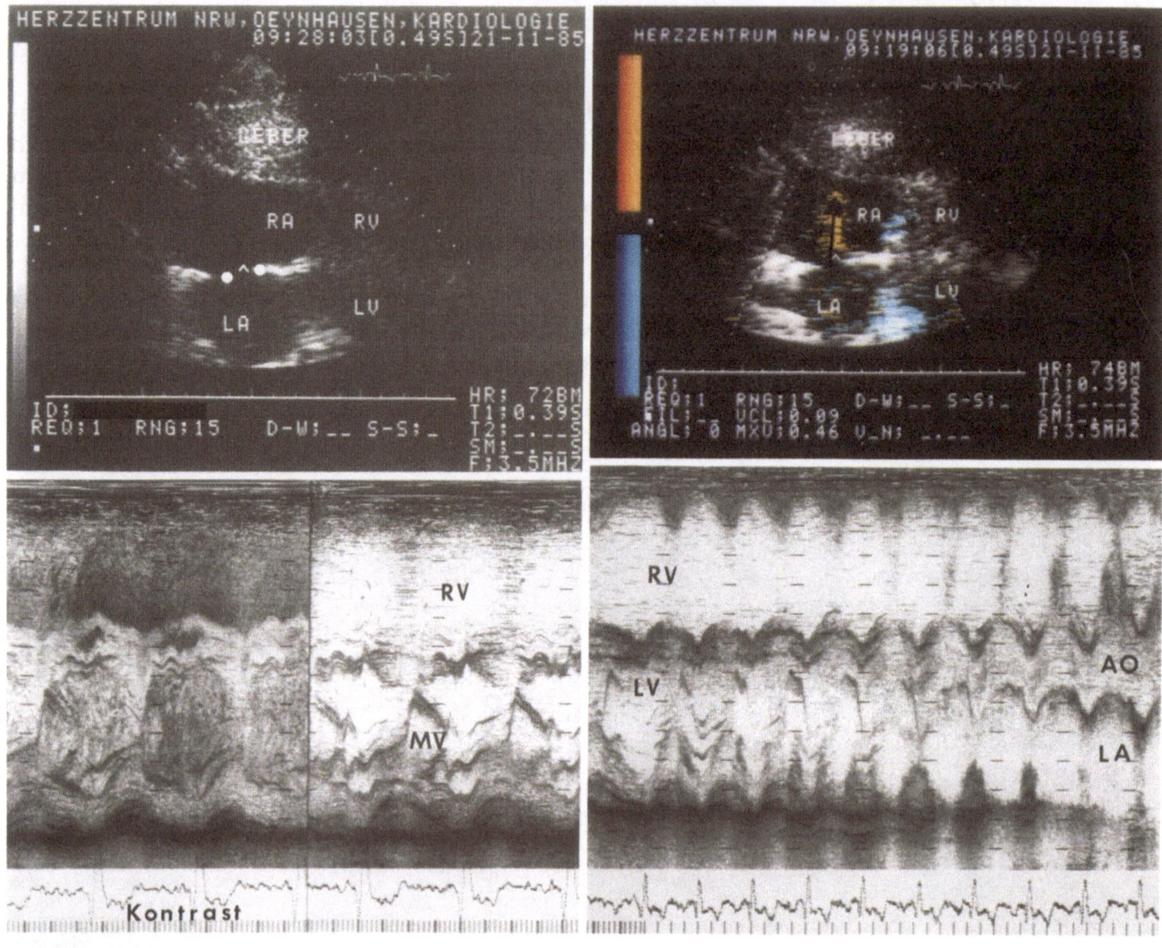

6.16. Subxiphoidaler Vierkammerblick: Vergrößerte Darstellung der beiden Vorhöfe sowie des interatrialen Septums mit hier schon erkennbarem Vorhofseptumdefekt (s. Markierungen)

6.17. Echokardiogramm wie in Abb. 6.16 mit zugeschaltetem 45°-Farbsektor und Dokumentation des gelben Links-rechts-Shunts

6.18. Kontrastechokardiogramm im parasternalen M-mode in Höhe der Mitralklappe. Nach Kontrastierung des rechten Ventrikels füllt sich der linke Ventrikel mit Kontrastmittel über den „kontrastbeladenen" Blutstrom aus dem Vorhof, der zwischen den Mitralsegeln erkennbar ist. Rechts im Bild kontrastfreies M-mode-Echo zum Vergleich

6.19. Parasternaler M-mode-sweep zur Dokumentation der Kontinuität zwischen Septum und vorderer Aortenwand sowie Mitralklappe und hinterer Aortenwand. Der rechte Ventrikel ist erheblich vergrößert, der linke Ventrikel ist schmal

6.1.2 Ventrikelseptumdefekt

Klinik: Die klinische Symptomatik ist abhängig von der Größe des Defektes bzw. des Shuntvolumens. Spätfolgen sind pulmonale Hypertonie und Herzinsuffizienz, das Endokarditisrisiko ist erhöht.

EKG: Sinusrhythmus, Linkstyp, Linkshypertrophie, bei größerem Shunt auch Rechtshypertrophie.

Phono- und Mechanographie: Unmittelbar im Anschluß an den 1. HT holosystolisches Geräusch, evtl. systol. Schwirren. Im Apexkardiogramm überhöhte schnelle Füllungswelle.

Röntgen: Vergrößerter, volumenbelasteter linker Ventrikel, verstärkte Lungengefäßzeichnung.

Echo: Im M-mode vergrößerter linker Ventrikel und linker Vorhof, im 2D-Echo direkte Darstellung des anatomischen Defektes. Dopplersonographisch Darstellung des Shuntblutstromes.

Hämodynamik: Entscheidend ist die Größe des Links-rechts-Shunts, die rechtsventrikulären Drucke sind erhöht, bei Druckangleich zwischen linkem und rechtem Ventrikel wird das Shuntverhalten von der Relation der Widerstände im großen und kleinen Kreislauf bestimmt. Ein Links-rechts-Shunt von mehr als 50% sollte operiert werden.

Fall 3: W. K., m., 34 Jahre (Abb. 6.20–6.27)

Diagnose: Ventrikelseptumdefekt mit Links-rechts-Shunt von 66%.

Vorgeschichte: Ein VSD ist seit der Kindheit bekannt. Klinisch findet sich ein systolisches Schwirren über Erb. Wegen eines Leistungsabfalls kommt der Patient zur invasiven Diagnostik.

Herzkatheter: Pulmonalarteriendrucke 37/10/17 mmHg, LV-EDVI 132, LV-ESVI 30 ml/m^2, EF 77%. Oxymetrisch Links-Rechts-Shunt von 66%. Zusätzlich offenes Foramen ovale. Wanddicke der linksventrikulären Hinterwand 11 mm. Eine operative Korrektur ist vorgesehen.

Elektrokardiogramm (Abb. 6.20): Sinusrhythmus. Linkstyp. P-sinistrocardiale. Inkompletter Rechtsschenkelblock und beginnende Linkshypertrophie ohne Linksschädigung.

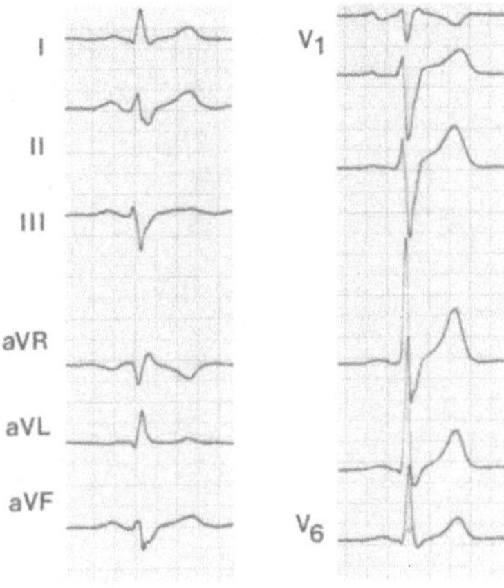

6.20

Phonokardiogramm (Abb. 6.21)   Entsprechend dem systolischen Schwirren hochamplitudiges hochfrequentes Preßstrahlgeräusch unmittelbar nach dem 1. HT einsetzend und mit dem Aortenklappenschlußton endend. Kein diastolisches Geräusch.

Karotispulskurve (Abb. 6.22):   Regelrechter Steilanstieg mit frühsystolischem Gipfel. Ausgeprägte Inzisur und dikrote Welle. Kein Anhalt für ein bedeutsames valvuläres Aortenvitium.

Apexkardiogramm (Abb. 6.23):   Betonte schnelle Füllungswelle. Abgeflachte langsame Füllungswelle. A-Welle nicht überhöht. Frühsystolischer Gipfel. Über katakrote Schulter Abfall zum Punkt 0.

Echokardiographischer Befund: Rechter Ventrikel (31 mm) und linker Ventrikel grenzwertig (EDD = 57/ESD = 39 mm). Linker Vorhof noch normal weit (38 mm). Linksventrikuläre Hinterwand und interventrikuläres Septum normal dick, normokinetisch. Keine paradoxe Septumbewegung. Mitralklappe mit einem mesosystolischen, leichten Prolaps. Aortenklappe und Trikuspidalklappe unauffällig beweglich.

Dopplerechokardiographie: Ventrikelseptumdefekt vom membranösen Typ mit Links-rechts-Shunt.

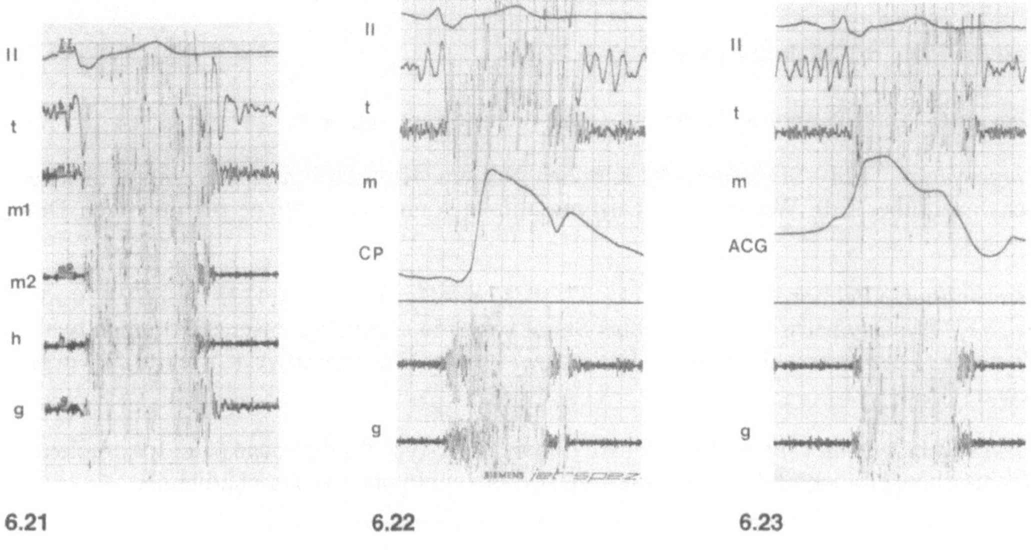

6.21   6.22   6.23

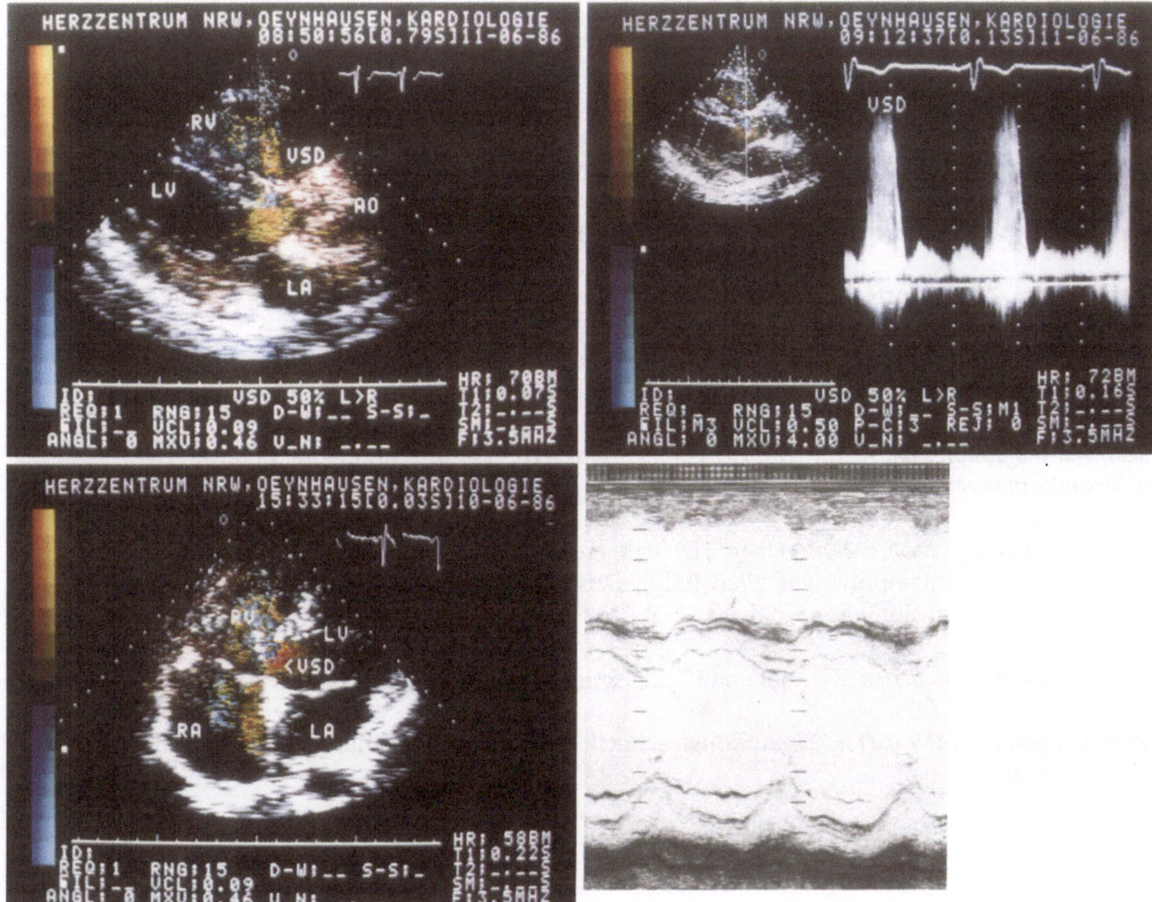

6.24. Parasternaler Längsschnitt mit Links-rechts-Shunt im Bereich des membranösen Ventrikelseptums *(VSD)*. Gleichzeitig ist im linksventrikulären Ausflußtrakt der Ausfluß in Richtung Aorta registriert

6.25. *Kontinuierlicher Doppler:* Dokumentation des Links-rechts-Shunts mit einer maximalen systolischen Geschwindigkeit von ca. 3,5 m/s. Lage des Meßstrahls s. Referenzsektorbild links oben

6.26. Apikaler Vierkammerblick mit Links-rechts-Shunt, der im linksventrikulären Ausflußtrakt rot beginnt (VSD) und nach Übertritt in den rechten Ventrikel direkt hinter dem septalen Trikuspidalsegel Turbulenzen aufweist *(blaue Pixel)*. Im rechten Vorhof leichte Trikuspidalinsuffizienz *(blau)*

6.27. Parasternales M-mode im Bereich der Standardmeßstelle zur Messung des linken und rechten Ventrikels sowie des interventrikulären Septums und der linksventrikulären Hinterwand. Beide Ventrikel sind leicht dilatiert, die Wände sind normalwertig

Fall 4: M. L., w., 36 Jahre (Abb. 6.28–6.40)

Diagnose: Ventrikelseptumdefekt.
Insulinpflichtiger Diabetes mellitus.

Vorgeschichte: Ein Herzfehler ist seit Kindheit bekannt. Jetzt besteht eine Belastungsdyspnoe vom NYHA Grad I. Beim ambulanten Einschwemmkatheter wird oxymetrisch ein Shuntvolumen von 45% ermittelt, daher weitere Abklärung.

Herzkatheter: Vergrößerte LV-Volumina. EDVI 144 ml/m², ESVI 35 ml/m², Links-rechts-Shunt nach Sauerstoffsättigungswerten 52%, nach Farbstoffverdünnungskurve 52%, jetförmiger Kontrastmittelübertritt von links in die Ausflußbahn des rechten Ventrikels. Patientin wird wegen des bedeutsamen Shunts zur Operation angemeldet.

Elektrokardiogramm (Abb. 6.28): Sinusrhythmus, Linkstyp, bis auf Knotung in V_2 regelrechter Stromkurvenverlauf.

Phonokardiogramm (Abb. 6.29): Über 3L2 zeitgerecht einfallender S1. Etwas abgesetzt hochfrequentes hochamplitudiges Preßstrahlgeräusch, das mit A_2 endet. Aufgrund des erhöhten RV-Schlagvolumens gespaltener 2. HT.

Karotispulskurve (Abb. 6.30): Formal unauffällig, kein Anhalt für valvuläre Aortenstenose.

Apexkardiogramm (Abb. 6.31): Unauffällige schnelle und langsame Füllungswelle, A-Welle nicht überhöht.

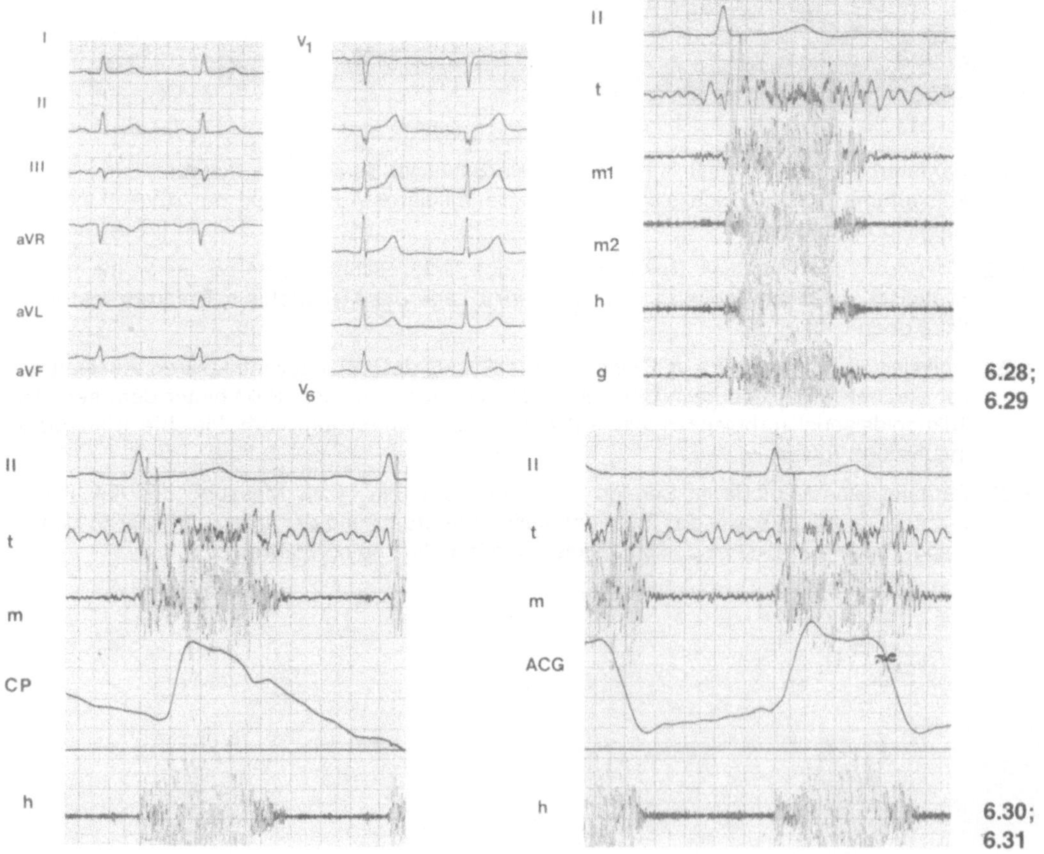

Echokardiographischer Befund: Rechter Ventrikel (13 mm) und linker Vorhof (32 mm) normal weit. Leicht vergrößerter linker Ventrikel (EDD = 55/ESD = 36 mm). Linksventrikuläre Hinterwand normal dick, normokinetisch. Interventrikuläres Septum noch normal dick, hyperkinetisch. Leichter, holosystolischer Prolaps der Mitralklappe. Aortenklappe 4segelig, wobei das 4. Segel relativ klein angelegt ist. Leichte Verdickung der Trikuspidalklappensegel, Pulmonalklappe mit fraglichen mittsystolischen Schließbewegungen. Darstellung eines Ventrikelseptumdefektes im Bereich des membranösen Septums in einer Größe von ca. 10·10 mm.

Dopplerechokardiographie: Darstellung eines Ventrikelseptumdefektes im Bereich des membranösen Septums mit Links-rechts-Shunt.

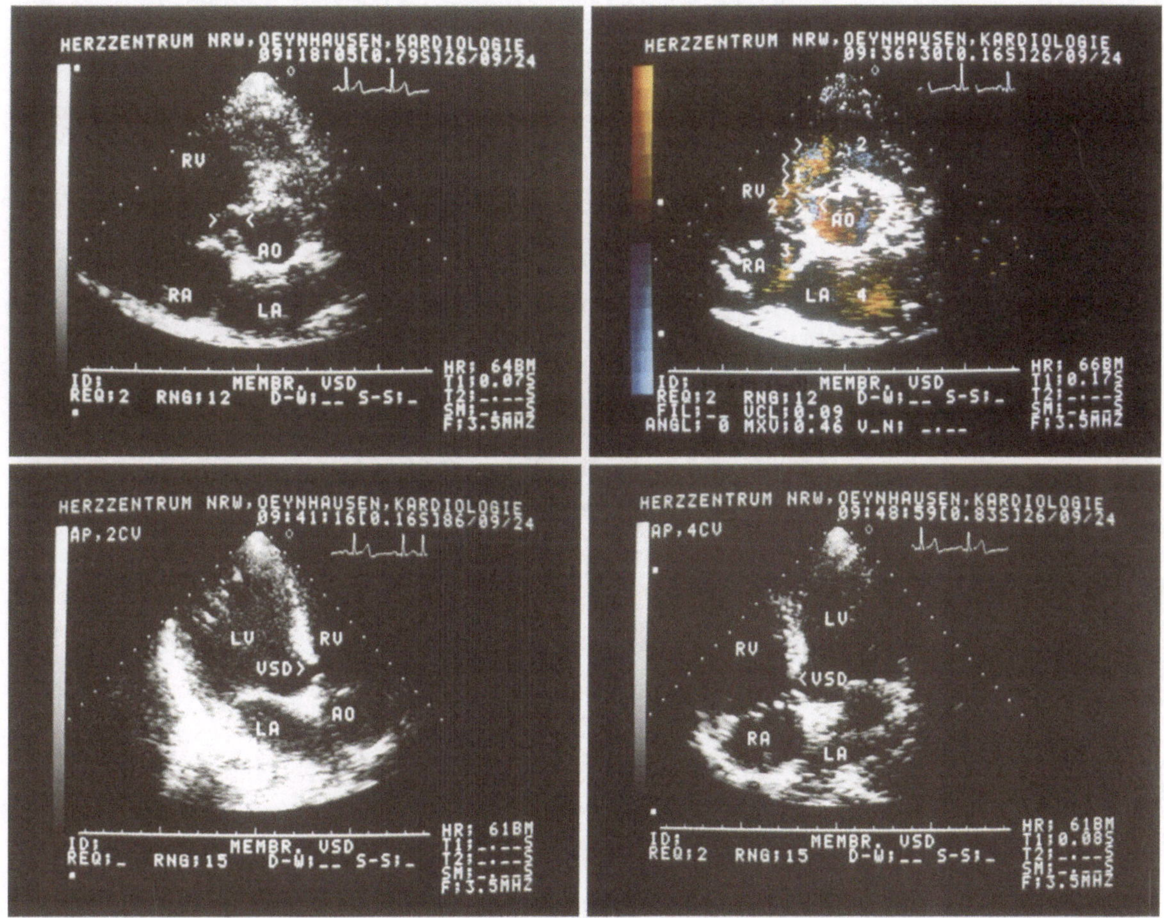

6.32. Parasternaler Querschnitt in Höhe des linksventrikulären Ausflußtraktes, direkt unter der Aortenklappe. Darstellung eines ca. 1 cm breiten Ventrikelseptumdefektes (>>)

6.33. Echokardiogramm wie in Abb. 6.32 mit zugeschaltetem Farbdoppler. Dokumentation des Links-rechts-Shunts (*1*, >>>). *Fluß 2* rechtsventrikulärer Ausfluß, der knapp oberhalb der Trikuspidalklappe beginnt. *Fluß 3* bzw. *4* rechts- bzw. linksatrialer Einfluß

6.34. Apikaler Zweikammerblick mit Dokumentation des etwas unter 1 cm breiten Ventrikelseptumdefektes (*VSD*, >) direkt vor der Aortenklappe

6.35. Apikaler Vierkammerblick: Darstellung des Ventrikelseptumdefektes

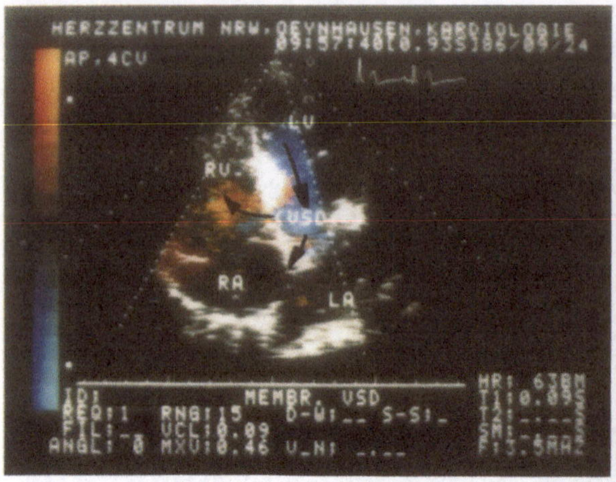

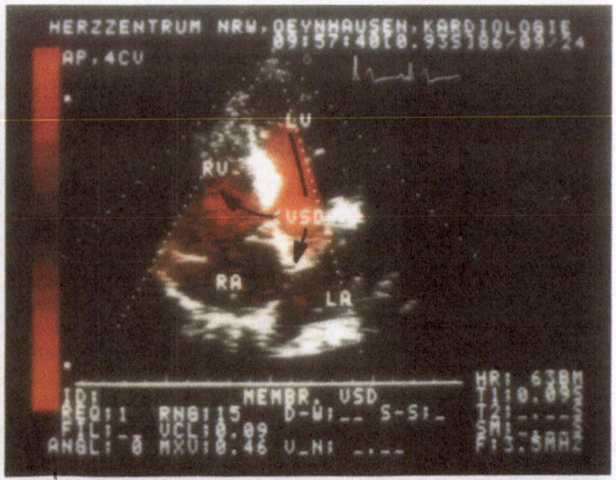

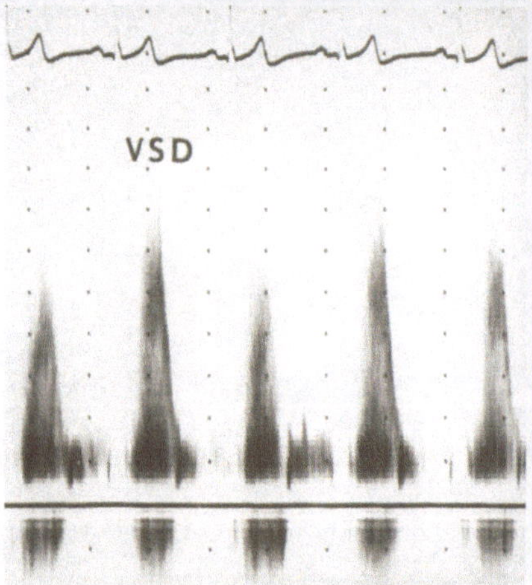

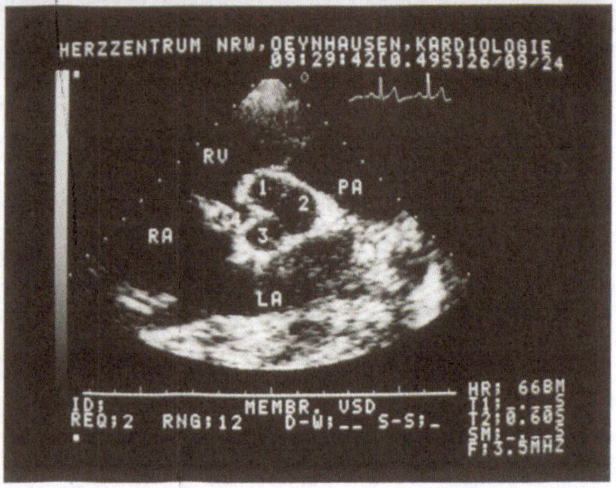

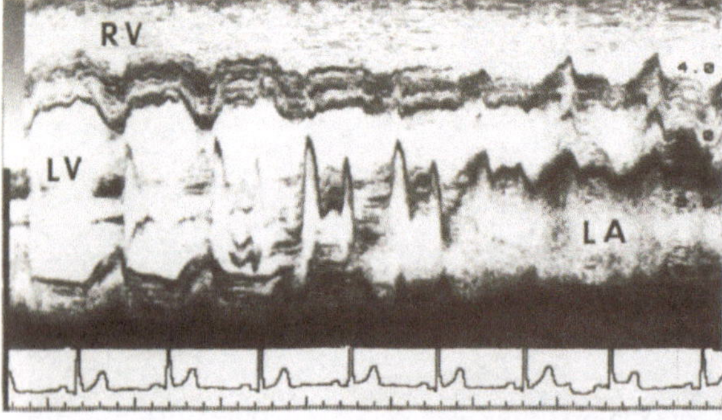

6.36. Apikaler Vierkammerblick wie in Abb. 6.35 mit zugeschaltetem 45°-Farbsektor. Registriert sind der linksventrikuläre Ausfluß *(blau)* sowie der Links-rechts-Shunt über den Ventrikelseptumdefekt, der im rechten Ventrikel seine Richtung relativ zum Schallkopf und damit seine Färbung von blau-türkis nach gelb ändert

6.37. Echokardiogramm entsprechend Abb. 6.36 mit geändertem Farbkode zur einfarbigen, von der Flußrichtung unabhängigen Darstellung des gesamten Rechts-links-Shunts

6.38. *Kontinuierlicher Doppler:* Registrierung des Links-rechts-Shunts bei parasternaler Schallkopfapplikation

6.39. Parasternaler Querschnitt in Höhe der Aortenklappensegel mit Darstellung einer 4segeligen Aortenklappe (s. Segelbezeichnung 1–4)

6.40. Parasternaler M-mode-sweep: Leicht vergrößerter linker Ventrikel. Der Ventrikelseptumdefekt ist nicht detektierbar

Fall 5: A.K., w., 20 Jahre (Abb. 6.41–6.51)

Diagnose: Großer Ventrikelseptumdefekt mit Eisenmenger-Reaktion.

Vorgeschichte: Ein Vitium ist seit der Geburt bekannt. Im 1. Lebensjahr invasive Diagnostik mit Diagnose eines sog. „single ventricle" und pulmonaler Hypertension. Im Verlaufe der Jahre Entwicklung einer tiefen zentralen Zyanose. Bei einer Herzkatheteruntersuchung im 17. Lebensjahr Feststellung einer pulmonalen Hypertonie. Pulmonalarteriendrucke 103/44, Aortendrucke 92/62 mmHg. Gekreuzter Shunt. Angleich des Pulmonalarterienwiderstandes an den Gesamtgefäßwiderstand.

Klinik: Großflächige Zyanose des Gesichts und der Akren mit angedeuteten Trommelschlägelfingern, ⅔ Geräusch über Erb. Im Röntgenbild grenzwertig großes Herz mit deutlich prominentem Pulmonalsegment. In der Seitenaufnahme vergrößerter rechter Ventrikel. Hinweise auf vermehrtes Lungenzirkulationsvolumen.

Elektrokardiogramm (Abb. 6.41): Sinusrhythmus, Rechtstyp, auffallend kurze PQ-Zeit. Hinweise auf deutliche Rechtsbelastung mit tiefen S-Zacken bis V_6 und diskordanten Kammerendteilen in V_1.

Phonokardiogramm (Abb. 6.42): Leiser 3. und 4. HT im tiefen Frequenzgang. Grenzwertig verspäteter, hochamplitudiger 1. HT. Frühsystolischer pulmonaler Ejektionsklick. Holosystolisches, unmittelbar nach dem 1. HT einsetzendes hochfrequentes, angedeutet bandförmiges Geräusch bis zum Aortenklappenschlußton. Kein Diastolikum.

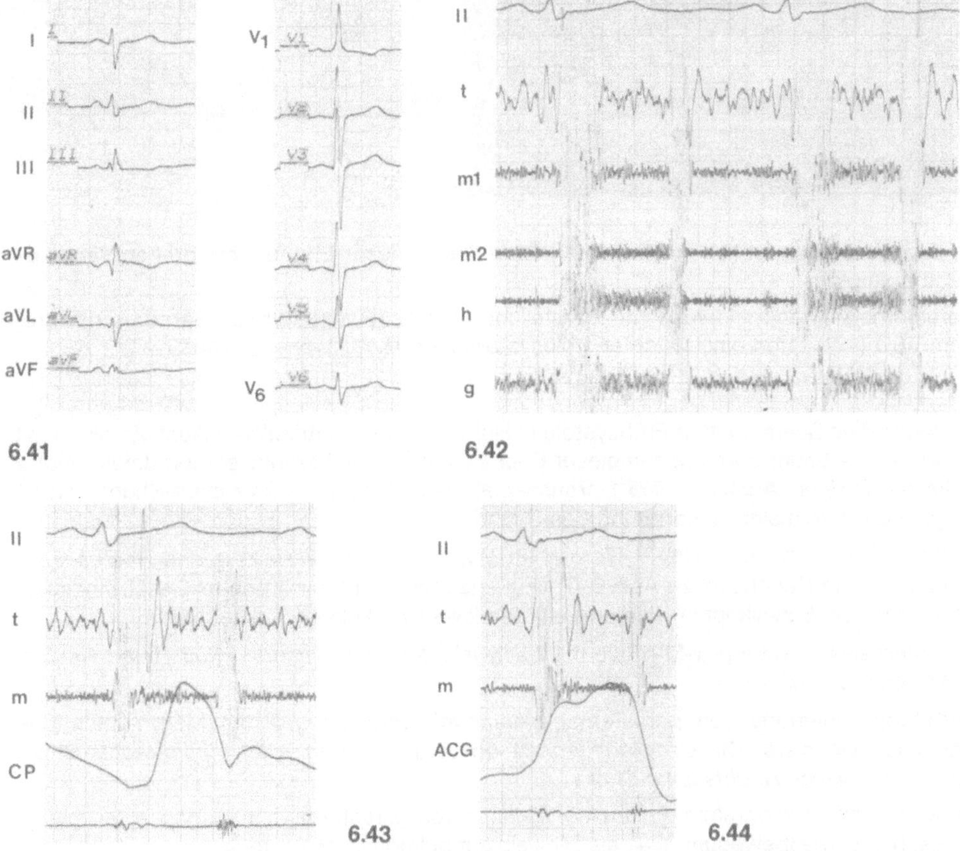

6.41

6.42

6.43

6.44

Karotispulskurve (Abb. 6.43): Regelrechter Steilanstieg. Verkürzte linksventrikuläre Austreibungszeit. Deutliche Inzisur und dikrote Welle.

Apexkardiogramm (Abb. 6.44): Formal unauffälliger Stromkurvenverlauf mit eben abgrenzbarer A-Welle.

Bemerkung: Derzeit konservative Therapie mit Digitalis und ACE-Hemmern. Bei weiterer Verschlechterung wird Herz-Lungen-Transplantation erwogen.

Echokardiographischer Befund: Im M-mode normaler Durchmesser des rechten Ventrikels (24 mm), linken Vorhofes (23 mm) und linken Ventrikels (EDD = 48/ESD = 32 mm). Die linksventrikuläre Hinterwand und das interventrikuläre Septum sind normal dick, normokinetisch. Das interventrikuläre Septum zeigt kein paradoxes Bewegungsmuster. Mitralklappe mit holosystolischem leichtem Prolaps, Aortenklappe und Trikuspidalklappe unauffällig beweglich. Pulmonalklappe mit fehlender a-Welle und deutlicher mittsystolischer Schließbewegung als Hinweis auf pulmonale Hypertonie. Großer hochsitzender Ventrikelseptumdefekt.

Dopplerechokardiographie: Nachweis eines großen Ventrikelseptumdefektes im membranösen Bereich des Septums mit gekreuztem Shunt.

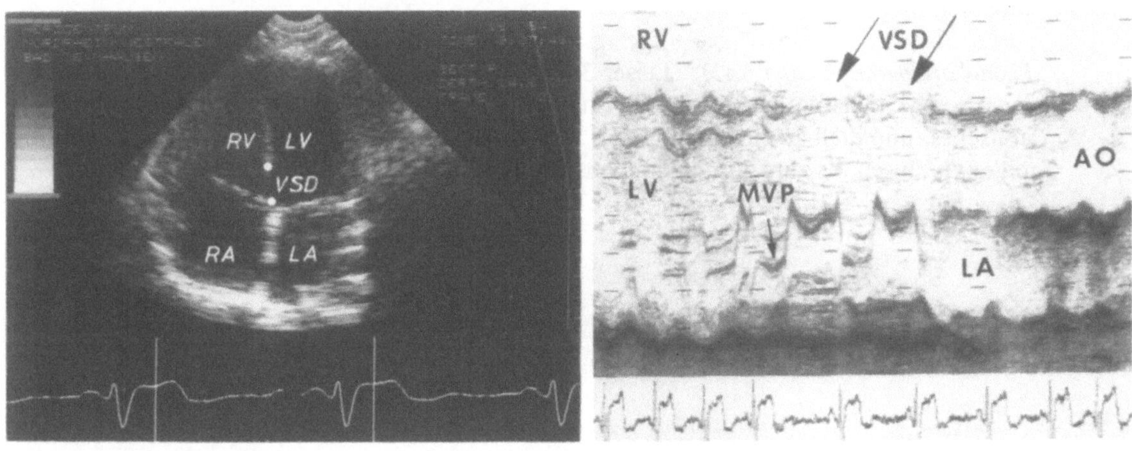

6.45. Apikaler Vierkammerblick mit Dokumentation des in dieser Ebene 2 cm breiten Ventrikelseptumdefektes

6.46. Parasternaler M-mode-sweep mit Darstellung eines interventrikulären Septums mit großem VSD (——►) und eines leichten holosystolischen Mitralklappenprolaps (→)

6.47. Parasternaler Querschnitt in Frühsystole in Höhe des linksventrikulären Ausflußtraktes mit ► *Links-rechts*-Shunt durch den in dieser Ebene 2 cm großen Ventrikelseptumdefekt. *Fluß 2* linksventrikulärer Ausfluß, *Fluß 1* transseptal verlaufender *Links-rechts*-Shunt, *Fluß 3* Region der maximalen Ausbreitung des Shuntjets

6.48. Echokardiogramm wie in Abb. 6.47, jetzt spätsystolisch mit Darstellung des *Rechts-links*-Shunts *(1)*. Im Gegensatz zu Abb. 6.47 fließt jetzt der Shunt mit erhöhter Geschwindigkeit (Aliasing) vom Schallkopf in Richtung auf den linksventrikulären Ausflußtrakt

6.49. Parasternales Farbdoppler-M-mode mit Nachweis des *Links-rechts- (Fluß 1)* und *Rechts-links*-Shunts *(Fluß 1')*

6.50. Farbdoppler-M-mode von parasternal, *gestrichelt eingeblendet* das Meßvolumen des gepulsten Dopplers. Die Dopplermitschrift dokumentiert den *roten Links-rechts*-Shunt sowie den *blauen Rechts-links*-Shunt

6.51. M-Mode-Echokardiogramm der Pulmonalklappe von parasternal mit ausgeprägter mittsystolischer Schließbewegung (→) als Hinweis auf pulmonale Hypertonie

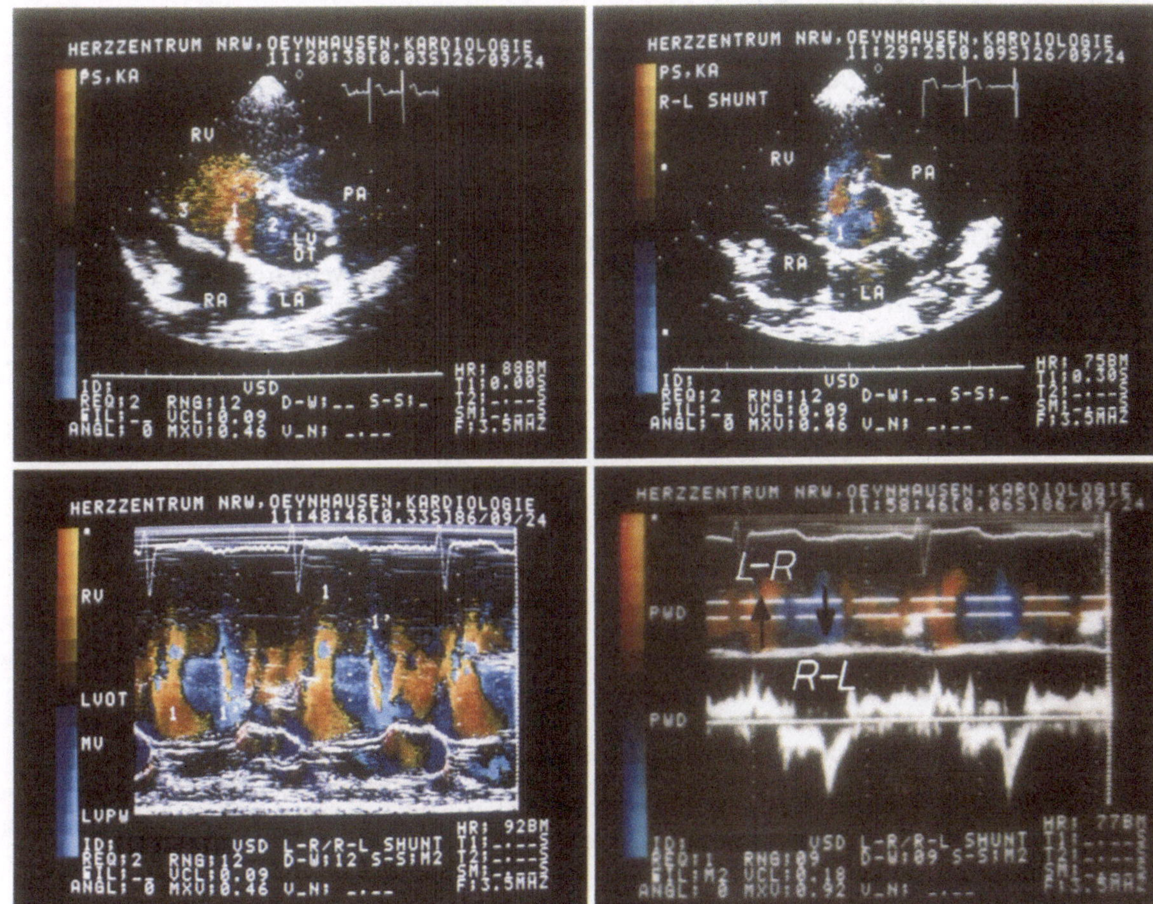

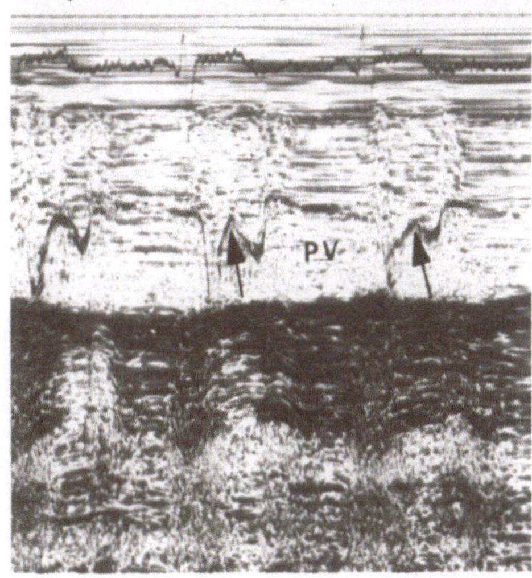

6.47–6.51. (Legenden s. S. 180)

6.1.3 Vorhofseptumdefekt vom Primumtyp

Fall 6: A.W., m., 51 Jahre (Abb. 6.52–6.59)

Diagnose: Septum-primum-Defekt.

Vorgeschichte: Ein Herzfehler ist seit der Kindheit bekannt. Im 46. Lebensjahr invasive Abklärung mit Diagnose eines Septum-primum-Defektes und weitergehendem Verdacht auf Endokardkissendefekt. Links-rechts-Shunt 60%. Wegen der Beschwerdefreiheit des Patienten wurde zunächst von einer operativen Korrektur Abstand genommen. Im Februar 1986 entschließt man sich dann aufgrund des großen Shuntvolumens und einer Leistungsabnahme zur operativen Korrektur. Bei der Operation bestätigt sich der Verdacht auf einen Septum-primum-Defekt in einer Größe von 4·5 cm. Zusätzlich besteht ein kleiner Septum-secundum-Defekt und eine Spaltbildung im anterioren Mitralsegel. Das murale Trikuspidalsegel ist nur rudimentär angelegt, die beiden anderen Segel dafür um so kräftiger ausgeprägt, so daß keine Trikuspidalinsuffizienz resultiert. Verschluß des Primumdefektes mit Perikardpatch. Verschluß des Septumdefektes durch fortlaufende Naht und Verschluß der Spaltbildung im Mitralsegel durch direkte Naht.

Elektrokardiogramm (Abb. 6.52): Überdrehter Linkstyp. AV-Block I. Grades mit PQ-Intervall von 0,30 s. Verdacht auf vermehrte Rechtsherzbelastung.

Phonokardiogramm (Abb. 6.53): Präoperativ niederamplitudiger, niederfrequenter Vorhofton (!). Leicht verspäteter niederamplitudiger, niederfrequenter 1. HT und davon abgesetzt deutlich spindelförmiges mesosystolisches, mittelamplitudiges, mittelfrequentes Geräusch, das vor dem 2. HT endet. Der 2. HT ist eng gespalten. Im Anschluß an den Pulmonalklappenschlußton findet sich ein Trikuspidalklappenöffnungston (+). Postoperativ *(rechts)* ist ein wesentliches systolisches Geräusch nicht mehr nachweisbar, der 2. HT physiologisch gespalten, ein Trikuspidalöffnungston nicht mehr nachweisbar.

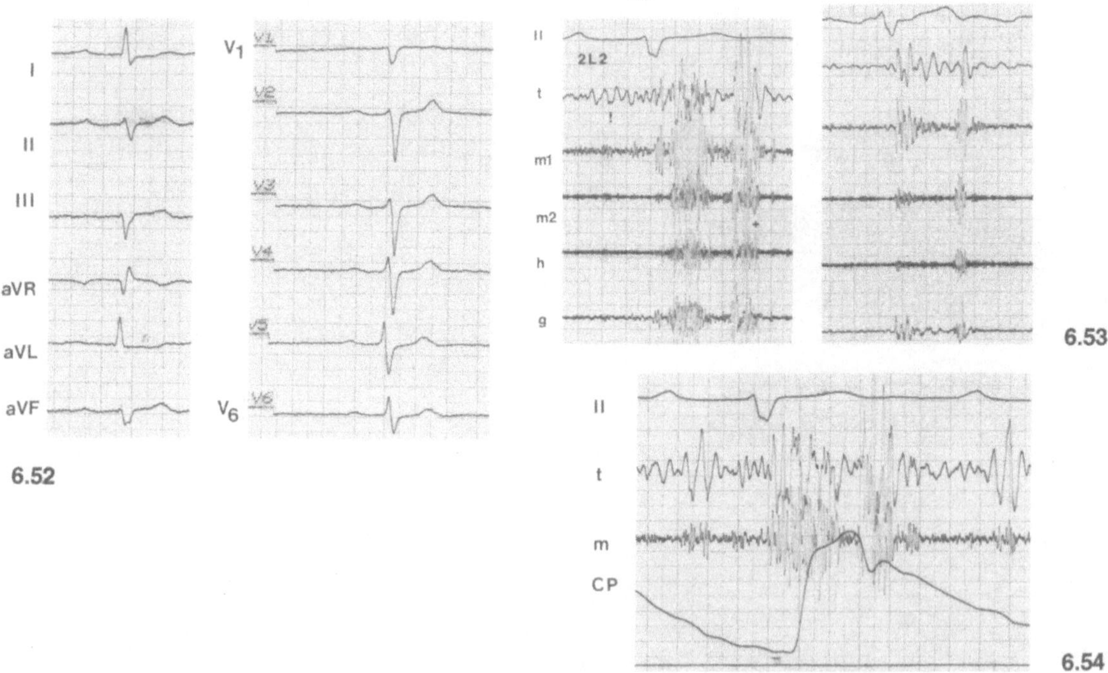

6.52

6.53

6.54

Karotispulskurve (Abb. 6.54): Formal unauffälliger Kurvenverlauf. Kein Anhalt für valvuläres Aortenvitium.

Echokardiographischer Befund: Mittelgradig dilatierter rechter Ventrikel (42 mm). Normalweiter linker Vorhof (30 mm) und linker Ventrikel (EDD = 50/ESD = 32 mm). Die linksventrikuläre Hinterwand und das interventrikuläre Septum sind normal dick, normokinetisch. Unauffällige Beweglichkeit der Mitralklappe, die im parasternalen Querschnitt eine Spaltung des vorderen Mitralsegels aufweist. Aortenklappe und Trikuspidalklappe unauffällig beweglich.

Dopplerechokardiographie: Großer Vorhofseptumdefekt vom Primumtyp mit deutlichem Links-rechts-Shunt.

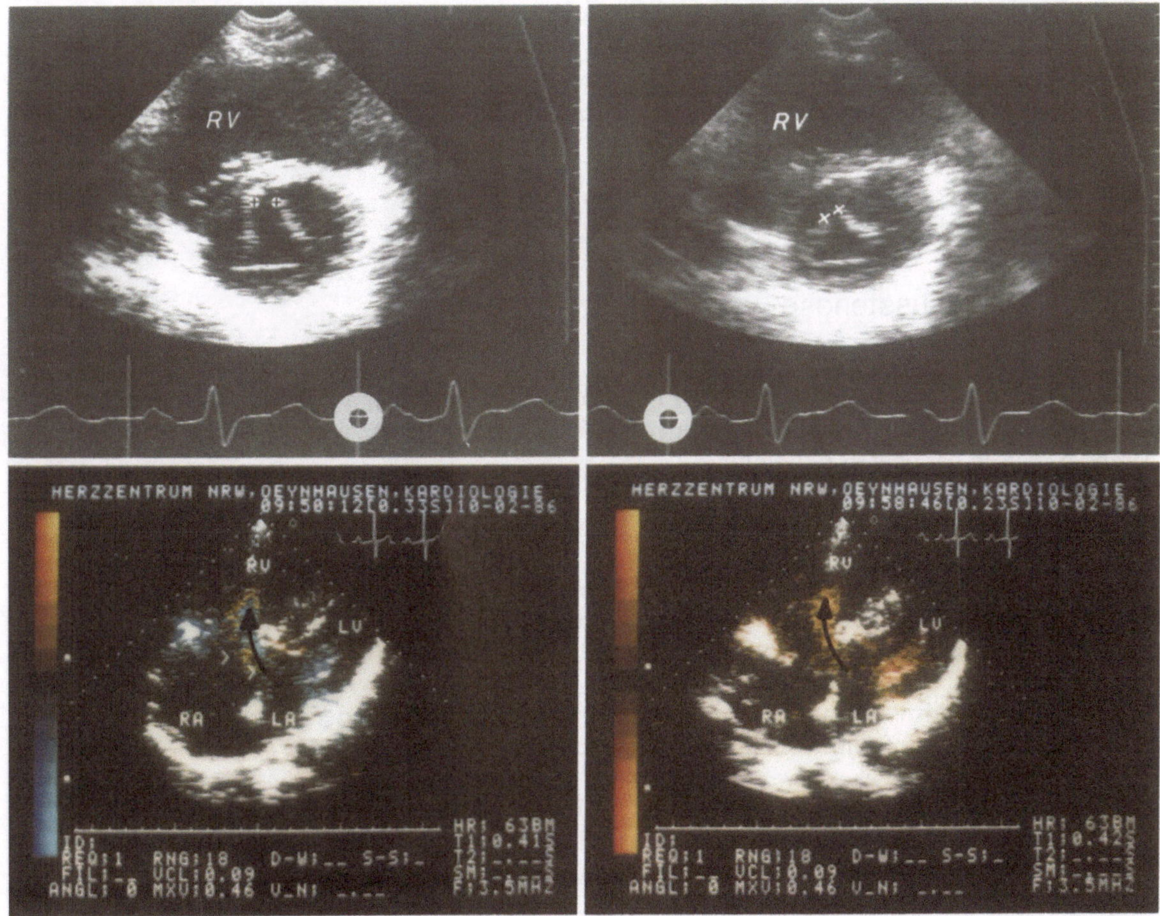

6.55. Parasternaler Querschnitt der Mitralklappensegel mit Darstellung des gespaltenen vorderen Mitralsegels (s. Markierungen)

6.56. Echokardiogramm wie in Abb. 6.55 mit halb geschlossenen Segeln der Mitralklappe und typischer dreieckförmiger Anordnung als Zeichen eines gespaltenen vorderen Mitralsegels. Differentialdiagnostisch muß bei diesem Befund an eine korrigierte Transposition der großen Arterien mit Trikuspidalklappe in Mitralposition gedacht werden

6.57. Apikaler Vierkammerblick mit Links-rechts-Shunt (>>), der den relativ großen Vorhofseptumdefekt vom Primumtyp passiert

6.58. Echokardiogramm wie in Abb. 6.57 mit geändertem Farbkode zur besseren Registrierung der Ausdehnung des Links-rechts-Shunts

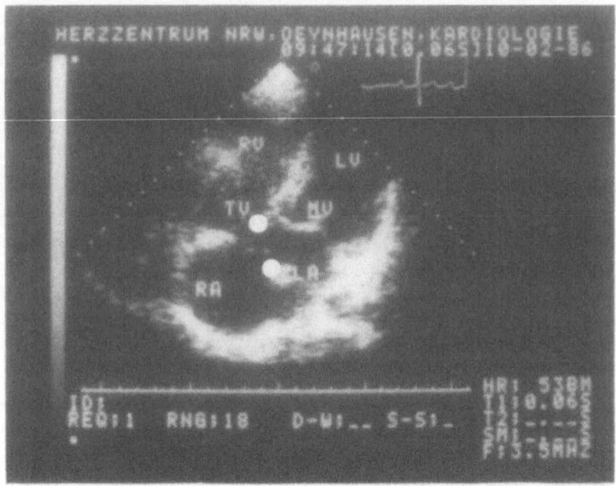

6.59. Echokardiogramm entsprechend Abb. 6.57, jedoch ohne Flußdarstellung. Der Vorhofseptumdefekt vom Primumtyp (s. Markierungen) ist hier direkt sichtbar

6.2 Aortenisthmusstenose

Klinik: Leitsymptom ist die arterielle Druckerhöhung, die auf die obere Körperhälfte beschränkt ist: Schwache Pulse der unteren Extremitäten kontrastieren zu prallen, hart pulsierenden Pulsen der oberen Extremität.

EKG: Sinusrhythmus, Linkslagetyp, Linkshypertrophie.

Phono- und Mechanographie: Spätsystolisches, über den 2. HT hinausreichendes, spindelförmiges Strömungsgeräusch, evtl. zusätzlich kontinuierliches, systolisch-diastolisches Kollateralgeräusch, die Karotispulskurve ist formal nicht verändert.

Röntgen: Charakteristisch sind Usuren am unteren Rand der Rippen, der linke Ventrikel ist muskelkräftig, die aufsteigende Aorta prominent.

Echo: Im M-mode-Echo sind nur die Zeichen der Linkshypertrophie nachweisbar, im 2D-Echo läßt sich aus suprasternaler Position gelegentlich der Isthmus lokalisieren, dopplersonographisch sind Turbulenzen im poststenotischen Bereich und ein Drucksprung nachweisbar.

Hämodynamik: Es gibt ein breites Spektrum der Aortenisthmusstenose von geringfügigen Lumeneinengungen ohne wesentliche Druckdifferenz bis zur Aplasie mit komplettem Verschluß. Hämodynamisch bedeutsam sind Gradienten von mehr als 50 mmHg. Bei operativer Therapie jenseits des 30. Lebensjahres kann die Hypertonie der oberen Körperhälfte trotz Beseitigung der Stenose persistieren.

Fall 1: Z.Sch., m., 17 Jahre (Abb.6.60–6.66)

Diagnose: Mittelschwere Aortenisthmusstenose.

Vorgeschichte: Ein Geräusch ist seit der Geburt bekannt. Die Untersuchung erfolgte zur Abklärung der Diagnose. Der Patient ist beschwerdefrei. Röntgenologisch waren keine typischen Usuren nachweisbar. Dopplersonographisch wurden die Drucke am rechten Arm mit 140/60, am linken mit 135/60 mmHg bestimmt. Der systolische Druck in der A. tibialis posterior betrug 105 mmHg.

Herzkatheter: Mittelschwere Aortenisthmusstenose an typischer Stelle, Druckunterschied zwischen Aorta ascendens und Aorta descendens von 40 mmHg. Aufgrund des geringen Druckgradienten konservatives Vorgehen.

Elektrokardiogramm (Abb.6.60): Sinusrhythmus. Überdrehter Linkstyp. Inkompletter Rechtsschenkelblock.

Karotispulskurve (Abb.6.61): Formal regelrecht mit steilem Steilaufstrich, frühsystolischem Gipfel und tiefsitzender Inzisur mit abgeflachter dikroter Welle. Das systolische Geräusch ist deutlich vom 1.HT abgesetzt und hält einige Zeit über den 2.HT hinaus an. Das spätsystolische Geräusch bei formal unveränderter Karotispulskurve weist darauf hin, daß das Geräusch nicht an der Aortenklappe entsteht.

Angiographie (Abb.6.62): Injektion in die Aortenwurzel in LAO-Projektion. Nach dem Abgang der A. subclavia links kommt an typischer Stelle eine Aortenisthmusstenose mit leichter poststenotischer Dilatation zur Darstellung.

Echokardiographischer Befund: Rechter Ventrikel (18 mm), linker Vorhof (23 mm) und linker Ventrikel (EDD = 49/ESD = 29 mm) sind normal groß. Die linksventrikuläre Hinterwand ist verdickt, normokinetisch. Das interventrikuläre Septum ist normal dick, hyperkinetisch. Mitral-, Aorten- und Trikuspidalklappe unauffällig beweglich. Aortenisthmusstenose bei Echographie von suprasternal.

Dopplerechokardiographie: Aortenisthmusstenose mit maximalem Druckgradienten von 36 mmHg über die Stenose. Leichte Trikuspidalinsuffizienz.

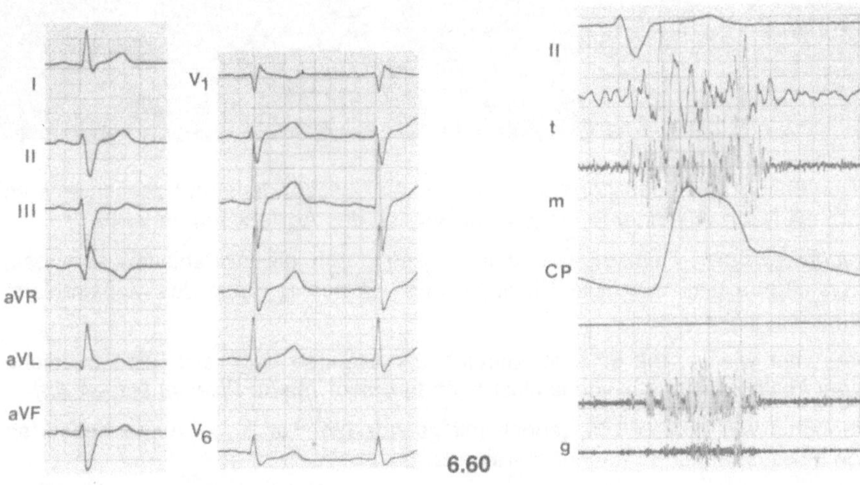

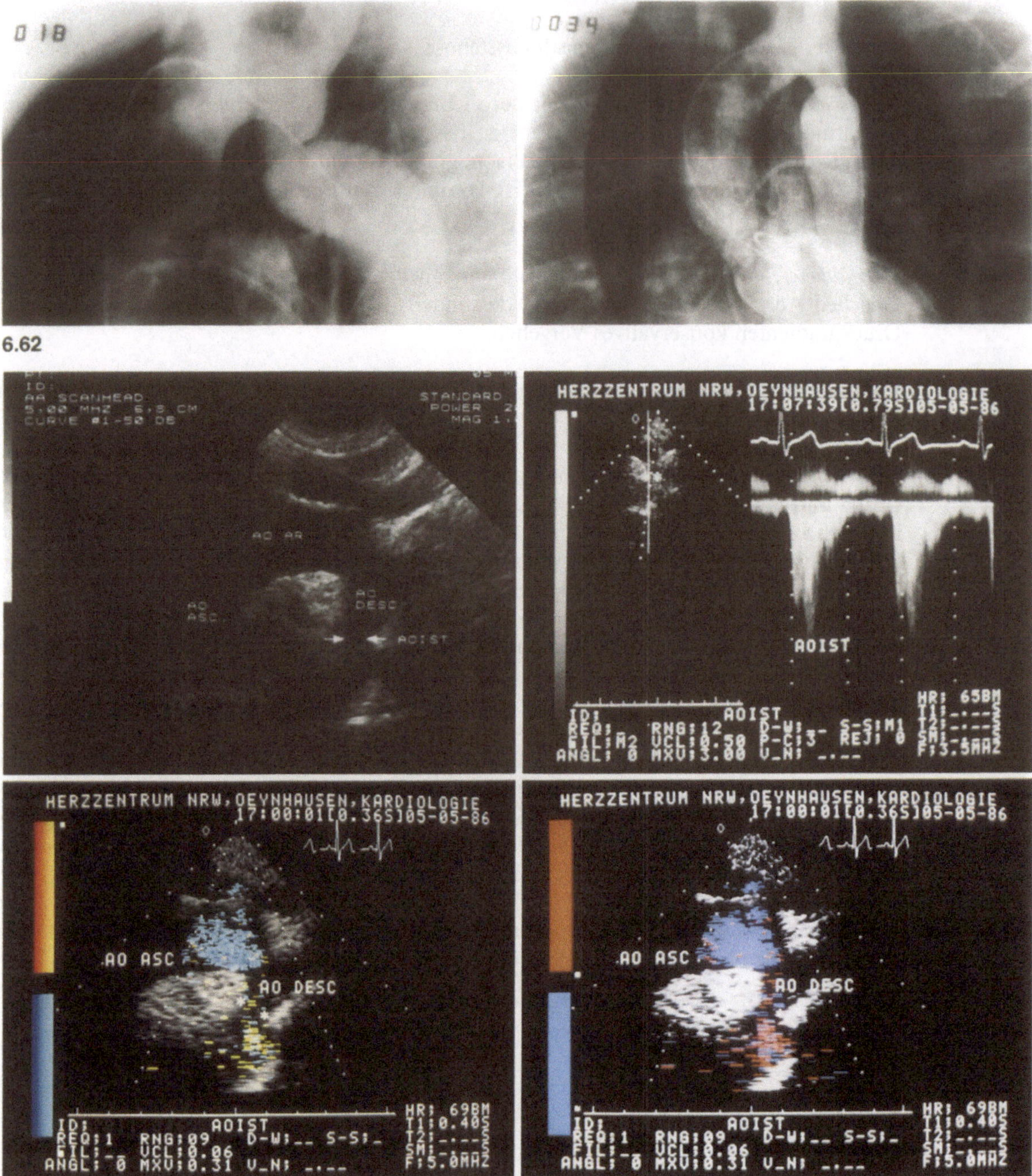

6.63. Suprasternale Echographie des Aortenbogens, der Aorta ascendens und descendens im Längsschnitt mit Nachweis einer Einengung im Bereich des Aortenisthmus (→)

6.64. *Kontinuierlicher Doppler:* Registrierung des Flusses durch die Aortenisthmusstenose, maximale systolische Geschwindigkeit knapp 3 m/s ≙ 36 mmHg. Lage des Meßstrahls s. Referenzsektorbild links oben

6.65. Echokardiogramm wie in Abb. 6.63. Im Bereich der Stenose zeigt sich eine deutliche Änderung der Flußcharakteristik von laminar nach turbulent *(gelbe Pixel im blauen Jet)*

6.66. Echokardiogramm wie in Abb. 6.65, jedoch mit geändertem Farbkode zur verbesserten Analyse von Flußausdehnung und Flußcharakteristik

Fall 2: T.S., m., 19 Jahre (Abb. 6.67–6.76)

Diagnose: Aortenisthmusstenose.

Vorgeschichte: Bei Musterungsuntersuchung fiel ein Herzgeräusch auf, vom niedergelassenen Kardiologen als Aortenisthmusstenose diagnostiziert. Kommt zur weiteren Abklärung.

Klinik: Keine Insuffizienzzeichen in Ruhe, ⅔ Meso- bis Spätsystolikum über 2L2, RR an den Armen 210/100 mmHg, dopplersonographisch an den Beinen 120 mmHg systolisch.

Herzkatheter: Normale Volumina, LV-Wanddicke 14 mm, typische Aortenisthmusstenose mit Druckgradient 53 mmHg.

Verlauf: Operative Resektion der Isthmusstenose mit End-zu-End Anastomose.

Elektrokardiogramm (Abb. 6.67): Sinusrhythmus, Mitteltyp, inkompletter RSB, Linkshypertrophie, keine Linksschädigung.

Phonokardiogramm (Abb. 6.68): Hochfrequentes, vom 1. HT abgesetztes und mit niedriger Amplitude über S_2 hinausreichendes Geräusch bei 1L2.

Karotispulskurve (Abb. 6.69): Bis auf systolischen Doppelgipfel formal unauffällig, keine Hinweise für valvuläre Aortenstenose.

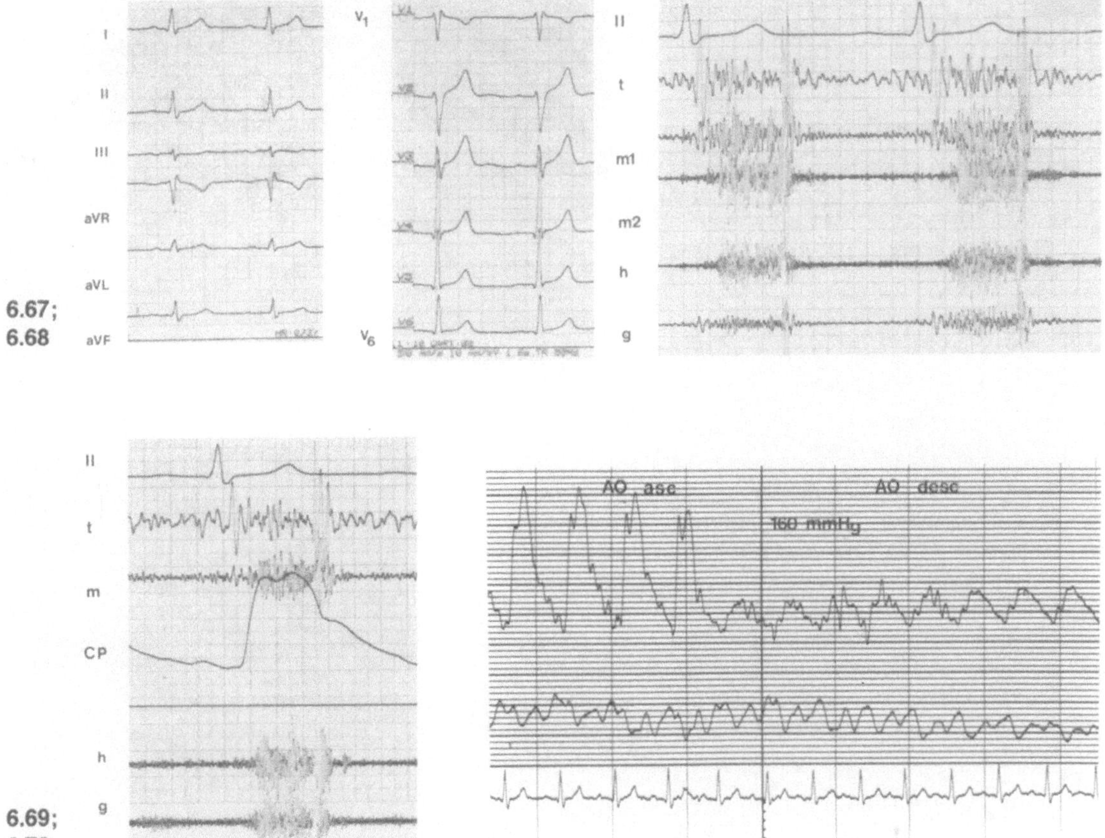

6.67;
6.68

6.69;
6.70

Druckregistrierung (Abb. 6.70): Beim Rückzug aus der Aorta ascendens über den Isthmus deutlicher Drucksprung, systolischer Druckunterschied ca. 70 mmHg.

RR-Monitoring (Abb. 6.71): Bei unblutiger viertelstündlicher Messung tagsüber erhöhte systolische Werte mit erhaltener zirkadianer Rhythmik. Nachts sinken die RR-Werte ab.

Zielaufnahme der Rippen (Abb. 6.72): Deutliche Usuren der Rippen durch eine verstärkt pulsierende A. mammaria interna beidseits

Echokardiographischer Befund: Grenzwertige Vergrößerung des linksventrikulären Diameters mit EDD = 56/ESD = 40 mm. Normal weiter rechter Ventrikel und linker Vorhof. Linksventrikuläre Hinterwand und interventrikuläres Septum normal dick, normokinetisch. Leichter holosystolischer Mitralklappenprolaps. Aorten-, Trikuspidal- und Pulmonalklappe unauffällig. Im Bereich der deszendierenden Aorta Nachweis einer Stenose im für eine Aortenisthmusstenose typischen Areal.

Dopplerkardiographischer Befund: Nachweis einer Aortenisthmusstenose mit Δp-peak = 51 mmHg. Kein Nachweis eines Ventrikel- oder Vorhofseptumdefektes oder einer Mitralinsuffizienz.

```
PATIENT: S      T
ID NUM:
COMMENTS:
K 4  RR II
DATE:  12/ 1/ 86
START TIME:  930
NUMBER OF READINGS  49
```

#	TIM	SYS	DIA	M	HR
1	930	167	93	117	68
2	945	171	78	108	67
3	1000	166	71	102	72
4	1015	156	73	101	62
5	1030	166	90	115	65
6	1045	156	55	88	60
7	1100	151	66	93	62
8	1116	146	73	97	59
9	1130	146	73	97	63
10	1145	171	75	106	74
11	1200	* E	2		
12	1215	181	67	105	68
13	1230	175	83	110	65
14	1245	155	68	106	60
15	1301	161	77	105	64
16	1315	161	62	95	66
17	1330	176	45	88	61
18	1345	186	68	107	76
19	1400	180	67	105	66
20	1415	165	75	105	64
21	1430	181	63	102	76
22	1445	170	52	91	60
23	1501	196	53	101	73
24	1515	185	50	95	65
25	1530	145	55	85	65
26	1545	181	45	90	62
27	1600	160	77	105	60
28	1615	191	46	93	61
29	1630	170	60	96	69
30	1646	180	41	87	62
31	1700	117	53	75	67
32	1715	161	77	105	60
33	1730	201	53	102	60
34	1745	150	68	91	64
35	1800	186	72	110	70
36	1859	175	60	97	63
37	1958	180	56	97	58
38	2057	175	48	90	66
39	2157	155	43	80	46
40	2255	155	77	102	53
41	2354	140	65	90	45
42	53	155	55	87	83
43	152	150.	47	81	56
44	251	121	91	101	55
45	350	133	65	87	74
46	449	161	70	100	69
47	548	151	70	96	76
48	648	151	58	88	72
49	718	156	51	86	73

6.71

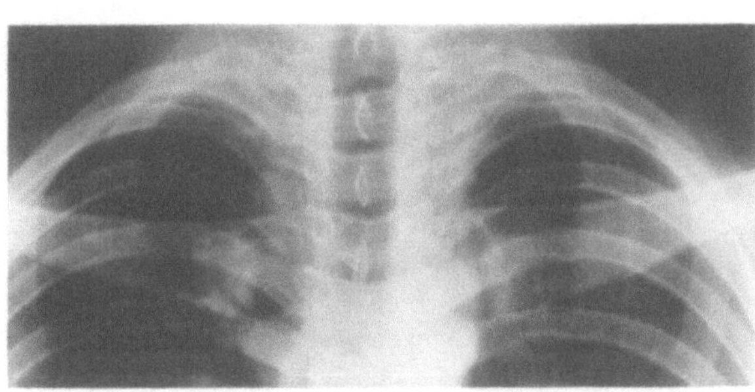

6.72

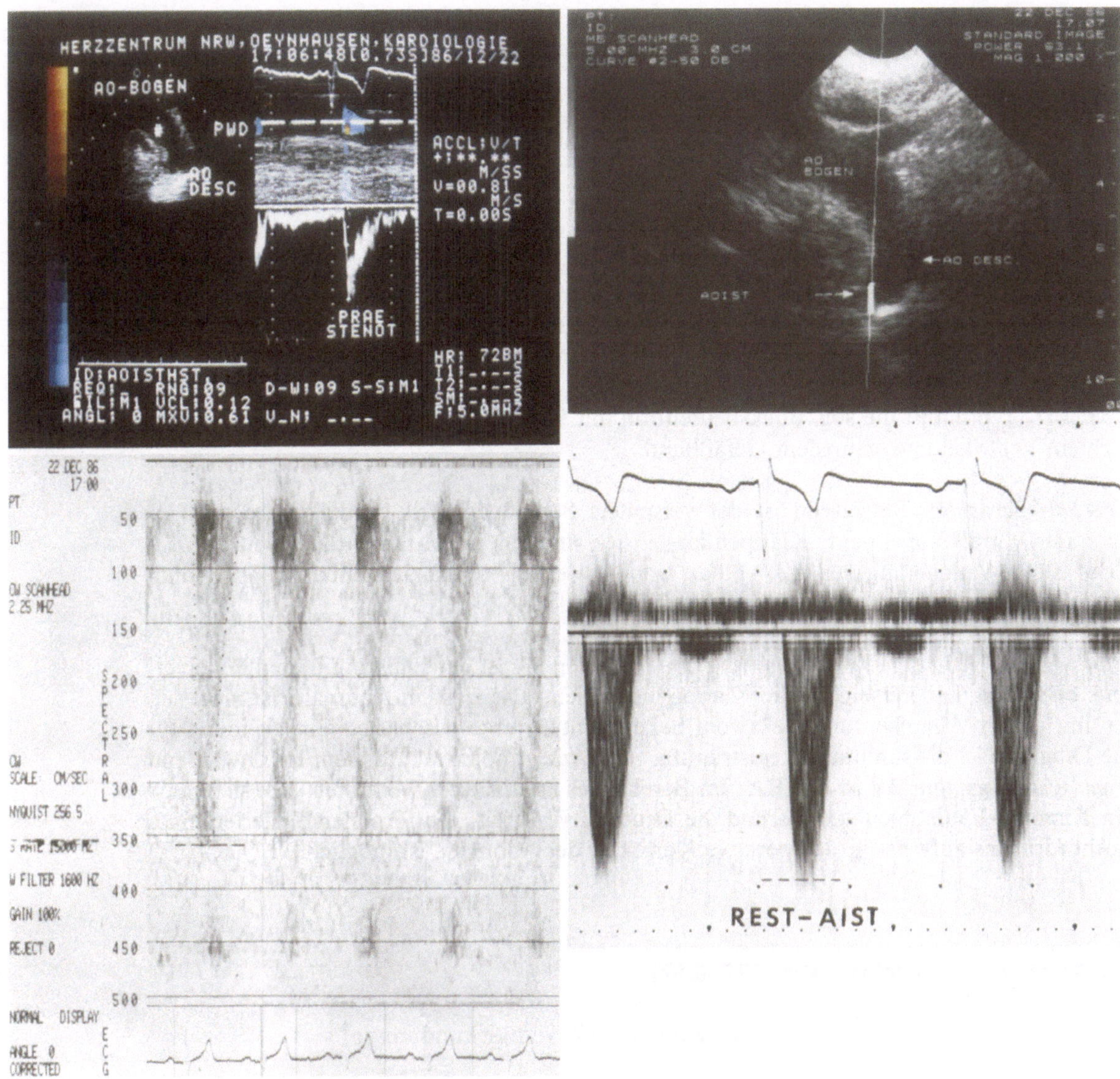

6.73. Messung der prästenotischen Fließgeschwindigkeit in der Aorta descendens mittels gepulstem Doppler, dessen Meßvolumen im links oben eingeblendeten Referenzsektorbild dargestellt ist. *Rechts oben* Farbdoppler-M-mode mit markiertem Meßvolumen des gepulsten Dopplers *(PWD, gestrichelt)*. *Rechts unten* Dopplersignal des prästenotischen Flusses mit ca. 0,8 m/s im Normbereich

6.74. Sektorechokardiogramm bei suprasternaler Schallkopfapplikation mit Darstellung des Aortenbogens sowie der Aorta descendens und der Aortenisthmusstenose, die mittels eines gestrichelten Pfeiles und eines Meßvolumens des gepulsten Dopplers markiert ist

6.75. *Kontinuierlicher Doppler:* Registrierung des Jets über die Aortenisthmusstenose. Maximale Geschwindigkeit beträgt systolisch 3,6 m/s $\cong \Delta$p-peak = 51 mmHg

6.76. Kontinuierlicher Doppler (postoperativ): Darstellung der leichten postoperativen Reststenose im Aortenisthmusbereich mit Δp-peak = 14 mmHg

6.3 Morbus Ebstein

Klinik: Atemnot und rasche Ermüdbarkeit durch reduzierten Lungenfluß.
Palpitationen durch Rhythmusstörungen, als Spätkomplikation Rechtsinsuffizienz.

EKG: Sinusrhythmus, sinuatriale und AV-Blockierungen, inkompletter Rechtsschenkelblock.

Phonokardiogramm: Systolikum über 4L2 als Hinweis auf die fast immer bestehende Trikuspidalinsuffizienz, weite Spaltung des 2. Herztones. Diastolisches Intervallgeräusch als
Zeichen der Einflußbehinderung an der dystopen Trikuspidalklappe.

Röntgen: Typisch ist die sog. Bocksbeutelform mit Vergrößerung von rechtem Vorhof und
rechtem Ventrikel und schmalem Gefäßband.

Echokardiographie: Beweisend ist der verspätete Schluß der Trikuspidalklappe > 90 ms
nach der Mitralklappe, beide Klappen lassen sich simultan im M-mode darstellen. Im 2D-
Echo ist die Verlagerung der Trikuspidalklappe in den RV direkt darstellbar, dopplersonographisch findet sich oft ein Reflux über die TV in den RA.

Hämodynamik: Durch die Verlagerung der TV in den RV ist der Einstrom in den RV einerseits behindert, andererseits ist die Klappe insuffizient. Die Ebstein-Anomalie ist nicht selten mit einem Vorhofseptumdefekt vom Sekundumtyp vergesellschaftet. Entscheidend für
die Diagnose ist die simultane Registrierung von Druck und intrakardialem EKG während
eines Rückzugs vom RV in den RA: Im Bereich des atrialisierten Ventrikels läßt sich noch
ein Kammer-EKG ableiten, während die Druckkurve bereits die formalen Kriterien eines
Vorhofdruckes aufweist. Eine operative Korrektur der Anomalie ist möglich.

Fall 1: G.U., w., 26 Jahre (Abb. 6.77–6.87)

Diagnose: Morbus Ebstein mit Vorhofseptumdefekt vom Sekundumtyp.

Vorgeschichte: Die Diagnose wurde im 11. Lebensjahr durch Herzkatheteruntersuchung
gesichert. Die Patientin klagt jetzt über Dyspnoe II.

Klinik: Es besteht eine Mischungszyanose. Auskultatorisch ⅔ systolisch/diastolisches
Geräusch mit Punktum maximum über 3L2. Blutdruck 110/80 mmHg.

Herzkatheter (Abb. 6.77): Simultane Ableitung der Druckkurve und des intrakardialen
sowie des Oberflächen-EKG's. Nach Passage der Trikuspidalklappe (4. Schlag von links)
weiterhin Ableitung von Ventrikelpotentialen im intrakardialen EKG bei bereits deutlicher
Vorhofdruckkurve. Erst beim weiteren Rückzug (4. Schlag von rechts) Auftreten von Vor-
hofpotentialen vor den Ventrikelpotentialen. Dieser Befund ist für den Morbus Ebstein
pathognomonisch. Bidirektionaler Shunt, Links-rechts 40%, Rechts-links 25%. Im RV-
Angiogramm ausgeprägte Dystopie der Trikuspidalklappe.

Elektrokardiogramm (Abb. 6.78): Wandernder Schrittmacher mit unterschiedlich ausgeprägter Vorhofmorphologie. Rechtstyp. AV-Block I. Grades und inkompletter Rechtsschenkelblock mit diskreten Kammerendteilveränderungen in den rechtspräkordialen Brustwandableitungen.

Phonokardiogramm (Abb. 6.79): Verspätet einfallender hochamplitudiger, niederfrequenter
1. HT. Niederfrequentes, in der Amplitude wechselndes frühsystolisches Geräusch. Normalamplitudiger 2. HT und diastolisches Intervallgeräusch mit mittelfrequentem, mittelam-
plitudigem Trikuspidalöffnungston bei Ableitung über 4L2.

Röntgen (Abb. 6.80): Beidseits vergrößertes Herz mit einem Herz-Thorax-Quotienten von
0,68, typische Bocksbeutelform.

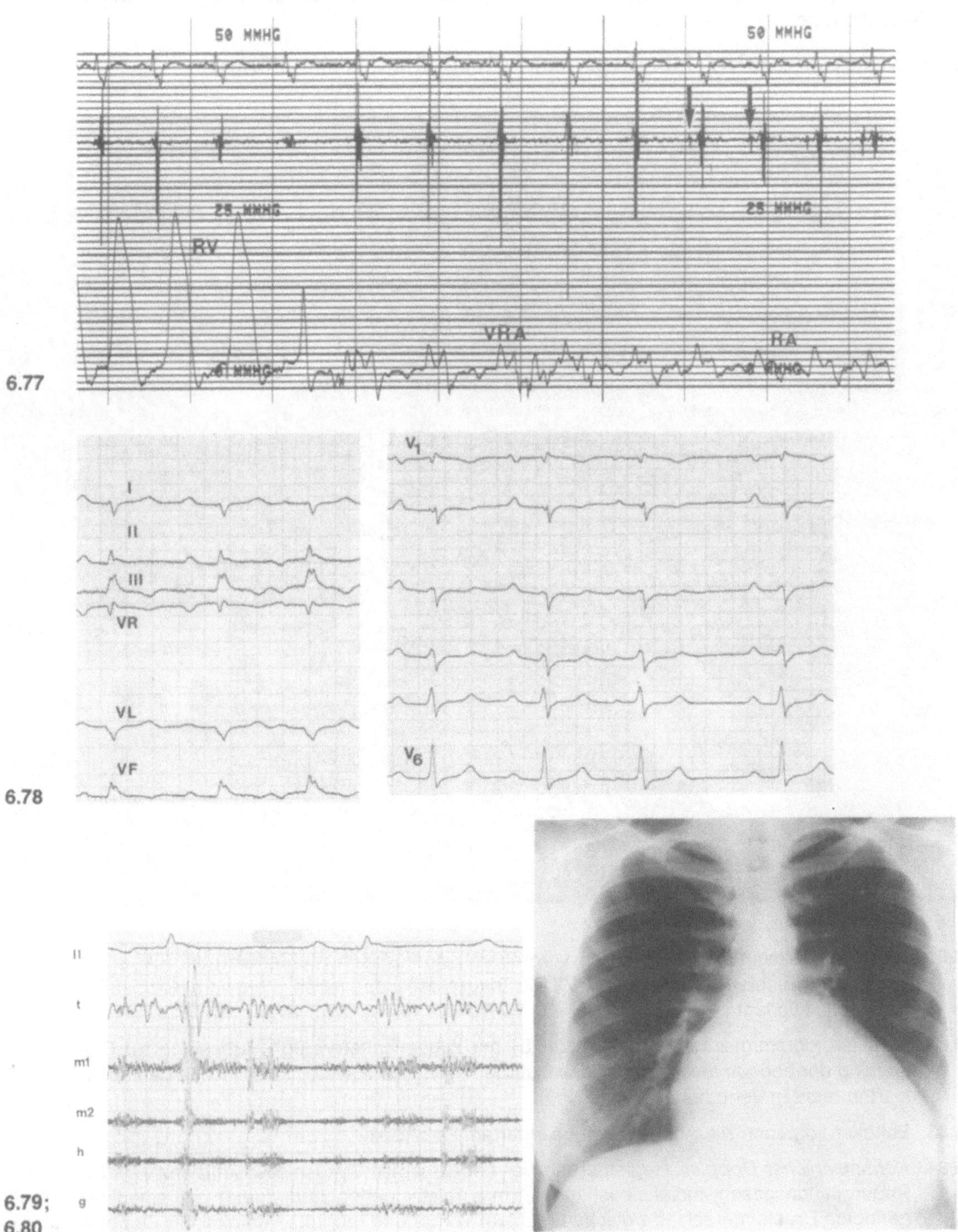

6.77

6.78

6.79;
6.80

Echokardiographischer Befund: Der anatomische rechte Vorhof ist deutlich dilatiert. Stark vergrößerter atrialisierter rechter Ventrikel (61 mm). Normalweiter linker Vorhof (32 mm). Der linke Ventrikel ist schmal (EDD = 32/ESD = 21 mm). Die linksventrikuläre Hinterwand und das interventrikuläre Septum sind normal dick, die Hinterwand ist normokinetisch, das interventrikuläre Septum ist hyperkinetisch mit paradoxem Bewegungsmuster. Die Mitralklappe weist reduzierte Öffnungsamplituden auf. Aortenklappe unauffällig beweglich. Septales und laterales Segel der Trikuspidalklappe sind um ca. 5 cm von ihrer normalen Lage nach apikal verlagert. Die Trikuspidalklappe schließt etwa 100 ms später als die Mitralklappe.

Dopplerechokardiographie: Mindestens mittelschwere Trikuspidalinsuffizienz.

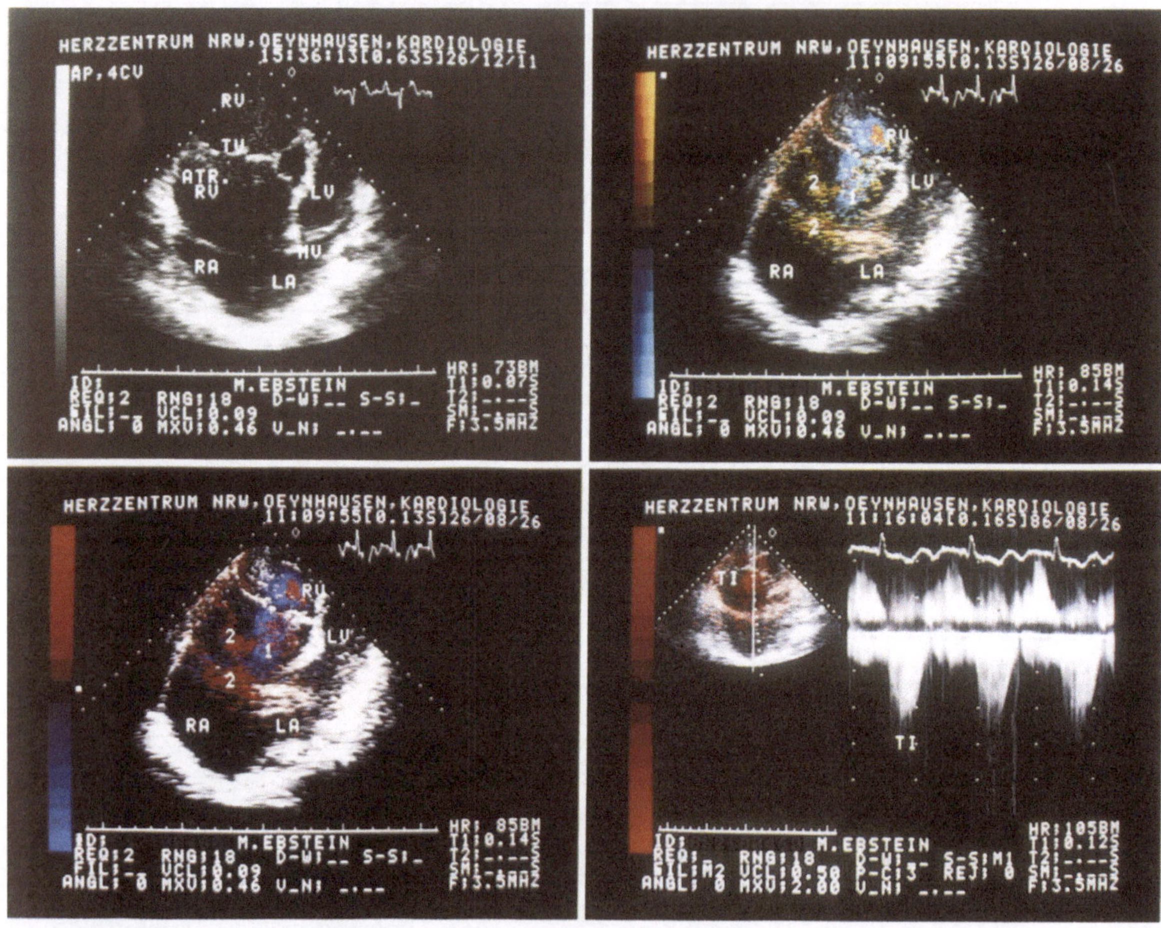

6.81. Apikaler Vierkammerblick: Deutlich vergrößerter anatomisch rechter Vorhof *(RA)* sowie atrialisierter rechter Ventrikel *(atr. RV)*. Die Trikuspidalklappe ist ca. 5 cm vom Klappenring nach apikal verlegt

6.82. Echokardiogramm entsprechend Abb. 6.81 mit zugeschaltetem 90°-Farbsektor zur Darstellung der bedeutsamen Trikuspidalinsuffizienz *(1). Fluß 2* systolischer Fluß in den atrialisierten rechten Ventrikel

6.83. Echokardiogramm wie Abb. 6.82 mit geändertem Farbkode

6.84. *Kontinuierlicher Doppler:* Registrierung der bedeutsamen Trikuspidalinsuffizienz *(TI)*. Die Regurgitationsgeschwindigkeit ist mit 1,1 m/s relativ gering und deutet auf einen nur geringem Druckunterschied zwischen rechtem Vorhof und rechtem Ventrikel hin. Dopplermeßstrahllage s. Referenzsektorbild links oben

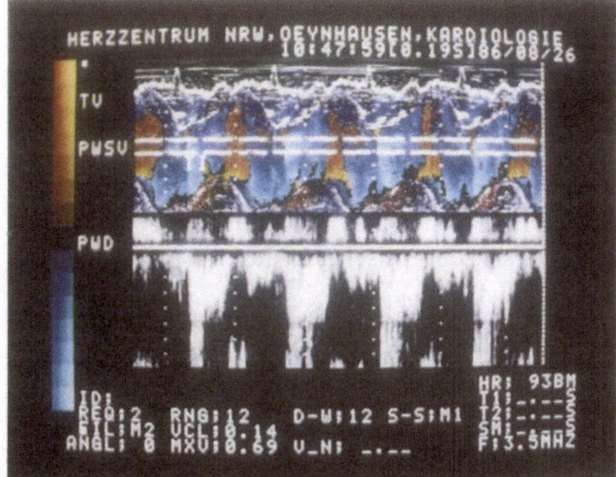
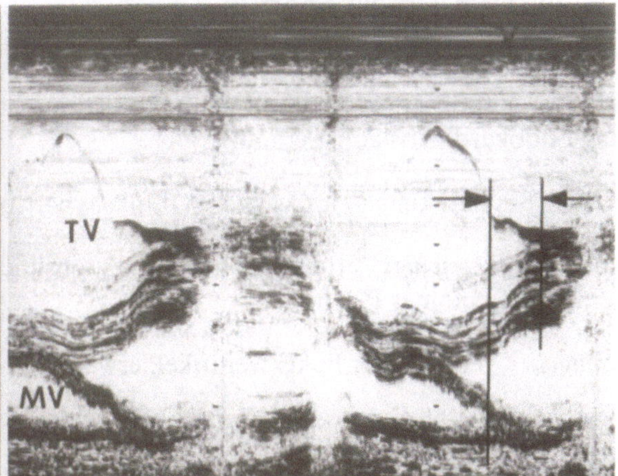

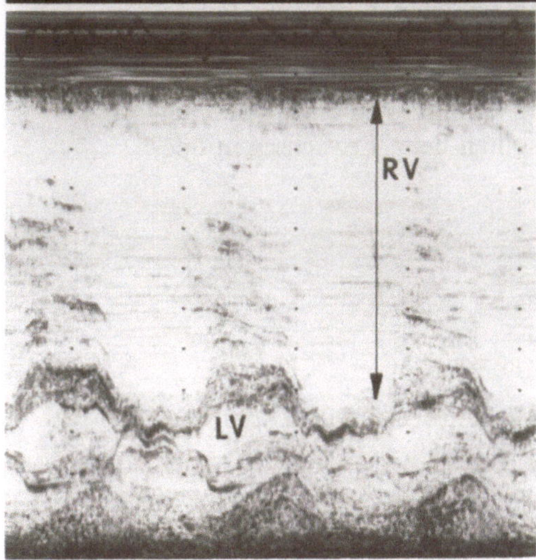

6.85. *Gepulster Doppler:* Registrierung der Trikuspidalinsuffizienz. Das Dopplermeßvolumen im Farb-M-mode ist durch eine gestrichelte Doppellinie markiert *(PWSV)*, es befindet sich 1–2 cm unterhalb der Trikuspidalsegelebene

6.86. Parasternales M-mode-Echokardiogramm mit simultaner Dokumentation der Trikuspidal- und Mitralklappenbewegung. Der Trikuspidalklappenschluß verzögert sich um 100 ms gegenüber dem Mitralklappenschluß (→)

6.87. Parasternales M-mode-Echokardiogramm des schmalen linken Ventrikels und des massiv dilatierten, atrialisierten rechten Ventrikels. Das interventrikuläre Septum zeigt paradoxes Bewegungsmuster

6.4 Ductus Botalli apertus

Klinik: Häufig symptomarm, Spätkomplikation ist die sekundäre pulmonale Hypertonie, das Endokarditisrisiko ist erhöht.

EKG: Sinusrhythmus, Linkslagetyp, Linkshypertrophie.

Phonokardiographie: Frühsystolischer Ejektionsklick, systolisch-diastolisches „Maschinengeräusch", betonter P2.

Röntgen: Vergrößerter linker Ventrikel, erweiterter Aortenbogen, erweiterte Lungengefäße.

Echo: Das M-mode ist meist normal, der Ductus nicht darstellbar, auch im 2D-Echo ist die sichere Darstellung eines Ductus nicht möglich, lediglich die Dopplerechokardiographie gestattet den Nachweis einer offenen Shuntverbindung zwischen Aorta und Pulmonalarterie.

Hämodynamik: Durch die aortopulmonale Shuntverbindung kommt es zu einer Volumenbelastung des linken Ventrikels, Shunts von mehr als 50% sollten beim Erwachsenen operiert werden.

Fall 1: E.S., m., 38 Jahre (Abb. 6.88–6.95)

Diagnose: Ductus Botalli apertus.

Vorgeschichte: Herzfehler seit schulärztlicher Untersuchung bekannt, als Kind Diphtherie, Aufnahme zur Abklärung.

Klinik: Keine kardialen Beschwerden. 3/6 lautes Maschinengeräusch über 2L2 und 3L2, RR 130/80 mmHg.

Herzkatheter: Direkte Sondierung eines Ductus von der Aorta und von der Pulmonalarterie her. Sauerstoffsättigungssprung auf Pulmonalarterienebene. Links-rechts-Shunt 30%. Zur Operation angemeldet wegen vergrößerter LV-Volumina: EDVI 157 ml/m^2, ESVI 75 ml/m^2, EF 52%.

Elektrokardiogramm (Abb. 6.88): Sinusrhythmus, Mitteltyp, Linkshypertrophie ohne Linksschädigung.

Phonokardiogramm (Abb. 6.89): Mittelfrequentes, niederamplitudiges systolisch-diastolisches Maschinengeräusch über 2L2.

Karotispulskurve (Abb. 6.90): Formal unauffällig mit angedeutetem Doppelgipfel.

Druckkurve (Abb. 6.91): Rückzug aus der Aorta über den direkt sondierten Ductus in die Pulmonalarterie, normale Pulmonalarteriendrucke.

DSA (Abb. 6.92): Injektion über den Pigtailkatheter in den Aortenbogen: Kontrastmittelübertritt in die Pulmonalarterie durch den offenen Ductus.

Dopplerechokardiographie: Ductus arteriosus botalli mit deutlichem Shunt im Farbdopplerechokardiogramm und typischer systolisch-diastolischer Strömung im kontinuierlichen Doppler.

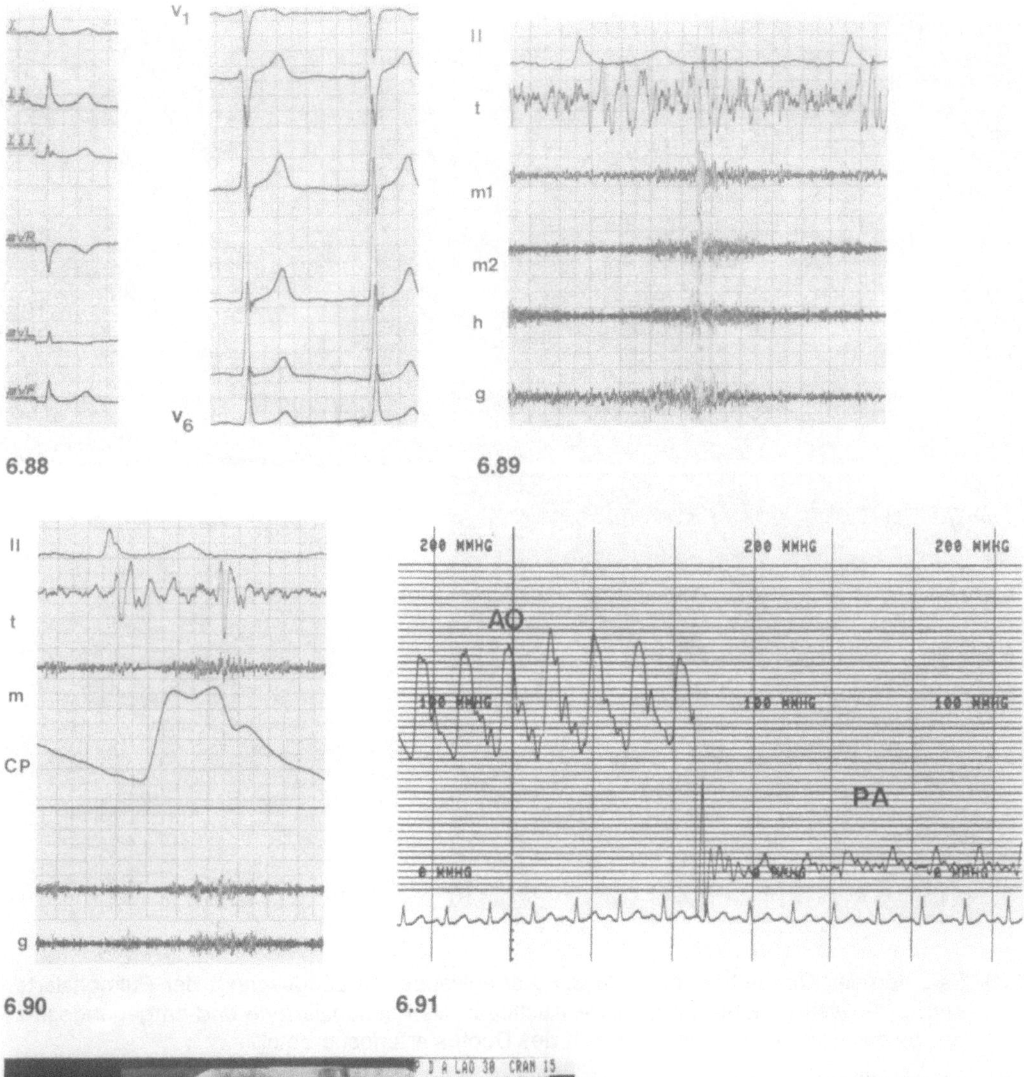

6.88

6.89

6.90

6.91

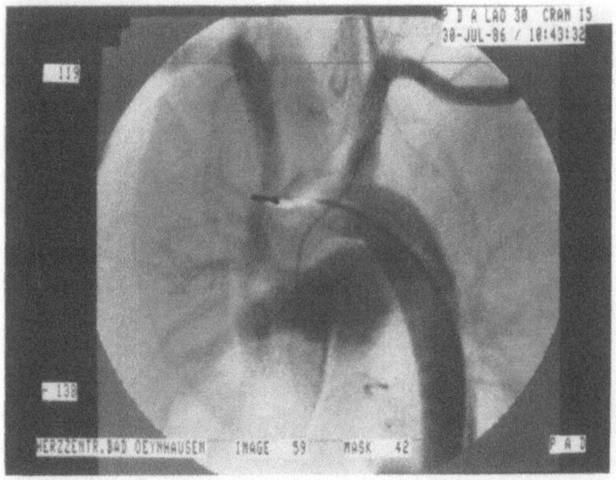

6.92

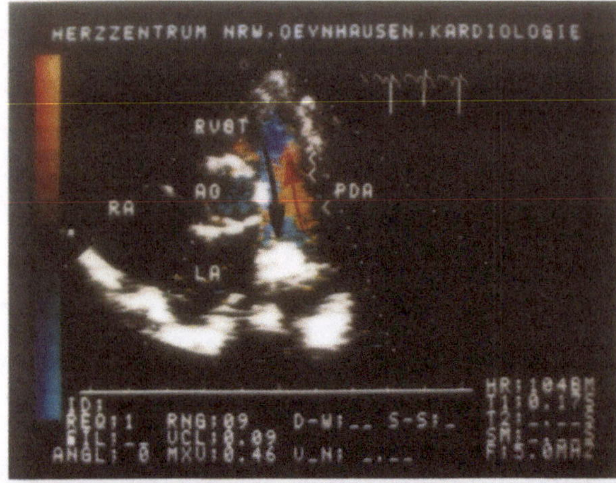

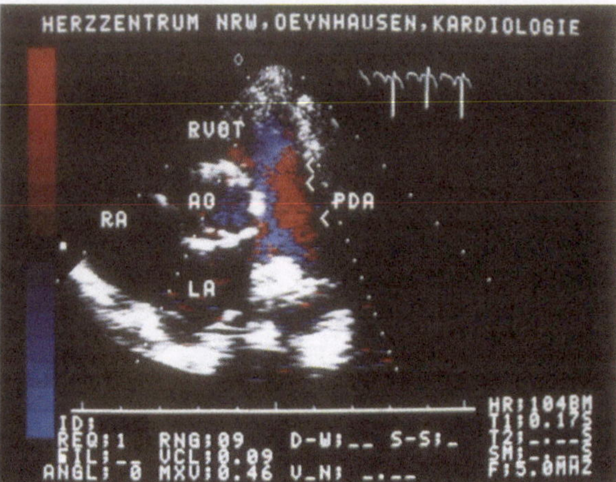

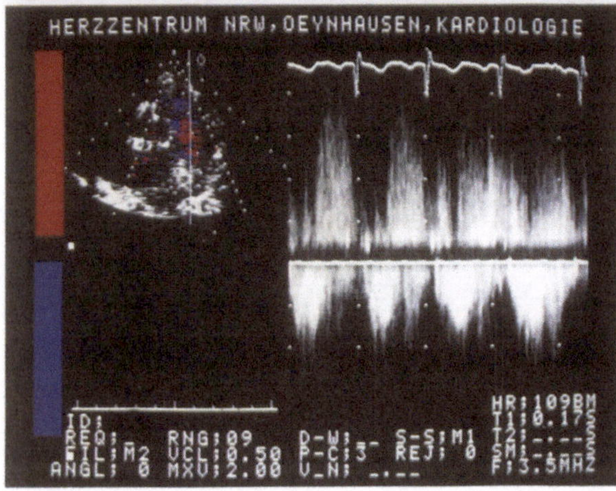

6.93. Parasternaler Querschnitt in Höhe der Aortenklappe mit Längsschnitt der Pulmonalarterien: systolischer rechtsventrikulärer Ausfluß in die Pulmonalarterie und entgegengesetzter, *gelber Fluß* (→) aus dem Bereich des Ductus arteriosus botalli

6.94. Echokardiogramm wie in Abb. 6.93 jedoch mit geändertem Farbkode zur verbesserten Analyse der Ausdehnung der Flüsse

6.95. *Kontinuierlicher Doppler:* Registrierung des systolisch-diastolischen Strömungsverhaltens des Blutflusses aus dem Ductus botalli (oberhalb der Nullinie). Der zusätzlich registrierte rechtsventrikuläre Ausfluß ist in Systole unterhalb der Nullinie dargestellt

6.5 Transposition der großen Arterien

Klinik: Eine Transposition der großen Arterien ist im Erwachsenenalter selten. Die Kinder überleben das 1. Lebensjahr nur, wenn gleichzeitig eine Shuntverbindung über Septumdefekte oder einen persistierenden Ductus besteht, da kleiner und großer Kreislauf durch die Transposition der Arterien parallel statt in Serie arbeiten.

EKG: Überdrehter Rechtstyp, Rechtshypertrophie, P-dextrocardiale.

Phonokardiographie: Häufig liegt eine zusätzliche infundibuläre oder valvuläre Pulmonalstenose vor, die dann den Auskultationsbefund dominiert.

Röntgen: Im p.a.-Strahlengang auffallend schmales Gefäßband bei rechts und links verbreitertem Herzen, je nach Größe eines Links-rechts-Shunts vermehrte Lungengefäßzeichnung.

Echokardiographie: Im M-mode simultane Darstellung beider Semilunarklappen, beim Sweep Übergang des vorderen Mitralsegelechos in die hintere Pulmonalarterienwand; im 2D-Echo Darstellung des Parallelverlaufs der beiden großen Arterien und Ursprung des vorne liegenden Gefäßes (Aorta) aus dem vorne liegenden (rechten) Ventrikel sowie des hinteren Gefäßes (Pulmonalis) aus dem hinteren (linken) Ventrikel. Dopplersonographische Darstellung der Shuntverbindungen.

Fall 1: S. P., m., 20 Jahre (Abb. 6.96–6.107)

Diagnose: Situs inversus mit Lävokardie. Single atrium, Single ventricle, Transposition der großen Arterien, valvuläre Pulmonalstenose und gemeinsame AV-Klappe.

Vorgeschichte: Bei dem Patienten wurde das Vitium bereits unmittelbar nach der Geburt invasiv abgeklärt. Im 3. Lebensjahr wurde eine Cooley-Anastomose und im 10. Lebensjahr eine Blalock-Taussig-Anastomose auf der linken Seite durchgeführt. Seither regelmäßige kardiologische Kontrolluntersuchungen. Keine wesentlichen Beschwerden.

Klinik: 177 cm großer und 60 kg schwerer Patient mit ganz minimalen Trommelschlegelfingern. Präkordiale Pulsationen und systolisches Schwirren linksparasternal. Herzspitzenstoß nicht verlagert. Unregelmäßige Herzschlagfolge. Auskultatorisch 3/6 scharfes Systolikum im 2. und 3. ICR links und im 2. ICR links kontinuierliches Anastomosengeräusch. Blutdruck 120/80 mmHg.

Elektrokardiogramm (Abb. 6.96): Sinusrhythmus. Rechtstyp. Ausgeprägtes P-biatriale. Inkompletter Rechtsschenkelblock und Zeichen für eine Rechtshypertrophie.

Phonokardiogramm (Abb. 6.97): Niederamplitudiger, niederfrequenter 4. HT. Hochamplitudiger, zeitgerecht einfallender 1. HT, unmittelbar anschließend hochfrequentes, hochamplitudiges holosystolisches bandförmiges Geräusch, kein Diastolikum.

Apexkardiogramm (Abb. 6.98): Überhöhte A-Welle in Koinzidenz mit dem niederamplitudigen 4. HT.

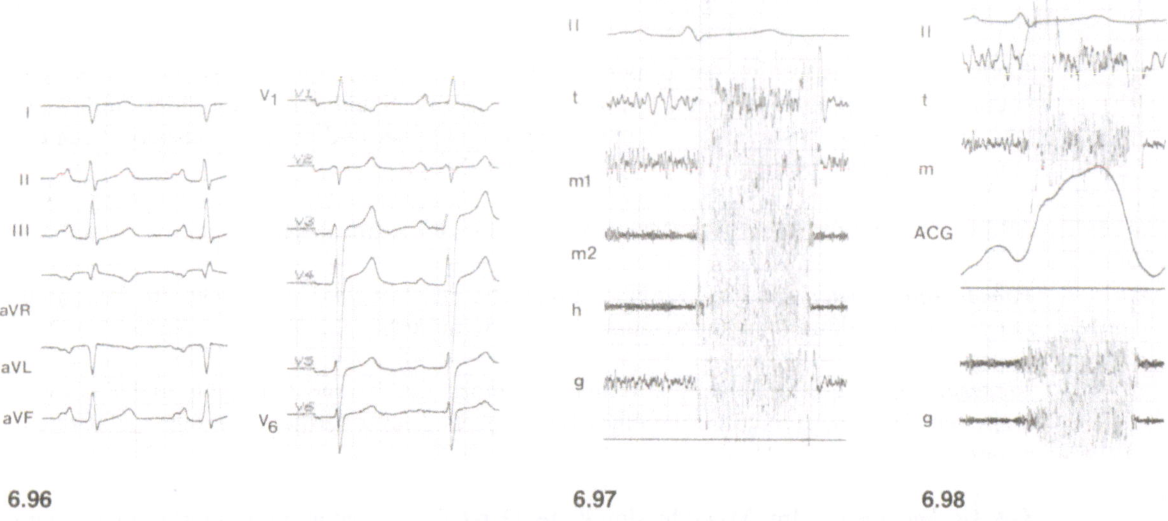

6.96   6.97   6.98

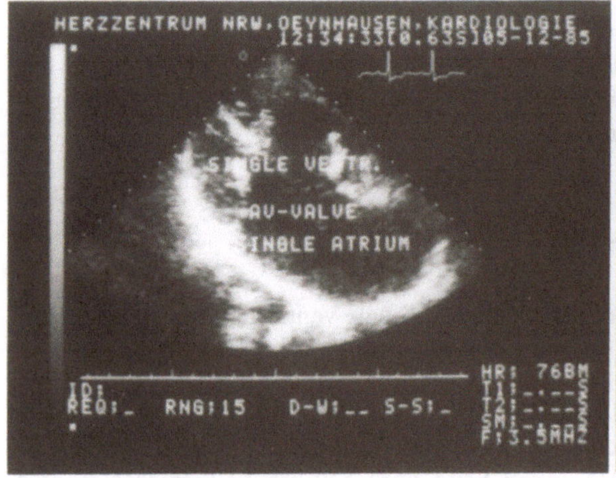

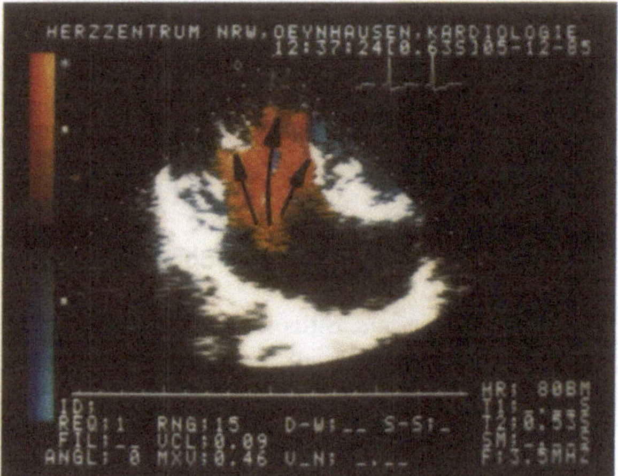

6.99. Halbapikaler Zweikammerblick des gemeinsamen Vorhofes, der gemeinsamen Atrioventrikularklappe sowie des gemeinsamen Ventrikels. Im Spitzenbereich zeigt sich ein ganz kleiner Septumstumpf

6.100. Echokardiogramm wie in Abb. 6.99 mit zugeschaltetem Farbdoppler zur Registrierung des ventrikulären Einflusses

6.101. Dokumentation des systolischen Ausflusses *(oben)* und des diastolischen Einflusses ▶ *(unten)* im halbapikalen Zweikammerblick

6.102. Echokardiogramm wie in Abb. 6.99 mit jetzt deutlich registrierbarer Regurgitation aus dem Bereich der gemeinsamen Atrioventrikularklappe. Im Ventrikel ist *blau* der ventrikuläre Ausfluß erkennbar

6.103. *Kontinuierlicher Doppler:* Nachweis der Insuffizienz der Atrioventrikularklappe

6.104. Dopplerechokardiogramm wie in Abb. 6.103 jedoch mit modifizierter Grauwertaufbereitung zur Darstellung der Zonen höchster Amplitude (schwarze Bereiche um die Nullinie herum)

6.105. Parasternaler Querschnitt mit vorn liegender Aorta und hinten liegender Pulmonalklappe/ Pulmonalarterie

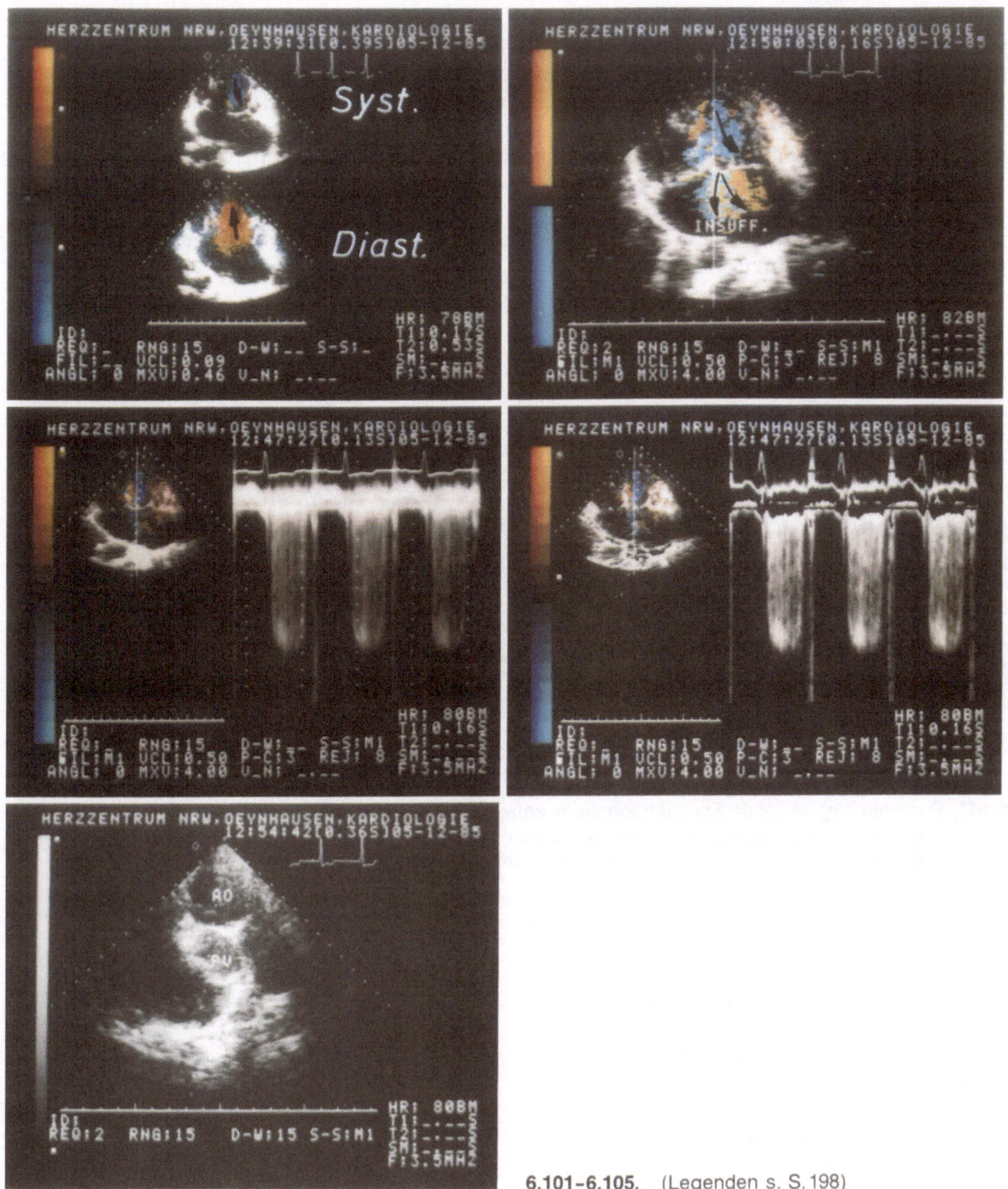

6.101–6.105. (Legenden s. S. 198)

Echokardiographischer Befund: Deutlich dilatierter gemeinsamer Vorhof sowie gemeinsamer Ventrikel mit ganz kurzem Septumrest im apikalen Bereich. Zwischen Vorhof und Ventrikel stellt sich eine große gemeinsame Atrioventrikularklappe dar mit leichten Verdickungen der Segel. Die Hinterwand des gemeinsamen Ventrikels ist leicht verdickt, normokinetisch. Transposition der großen Arterien mit vorne liegender Aortenwurzel und direkt posterior dazu positionierter Pulmonalarterie mit enger Pulmonalklappe. Aortenklappe mit ausreichender Separation der Segel.

Dopplerechokardiographie: Nachweis einer mindestens mittelgradigen Insuffizienz der gemeinsamen Atrioventrikularklappe.

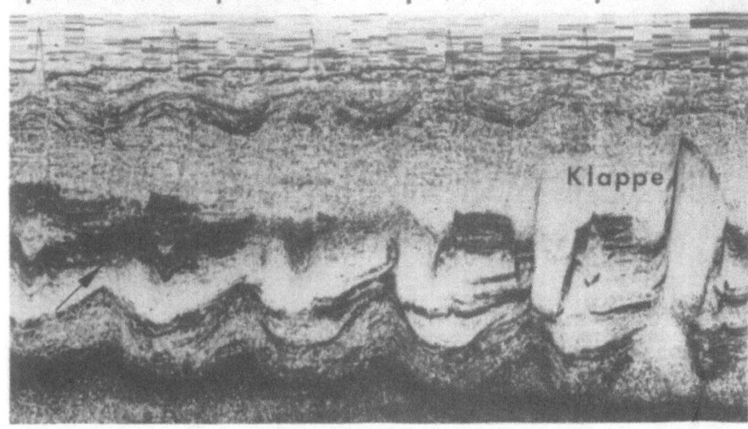

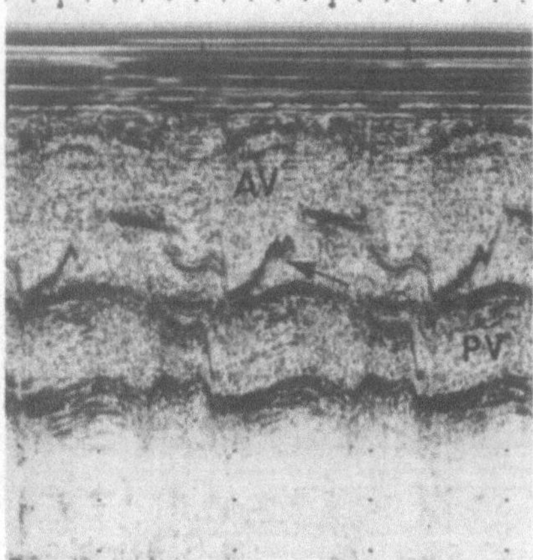

6.106. Parasternaler M-mode-sweep des gemeinsamen Ventrikels und der gemeinsamen Atrioventrikularklappe mit Registrierung des apexnahen Septumstumpfes (→)

6.107. Parasternales M-mode-Echokardiogramm entsprechend der Abb.6.105 mit mittsystolischer Schließbewegung der vorne liegenden Aortenklappe. In der hinten liegenden engen Pulmonalarterie stellt sich eine leicht verdickte Pulmonalklappe dar

Fall 2: G.W., m., 28 Jahre (Abb.6.108–6.120)

Diagnose: Transposition der großen Arterien,
druckangleichender Ventrikelseptumdefekt,
valvuläre Pulmonalstenose,
mittelschwere Aorteninsuffizienz.

Vorgeschichte: Eine komplexe Mißbildung mit Blausucht ist seit Kindheit bekannt. Im 11. Lebensjahr Herzkatheteruntersuchung. Diagnose: Single ventricle, Transposition der großen Gefäße, Pulmonalstenose. Im weiteren Verlauf wiederholte invasive Untersuchungen bei normaler körperlicher Entwicklung. Eine Korrekturoperation wurde vom Patienten zunächst abgelehnt. Im 28. Lebensjahr Entwicklung einer zunehmenden Aorteninsuffizienz bei Cor bovinum, Patient stimmt einer Operation zu, daher erneuter Herzkatheter.

Klinik: Rechtsdekompensation, Mischungszyanose, Trommelschlegelfinger, Uhrglasnägel, Leberstauung und Aszites. Tachykarde Herzaktion, RR 120/90 mmHg. Auskultatorisch leises systolisches und lautes diastolisches Geräusch.

Herzkatheter: Direkte Sondierung des Ventrikelseptumdefektes und der Aorta. Passage der Pulmonalklappe nicht möglich, Klappe verkalkt. Links-rechts-Shunt 54%, Rechts-links-Shunt 44%. Druckangleich zwischen rechtem und linkem Ventrikel. Deutliche Aorteninsuffizienz. Die Aortenklappe ist trikuspid angelegt und befindet sich rechts der Pulmonalklappe. Die Aorta entspringt aus dem vorne liegenden morphologisch rechten Ventrikel.

Verlauf: Korrektur durch Rastelli-Operation. Herstellung einer tunnelförmigen Verbindung vom linken Ventrikel zum Aortenklappenring mittels einer Gefäßprothese. Implantation einer Björk-Shiley-Prothese in Aortenposition. Implantation eines Conduit mit SJM-Ventil zwischen rechtem Ventrikel und Pulmonalarterienstamm.

Elektrokardiogramm (Abb. 6.108): Präoperativ (links) Sinusrhythmus, überdrehter Rechtstyp, P-dextrocardiale, deutliche Rechtsbelastung. Postoperativ *(rechts)* P-sinistroatriale, Drehung der Herzachse nach links und Rückbildung der Rechtsbelastung.

Phonokardiogramm (Abb. 6.109): Präoperativ *(links)* verspätet einfallender S1, Ejektionsklick, eben vom Störpegel abgrenzbares Systolikum, hochamplitudiges, hochfrequentes, diastolisches Refluxgeräusch (Aorteninsuffizienz). Postoperativ *(rechts)* hochamplitudiges systolisches Preßstrahlgeräusch (Rezidiv eines Ventrikelseptumdefektes).

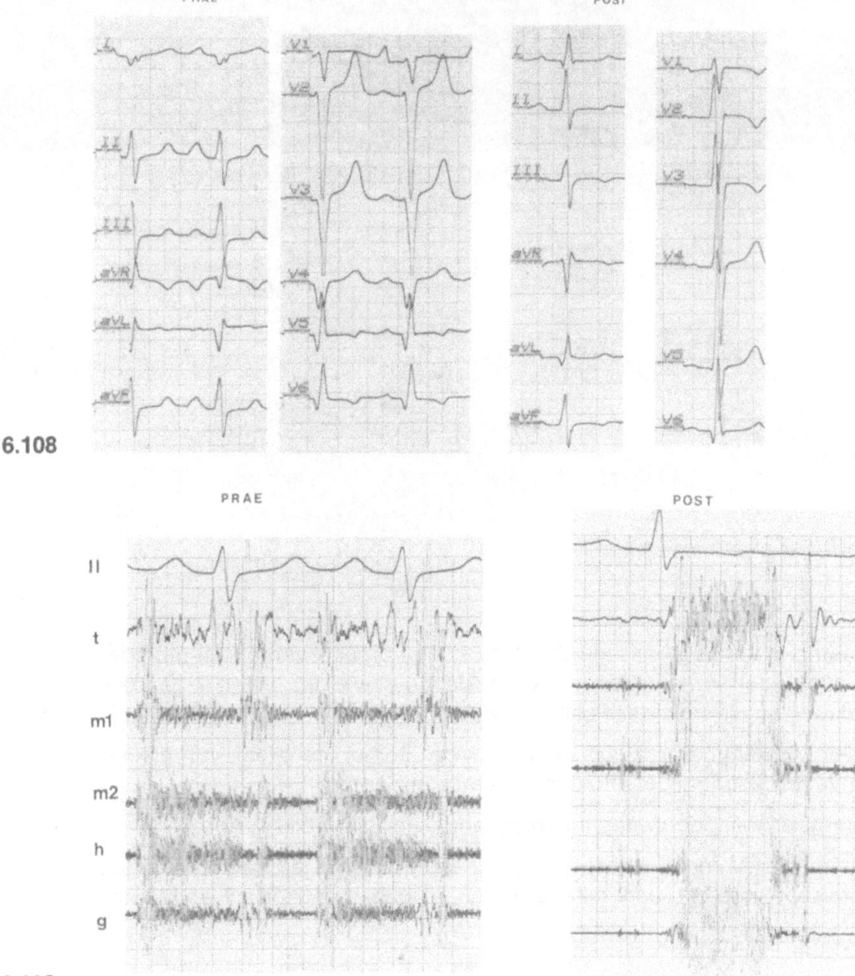

6.108

6.109

Bemerkung: Im weiteren postoperativen Verlauf deutliche Rückbildung der Zyanose, Dyspnoe erst nach 2 Etagen Treppensteigen.

Präoperativer Echokardiographiebefund: Transposition der großen Arterien mit vorn liegender Aortenklappe und hinten liegender Pulmonalklappe mit Aorten- und Pulmonalstenose. Großer Ventrikelseptumdefekt. Rechter Ventrikel und rechter Vorhof dilatiert. Linker Vorhof mittelgradig (50 mm), linker Ventrikel stark dilatiert (EDD = 72 mm). Verdickung der linksventrikulären Hinterwand und des restlichen interventrikulären Septums. Leichte Verdickungen der Aorten- und Trikuspidalklappe. Pulmonalarterie sehr schmal mit starken multiplen Echos der stenosierten Pulmonalklappe. Mitralklappe unauffällig

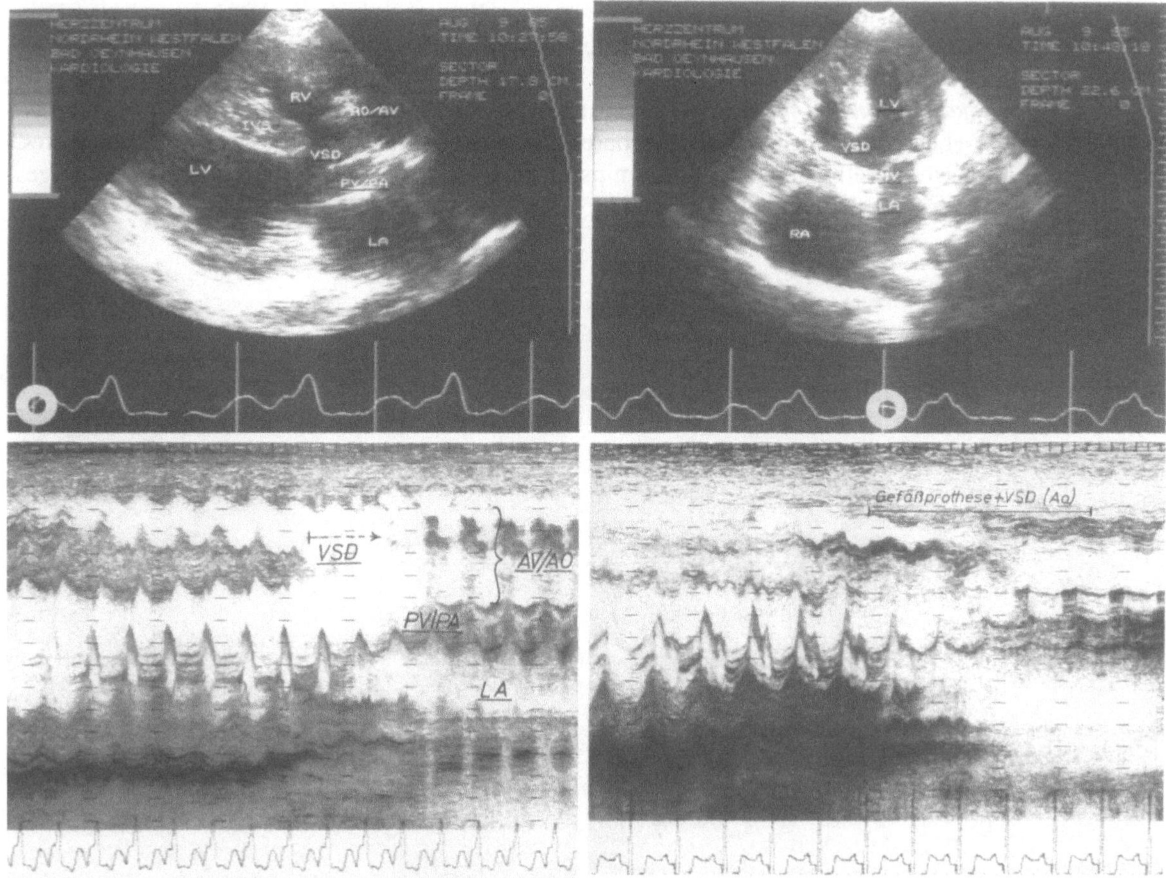

6.110. *Präoperativ:* Parasternaler Längsschnitt mit Darstellung des großen Ventrikelseptumdefektes (s. Markierungen), der vorne liegenden Aortenklappe sowie der hinten liegenden, schmalen Pulmonalarterie mit verdickter Pulmonalklappe

6.111. *Präoperativ:* Apikaler Vierkammerblick mit deutlich vergrößertem rechtem Vorhof und etwa 3 cm breitem Ventrikelseptumdefekt im membranösen Septum

6.112. *Präoperativ:* Parasternaler M-mode-sweep entsprechend dem Sektorbild in Abb. 6.110

6.113. *Postoperativ:* Parasternaler M-mode-sweep entsprechend 6.112 mit jetzt durch Conduit gedecktem Ventrikelseptumdefekt und mit zusätzlich eingebauter Aortenklappenprothese

Postoperativer Echokardiographiebefund: Zustand nach Rastelli-Korrektur: Linker Ventrikel deutlich kleiner, jedoch noch leicht dilatiert (EDD = 55/ESD = 32 mm). Rechter Ventrikel noch leicht vergrößert (29 mm). Linker Vorhof normal weit und deutlich kleiner (30 mm). Linksventrikuläre Hinterwand verdickt, hyperkinetisch. Interventrikuläres Septum verdickt, normokinetisch. Mitralklappe unauffällig. Ventrikelseptumdefekt. Normale Aortenklappenprothese.

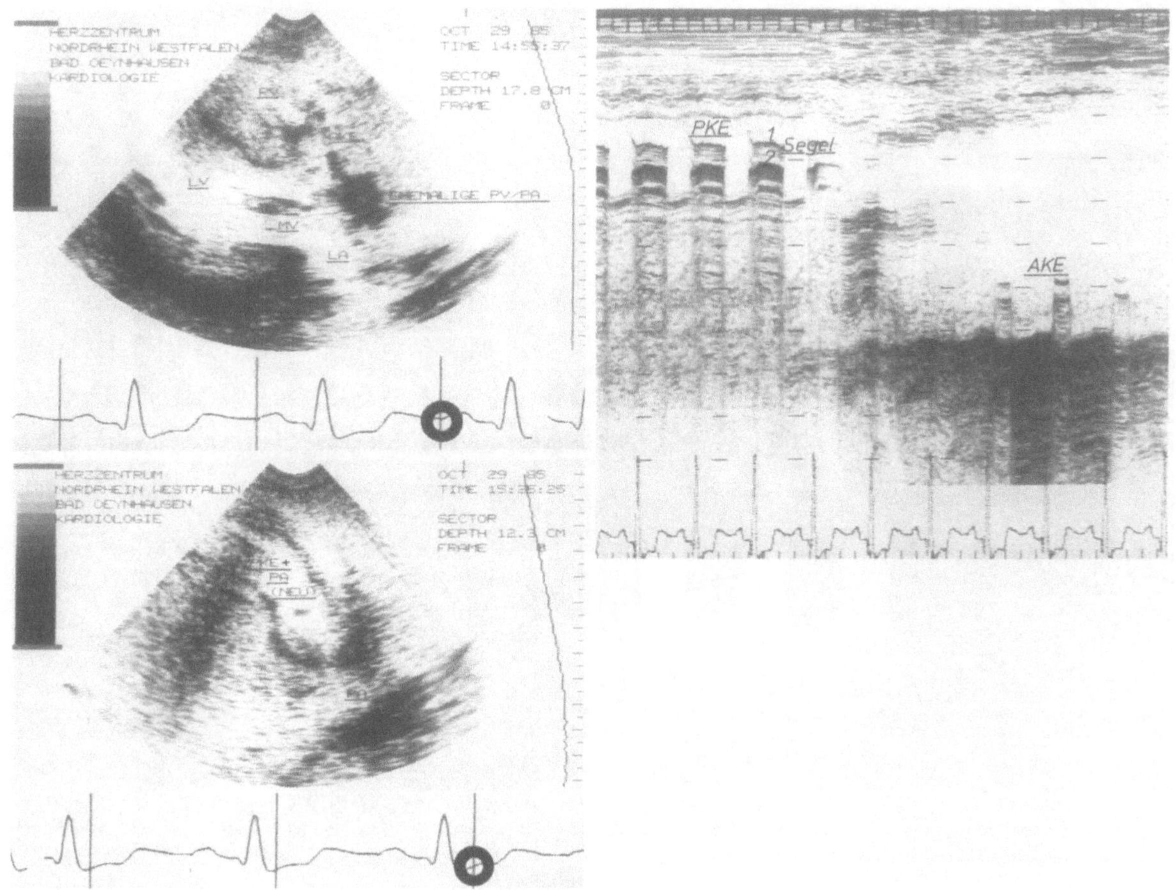

6.114. *Postoperativ* (Zustand nach Rastelli-Operation): Parasternaler Längsschnitt entsprechend 6.110 mit postoperativ gedecktem Ventrikelseptumdefekt, Conduit und Aortenklappenersatz (Björk Shiley 29). Außerdem ist im Bereich der in Abb. 6.110 erkennbaren Pulmonalklappe ein echogenes Gebilde dokumentiert, als Hinweis auf die Ligatur des Pulmonalarterienstammes

6.115. Parasternaler M-mode-sweep über die beiden Klappenprothesen, ausgehend vom Pulmonalklappenersatz *(PKE)*

6.116. *Postoperativ:* Darstellung des 2. Conduits, der – ausgehend vom rechten Ventrikel – vor dieser Kammer zur Pulmonalarterie verläuft und einen eingebauten Pulmonalklappenersatz *(PKE)* trägt. Direkt vor der Vereinigung des Pulmonalarterienersatzes mit der ursprünglichen Pulmonalarterie verläßt der 2. Conduit durch eine Biegung den Schallstrahl und erzeugt einen scheinbar runden Gefäßabschluß

Postoperative Dopplerechokardiographie: Leichter bis mittelgradiger Restventrikelseptumdefekt am Nahtring des zur Aorta führenden und den großen Septumdefekt verschließenden Conduits. Fluß durch Aorten- und Pulmonalklappenprothese unauffällig. Fluß durch den Conduit vom rechten Ventrikel zur Pulmonalarterie mit ca. 2,4 m/s normal. Leichte Trikuspidalinsuffizienz.

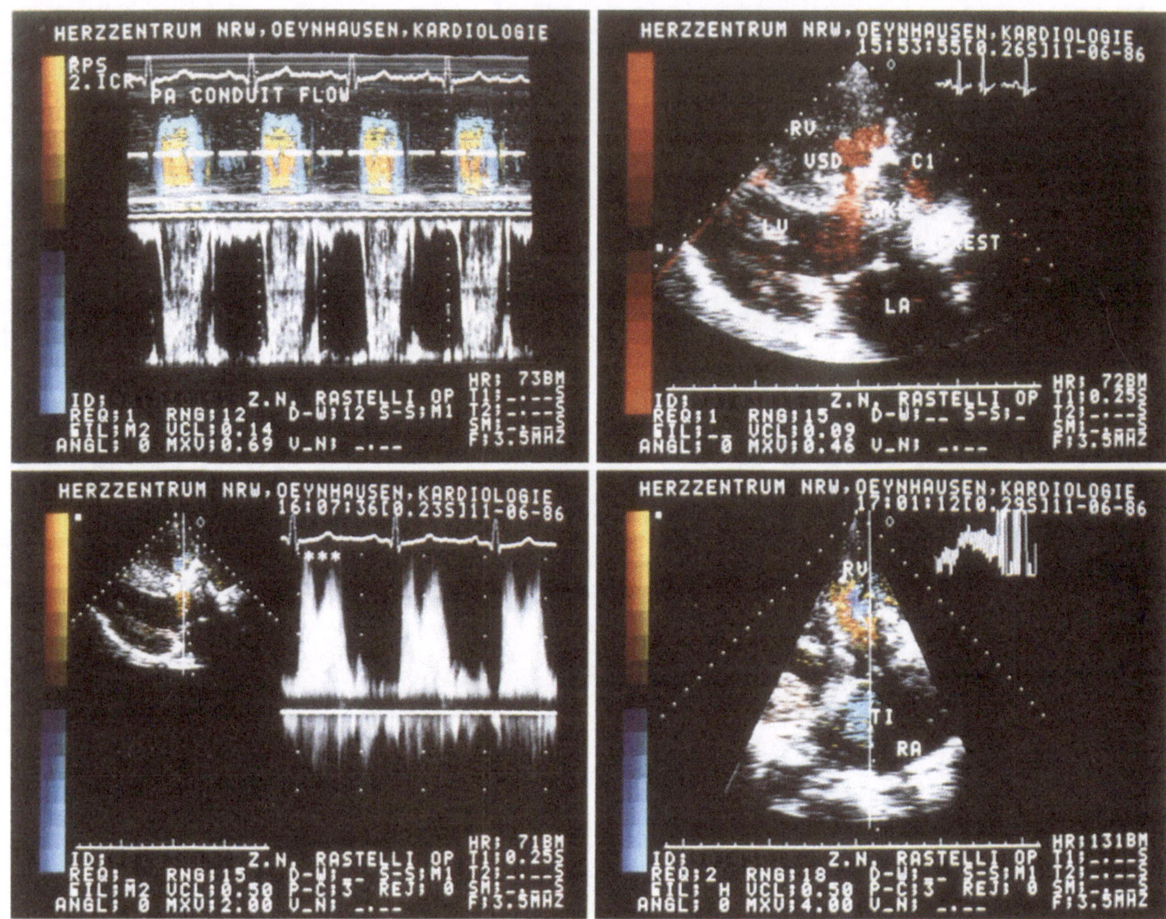

6.117. Farbdoppler-M-mode mit zusätzlicher Registrierung des Pulmonalconduitflusses mittels gepulstem Doppler, dessen Meßvolumen durch eine *gestrichelte Linie* markiert ist. Das *gelbe Zentrum* des Flusses entsteht durch Aliasing

6.118. Echokardiogramm wie in Abb. 6.110 mit zugeschaltetem Farbdoppler und deutlich registrierbarem Ventrikelseptumdefekt mit Links-rechts-Shunt. Der nicht nach Richtung differenzierende Farbkode wurde gewählt, um eine von Turbulenzen ungestörte Vermessung der Flußausdehnung vornehmen zu können

6.119. *Kontinuierlicher Doppler:* Registrierung des paraprothetischen Septumdefektes mit Darstellung der Meßlinie im Referenzsektorbild *links oben.* Auffallend ist die systolische Doppelgipfligkeit des Flusses

6.120. Apikaler Zweikammerblick mit Darstellung der Trikuspidalinsuffizienz *(TI, blau)* leichten Grades

Fall 3: B. M., m., 24 Jahre (Abb. 6.121–6.133)

Diagnose: Situs inversus mit Lävokardie ohne Vorhofinversion. Vorhofseptumdefekt und Ventrikelseptumdefekt, Eisenmenger-Reaktion und sekundäre Pulmonalinsuffizienz bei pulmonaler Hypertonie.
Linkspersistierende obere Hohlvene.

Vorgeschichte: Herzfehler seit Geburt bekannt. Erste Diagnosestellung im 2. Lebensjahr. Herzkatheterkontrollen im 4. und 14. Lebensjahr. Damals keine operative Korrekturmöglichkeit. Bis zum 24. Lebensjahr relativ beschwerdefrei bei eingeschränkter Leistungsfähigkeit. Dann nach banalem Infekt zunehmende Dyspnoe und mehrfach Hämoptoe mit Hämoglobinabfall von 21 auf 15 g%. Stationäre Aufnahme zur Abklärung der Hämoptyse.

Klinik: Reduzierter AZ, Größe 169 cm, Gewicht 57 kg. Mischungszyanose mit Trommelschlegelfingern und Uhrglasnägeln. Keine Ödeme, Vossure, präkordiale Pulsationen des rechten Ventrikels, Schwirren über der Pulmonalis, Spitzenstoß im 5. ICR, 4/6 hochfrequentes Sofortdiastolikum bei weit gespaltenem 2. HT, RR 110/80 mmHg.

Elektrokardiogramm (Abb. 6.121): Sinusrhythmus, überdrehter Rechtstyp, regelrechte AV-Überleitung, inkompletter Rechtsschenkelblock, Rechtsbelastungszeichen mit S bis V_6 und präterminal negativen T-Wellen in V_1–V_3.

Phonokardiogramm (Abb. 6.122): Deutliche Spaltung von S1, Pulmonalejektionsklick, leises Frühsystolikum, weite, fixierte Spaltung von S2, Spaltungsintervall 0,1 s. Holodiastolisches hochfrequentes Sofortgeräusch nach P2.

Herzkatheter: Drucke: RA 7/-/3, O_2-Sättigung   42%
          RV 92/0/37,
          PA 106/77/86,   41%
          PCW mittel 18,
          A. radials 100/60   69%

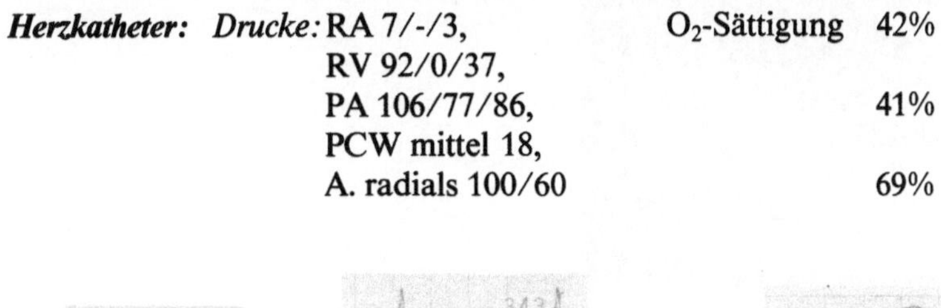

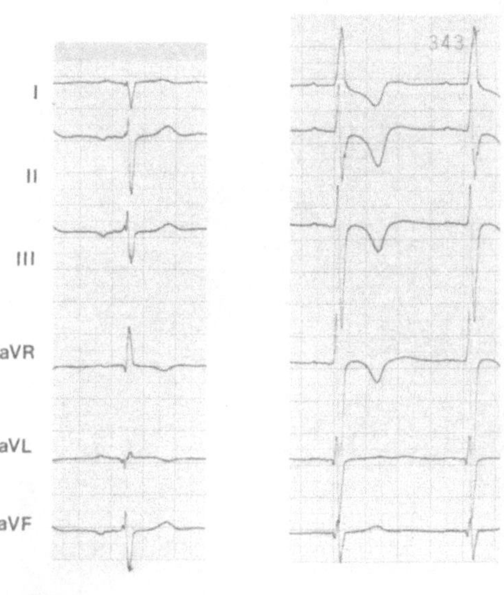

6.121

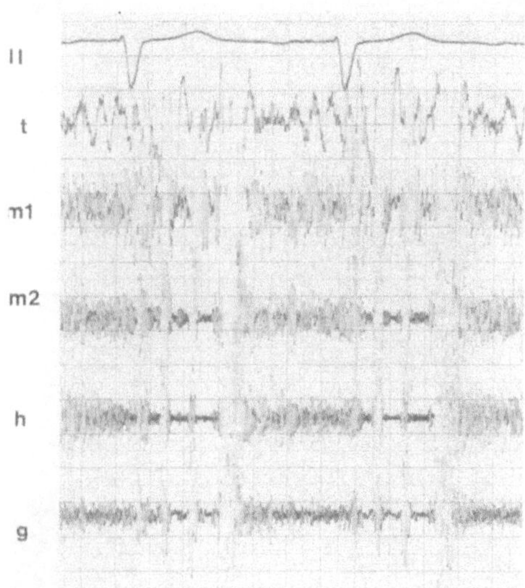

6.122

DSA (Abb. 6.123): Orthotope rechte obere Hohlvene und linkspersistierende obere Hohlvene mit rudimentärer V. anonyma.

Röntgen (Abb. 6.124): Präop. mittelständiges, orthotopes Herz von normaler Größe mit deutlich prominentem Pulmonalsegment. (Abb. 6.125): Situs nach orthotoper Herztransplantation.

Verlauf: Wegen der pulmonalen Hypertonie mit Lungenblutung erfolgte die En-bloc-Transplantation von Herz und Lungen mit komplikationslosem postoperativen Verlauf. Die postoperative Röntgenaufnahme zeigt ein mittelständiges, eher schmales Herz und eine bis auf die rechtsbasale Dystelektase regelrechte Lungenzeichnung (Abb. 6.125).

Echokardiographischer Befund (präoperativ): Normalweiter linker Ventrikel (EDD = 48/ESD = 32 mm) und linker Vorhof (32 mm). Im Sektorechokardiogramm vergrößerter rechter Ventikel. Linksventrikuläre Hinterwand normal dick, normokinetisch. Interventrikuläres Septum im medialen bis apikalen Bereich leicht verdickt, normokinetisch. Der membranöse Teil des interventrikulären Septums zeigt einen ca. 2 cm breiten Defekt. Mi-

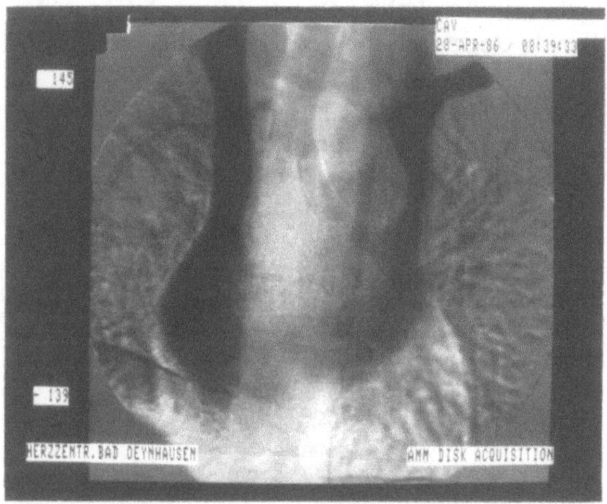

6.123

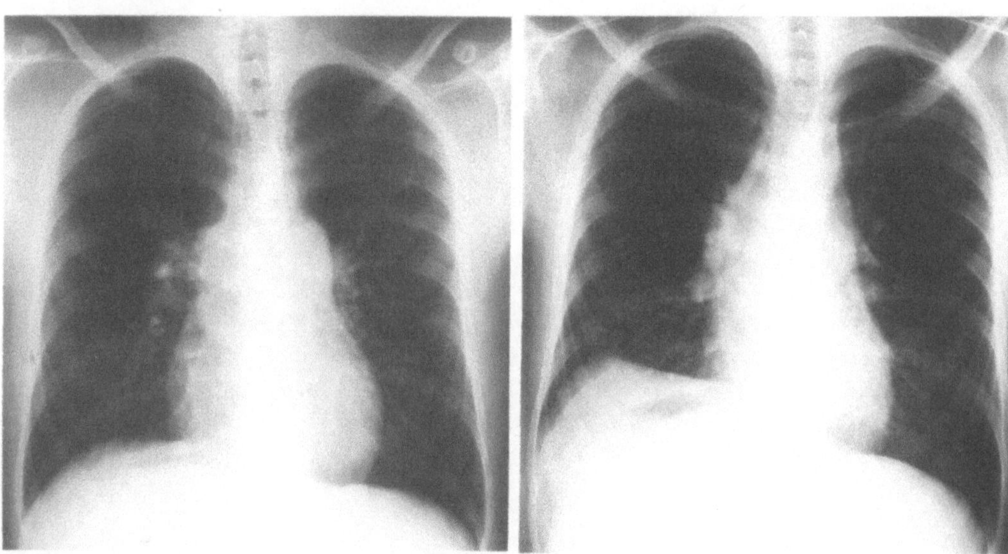

6.124;
6.125

tralklappe mit leichtem holosystolischem Prolaps, Aortenklappe unauffällig beweglich. Die Pulmonalklappe zeigt keine a-Welle, jedoch eine mittsystolische deutliche Schließbewegung als Hinweis für pulmonale Hypertonie.

Dopplerechokardiographischer Befund: Großer Ventrikelseptumdefekt im Bereich des membranösen Ventrikelseptums.

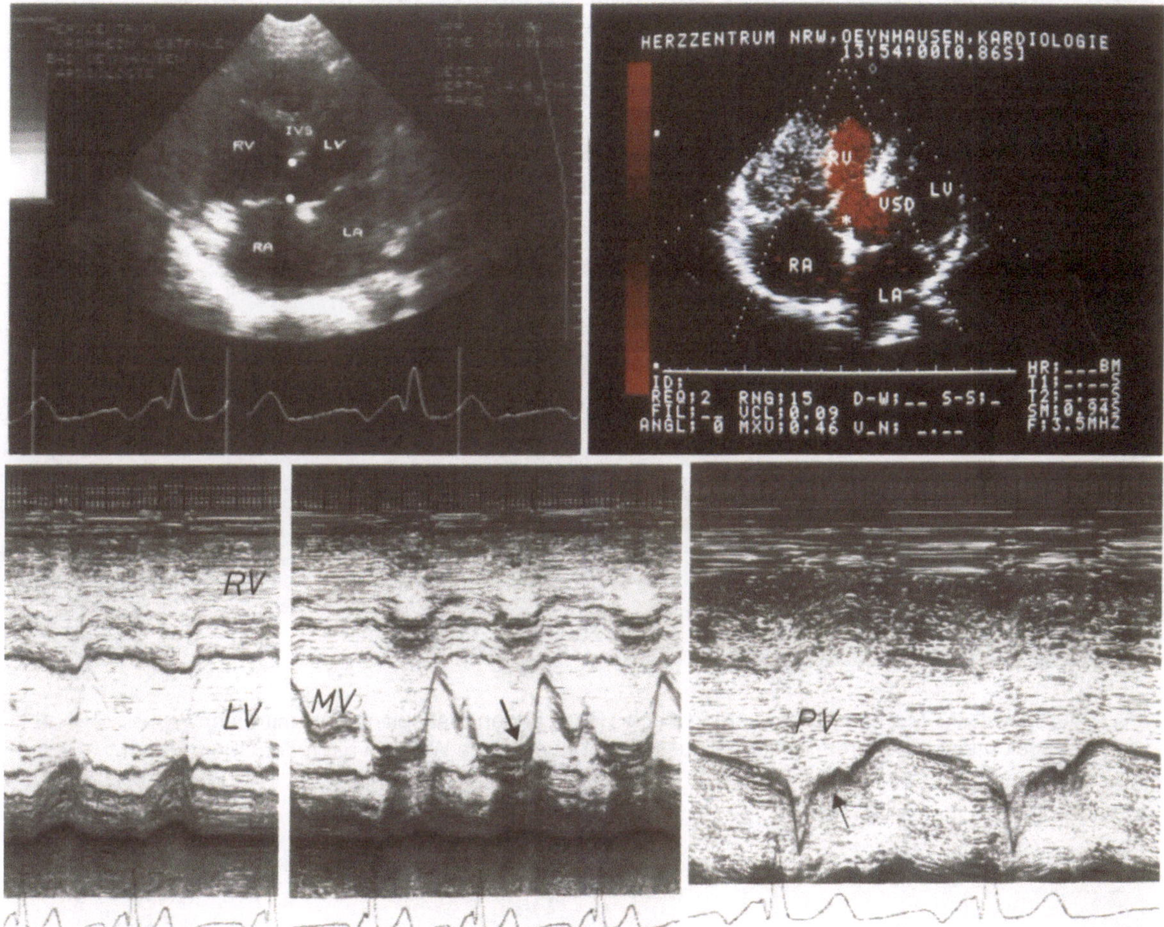

6.126. Präoperativ: Vierkammerblick mit Darstellung des großen, hochsitzenden Ventrikelseptumdefektes (s. Punktmarkierung)

6.127. Präoperativ: Sektorechokardiogramm entsprechend Abb. 6.126 mit Registrierung des Links-rechts-Shunt-Jets über den Ventrikelseptumdefekt, der deutlich im linken Ventrikel beginnt und bis fast zur Spitze des rechten Ventrikels verläuft

6.128. Präoperativ: M-mode-Echokardiogramm der Standardmeßstellen für die Ventrikel bzw. die linksventrikuläre Hinterwand und das interventrikuläre Septum *(links)* und der Mitralklappe mit Mitralklappenprolaps (→)

6.129. Präoperativ: M-mode-Echokardiogramm der Pulmonalklappenbewegung mit Darstellung der deutlichen mittsystolischen Schließbewegungen (→) sowie der fehlenden a-Welle als Hinweis für pulmonale Hypertonie

Echokardiographischer Befund (wenige Wochen postoperativ): Eher schmaler linker Ventrikel (EDD 42/ESD 23 mm) mit leicht verdickter Hinterwand (ED = 12/ES = 18/Amplitude = 14 mm) und interventrikulärem Septum (ED = 11/ES = 15 mm). Das Septum weist ein paradoxes Bewegungsmuster auf. Normalweiter linker Vorhof (32 mm) und rechter Ventrikel (12 mm). Mitral-, Aorten-, Trikuspidalklappe unauffällig beweglich bis auf SAM der Mitralklappe und Zeichen eines reduzierten Schlagvolumens an der Aortenklappe.

Echokardiographischer Befund (3 Monate postoperativ): Nachweis eines leichten Perikardergusses posterior. Sonst unveränderte Werte gegenüber dem direkt postoperativen Befund.

Echokardiographischer Befund (4 Monate postoperativ): Änderungen gegenüber dem Ultraschallbefund direkt postoperativ nach behandelter Abstoßungsreaktion des Herzens und der Lunge: Die linksventrikuläre Ejektionsfraktion und die Faserverkürzungsfraktion sind um 20 bzw. 13% gesunken, sie befinden sich jedoch noch im Normbereich. Die linksventri-

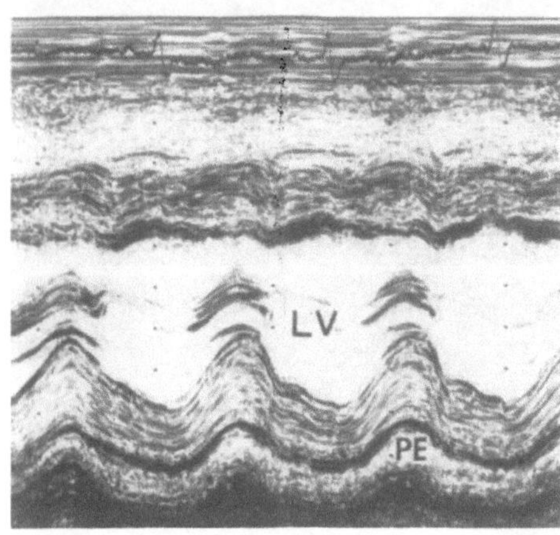

6.130. Postoperativ: 3 Monate nach Zustand nach Herz-Lungen-Transplantation mit Nachweis eines leichten posterioren Perikardergusses, der nur wenige Wochen nach der Operation nicht nachgewiesen werden konnte

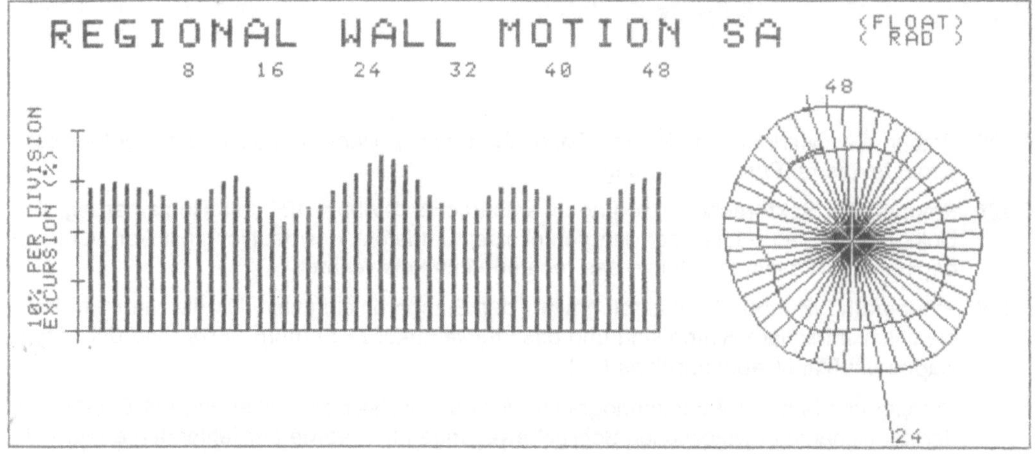

6.131. Wenige Wochen postoperativ: Analyse der regionalen Wandbewegung mit guter Kontraktion der Wandareale. Parasternale Querschnitte in Höhe der Papillarmuskeln in Enddiastole bzw. Endsystole

kuläre Hinterwand ist dünner geworden (ED = 8 mm/ES = 12 mm/Amplitude = 11 mm). Das interventrikuläre Septum zeigt eine deutliche Abnahme der Bewegung, die jetzt als akinetisch zu bezeichnen ist. Die Aortenklappe weist mittsystolische Schließbewegungen als Zeichen für reduziertes Schlagvolumen auf. Kein eindeutiger Perikarderguß mehr nachweisbar. Die Messung der regionalen Wandbewegung zeigt eine deutliche Abnahme der Kontraktionsbewegungen im Bereich des gesamten Querschnitts des linken Ventrikels, besonders jedoch im anterioren Bereich des Septums sowie im Posterolateralwandbereich.

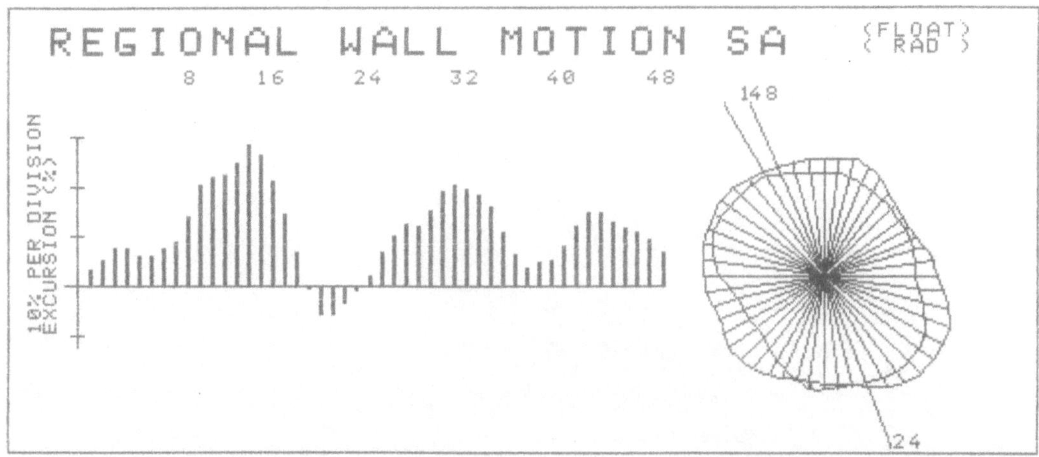

6.132. 4 Monate postoperativ: Analyse der regionalen Wandbewegungen entsprechend Abb. 6.131 mit jetzt deutlich reduzierten Kontraktionsbewegungen während einer Abstoßungsreaktion des Herzens und der Lunge. Akinesien sind jetzt nachweisbar im Bereich des anterioren Septums sowie der Posterolateralwand. Die übrigen Wandsegmente sind deutlich weniger gut beweglich gegenüber dem Vorbefund

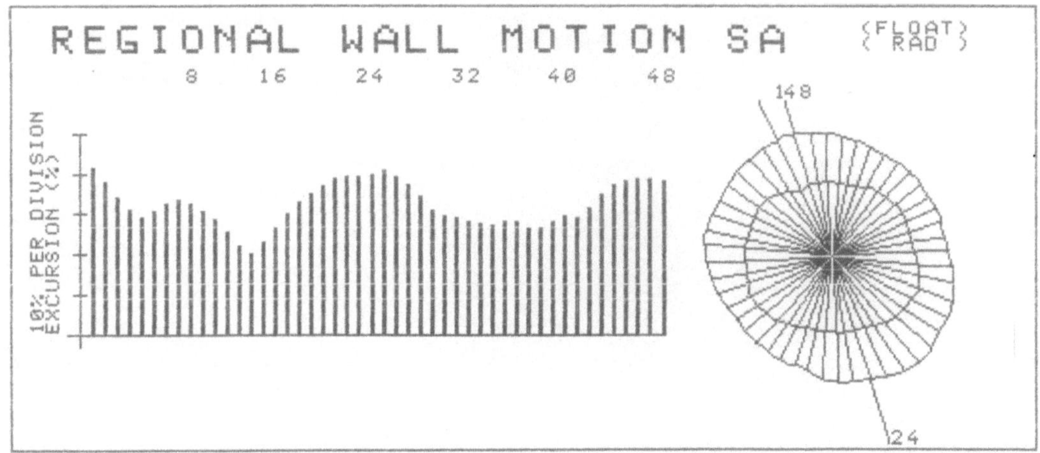

6.133. 5 Monate postoperativ: Analyse der regionalen Wandbewegung wie in Abb. 6.131 nach Behandlung der Abstoßungsreaktionen mit jetzt wieder deutlich verbesserten Kontraktionsbewegungen aller Wandsegmente des Querschnitts des linken Ventrikels. Lediglich Bereiche der anterolateralen sowie posteroseptalen Wand kontrahieren noch weniger gut

7 Kardiomyopathien

7.1 Hypertrophe obstruktive Kardiomyopathien

Klinik: Angina pectoris infolge Linkshypertrophie und verminderter Dehnbarkeit. Synkopen unter Belastung infolge zerebraler Minderdurchblutung oder Rhythmusstörungen. Plötzlicher Herztod durch maligne Rhythmusstörungen.

EKG: Sinusrhythmus, Linkstyp, Linkshypertrophie, in Spätstadien Vorhofflimmern.

Phono- und Mechanographie: Austreibungsgeräusch, beim Valsalva-Manöver lauter werdend, 4. Herzton. In Karotispulskurve und Apexkardiogramm systolischer Doppelgipfel. A-Welle spitz und überhöht.

Röntgen: Keine charakteristische Konfiguration.

Echokardiographie: Enger, wandhypertrophierter Ventrikel mit Ausflußbahnobstruktion, SAM-Phänomen der Mitralklappe, vorzeitiger Aortenklappenschluß. Dopplersonografisch meßbarer Druckgradient.

Hämodynamik: Entscheidend ist das Ausmaß der durch die asymmetrische Septumhypertrophie verursachten Obstruktion der LV-Ausflußbahn. Der resultierende Druckgradient wird in Ruhe und unter Provokation mit adrenergen Stimuli bestimmt. Bei Gradienten von mehr als 60 mm Hg und entsprechender klinischer Symptomatik kommt eine operative Korrektur (Myektomie) in Betracht.

Fall 1: A. B., w., 62 Jahre (Abb. 7.1–7.9)

Diagnose: Hypertrophe obstruktive Kardiomyopathie mit Linksdekompensation.

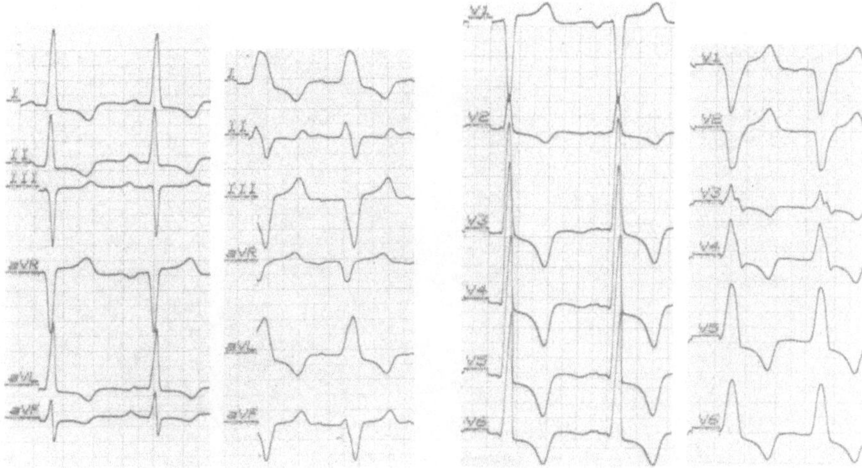

7.1

Vorgeschichte: Seit dem 42. Lebensjahr arterielle Hypertonie mit systolischen Maximalwerten bis 220 mm Hg bekannt. Ein Geräusch wurde erstmals im 55. Lebensjahr festgestellt. Vor 2 Jahren Linksdekompensation nach vorausgegangener körperlicher Belastung. Röntgenologisch vergrößerter linker Ventrikel und vergrößerter linker Vorhof.

Herzkatheter: Normale linksventrikuläre Volumina. EDVI 80, ESVI 22 ml/m², Ejektionsfraktion 72%. LV-Wanddicke 19 mm. Im LV-Angiogramm deutliche systolische Obstruktion der LV-Ausflußbahn. Geringer Mitralklappenprolaps mit leichter Mitralinsuffizienz.

Verlauf: Transaortale Myektomie mit unkompliziertem postoperativen Verlauf und gutem funktionellen Ergebnis.

Elektrokardiogramm (Abb. 7.1): Präoperativ Sinusrhythmus mit massiver Linkshypertrophie und Linksschädigungszeichen, postoperativ (jeweils rechte Hälfte) Ausbildung eines kompletten Linksschenkelblockes aber deutliche Rückbildung der Hochvoltage in den Brustwandableitungen.

Karotispulskurve (Abb. 7.2): Präoperativ *(links)* deutliche Krebsscherenform, frühsystolischer schmaler Gipfel, nachfolgend systolische Einziehung und spätsystolischer 2. höherer Gipfel. Deutliche Inzisur und dikrote Welle. Postoperativ Normalisierung der Karotispulskurve bei verkürzter linksventrikulärer Austreibungszeit. Das systolische Geräusch hat im Vergleich zu präoperativ deutlich an Lautstärke abgenommen.

LV-Angiographie (Abb. 7.3): Injektion in LAO-Projektion. Die Ausflußbahn des linken Ventrikels wird mittsystolisch deutlich eingeengt. Mäßiger Kontrastmittelreflux in den linken Vorhof.

Echokardiographischer Befund: Normalgroßer rechter Ventrikel. Linksventrikulärer Ausflußtrakt und linker Ventrikel deutlich eingeengt (EDD = 35, ESD = 19 mm), interventrikuläres Septum stark verdickt (ED = 22, ES = 32 mm), normokinetisch. Linksventrikuläre Hinterwand mittelgradig verdickt (ED = 15, ES = 22 mm), normokinetisch. Linker Vorhof mittelgradig dilatiert (52 mm). Aortenklappe mit mittsystolischer Schließbewegung als Hinweis für Obstruktion. Mitralklappen-SAM.

Dopplerechokardiographie: Leichte bis mittelgradige Mitralinsuffizienz. Maximaler Drucksprung im Bereich des linken Ventrikels, bzw. des linksventrikulären Ausflußtraktes Δ P-peak = 196 mm Hg.

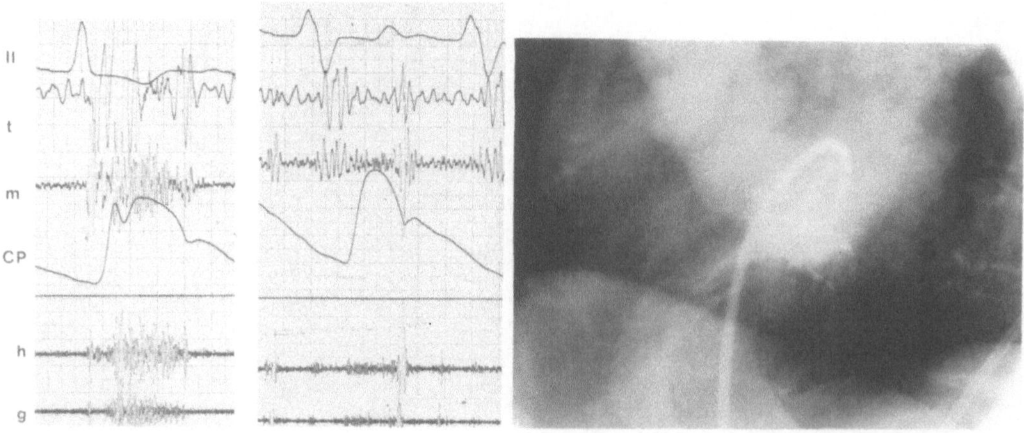

7.2; 7.3

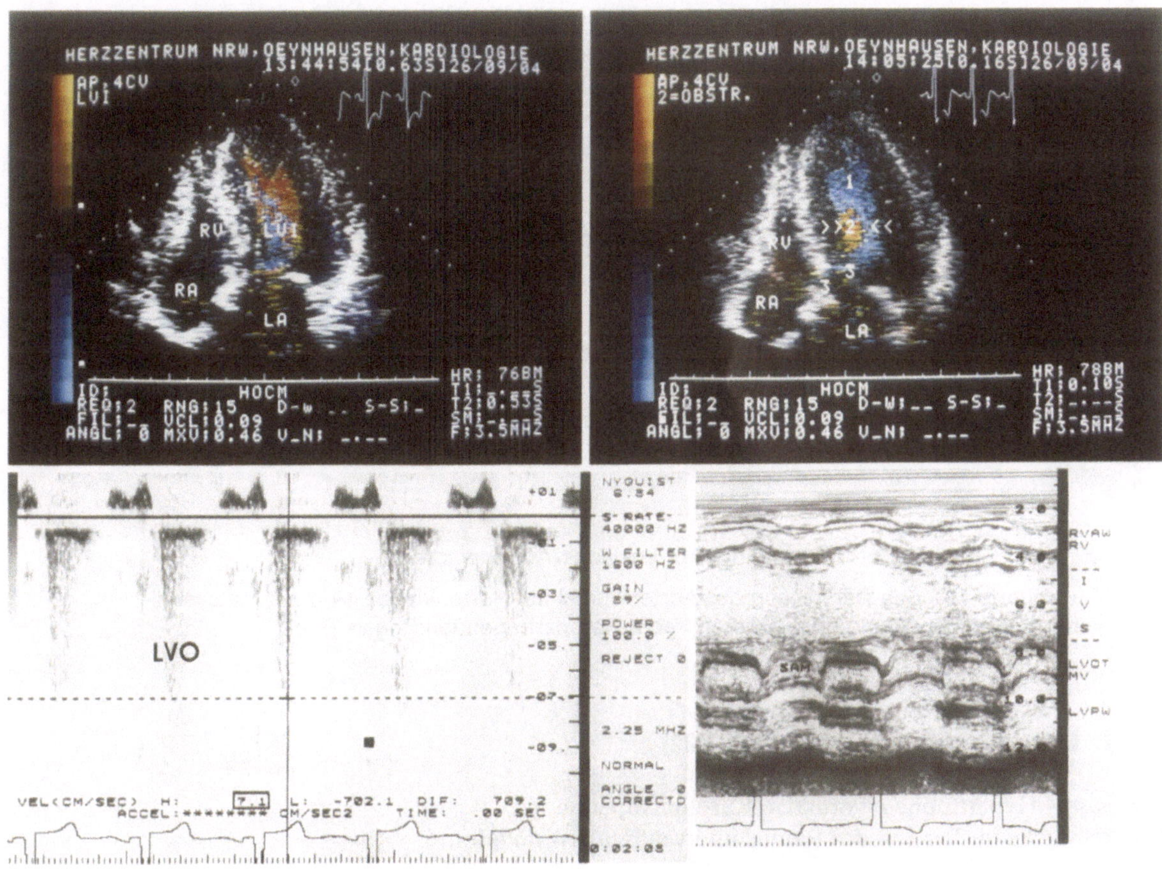

7.4. Apikaler Vierkammerblick in Diastole mit linksventrikulärem Einstrom *(LVI)*. Im Bereich der Vorderwandspitze demaskiert sich die deutliche Wandhypertrophie durch eine Aussparung im linksventrikulären Einfluß

7.5. Farbdopplerechokardiogramm wie in Abb. 7.4, jetzt jedoch in Mittsystole mit linksventrikulärem Ausfluß. *1* normalschneller linksventrikulärer Ausfluß, *2* (→) deutlich erhöhte Beschleunigungszone durch Obstruktion, *3* fast normalschneller linksventrikulärer Ausfluß direkt vor der Aortenklappe

7.6. *Kontinuierlicher Doppler:* Linksventrikulärer Einfluß oberhalb der Nullinie. Fluß durch die Obstruktion unterhalb der Nullinie mit ΔP-peak $=7$ m/s $\triangleq 196$ mm Hg

7.7. Linker Ventrikel in Höhe der Mitralklappe *(MV)* und des linksventrikulären Ausflußtraktes *(LVOT)* mit starker Septumhypertrophie *(IVS)* und mittelgradiger Verdickung der linksventrikulären Hinterwand *(LVPW)*

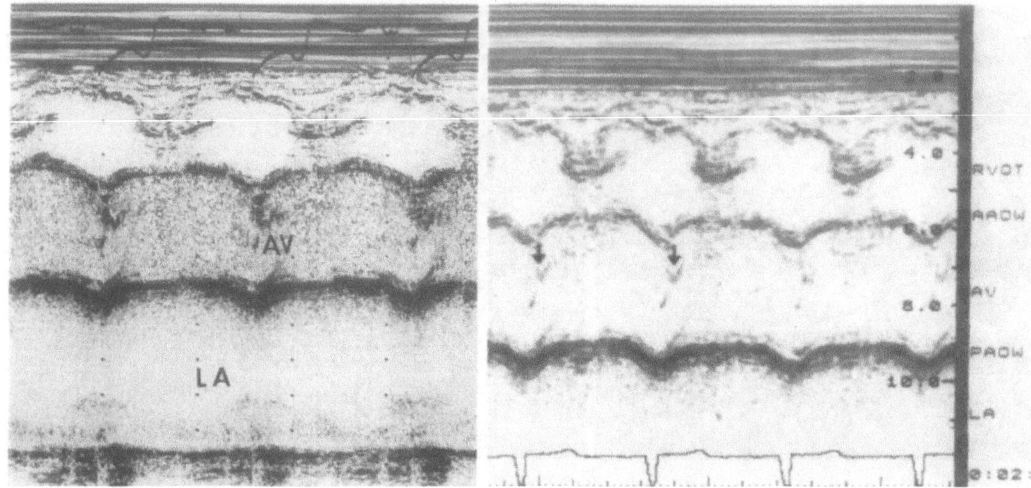

7.8. M-mode des linken Vorhofes und der Aortenklappe/Aortenwurzel

7.9. Vergrößerte M-mode-Darstellung der Aortenwurzel mit Aortenklappe *(AV)* mit mittsystolischer Schließbewegung des vorderen, rechtskoronartragenden Segels (Pfeil)

Fall 2: E. K., m., 45 Jahre (Abb. 7.10–7.22)

Diagnose: Hypertrophe obstruktive Kardiomyopathie.
Muskelbrücke im Bereich des Ramus interventricularis anterior.

Vorgeschichte: Seit 6 Monaten Schwindel und Herzstolpern, keine pectanginösen Beschwerden trotz schwerer körperlicher Arbeit.

Klinik: 4/6 systolisches Geräusch mit Schwirren über Erb. Blutdruck 105/65 mm Hg.

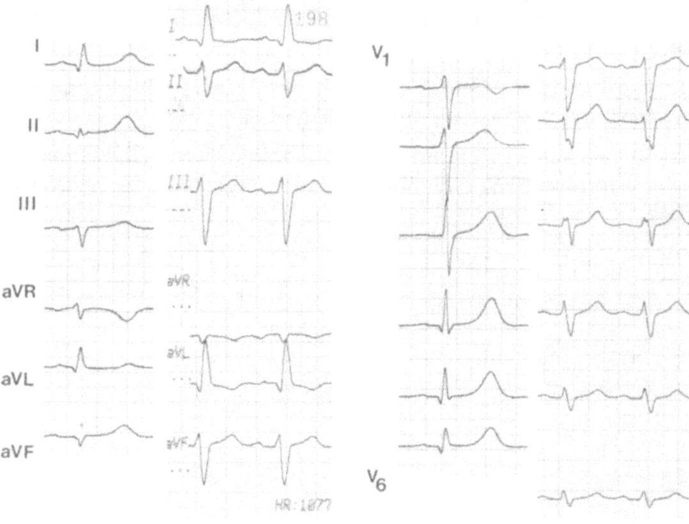

7.10

Herzkatheter: Normale linksventrikuläre Volumina. EDVI 65, ESVI 11 ml/m^2. EF 82%. LV-Wanddicke 1,0 cm. Systolischer Druckunterschied zwischen LV und Aorta 80 mm Hg in Ruhe und postextrasystolisch Anstieg auf 165 mm Hg. Typisches Brokenbrough-Phänomen. Bei der Koronarographie Darstellung einer breiten Muskelbrücke im Bereich des proximalen Ramus interventricularis anterior.

Verlauf: Transaortale Myektomie und Resektion der Muskelbrücke mit Freipräparation des Ramus interventricularis arterior. Bei der postoperativen Herzkatheteruntersuchung wird in Ruhe ein Gradient von nur noch 7 mm Hg, postextrasystolisch von 70 mm Hg und nach Alupent von 47 mm Hg gemessen.

Elektrokardiogramm (Abb. 7.10):   Präoperativ Sinusrhythmus. Linkstyp. Q-Zacken in Ableitung I, II und aVF, die nicht als Infarkt mißgedeutet werden sollten. Auch in den Brustwandableitungen V_4–V_6 diskrete Q-Zacken, jedoch keine sicheren Linkshypertrophiezeichen. Keine Linksschädigung. P-sinistrocardiale. Postoperativ (jeweils rechte Hälfte) Auftreten eines Fokalblockes in den parasternalen Brustwandableitungen.

Phonokardiogramm (Abb. 7.11):   Noch zeitgerecht einfallender hochamplitudiger 1. HT. Von diesem abgesetzt mesosystolisches, spindelförmiges, mittelfrequentes, hochamplitudiges, angedeutet zweigipfliges Geräusch, das vor dem 2. HT endet. Physiologisch gespaltener 2. HT. Postoperativ *(rechts)* deutliche Amplitudenabnahme des systolischen Geräusches.

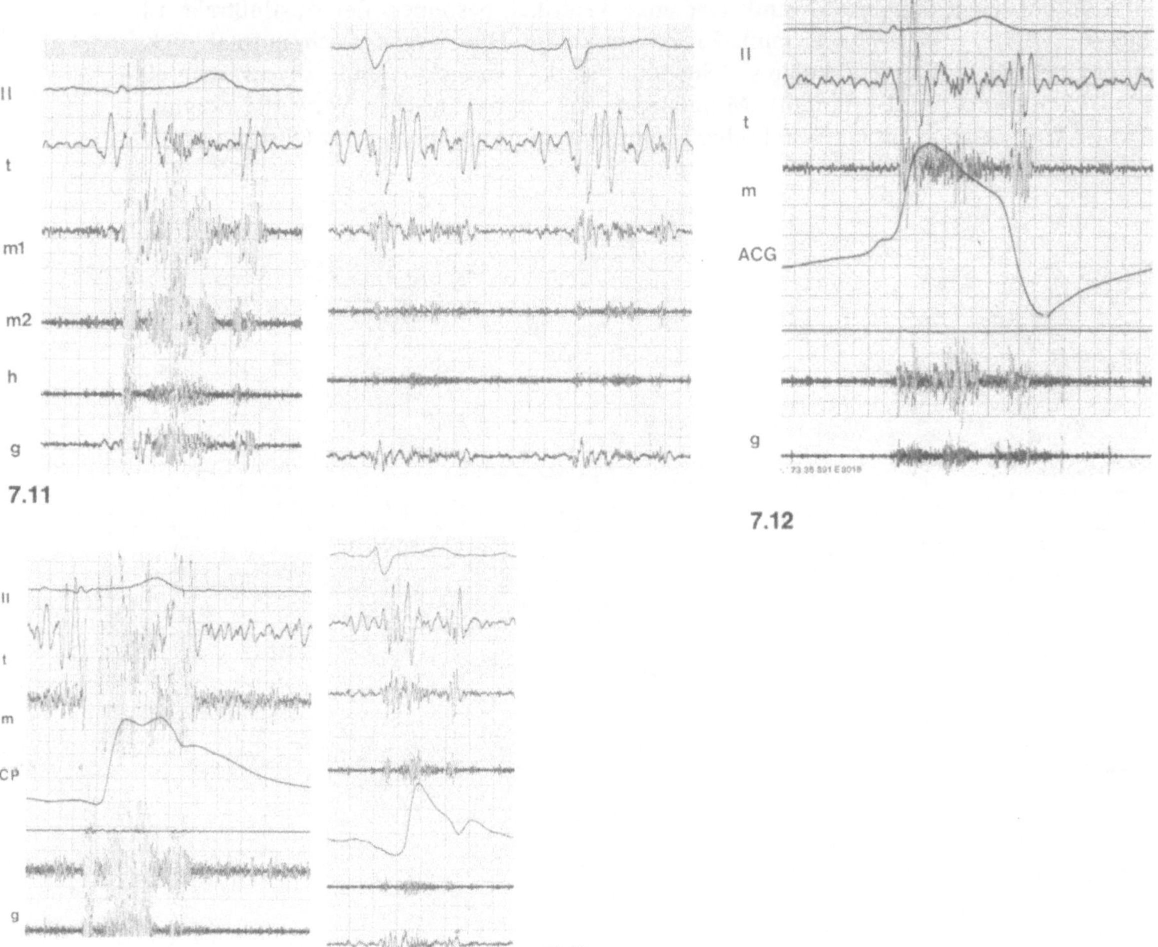

7.11

7.12

7.13

Apexkardiogramm (Abb. 7.12): Es fehlen die typischen Zeichen einer hypertrophen obstruktiven Kardiomyopathie. Die A-Welle ist nicht spitz überhöht. Ein systolischer Doppelgipfel kommt ebenfalls nicht zur Darstellung.

Karotispulskurve (Abb. 7.13): Regelrechter Steilanstieg. Systolischer Doppelgipfel mit spätsystolischem Maximum, etwas abgeflachte Inzisur und dikrote Welle. Postoperativ ist der systolische Doppelgipfel verschwunden. Die Austreibungszeit ist, wie für die frühe postoperative Phase charakteristisch, verkürzt als Hinweis auf eine linksventrikuläre Dysfunktion.

Simultane Druckregistrierung in der Spitze des linken Ventrikels und der Aorta (Abb. 7.14):
a) In Ruhe Druckgradient von 80 mm Hg,
b) nach Gabe von Alupent deutliche Zunahme des Gradienten mit Druckanstieg in der Ventrikelspitze auf über 200 mm Hg.
c) Nach Gabe von Dociton i.v. Rückgang des Gradienten und postextrasystolisch typisches Brokenbrough-Phänomen mit Anstieg der Drucke im linken Ventrikel bei gleichzeitigem Abfall des Aortendrucks.
d) Postoperative invasive Kontrolle mit praktisch nicht bestehendem Druckgradienten zwischen der Spitze des LV und der Aorta in Ruhe, aber noch postextrasystolisch nachweisbarem Brokenbrough-Phänomen als Hinweis auf funktionellen Restgradienten.

Echokardiographischer Befund: Normalgroßer rechter Ventrikel (12 mm). Unter Berücksichtigung der kleinen Körperoberfläche (BSA 1,43 m^2, Gewicht 47 kg, Größe 157 cm) ist der linke Vorhof leicht dilatiert (37 mm). Der linke Ventrikel, besonders der Ausflußtrakt, ist eingeengt (EDD = 36/ESD = 15 mm). Linksventrikuläre Hinterwand noch normal dick, normokinetisch. Interventrikuläres Septum stark verdickt und hyperkinetisch (ED = 25/ES = 34/Ampl. = 11 mm). Mitralklappe mit mittsystolischer Vorwärtsbewegung (SAM). Aortenklappe mit mittsystolischer Schließbewegung als Hinweis für Obstruktion.

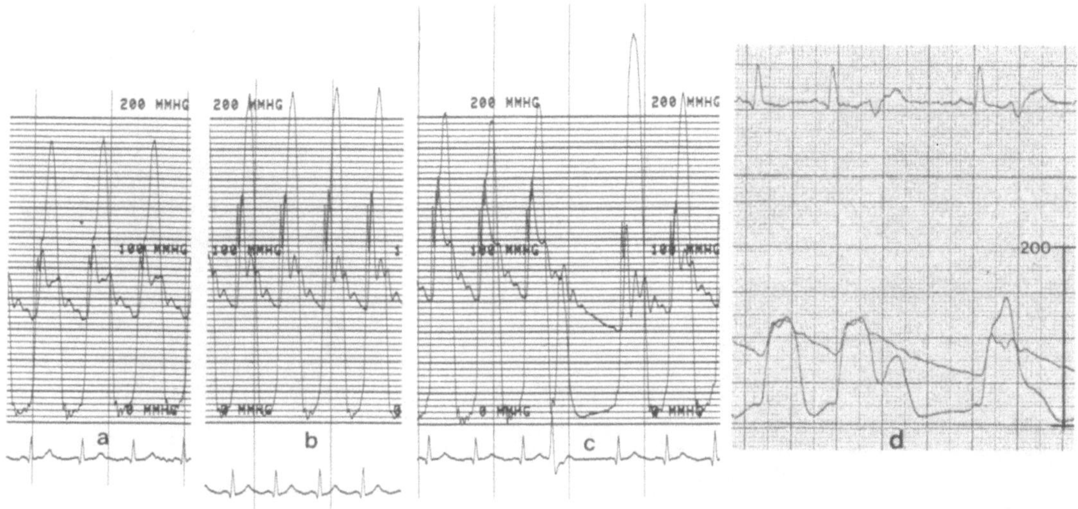

7.14 a–d

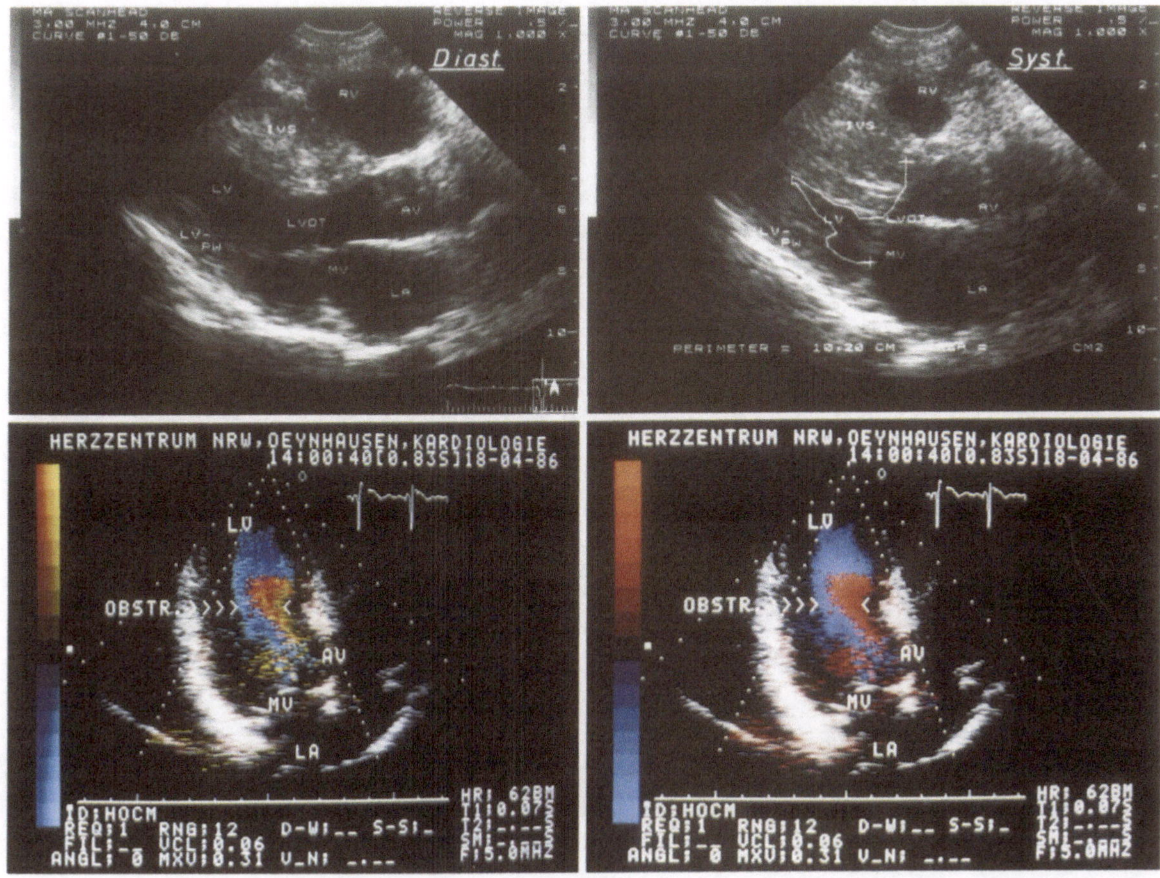

7.15. Parasternaler Längsschnitt des linken Herzens, Enddiastole. *RV/LV/LA* rechter/linker Ventrikel/linker Vorhof. *MV/AV* Mitral-/Aortenklappe. *IVS/LVPW* Septum/Hinterwand. *LVOT* LV-Ausflußtrakt

7.16. Sektorbild wie Abb.7.15, jedoch in Mittsystole mit deutlicher Obstruktion im Bereich des linken Ventrikels bzw. des linksventrikulären Ausflußtraktes. Zur Verdeutlichung wurde die Endokardlinie hervorgehoben

7.17. Apikaler Zweikammerblick in Systole mit linksventrikulärem Ausfluß. *Gelb* dargestellt (> >) ist die erhöhte Flußgeschwindigkeit im Bereich der Obstruktion *(Obstr.)*. Direkt vor der Aortenklappe stellt sich der linksventrikuläre Ausfluß mit einem Mosaikmuster dar als Zeichen postobstruktiver Turbulenz

7.18. Farbdopplerechokardiogramm wie in Abb.7.17 mit geändertem Farbkode, dem geschwindigkeitsabgestuften, sog. „Powermode" zur Erfassung auch langsamerer Flußareale

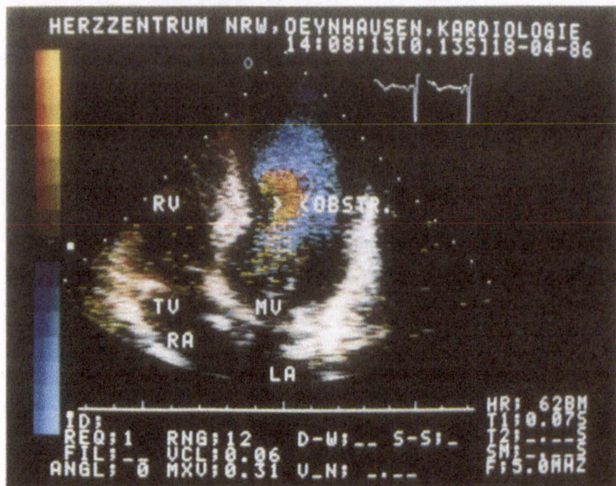
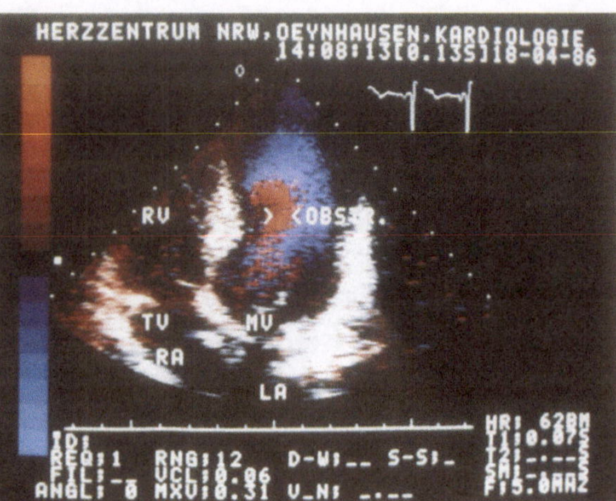
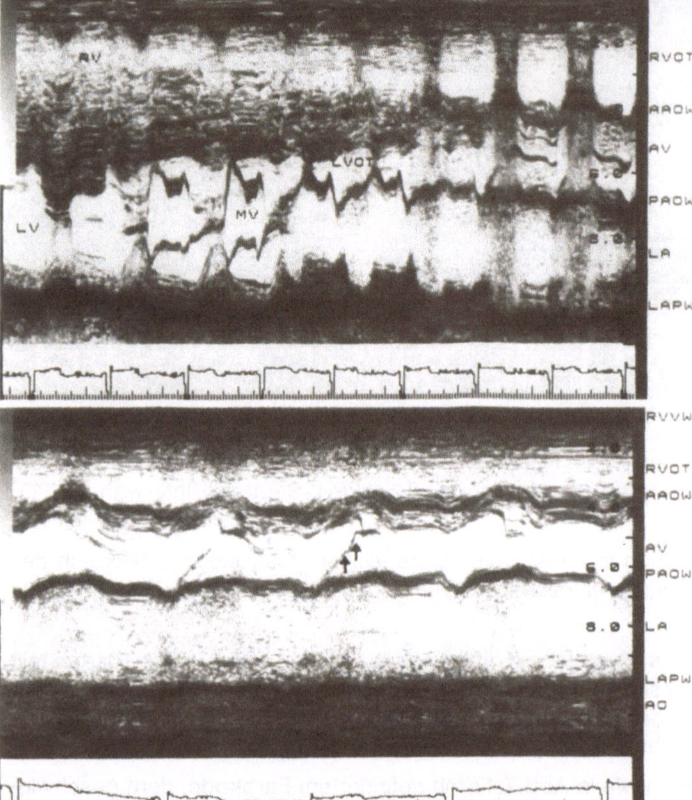

7.19. Darstellung des linksventrikulären Ausflusses und der Obstruktion im apikalen Vierkammerblick. Unterhalb der Obstruktionsstelle *(gelb)* zeigt sich auch hier der turbulente linksventrikuläre Ausfluß direkt vor der Aortenklappe in Form eines Mosaikmusters

7.20. Farbdopplerechokardiogramm: Linksventrikulärer Ausfluß im „Power-mode"

7.21. Parasternaler M-mode-sweep, ausgehend vom apikalen linken Ventrikel über die Mitralklappe, den linksventrikulären Ausflußtrakt, bis zur Aortenklappe reichend. Deutliche asymmetrische Septumhypertrophie mit Einengung des linken Ventrikels und des linksventrikulären Ausflußtraktes

7.22. Parasternales M-mode des linken Vorhofes und der Aortenklappe: frühsystolisch beginnende frühzeitige Schließbewegung des hinteren, nicht koronartragenden Aortensegels

7.2 Dilatative Kardiomyopathie

Klinik: Im Frühstadium oft symptomarm, später Zeichen der Herzinsuffizienz.

EKG: Anfangs Sinusrhythmus, häufig Linksschenkelblock, später Vorhofflimmern.

Phono- und Mechanographie: 3. und 4. HT, keine pathologischen Geräusche, im Spätstadium Mitralinsuffizienz, verkürzte LV-Austreibungszeit, überhöhte A-Welle.

Röntgen: Allseits dilatiertes Herz ohne vitiumtypische Konfiguration.

Echokardiographie: Vergrößerte Herzhöhlen mit schwebender Mitralklappe (M-mode).

Bemerkung: Der natürliche Verlauf der kongestiven Kardiomyopathie wird vom Auftreten einer terminalen Herzinsuffizienz oder eines plötzlichen Herztodes durch komplexe Rhythmusstörungen bestimmt. Charakteristisch ist folgende Anamnese:
Bei dem 51jährigen Patienten entwickelt sich im Anschluß an eine Diphtherie im Verlaufe von 11 Jahren eine progrediente Dyspnoe, die mehrfach zu stationären Aufenthalten führt. Vier Jahre vor dem Tode kommt es zum Auftreten von Vorhofflimmern; 3 Jahre vor dem Tod zu einem kompletten Linksschenkelblock. Fünf Monate vor dem Tod konnte der Patient einmal erfolgreich reanimiert werden im Zusammenhang mit komplexen Rhythmusstörungen. Ein daraufhin angefertigtes Langzeit-EKG erbrachte komplexe Rhythmusstörungen vom Lown-Grad IVb. Bei einer invasiven Diagnostik fanden sich deutlich vergrößerte linksventrikuläre Volumina von 234 ml/m^2 enddiastolisch und 145 ml/m^2 endsystolisch, die Auswurffraktion wurde mit 38% gemessen. Der linksventrikuläre Füllungsdruck war in Ruhe mit 18 mm Hg erhöht. Angiographisch bestand eine deutliche Mitralinsuffizienz sowie eine Koronaranomalie mit Abgang des Ramus circumflexus aus der rechten Koronararterie und des ersten Marginalastes aus der linken Koronararterie. Ein ambulant zur Therapiekontrolle durchgeführtes Langzeitelektrokardiogramm hat den Sekundenherztod des Patienten, der ihn im Schlaf ereilte, festgehalten (s. Abb. 7.23).

7.23

Fall 1: R.M., w., 64 Jahre (Abb. 7.24–7.35)

Diagnose: Kongestive Kardiomyopathie mit Mitral- und Trikuspidalinsuffizienz.

Vorgeschichte: Seit 12 Jahren Dyspnoe, zuletzt nächtliche Asthma kardiale Anfälle. Zusätzlich Diabetes mellitus mit sekundärer Insulinpflichtigkeit.

Herzkatheter: Erhöhte Pulmonalarteriendrucke in Ruhe. PA 68/31/45 mmHg, PCW 30/37/27 mm Hg. Massiv vergrößerte linksventrikuläre Volumina. EDVI 336, ESVI 279 ml/m², Ejektionsfrakton 17%. Unauffällige Koronargefäße.

Elektrokardiogramm (Abb. 7.24): Noch erhaltener Sinusrhythmus mit überdrehtem Linkstyp und komplettem Linksschenkelblock mit sekundären Repolarisationsstörungen. Bei zeitgeraffter Darstellung (Mitte) Nachweis von Couplets.

Phonokardiogramm (Abb. 7.25): Niederfrequenter, hochamplitudiger 4.HT. Verspätet einfallender, ganz niederamplitudiger, niederfrequenter 1.HT. Hochfrequentes, angedeutet spindelförmiges Refluxgeräusch über 5L8. Niederamplitudiger, weit gespaltener 2.HT. Die Lautstärke des systolischen Refluxgeräusches ist bei der nachfolgenden Extrasystole deutlich geringer infolge einer verminderten diastolischen Füllungsdauer.

Karotispulskurve (Abb. 7.26): Formal unauffällig mit pathologisch veränderten systolischen Zeitintervallen, allerdings bei Linksschenkelblock nicht ohne weiteres als Hinweis auf eine linksventrikuläre Dysfunktion zu verwerten. Verkürzte linksventrikuläre Austreibungszeit.

Apexkardiogramm (Abb. 7.27): Im mitregistrierten Phonokardiogramm Summationsgalopp. Die schnelle Füllungswelle und die Vorhofkontraktionswelle fallen zusammen. Auf dem Gipfel der diastolischen Welle findet sich der Galoppton. Spätsystolisches Maximum als Hinweis auf Mitralinsuffizienz.

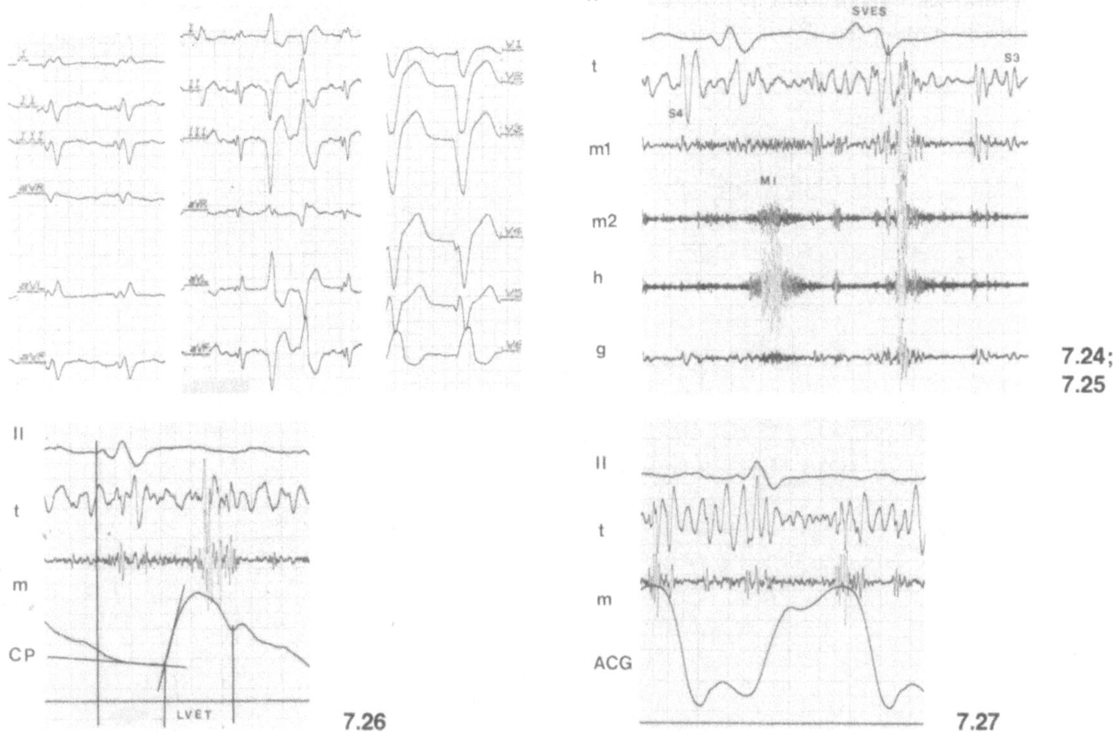

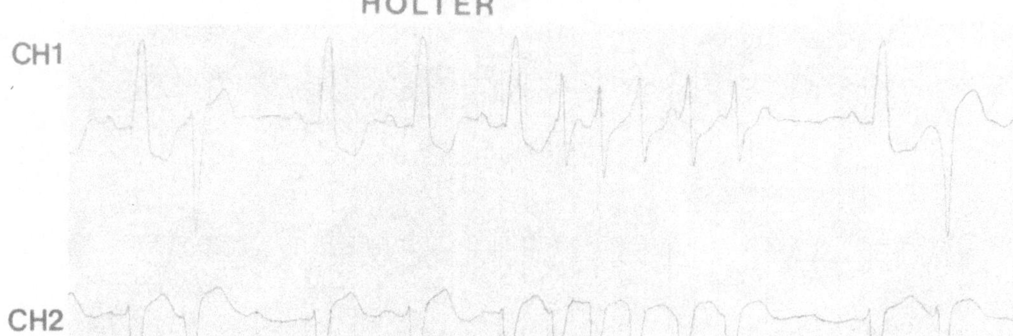

7.28

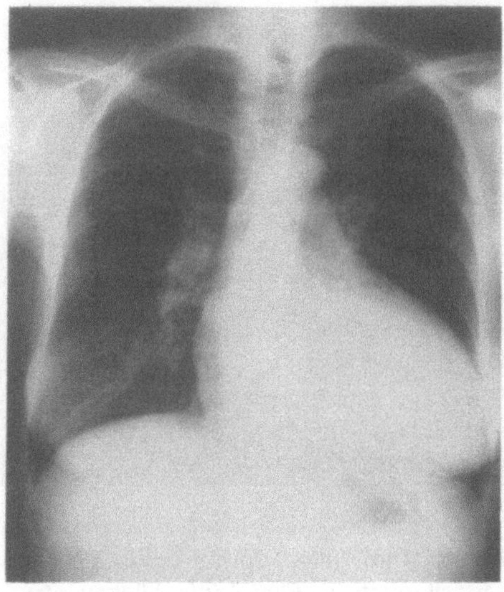

7.29

Langzeit-EKG (Abb. 7.28): Bei langzeitelektrokardiographischer Registrierung über 24 h für die dilatative Kardiomyopathie typischer Befund ventrikulärer Tachykardien.

Röntgen (Abb. 7.29): Erheblich verbreitertes Herz mit vergrößertem linken Ventrikel und zentraler Lungenstauung.

Echokardiographischer Befund: Rechter Ventrikel normal weit. Linker Ventrikel massiv dilatiert (EDD = 92/ESD = 79 mm) mit deutlich reduzierter Ejektionsfraktion (37%). Normaldicke, hypokinetische linksventrikuläre Hinterwand. Normaldickes, noch ausreichend bewegliches interventrikuläres Septum. Mittelgradig dilatierter linker Vorhof (52 mm). Schwebende Mitralklappe mit Zeichen für erhöhten linksventrikulären enddiastolischen Druck (B-notch). Pulmonalklappe mit systolischem Flattern als Zeichen für pulmonale Hypertonie.

Dopplerechokardiographie: Leichte bis mittelgradige Mitralinsuffizienz.

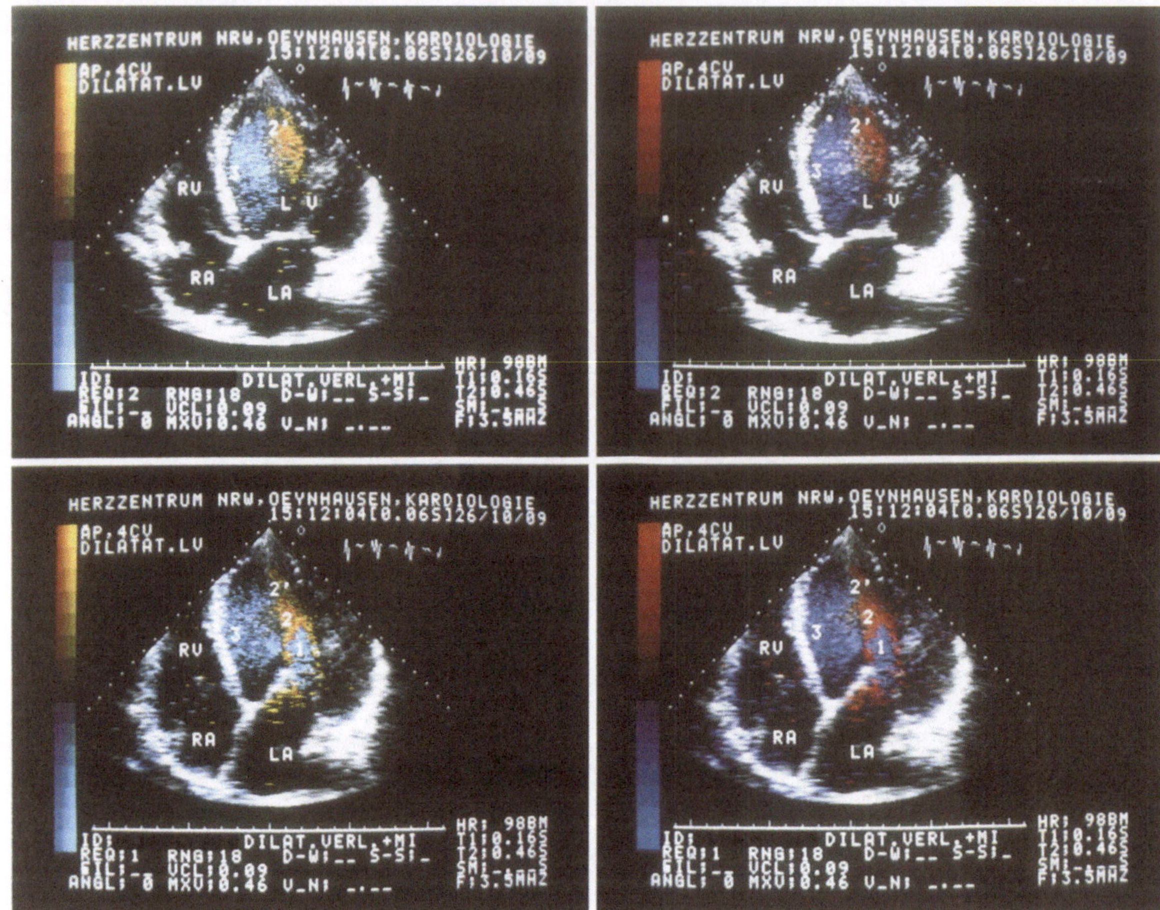

7.30. Apikaler Vierkammerblick, systolisch. Mitralinsuffizienzjet im linken Vorhof unterhalb der Mitralklappe in Form eines nur sehr schwachen Mosaikmusters. *Fluß 3 (blau)* linksventrikulärer Ausfluß. *Fluß 2 (gelb)* in Mittsystole nachweisbarer restlicher linksventrikulärer Einfluß aus der vorangegangenen Diastole. Dieses Phänomen ist typisch für deutlich verlangsamte Flußbewegungen bei dilatativer Kardiomyopathie

7.31. Echokardiogramm wie in Abb. 7.30 mit geändertem Farbkode, dem geschwindigkeitsabgestuften sog. „Amplitudenmode"

7.32. Farbdopplerbild ähnlich wie Abb. 7.30, jedoch in nachfolgender Diastole mit linksventrikulärem Einstrom *2*, Umklappeffekt (Aliasing) in Zone 1 und noch nachweisbarem linksventrikulärem Einfluß aus der vorangegangenen Diastole *2'*

7.33. Verdeutlichung der in Abb. 7.32 beschriebenen Flußkonfiguration durch sog. „Powermode" oder „Amplitudenmode"

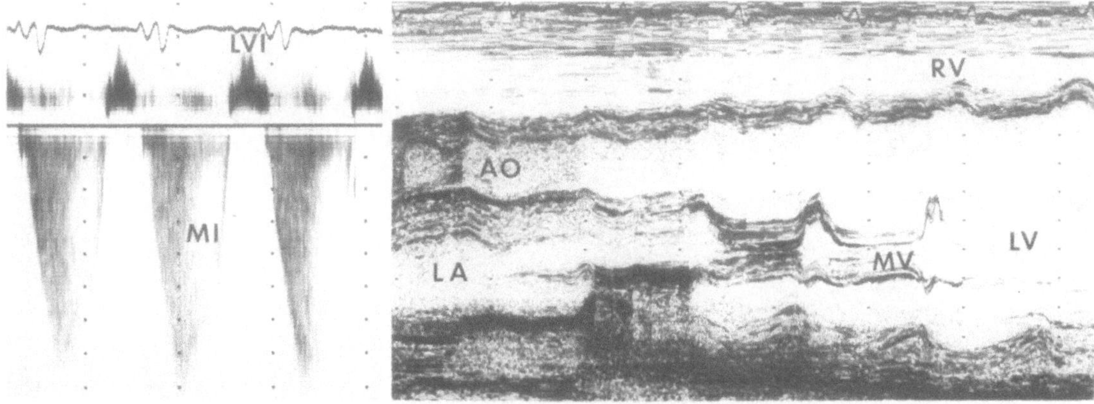

7.34. *Kontinuierlicher Doppler:* Mitralinsuffizienz *(MI)* und linksventrikulärer Einstrom *(LVI)* aus apikaler Sicht

7.35. Parasternaler M-mode-sweep mit insgesamt typischem Bild einer dilatativen Kardiomyopathie

8

Erkrankungen der großen Gefäße

8.1 Aortendissektion

Klinik: Je nach Eintrittspforte unterscheidet man nach DeBakey 3 Typen der Dissektion:
Typ I: Eintrittspforte in der Aorta ascendens, Dissektion bis über den Aortenbogen hinaus.
Typ II: Eintrittspforte in der Aorta ascendens. Dissektion auf Aorta ascendens beschränkt
(keine Einbeziehung von Hals- und Armgefäßen).
Typ III: Eintrittspforte distal des Abgangs der A. subclavia sinistra.
Bei den beiden erstgenannten Formen kann eine Aortenklappeninsuffizienz zusätzlich vor-
liegen. Das klinische Bild wechselt mit Fortschreiten und Ausdehnung der Dissektion.
Die übliche nichtinvasive Diagnostik liefert mit Ausnahme der Computertomographie
keine richtungsweisenden Befunde.

Echo: Im M-mode gelingt häufig die Darstellung der im Lumen flottierenden abgelösten
Intima, im 2D-Echo läßt sich die Ausdehnung der Dissektion abschätzen, dopplersonographisch erlaubt der Farbdoppler die Differenzierung von falschem und echtem Lumen.

Fall 1: P. R., m., 45 Jahre (Abb. 8.1–8.8)

Vorgeschichte: Bei dem Patienten besteht seit dem 40. Lebensjahr eine arterielle Hypertonie, die unzureichend eingestellt war. Röntgenologisch fiel ein Aneurysma der thorakalen
Aorta auf. Deshalb weitere invasive Diagnostik. Es findet sich eine mäßige Aorteninsuffizienz mit einer Regurgitationsfraktion von 40% bei noch normalgroßen linksventrikulären
Volumina und einer Auswurffraktion von 62%, das Aneurysma der Aorta ascendens hat
einen Durchmesser von 7,4 cm. Wegen einer akuten Dissektion 4 Monate nach der Herzkatheteruntersuchung muß ein notfallmäßiger Ersatz der Aorta ascendens und die Implantation einer St.-Jude-Medical-Prothese in Aortenposition vorgenommen werden. Der post-

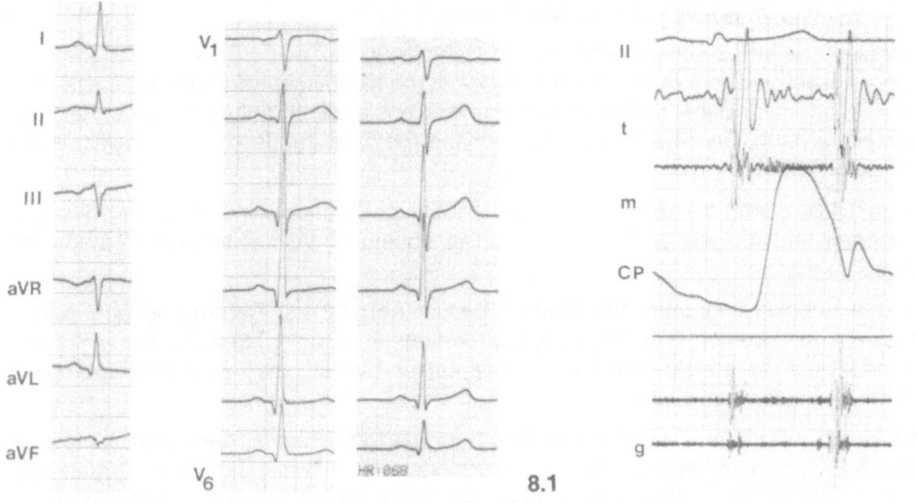

8.1   8.2

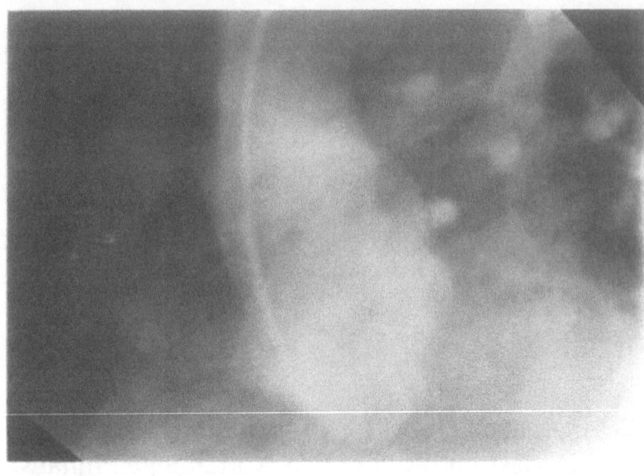

8.3

operative Erfolg ist primär gut. Im weiteren Verlauf kommt es bei weiterhin unzureichend eingestellten Blutdruckwerten von 190/110 mm Hg im zeitlichen Zusammenhang mit isometrischen Belastungen 4 Monate postoperativ zur erneuten Dissektion. Wegen der stabilen hämodynamischen Situation entschließt man sich zunächst zu konservativem Zuwarten. Fünf Monate später wird eine erneute invasive Diagnostik durchgeführt, dabei zeigt sich eine partielle Nahtinsuffizienz und eine Dissektion im Bereich der Aorta ascendens. Bei der Reoperation findet sich ein falsches Aneurysma. Die Perforationsstelle zwischen echtem und falschem Lumen wird operativ verschlossen.

Elektrokardiogramm (Abb. 8.1): Sinusrhythmus, Linkstyp, Q-Zacken bis V_6 und Linkshypertrophie als Hinweise für linksventrikuläre Volumenbelastung. Postoperativ *(rechts)* Rückbildung der Hochvoltage in den Brustwandableitungen.

Carotispulskurve nach der 1. Operation (Abb. 8.2): Formal regelrechte Karotispulskurve. Normale Prothesenöffnungs- und Schlußklicks mit ausgeprägter Inzisur und dikroter Welle.

Supraaortale Aortographie (Abb. 8.3): Man erkennt die postoperativ persistierende Dissektion im Bereich der Aortenwurzel. Deutliche dorsale Ausbuchtung der Aortenwurzel. Neben dem Pigtailkatheter kommen rechts die Okkluder der SJM-Prothese zur Darstellung.

8.4. Längsschnitt der Aorta abdominalis mit Intimaablösung (➡) und auffälliger aneurysmatischer Aufweitung im Bereich der aortalen Hinterwand (*) ▶

8.5. Farbdopplerecho entsprechend Abb. 8.4 mit Darstellung der beiden blauen Perforationsjets, die – ausgehend vom echten Lumen *(TL)* – durch die Intimaperforation (*) ins falsche Lumen *(FL)* strömen. Dabei fließt der Hauptperforationsjet direkt auf die Ausbuchtung der aortalen Hinterwand. Der Fluß des echten Lumens *(gelb)* ist auf den kaudal positionierten Schallkopf gerichtet

8.6. Querschnitt der Aortendissektion in Höhe der Intimaperforation mit Darstellung des großen falschen und kleinen echten Lumens. Die abgelöste Intima ist durch einen Pfeil gekennzeichnet

8.7. Farbdopplerechokardiogramm des Sektorbildes in Abb. 8.6 mit Darstellung des gelben Flusses im echten Lumen *(TL)*. Der Hauptperforationsjet (s. Abb. 8.8) ist in dieser Schnittebene direkt auf die aortale Hinterwand gerichtet und weist eine tropfenförmige, wenig turbulente Strömung auf *(blau)*

8.8. *Kontinuierlicher Doppler:* Registrierung des Hauptperforationsjets, der sofort hinter der T-Welle im EKG beginnt und fast bis zum Erscheinen der P-Welle andauert. Die Verzögerung des Auftretens des Jets entsteht durch die Pulswellenlaufzeit bis zur Bauchaorta

Echokardiographischer Befund: Rechter (28 mm) und linker Ventrikel (EDD= 49/ESD= 35 mm) normal groß. Leicht vergrößerter linker Vorhof (45 mm). Normaldicke, normokinetische linksventrikuläre Hinterwand, interventrikuläres Septum leicht verdickt (ED=13/ES=19 mm), normokinetisch. Unauffällige Mitralklappe, unauffälliger Aortenklappenprothese. Aortendissektion mit Reentry im Bauchaortenbereich.

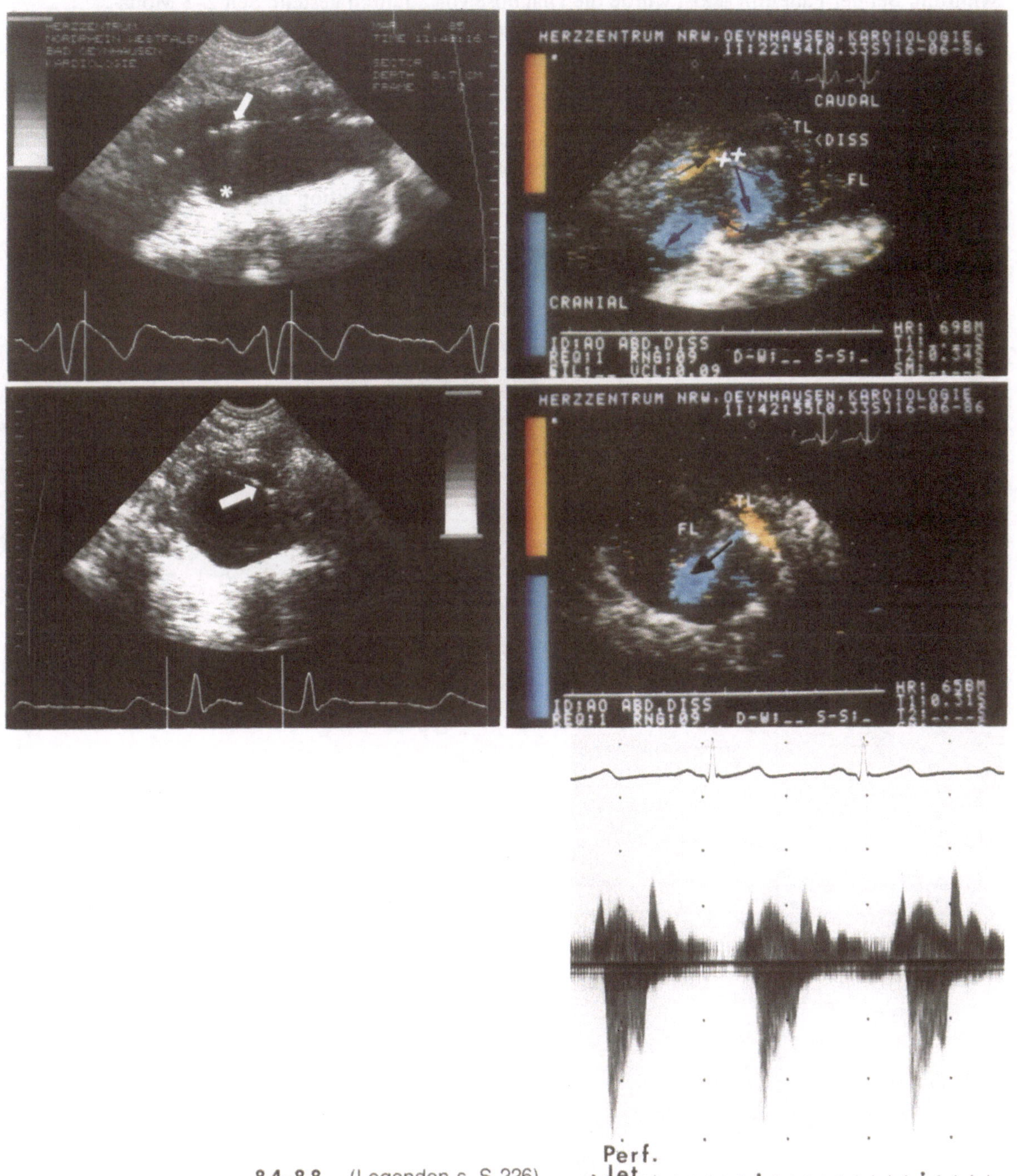

8.4–8.8. (Legenden s. S.226)

Fall 2: M. P., w., 37 Jahre (Abb. 8.9–8.24)

Diagnose: Marfan-Syndrom.
                   Aortendissektion mit Aorteninsuffizienz.
Vorgeschichte: Die Mutter der Patientin starb an einer akuten Aortenruptur. Die Diagnose wurde durch Sektion gesichert. Die Tochter der Patientin leidet ebenfalls an einem Marfan-Syndrom. Bei der Patientin selbst wurde die Diagnose vor 2 Jahren gestellt. Seit 2–3 Monaten leidet sie unter belastungsunabhängigen Stichen und Dyspnoe vom Schweregrad IV. Röntgenologisch findet sich ein vergrößerter linker Ventrikel mit Hinweisen auf Lungenstauung.

Herzkatheter: Dissektion der Aorta ascendens vom Typ I nach De Bakey, zusätzlich schwere Aorteninsuffizienz mit einer Regurgitationsfraktion von 62%. Vergrößerte linksventrikuläre Volumina, EDVI 150 ml/m², ESVI 73 ml/m², Auswurffraktion 51%.

Verlauf: Operative Korrektur mit Implantation einer Ascendensprothese und gleichzeitigem Aortenklappenersatz (Composit graft). Intraoperativ findet man ein falsches Lumen zwischen Media und Intima der Aorta mit zirkulärer Dissektion, die die rechte Koronar-

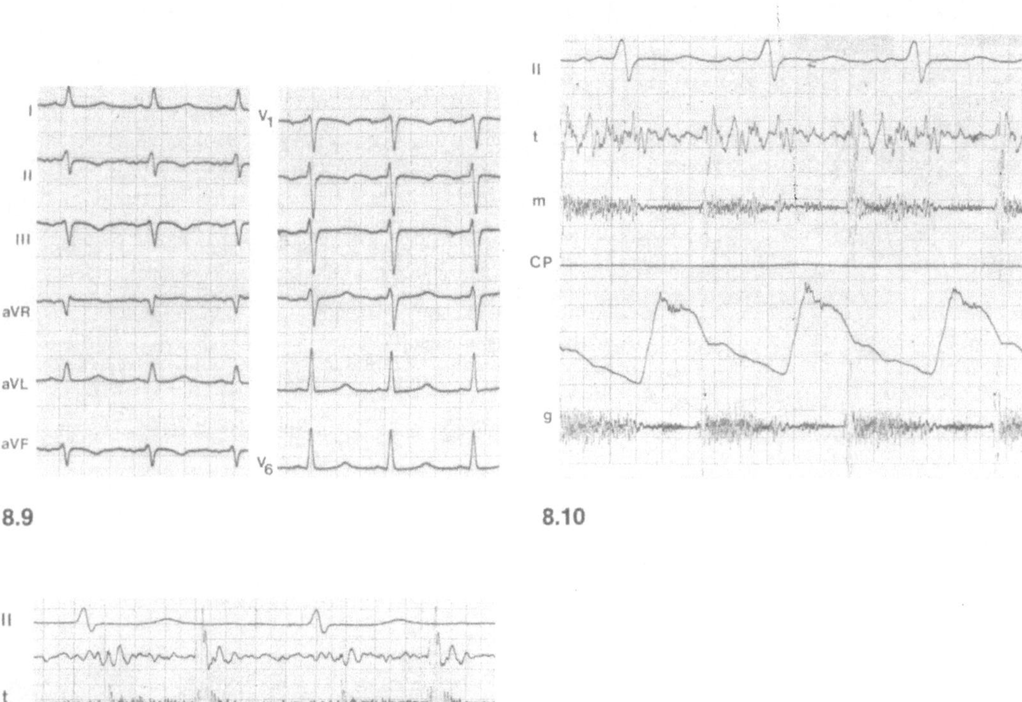

8.9   8.10

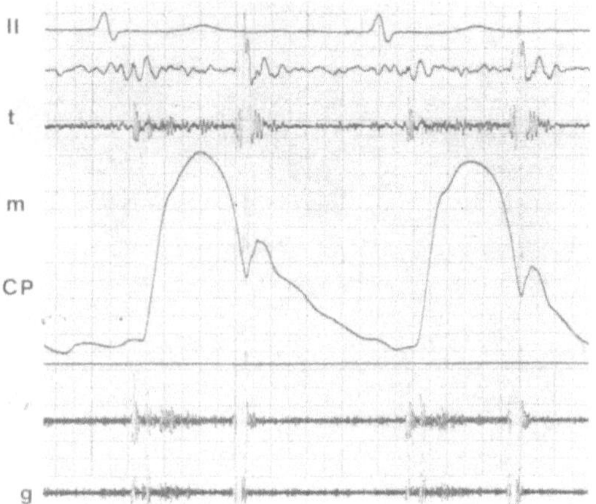

8.11

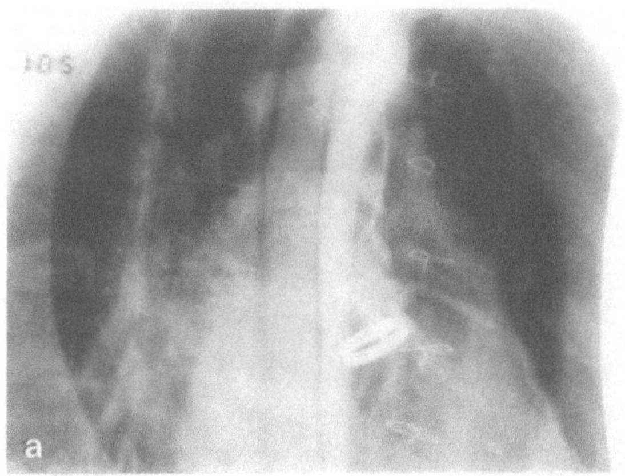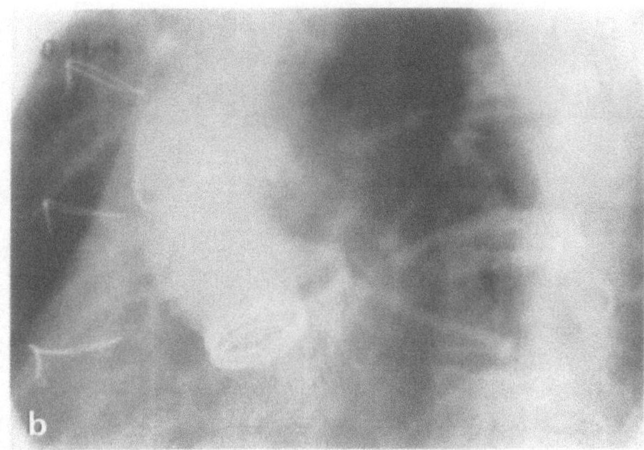

8.12

arterie einbezieht. Die Aortenklappe ist zart. Das rechtskoronartragende Segel ist partiell abgerissen. Nach Implantation des Composit grafts Reimplantation der Koronararterie und Anastomosierung mit der Aorta ascendens in Sandwichtechnik. Die Dissektion reicht weiter nach kaudal bis zur Aortenbifurkation; auf eine Totalkorrektur wird zunächst verzichtet.

Elektrokardiogramm (Abb. 8.9): Sinusrhythmus, Linkstyp, P-sinistrocardiale, sonst in Ruhe regelrechter Stromkurvenverlauf.

Karotispulskurve präoperativ (Abb. 8.10): Regelrechter Steilanstieg. Hahnenkammphänomen. Abgeflachte Inzisur und deutliche dikrote Welle. Im mitregistrierten Phonokardiogramm hochfrequentes Sofortdiastolikum, das bis zum 1. HT reicht.

Karotispulskurve postoperativ (Abb. 8.11): Formal regelrechte Karotispulskurve. Im Phonokardiogramm prothesenbedingtes frühsystolisches Strömungsgeräusch. Kein Diastolikum.

Supraaortale Angiographie (Abb. 8.12): Im p. a. Strahlengang **(a)** erkennt man eine deutliche Doppelkontur mit kontrastflauer Darstellung des falschen und kontrastreicher Darstellung des echten Lumens. Die Dissektion reicht bis in die Aorta descendens. Im linksschrägen Strahlengang **(b)** erkennt man nach Klappenersatz die Kunststoffprothese in Aortenposition und etwas oberhalb der Aortenprothese die Eintrittsstelle der Dissektion in Form einer kleinen Kontrastmittelaufhellung.

Echokardiographischer Befund: Rechter Ventrikel normal weit. Linker Ventrikel mittelgradig, linker Vorhof leicht vergrößert. Linksventrikuläre Hinterwand und interventrikuläres Septum normal dick. Hinterwand hypokinetisch, Septum normokinetisch. Aortenklappe mit mittsystolischer Schließbewegung des vorderen, rechtskoronartragenden Segels. Aortenwurzel und Aorta-ascendens-Aneurysma mit Dissektion, die etwa 2 cm hinter der Aortenklappe beginnt und bis in Höhe der Bifurkation nachweisbar ist.

Dopplerechokardiographie: Dissektion mit Perforationsjet im Aortenwurzelbereich. Bedeutsame Aorteninsuffizienz, leichte Mitralinsuffizienz.

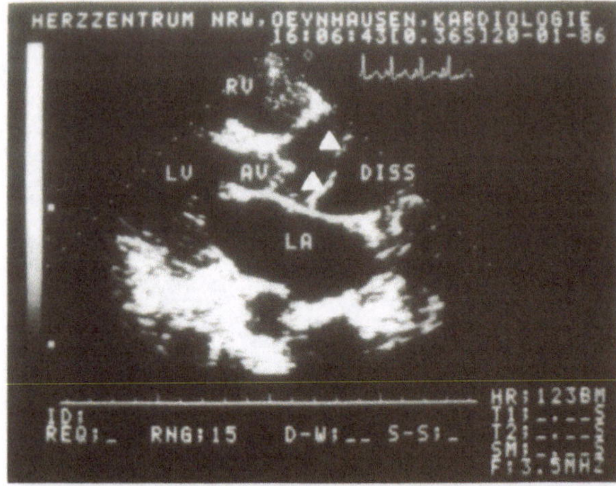
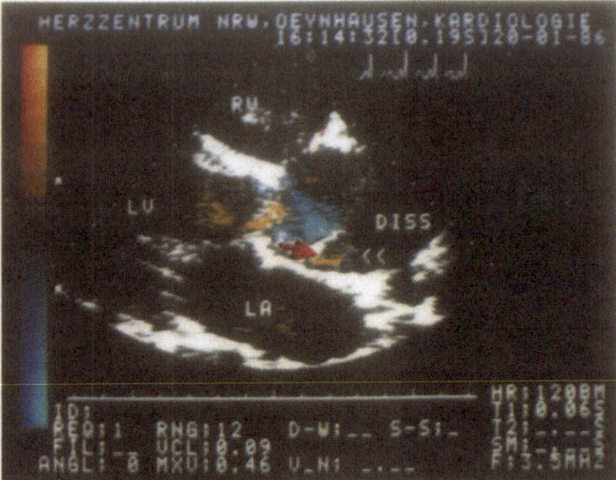
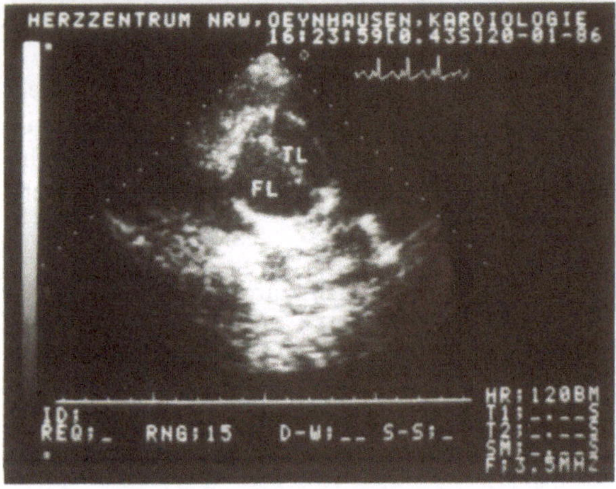
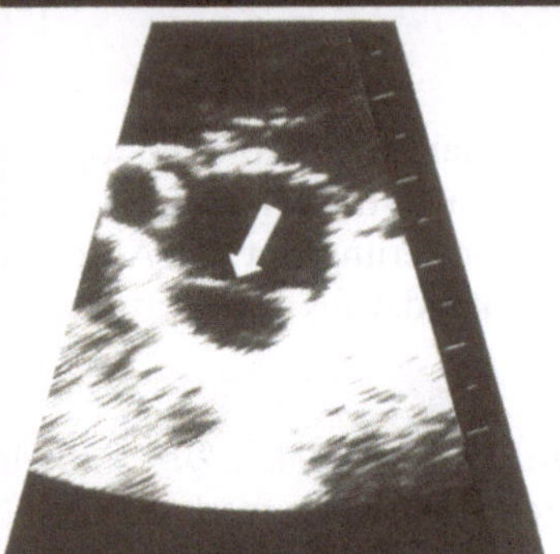

8.13. Parasternaler Längsschnitt des Aortenwurzelaneurysmas mit Dissektion *(DISS)* etwa 2 cm postvalvulär im Bereich der aortalen Hinterwand beginnend

8.14. Echokardiogramm wie Abb. 8.13 mit hinzugeschaltetem Farbdoppler. Im linksventrikulären Ausflußtrakt und im echten Lumen der Aortenwurzel zeigt sich der linksventrikuläre Ausfluß in Systole, gleichzeitig ist ein Perforationsjet vom echten zum falschen Lumen (➔ ➔) nachweisbar

8.15. Parasternaler Querschnitt der Aortenwurzel etwa 4 cm postvalvulär. *TL* echtes Lumen, *FL* falsches Lumen

8.16. Querschnitt der Bauchaorta mit Dissektion (➔)

8.17. M-mode-sweep von parasternal, beginnend im Aortenwurzelaneurysma mit deutlich ▶ erkennbarer abgelöster Intima (→). Die Aortenklappe zeigt eine mittsystolische Schließbewegung des rechtskoronartragenden Segels

8.18. Zustand nach Aortenklappenersatz und Aorta–ascendens-Prothese. Zwischen Aortenprothese und Aortenwand sind nach wie vor echofreie Räume zu erkennen (*, ↕)

8.19. Längsschnitt der Bauchaorta mit kranialen Anteilen links und kaudalen Anteilen rechts im Bild. Im echten Lumen *(TL)* bewegt sich der Blutfluß spätsystolisch in Richtung zum kaudal positionierten Schallkopf, während im falschen Lumen *(FL)* kein Fluß zu diesem Zeitpunkt registriert werden kann

8.20. M-mode-Echokardiogramm von parasternal in Höhe der Aortenwurzel mit Separierung der Aortenwand von der Aorta ascendens-Prothesenwand (→). *AAOW/PAOW* anteriore/posteriore Aortenwand, *AOP* Aortenprothese

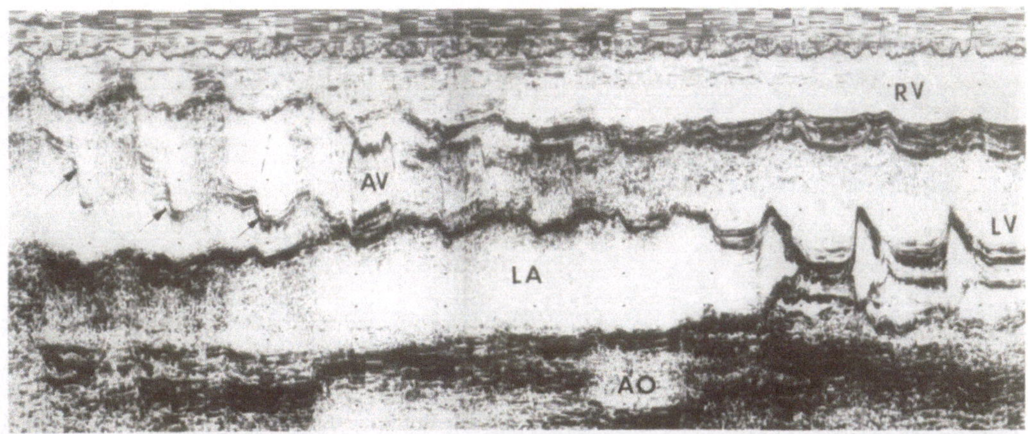

8.17

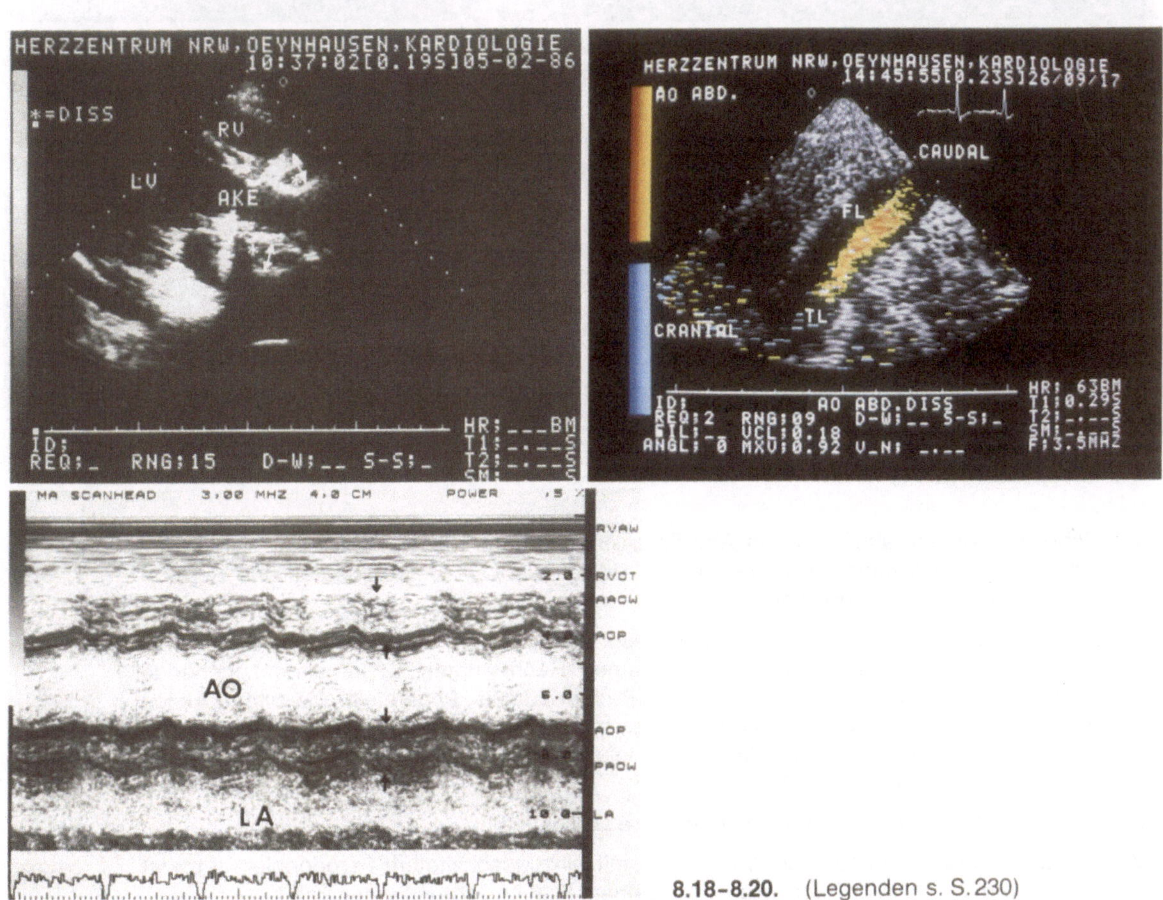

8.18–8.20.   (Legenden s. S. 230)

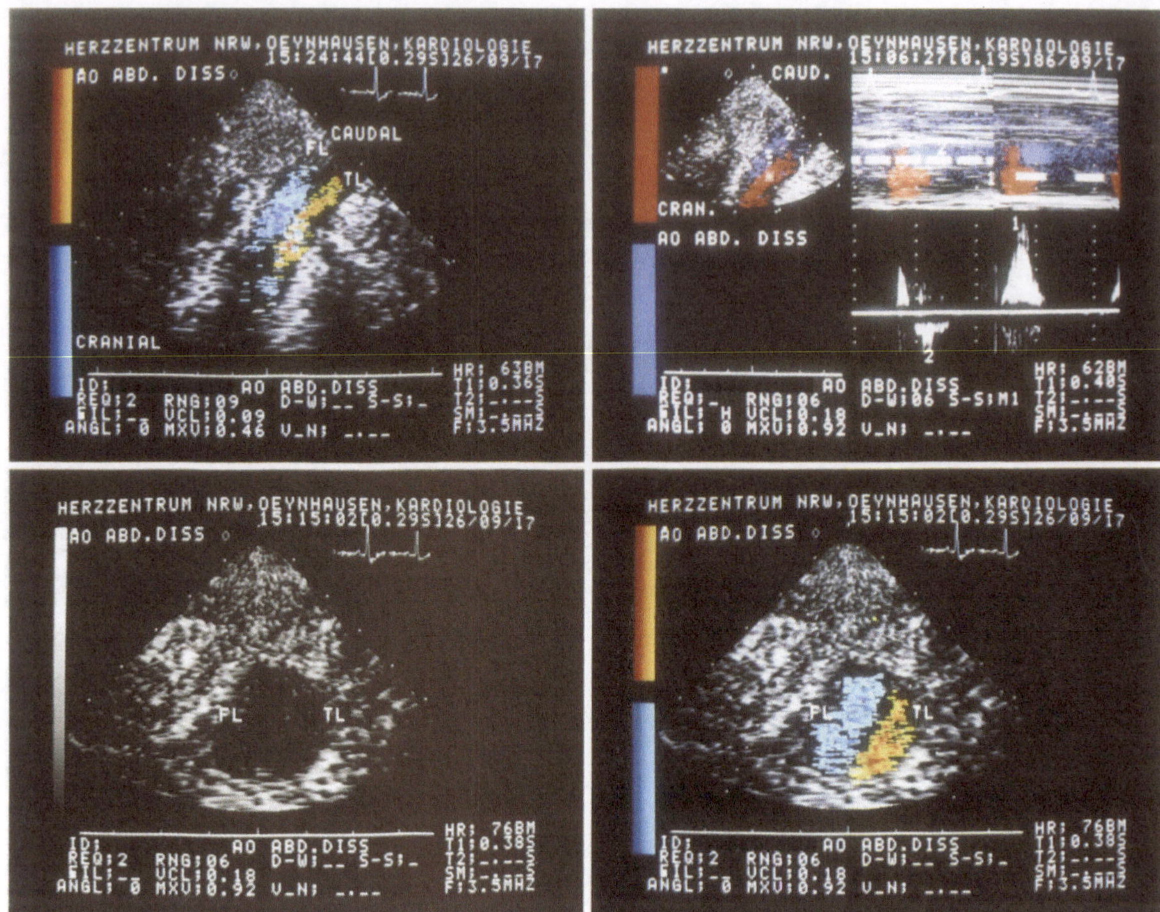

8.21. Echokardiogramm ähnlich wie in Abb. 8.20, jedoch 70 ms später. Jetzt zeigt sich im falschen Lumen ein nach kranial gerichteter Rückfluß *(blau)*. Dies bedeutet eine Perforationsstelle nahe der Bifurkation

8.22. *Links oben:* Echokardiogramm wie in Abb. 8.21 mit je einem Meßvolumen des gepulsten Dopplers im echten *(1)* und falschen *(2)* Lumen. Rechts unten der jeweils dazugehörige Fluß, wobei die erste Aktion den Fluß im falschen Lumen *(2)* darstellt. Die zweite Aktion repräsentiert die Messung im echten Lumen mit zum Schallkopf gerichtetem Fluß. Oben rechts die dazugehörigen Farb-M-mode-Registrierungen mit gestrichelt eingeblendetem Meßvolumen des gepulsten Dopplers

8.23. Querschnitt der Bauchaorta ohne erkennbare Dissektion

8.24. Echokardiogramm entsprechend Abb. 8.23 mit hinzugeschaltetem Farbdoppler. Jetzt ist eindeutig die Dissektion nachweisbar mit gelbem Fluß im echten Lumen und blauem, nach kranial gerichtetem Fluß im falschen Lumen

8.2 Endokarditische Abszesse der Aorta ascendens

Fall 1: J.S., m., 31 Jahre (Abb. 8.25–8.34)

Diagnose: Bakterielle Endokarditis bei bekanntem Aortenvitium.
Perforation einer Abszeßhöhle in den linken Ventrikel.

Herzkatheter: LV mit einem EDVI von 255 ml/m^2 massiv vergrößert, EF 52%. Regurgitationsfraktion 50%, AVG 55 mm Hg, AVA korrigiert 1,0 cm^2.

Verlauf: Bei der 3 Monate später durchgeführten Operation fand sich eine postendokarditische gereinigte Abszeßhöhle unterhalb der Basis des rechtskoronaren Segels ohne eindeutige Perforation, das Segel selbst war rarefiziert, die Aortenklappe mäßig verkalkt. Es wurde ein Aortenklappenersatz mittels St-Jude-Medical-Prothese durchgeführt. Der weitere Verlauf war komplikationslos.

EKG (Abb. 8.25): Sinusrhythmus, Linkshypertrophie und Linksschädigung. P-sinistrocardiale.

Phonokardiogramm und Karotispulskurve (Abb. 8.26): Hochamplitudiges Systolikum, hochfrequentes Sofortdiastolikum, Hahnenkamm, fehlende Inzisur.

Echokardiographischer Befund: Rechter Ventrikel normal weit; linker Vorhof leicht, linker Ventrikel stark vergrößert (ED = 72 mm, ES = 49 mm). Hinterwand und Septum verdickt. Mitralklappe mit deutlichem Flattern. Aortenwurzel dilatiert. Dringender Verdacht auf Perforation einer Abszeßhöhle im Bereich des rechtskoronartragenden Segels. Im Farbdopplerecho hochgradige Aorteninsuffizienz.

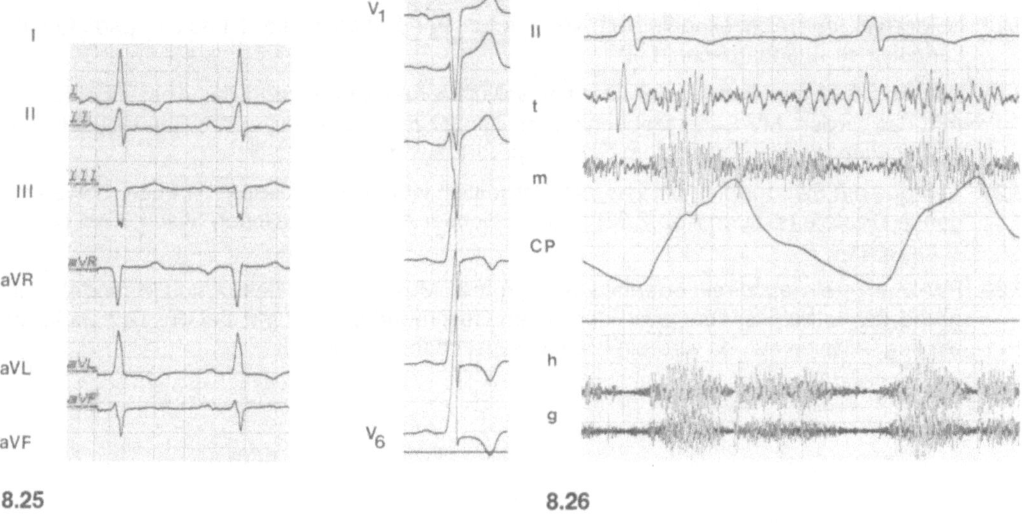

8.25   8.26

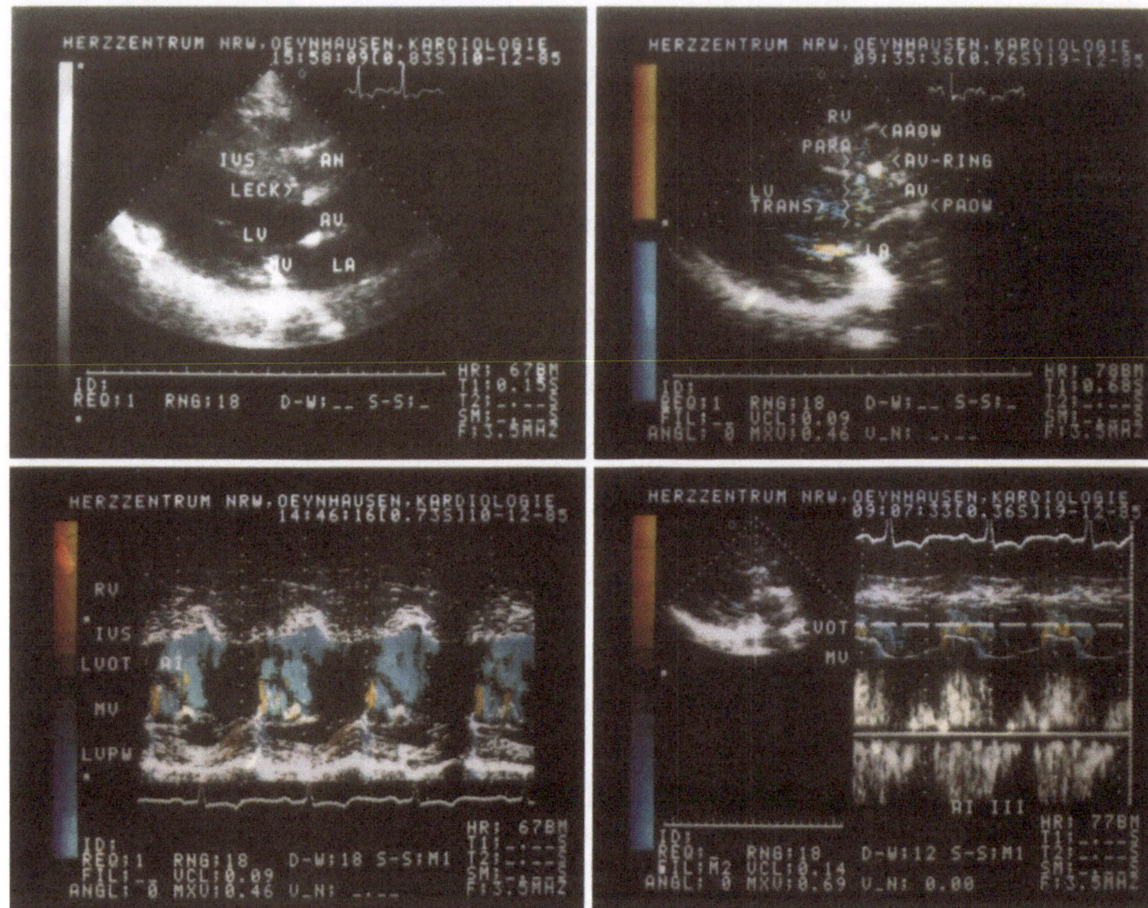

8.27. Sektorbild der Abszeßhöhle mit vermuteter Perforationsstelle („Leck"), parasternale Längsachse (Standardschnitt III)

8.28. Wie Abb. 8.27 mit Farbdoppler. Der paravalvuläre AI-Jet beginnt in der Abszeßhöhle und trifft das vordere MV-Segel fast senkrecht. Der Jet zeigt stark turbulente Charakteristik mit überwiegenden Blautönen (vom Schallkopf fortbewegend >>)

8.29. M-mode mit Farbdoppler, parasternal. Dargestellt ist die Mitralklappe mit Flatterbewegungen in Diastole (s. auch Abb. 8.33) und deutlichem AI-Jet in bläulichen Mischtönen (*türkis* Turbulenz)

8.30. PW-Dopplereinsatz direkt oberhalb des vorderen MV-Segels (s. Sektor und M-mode). Aufgrund der Turbulenz, aber auch der hohen Geschwindigkeiten tritt bei der Dopplerkurve ein sog. Aliasing auf, es wird ein breites Rauschband dargestellt

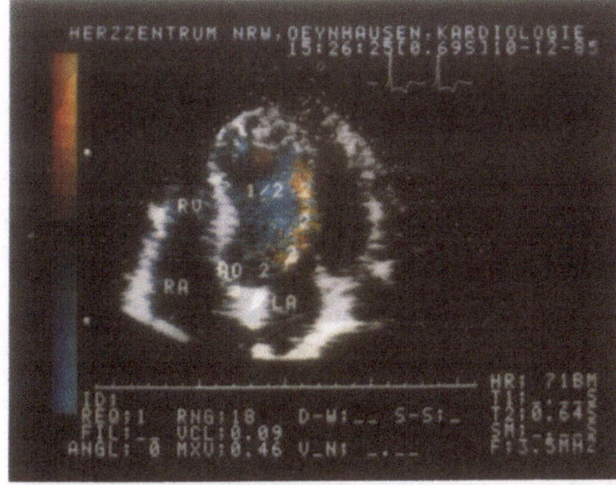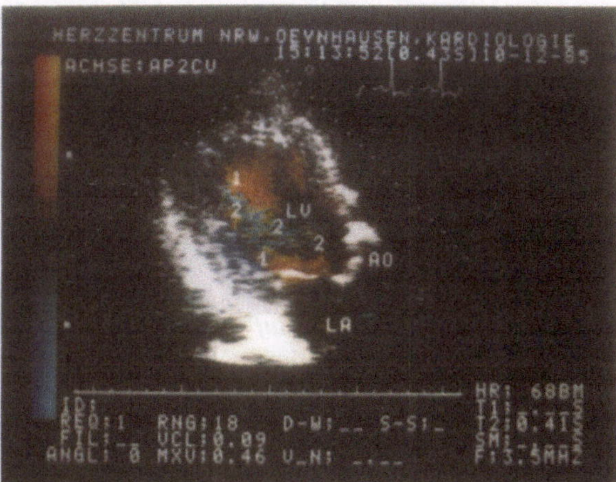

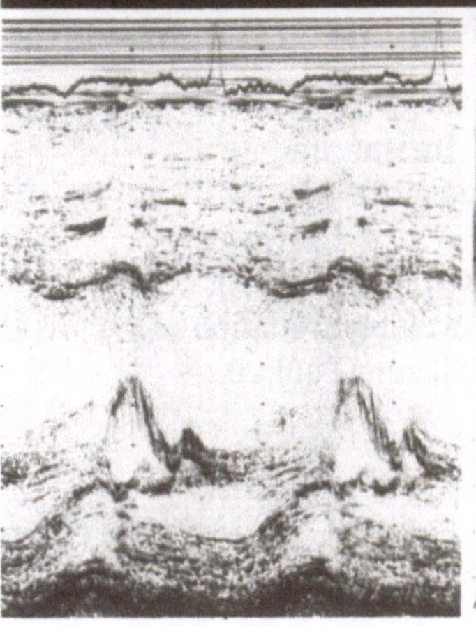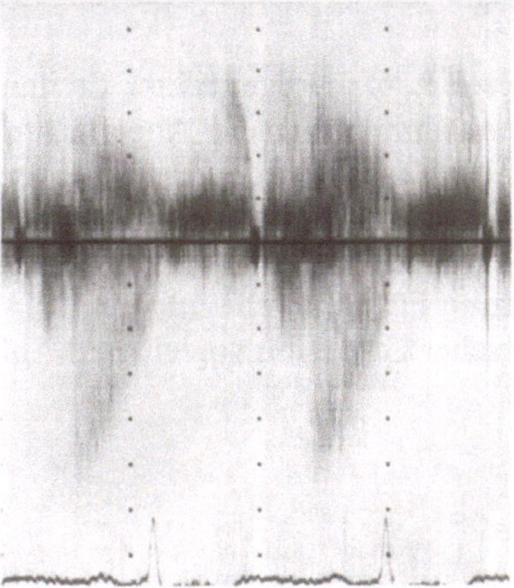

8.31. Im apikalen Fünfkammerblick (5 CV) zeigt sich im mosaikförmigen (turbulenten) Jet die AI in *Strömung 2. Strömung 1/2* (blau) bezeichnet den Rückfluß der vereinigten Ströme aus AJ und LV-Inflow (Standardschnitt XII)

8.32. Im apikalen Zweikammerblick erscheint der AI-Jet ebenfalls turbulent, nur jetzt in blauen Tönen aufgrund geänderter Flußrichtung, bezogen auf den Transducer

8.33. M-mode der MV mit diastolischem Flattern *(AI),* der LV ist deutlich dilatiert

8.34. CW-Dopplerkurve durch Abszeßperforation mit systolisch diastolischem Fluß

Fall 2: R. K., m., 39 Jahre (Abb. 8.35–8.52)

Diagnose: Akute Aorteninsuffizienz bei Endokarditis.

Vorgeschichte: Übernahme des Patienten wegen einer akut aufgetretenen Aorteninsuffizienz bei Streptokokkenendokarditis mit dreimaligem Lungenödem, zuletzt beatmungspflichtig. Notoperation noch in der Nacht der Übernahme ohne vorausgehende invasive Diagnostik. Blutdruckamplitude 140/20 mm Hg.

Verlauf: Intraoperativ finden sich in beiden Pleurahöhlen seröse Ergüsse, rechts 900 ml, links 450 ml. Der Aortenklappenapparat ist grotesk verunstaltet mit zerfetztem rechtskoronartragenden Segel und Vegetationen sowie einem pflaumengroßen Abszeß im Bereich des

Kammerseptums unter der nach vorn gelegenen Kommissur. Die Aortenklappe wird exzidiert, die Abszeßhöhle gesäubert und wegen des sozialen Hintergrundes des Patienten eine Bioprothese vom Typ Mitroflow A 21 implantiert. Die Blutdruckamplitude nimmt von präoperativ 131/28 mm Hg auf postoperativ 120/55 mm Hg ab. Histologisch wird eine floride bakterielle Endokarditis gesichert.

Im weiteren postoperativen Verlauf entwickelt sich ein paravalvuläres Leck bei fortbestehender Senkungsbeschleunigung und subfebrilen Temperaturen bis 38° trotz antibiotischer Therapie.

Phonokardiographischer Verlauf (Abb. 8.35):   Am 4. Tag nach dem operativen Klappenersatz (links) findet sich ein deutliches hochfrequentes Refluxgeräusch mit zusätzlichem Austin-flint-Geräusch als Hinweis auf relative Mitralstenose durch den aortalen Reflux. Vier Wochen postoperativ (rechts) hat das Geräusch an Lautstärke erheblich zugenommen. Zusätzlich ist ein frühsystolisches spindelförmiges Austreibungsgeräusch aufgetreten. Klinisch kommt es zu einer deutlichen Verschlechterung.

Karotispulskurve 4 Wochen postoperativ (Abb. 8.36):   Regelrechter Steilanstieg. Systolischer Doppelgipfel mit angedeutetem Hahnenkammphänomen. Abgeflachte Inzisur und fehlende dikrote Welle als Hinweis auf hämodynamisch bedeutsame Aorteninsuffizienz.

Apexkardiogramm 4 Wochen postoperativ (Abb. 8.37):   Deutlich überhöhte schnelle Füllungswelle mit 3. HT. Massiv überhöhte langsame Füllungswelle infolge der Aortenregurgitation und überhöhte A-Welle. Schmaler systolischer Gipfel mit vorzeitigem Abfall zum Punkt 0.

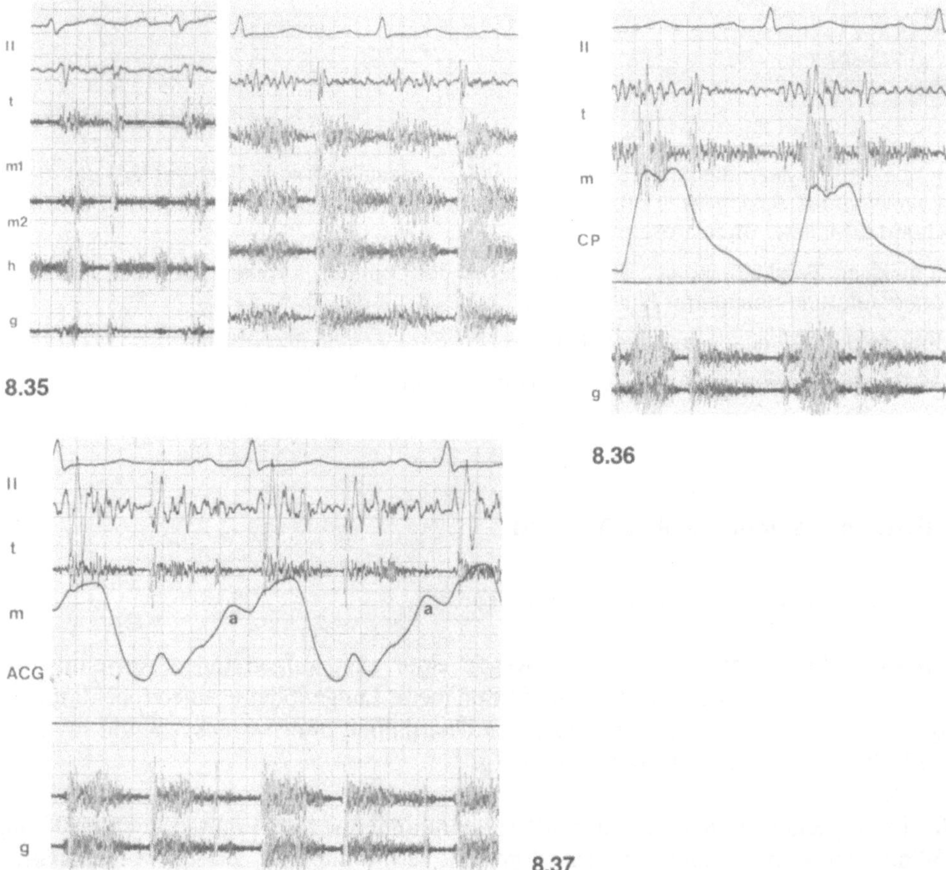

8.35

8.36

8.37

Weiterer Verlauf: Fünf Monate nach dem ersten Eingriff erfolgt dann eine erneute invasive Diagnostik zur Abklärung der persistierenden Aorteninsuffizienz. Es finden sich erhöhte enddiastolische Volumina. EDVI 144, ESVI 60 ml/m², EF 58%. Angiographisch kommt eine Abszeßhöhle im Bereich unterhalb der Aortenprothese mit Perforation in den linken Ventrikel und eine Mitralinsuffizienz zur Darstellung. Bei einer Revisionsoperation findet man die Prothese zu einem Drittel ausgerissen, zusätzlich besteht eine hühnereigroße supravalvuläre Abszeßhöhle mit Perforation in den LV. Die Prothese wird refixiert und die Abszeßhöhle verschlossen. Postoperativ finden sich weiterhin die Zeichen eines kleinen paravalvulären Lecks.

Phonokardigramm 6 Wochen nach dem Zweiteingriff (Abb. 8.38): Unauffällige Prothesenöffnungs- und Schließungsklicks. Frühsystolisches, hochfrequentes, prothesenbedingtes Austreibungsgeräusch und hochfrequentes, kurzes Sofortdiastolikum über $4L_2$, das bei Kontrolle nach 4 Monaten *rechts* keine entscheidende Befundänderung aufweist.
Weiterhin konservatives Abwarten.

Supraaortale Angiographie in RAO-Projektion (Abb. 8.39): Anterior gelegene septierte Abszeßhöhle supraprothetisch mit Kontrastmittelreflux aus der Abszeßhöhle in den LV.

Supraaortale Aortographie in LAO-Projektion (Abb. 8.40): Deutlicher Kontrastmittelreflux über die teilweise ausgerissene Prothese in den LV. Man erkennt die Bügel der Bioprothese in Aortenposition.

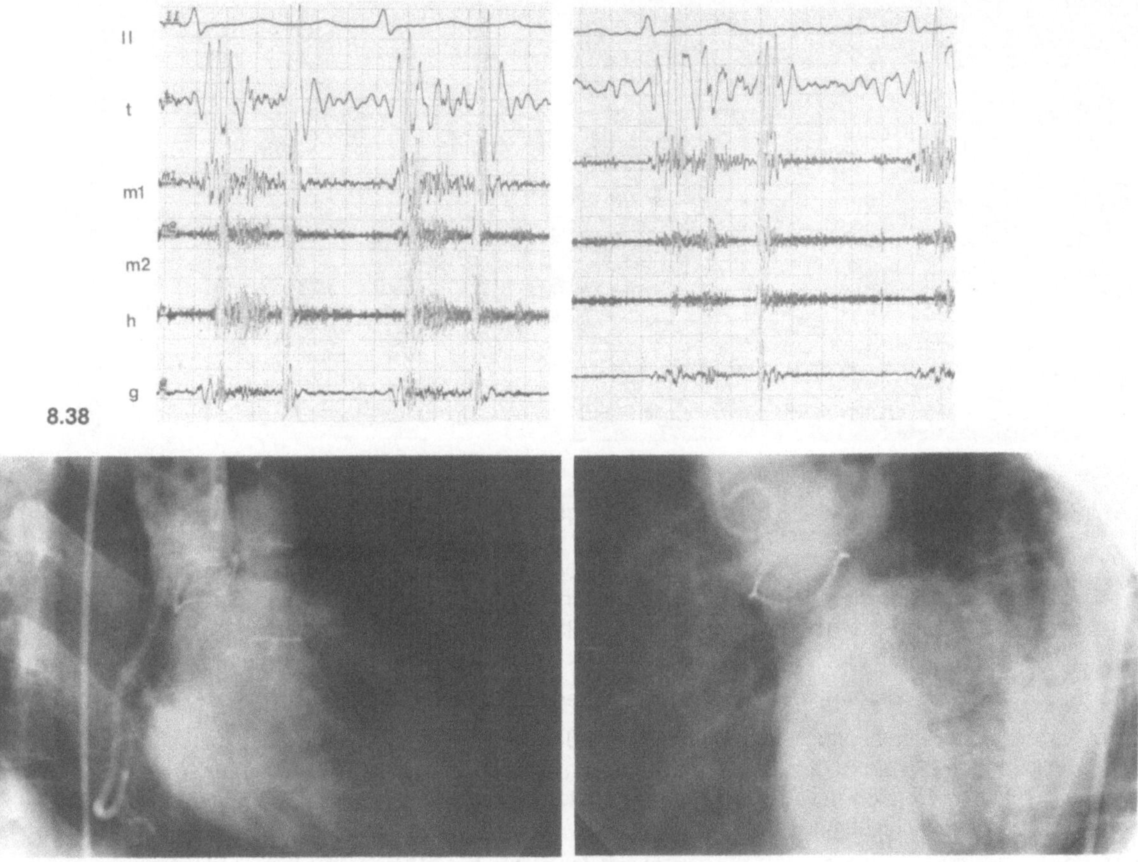

8.38

8.39   8.40

Echokardiographischer Befund: Postoperativ normalgroßer rechter Ventrikel (12 mm). Leicht dilatierter linker Ventrikel (EDD = 56/ESD = 36 mm) und vergrößerter linker Vorhof (42 mm). Linksventrikuläre Hinterwand grenzwertig dick und hyperkinetisch. Interventrikuläres Septum normalwertig. Mitralklappe leicht schwebend. Aortenklappenprothese (Mitroflow) mit paravalvulärer Abszeßhöhle antero-lateral und Perforationen in die Aortenwurzel und den linksventrikulären Ausflußtrakt. Unauffällige Segelbewegungen der Aortenklappenprothese.

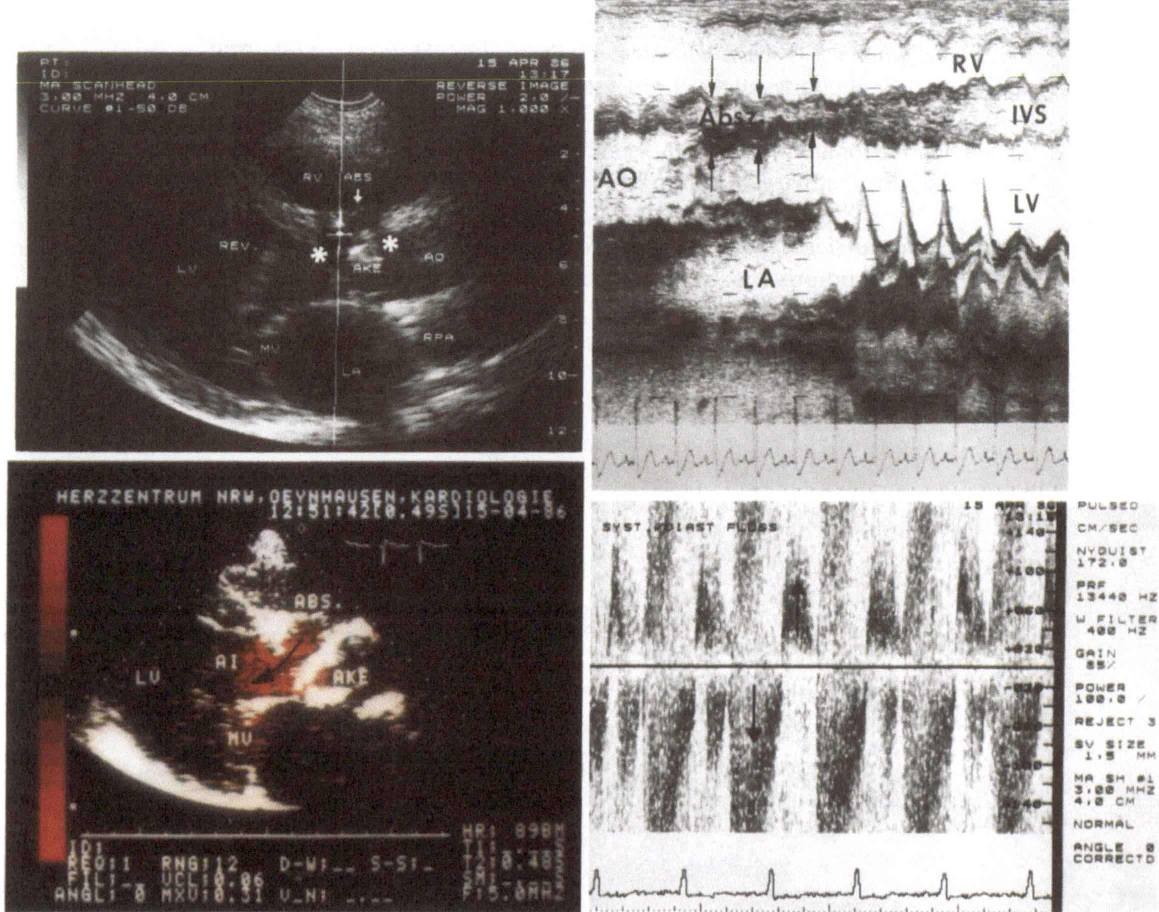

8.41. Zustand nach 1. Operation. Parasternaler Längsschnitt mit Aortenklappenersatz *(AKE)* und der Abszeßhöhle *(ABS, →)*. M-mode-Linie mit markiertem Meßvolumen des gepulsten Dopplers innerhalb der Abszeßhöhle direkt vor der Perforation in den linksventrikulären Ausflußtrakt. Perforationen in den linksventrikulären Ausflußtrakt bzw. in die Aortenwurzel sind durch Sternchen gekennzeichnet. REV Reverberation, RPA rechte Pulmonalarterie

8.42. M-mode-sweep von parasternal mit deutlich erkennbarer Perforationshöhle (→)

8.43. Parasternaler Längsschnitt entsprechend Abb. 8.41 mit einem nur geschwindigkeitsdifferenzierendem Farbkode zur besseren Darstellung des gesamten Insuffizienzjets *(AI)*, der in Diastole im Bereich der Abszeßhöhle mit breitem, jedoch kurzem Rückstrom in den linken Ventrikel nachweisbar ist

8.44. *Gepulster Doppler:* Im Bereich des in Abb. 8.41 markierten Meßvolumens des gepulsten Dopplers registrierte Flußkurve mit systolisch-diastolischem, paraprothetischem Fluß

Dopplerechokardiographie: Aortenklappenleck mit zusätzlich paravalvulärem Reflux über die Abszeßhöhle, Gesamtregurgitation mittelgradig. Leichte Mitralinsuffizienz.

Echokardiographischer Befund (nach Refixation): Im Vergleich zum Echokardiogramm vor der Refixationsoperation ergeben sich folgende Änderungen: Linker Ventrikel und linker Vorhof sind kleiner geworden, jetzt normaler linker Ventrikel (EDD = 50/ESD = 31 mm) und linker Vorhof (31 mm). Die linksventrikuläre Hinterwand ist jetzt normokinetisch (Ampl. 12 mm). Sonst unveränderte Werte.

Dopplerechokardiographie: Im Vergleich zum Vorbefund kleineres, jedoch noch leichtes paravalvuläres Aortenklappenprothesenleck durch die Abszeßhöhle, die noch Perforationen aufweist.

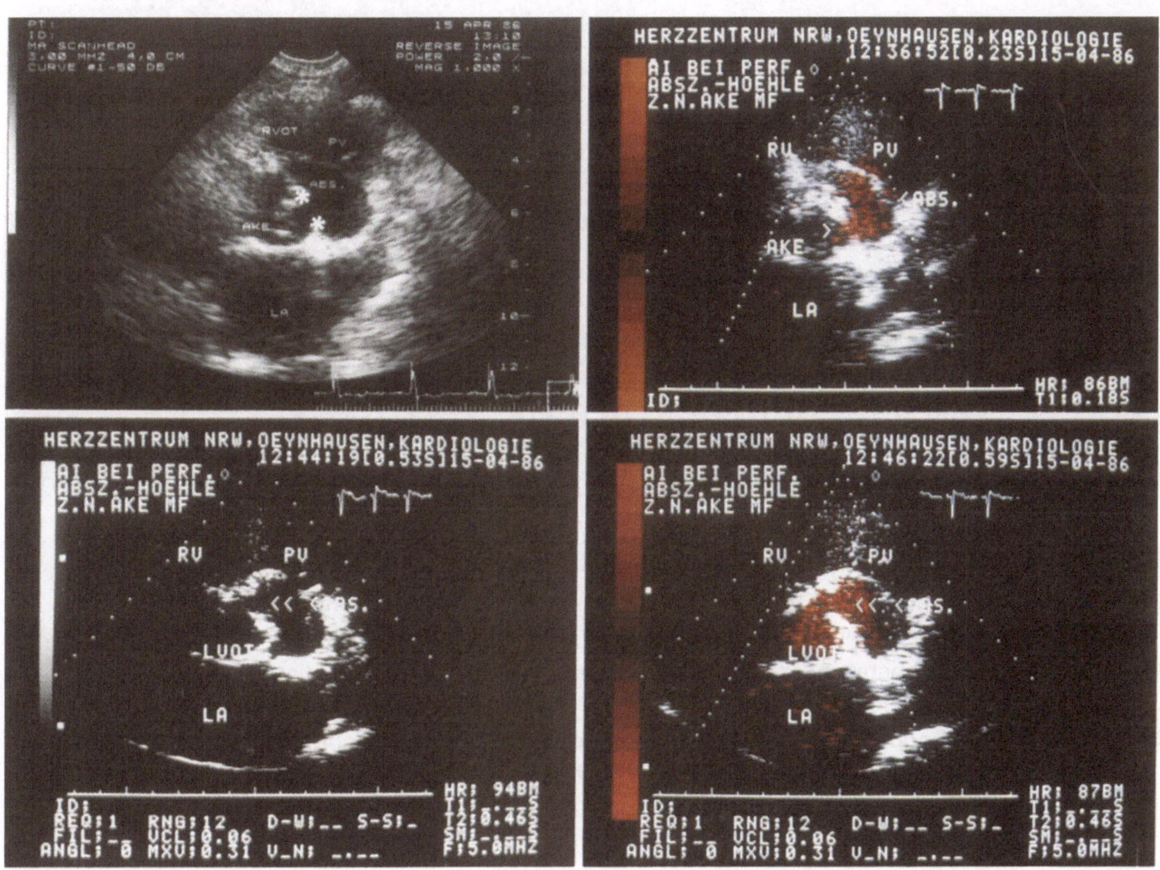

8.45. Parasternaler Querschnitt der Aortenwurzel in Höhe des Aortenklappenersatzes *(AKE)* mit Abszeßhöhle *(ABS)* zwischen Pulmonalklappe und Aortenklappenersatz. Die aortenseitige Perforation ist über eine Breite von etwa 1 cm nachweisbar (*)

8.46. Echokardiogramm wie in Abb. 845 mit Nachweis des durch die Perforation in die Abszeßhöhle gelangten Blutstroms in Frühdiastole (>)

8.47. Parasternaler Querschnitt in Höhe des linksventrikulären Ausflußtraktes direkt unterhalb des Aortenklappenersatzes mit Perforation in den linksventrikulären Ausflußtrakt (>>)

8.48. Echokardiogramm entsprechend Abb. 8.47 mit spätdiastolisch nachweisbarem, paravalvulärem Aorteninsuffizienzjet, der über die Abszeßhöhle und der Perforation in den linksventrikulären Ausflußtrakt gelangt

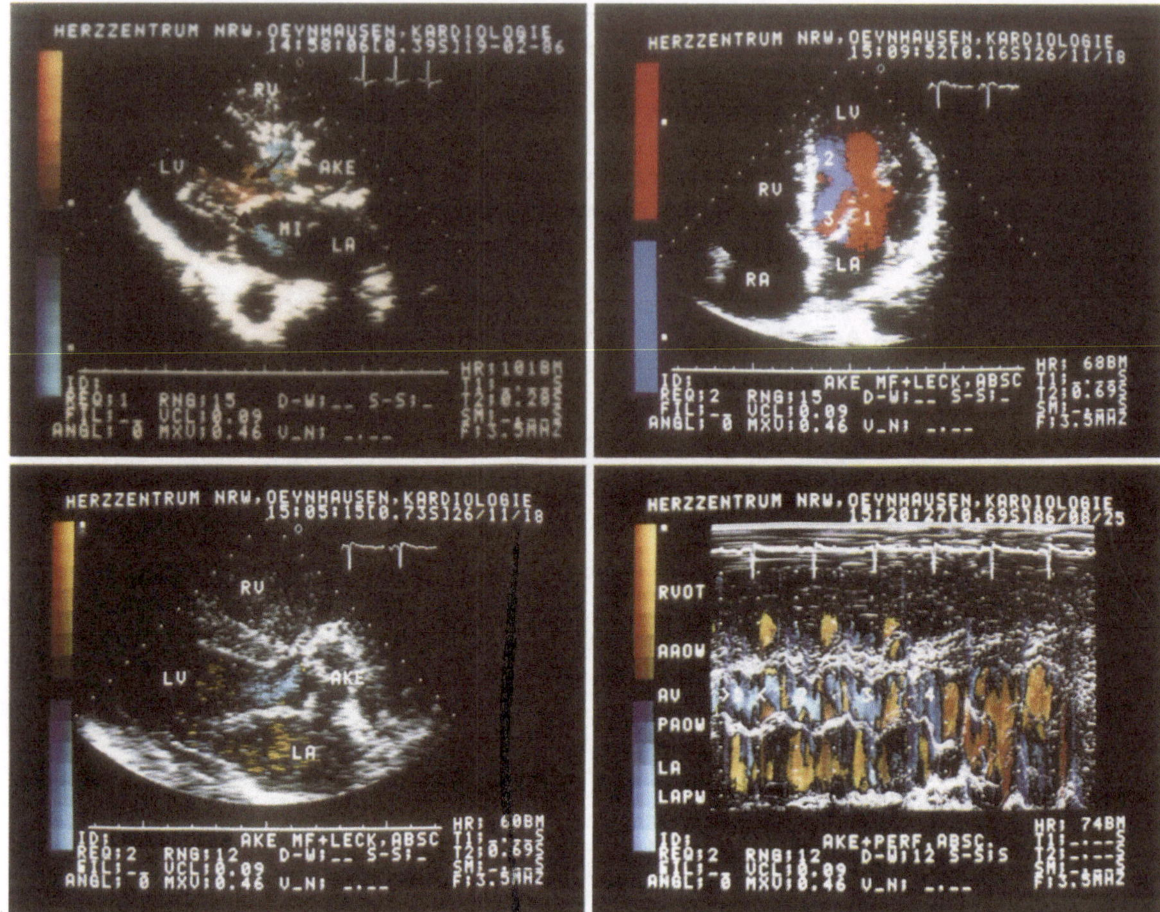

8.49. Parasternaler Längsschnitt in Systole: Nachweis einer leichten Mitralinsuffizienz *(MI)*

8.50. Zustand nach Reoperation: Apikaler Vierkammerblick, *Fluß 1/2* linksventrikulärer Einfluß, *Fluß 3* noch nachweisbare Aorteninsuffizienz aus dem Abszeßbereich stammend

8.51. Zustand nach Reoperation: Parasternaler Längsschnitt mit *blau* dokumentiertem paravalvulären Perforationsjet aus der Abszeßhöhle und *gelbem* linksatrialen Einstrom

8.52. Zustand nach Reoperation: Farbdoppler-M-mode-sweep mit noch leichter Aorteninsuffizienz, gekennzeichnet durch die diastolischen blau-türkisen Flußfelder *1–4*

8.53. Längsschnitt der rechten Femoralarterie *(1)* mit kranialen Anteilen rechts und kaudalen ▶ Anteilen links im Bild. Zusätzliche Darstellung des Aneurysma spurium *(2)*. Während der Femoralarterienfluß vom Schallkopf fortgerichtet und blau dargestellt ist, weist der Perforationsjet in das Aneurysma spurium einen leicht zum Schallkopf gerichteten Fluß mit turbulenter Charakteristik auf *(3)*

8.54. Echogramm wie in Abb. 8.53 mit geändertem Farbkode, der die Ausdehnung des Perforationsjets verbessert darstellt

8.55. *Unten:* Mitschrift des Perforationsjets in das Aneurysma spurium mittels gepulstem Doppler *(PWD). Oben:* das dazugehörige Farbdoppler-M-mode mit eingeblendetem, gestrichelt dargestelltem Meßvolumen des gepulsten Dopplers und dem gelben Perforationsjet. Unterhalb der Meßvolumenlinie zeigt sich der Femoralarterienfluß als blaue Strömung mit gelbem Aliasing. Diastolisch ist ein kleiner gelber Rückstrom registrierbar

8.3 Aneurysma spurium

Fall 1: M.H., w., 39 Jahre (Abb. 8.53–8.57)

Diagnose: Kombiniertes Aortenvitium mit überwiegender Insuffizienz, NYHA-Klasse III. Aneurysma spurium der A. femoralis rechts nach Punktion.

Vorgeschichte: Ein Vitium ist seit Jahren bekannt. Wegen abnehmender Leistungsbreite jetzt invasive Abklärung. Bestätigung der klinischen Diagnose, Aortenregurgitationsfraktion 50%.

Verlauf: 3 Tage nach der Herzkatheteruntersuchung entwickelt sich ein systolisches Geräusch in der rechten Leiste mit Ausbildung eines Aneurysma spurium. Bei der Patientin wird ein Aortenklappenersatz mittels einer SJM-Prothese durchgeführt, das Aneurysma spurium konservativ behandelt.

Echographischer Befund: Deutliches Aneurysma spurium der Femoralarterie rechts mit Darstellung des Perforationsjets simultan zum Femoralarterienfluß.

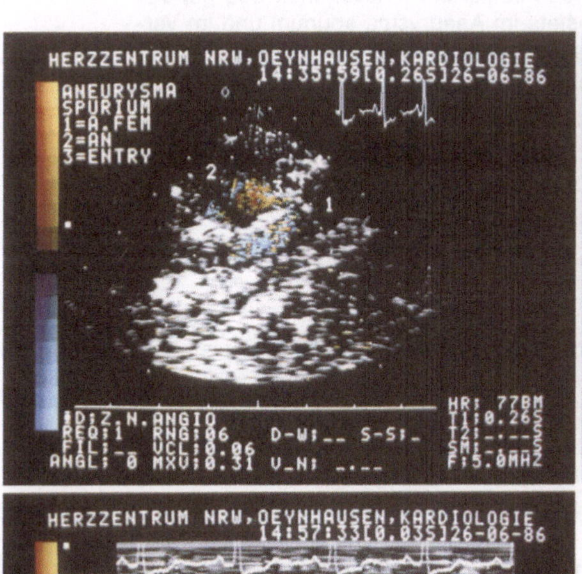
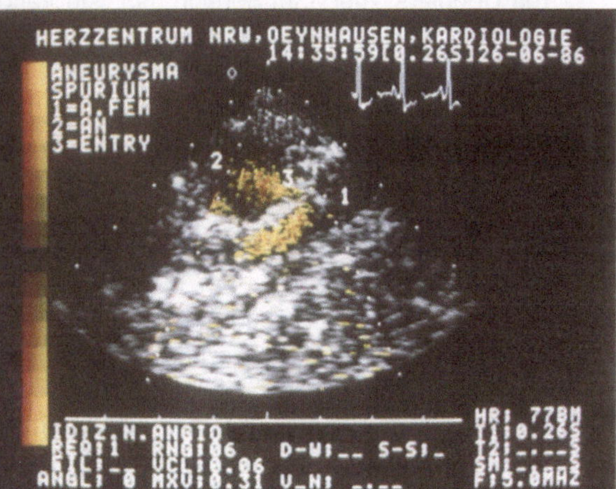
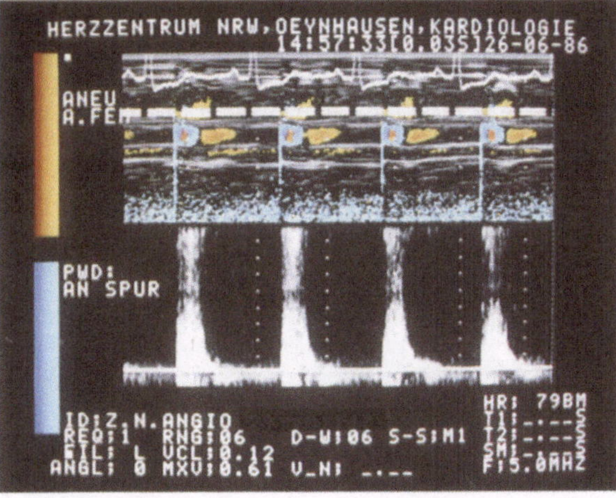

8.53–8.55. (Legenden s. S. 240)

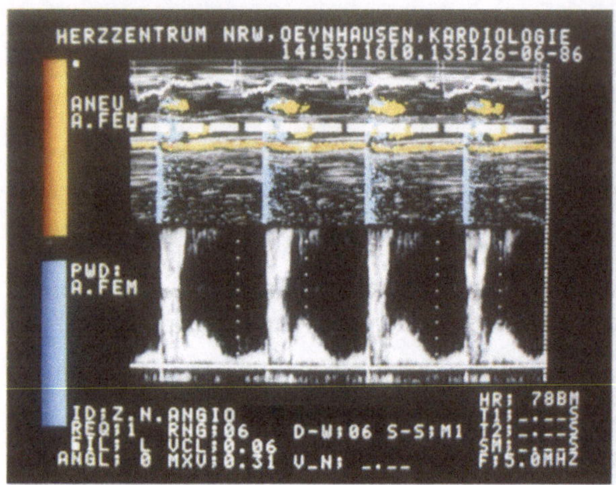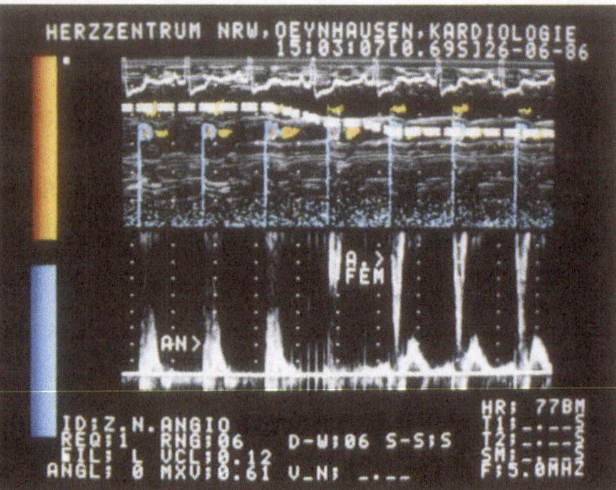

8.56. Echo wie in Abb. 8.55 mit geänderter Lage des Dopplermeßvolumens, das jetzt im Bereich der Femoralarterie positioniert ist. Die entsprechende Mitschrift im unteren Bildteil zeigt einen vom Schallkopf sich fortbewegenden systolischen Fluß mit nachfolgender sehr kleiner Rückströmung nach zentral

8.57. *Obere Hälfte:* Farbdoppler-M-mode mit gestrichelt markiertem Meßvolumen des gepulsten Dopplers, zuerst im Bereich des Perforationsjets im Aneurysma spurium und im Verlauf des Echogramms Verlegung des Meßvolumens in die A. femoralis. Das entsprechende, gepulste Dopplersignal ist in der unteren Bildhälfte dargestellt

Fall 2: G. K., m., 51 Jahre (Abb. 8.58–8.61)

Diagnose: Koronare Herzkrankheit.
Aneurysma spurium des A. femoralis nach Punktion.

Vorgeschichte: Seit 3 Monaten Crescendo angina, daher invasive Abklärung mit selektiver Koronarangiographie nach Judkins von der rechten A. femoralis aus. Es findet sich eine koronare Herzkrankheit mit 50% Hauptstammstenose sowie einer 99%igen Stenose des Ramus interventricularis anterior. Der Patient wird zur Bypassoperation akzeptiert.

Verlauf: Nach der Untersuchung entwickelt sich, nachdem wegen der Stammstenose eine Antikoagulation eingeleitet wurde, ein kleines Hämatom an der Punktionsstelle. Am 7. Tag findet sich ein systolisches Geräusch. Bei der chirurgischen Revision der Leiste wird ein Aneurysma spurium ausgeräumt

Echographischer Befund: Im Bereich der rechten Leiste zeigt sich ein ca. 2,5·2 cm großes Aneurysma spurium in das systolisch aus der A. femoralis ein gut darstellbarer Jet hineinschießt.

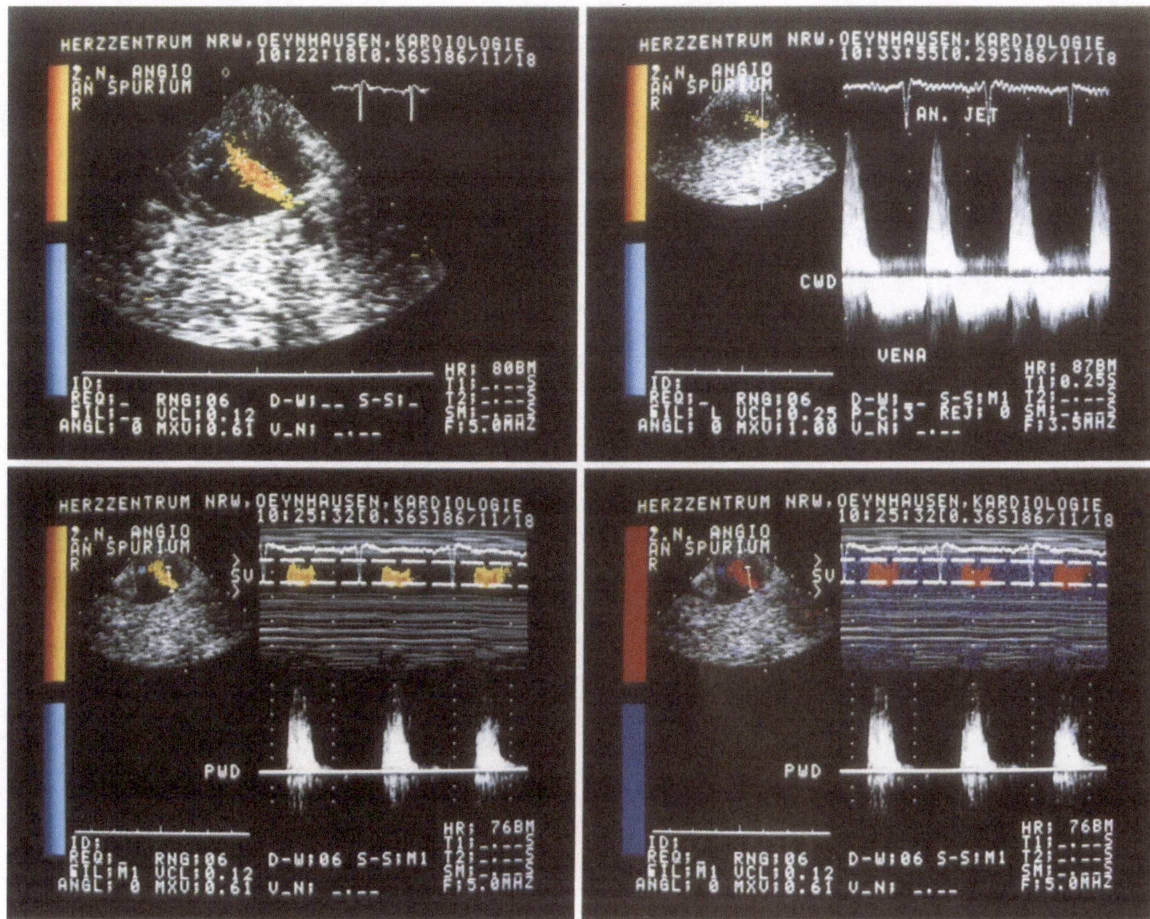

8.58. Querschnitt des Aneurysma spuriums und der posterior gelegenen Arterie im Bereich der Punktionsstelle der Katheteruntersuchung mit einschießendem Perforationsjet *(gelb)*

8.59. Mitschrift des kontinuierlichen Dopplersignals *(CWD):* Nachweis des Perforationsjets in später Systole bzw. früher Diastole, zusätzlich venöse Strömung unterhalb der Nullinie zwischen den jeweiligen Perforationsflüssen. Links oben das Referenzsektorbild mit eingeblendetem Dopplermeßstrahl

8.60. Farbdopplersektorechogramm links oben mit eingeblendetem Meßvolumen des gepulsten Dopplers. Rechts unten Mitschrift des gepulsten Dopplers *(PWD)* mit Darstellung des Perforationsjets. Oben rechts das dazugehörende Farbdoppler-M-mode-Bild mit gestrichelt markierten Meßvolumengrenzen

8.61. Echo wie in Abb. 8.60 mit jedoch geändertem Farbkode (sog. Power-mode) zur besseren Darstellung der Ausdehnung des Perforationsjets

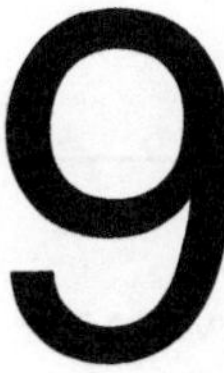

9 Komplikationen der koronaren Herzkrankheit

Häufigkeit von Komplikationen beim akuten Infarkt:

Myokardperforation	1–2%
a) – Hämatoperikard	
b) – Ventrikelseptumdefekt	
c) – Papillarmuskelabriß	0,9%
Linksventrikulärer Thrombus	
– periphere Embolien	1%
Ventrikelaneurysma	bis 15%
Infarktperikarditis	3%

Fall 1: G.J., m., 27 Jahre (Abb. 9.1–9.9)

Diagnose: Koronare Herzkrankheit, Eingefäßerkrankung.
Zustand nach Vorderwandinfarkt mit Vorderwandaneurysma und Mitralinsuffizienz.

Vorgeschichte: Bei dem erst 27jährigen Patienten besteht eine erhebliche familiäre Belastung, der Vater starb mit 46 Jahren am Myokardinfarkt. Bei der Mutter ist eine Hypercholesterinämie bekannt. Der Patient selbst hat bis zum Infarkt täglich 50 Zigaretten geraucht. Die Cholesterinwerte betrugen vor Therapie bei dem Patienten 474, nach Therapie mit Diät und Quantalan 208 mg%. Zwei Monate vor der stationären Aufnahme erlitt er aus vollem Wohlbefinden heraus einen Vorderwandinfarkt. Röntgenologisch zeigte sich ein vergrößerter linker Ventrikel und ein vergrößerter linker Vorhof mit leichter Lungenstauung.

Herzkatheter: Vergrößerte linksventrikuläre Volumina. EDVI 170, ESVI 107 ml/m^2, Auswurffraktion 37%. Erhöhter linksventrikulärer enddiastolischer Druck von 25 mm Hg in Ruhe. Angiographisch deutliches anteroseptales Aneurysma. Koronarographisch Eingefäßerkrankung mit Verschluß des Ramus interventricularis anterior.

Ruhe-EKG (Abb. 9.1): Sinusrhythmus, Q-Zacke in Ableitung I und aVL mit persistierender ST-Hebung und spitzterminaler T-Negativierung. In den Brustwandableitungen R-Verlust, bzw. R-Reduktion über der gesamten Brustwand mit persistierender ST-Hebung und terminaler T-Negativierung in V$_5$ und V$_6$.

Karotispulskurve (Abb. 9.2): Formal unauffällig. Normale systolische Zeitintervalle.

Apexkardiogramm (Abb. 9.3): Überhöhte A-Welle in Koinzidenz mit einem niederamplitudigen, niederfrequenten 4. HT. Spätsystolischer Buckel *(B)* als Hinweis auf ein Ventrikelaneurysma. Dieser Buckel fehlt bei der folgenden, vorzeitig einfallenden Extrasystole. Im mitregistrierten Phonokardiogramm hochfrequentes Refluxgeräusch als Hinweis auf Mitralinsuffizienz.

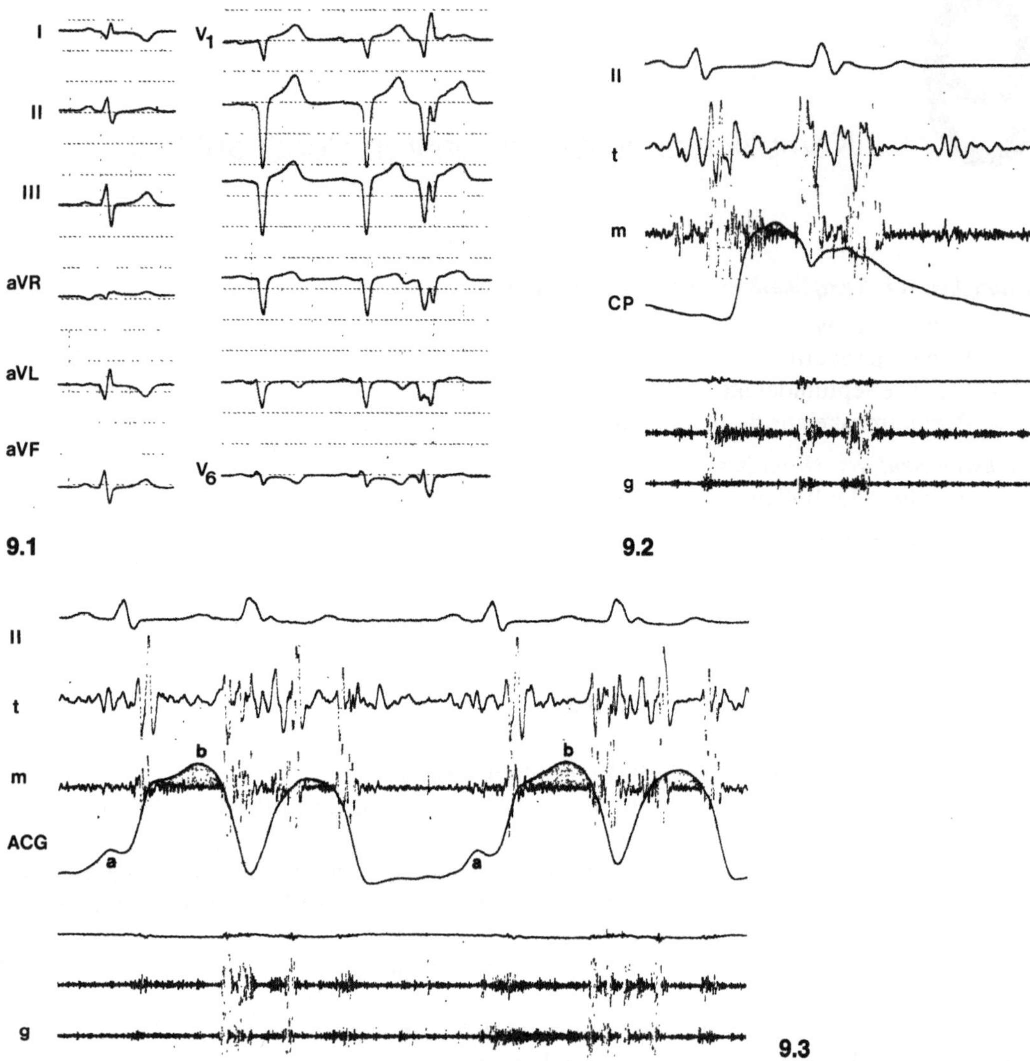

Bemerkung: Eine Revaskularisation kommt bei der Eingefäßerkrankung nicht in Betracht. Eine Aneurysmaresektion ist wegen der geringen klinischen Symptomatik nicht angezeigt. Die weitere Prognose wird von der Modifikation der Risikofaktoren abhängig sein.

Echokardiographischer Befund: Rechter Ventrikel normal weit (20 mm). Linker Vorhof leicht dilatiert (43 mm). Linker Ventrikel aneurysmatisch dilatiert mit reduzierter Ejektionsfraktion im Restventrikel (EDD = 69/ESD = 57 mm). Normaldicke und normokinetische linksventrikuläre Hinterwand. Das interventrikuläre Septum ist dünn und hypokinetisch und im apikalen Segment in das Aneurysma einbezogen. Mitralklappe schwebend mit Hinweis für erhöhten linksventrikulären enddiastolischen Druck (B-notch). Aortenklappe unauffällig.

Dopplerechokardiographie: Leichte bis mittelgradige Mitralinsuffizienz.

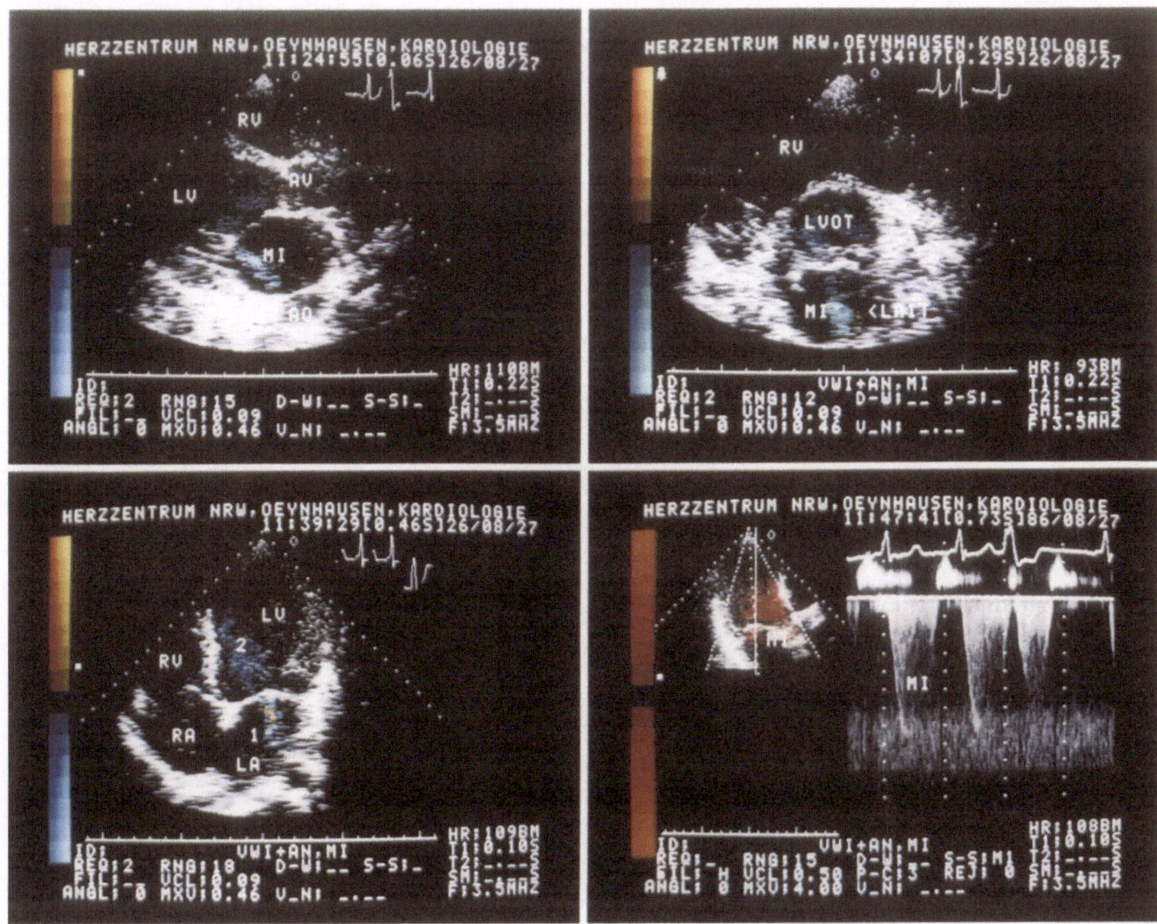

9.4. Parasternaler Längsschnitt: Leichte bis mittelgradige Mitralinsuffizienz *(MI, blau)*

9.5. Parasternaler Querschnitt in Höhe des linksventrikulären Ausflußtraktes (LVOT) direkt vor der Aortenklappe und des linksventrikulären Einflußtraktes direkt vor der Mitralklappe. Im Bereich vor der Mitralklappe zeigt sich *blau* eine Mitralinsuffizienz *(MI)*

9.6. Apikaler Vierkammerblick mit linksventrikulärem Ausfluß *(2)* und Mitralinsuffizienz *(1)*

9.7. *Kontinuierlicher Doppler:* Registrierung der Mitralinsuffizienz und des linksventrikulären Einflusses rechts im Bild, mit Referenzsektorbild eines apikalen Zweikammerblicks links oben. Die Lage des Dopplermeßstrahls ist durch die gepunktete und durchgezogene Linie markiert

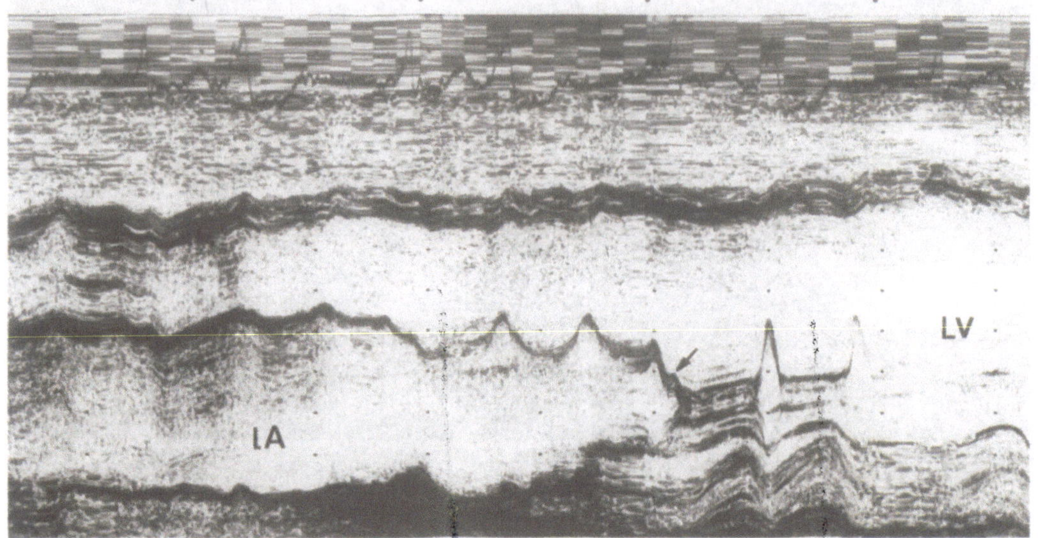

9.8. Konventioneller M-mode-sweep von parasternal mit Registrierung der Vorhof- und Ventri-
kelgröße. ↓MV-B-Notch

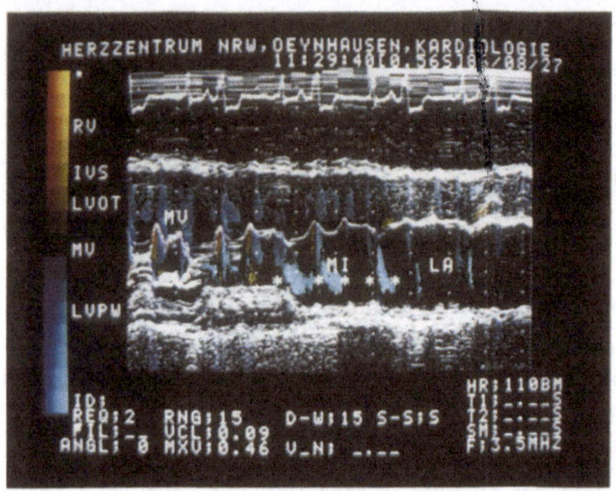

9.9. M-mode-sweep von parasternal mit Registrierung der Mitralinsuffizienz und ihrer Ausdehnung anhand der jeweils systolisch nachweisbaren türkisfarbenen Regurgitationsströ-
mung (*MI **)

Fall 2:   H. H., m., 73 Jahre (Abb. 9.10–9.22)

Diagnose: Koronare Herzkrankheit.
Mitralinsuffizienz, NYHA-Klasse III aus IV.

Vorgeschichte: Seit 3 Jahren zunehmende Dyspnoe. Vor 1,5 Jahren stationäre Behandlung
wegen Linksdekompensation.

Klinik: 73jähriger, 1,78 m großer und 57 kg schwerer Patient. In Ruhe sind keine kardiopulmonalen Insuffizienzzeichen nachweisbar. Auskultatorisch findet sich bei einem leisen
1. HT ein holosystolisches Geräusch über 5L8 mit Fortleitung in die Axillarlinie. Zusätzlich

leises diastolisches Intervallgeräusch. Das Röntgenbild zeigt einen vergrößerten linken Ventrikel und einen vergrößerten linken Vorhof mit einem Herz-Thorax-Quotienten von 0,53.

Herzkatheter: Pulmonalarteriendrucke mit 38/13/24 mm Hg mäßig erhöht. Beim LV-Angio deutlicher Reflux über die Mitralklappe in den vergrößerten linken Vorhof. Regurgitationsfrakton 60%. Vergrößerte linksventrikuläre Volumina, EDVI 189, ESVI 62 ml/m^2, EF 67%.

Koronarangiographie: Koronare Dreigefäßerkrankung mit 90%iger proximaler Stenose des Ramus interventricularis anterior und 90%iger Diagonalaststenose, 75%iger Stenose des 1. Marginalastes und 90%iger Stenose der rechten Koronararterie.

Verlauf: Revaskularisation mit 5fach aortokoronarem Venenbypass und Ersatz der Mitralklappe durch eine Hancock-Prothese der Größe M 29. Intraoperativ findet sich ein dilatierter und stark vergrößerter linker Ventrikel mit ausgeprägten Narbenfeldern nach klinisch stumm verlaufenem Hinterwandinfarkt mit Papillarmuskeldysfunktion.

Elektrokardiogramm (Abb. 9.10): Sinusrhythmus. Linkstyp. Versenktes R in Ableitung III als mögliches Residuum eines abgelaufenen Hinterwandinfarktes. P-mitrale mit deutlichem Doppelgipfel. Fehlende R-Progression in den Brustwandableitungen mit abruptem Überschlag in V$_5$ als Hinweis auf zusätzliche Vorderwandnarben.

Phonokardiogramm (Abb. 9.11): Verspätet einfallender, niederamplitudiger, mittelfrequenter 1. HT. Hochamplitudiger aortaler Ejektionsklick. Hochfrequentes, bandförmiges, holosystolisches Geräusch bis zum physiologisch gespaltenen 2. HT. Niederamplitudiges, hochfrequentes, diastolisches, kurzes Intervallgeräusch als Hinweis auf funktionelle Mitralstenose.

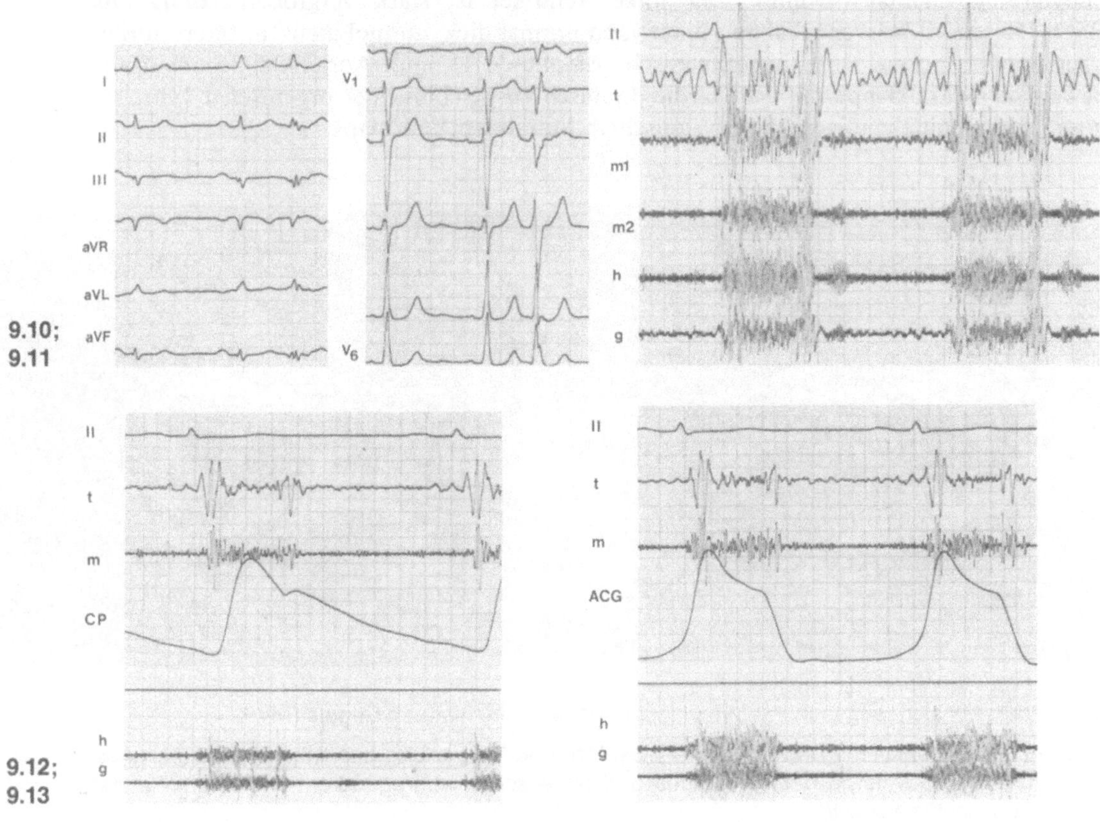

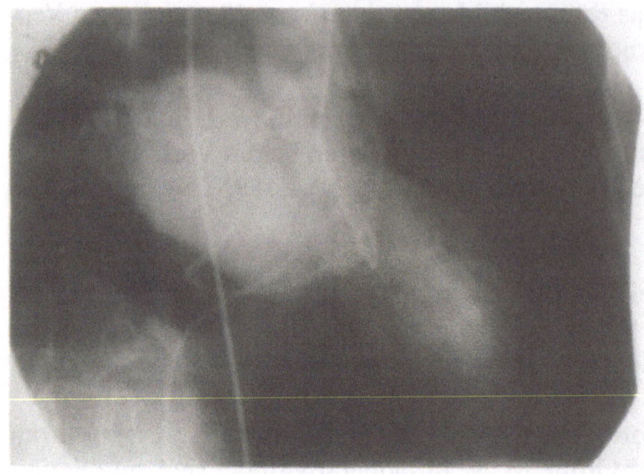

9.14

Karotispulskurve (Abb. 9.12): Formal unauffällig mit verkürzter linksventrikulärer Austreibungszeit als Hinweis auf LV-Dysfunktion.

Apexkardiogramm (Abb. 9.13): Abgeflachte schnelle und langsame Füllungswelle. A-Welle nicht sicher abgrenzbar. Frühsystolischer Gipfel. Über katakrote Schulter Abfall zum Punkt 0.

LV-Angiographie in RAO-Projektion (Abb. 9.14): Deutlicher Kontrastmittelreflux über die Mitralklappe in einen vergrößerten, kontrastreich dargestellten linken Vorhof.

Echokardiographischer Befund: Normalweiter rechter Ventrikel (15 mm). Linker Vorhof mittelgradig dilatiert (49 mm). Der linke Ventrikel ist stark vergrößert (EDD=70/ ESD=52 mm). Linksventrikuläre Hinterwand normal dick, normokinetisch. Interventrikuläres Septum normal dick, hyperkinetisch (Amplitude 11 mm). Aortenklappe unauffällig beweglich. Mitralklappe mit echokardiographisch ausgeschlossener organischer Mitralstenose, jedoch mittelgradigem, holosystolischem Mitralklappenprolaps.

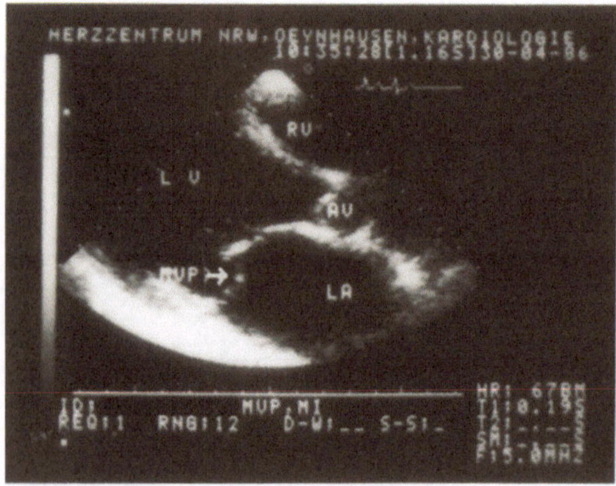
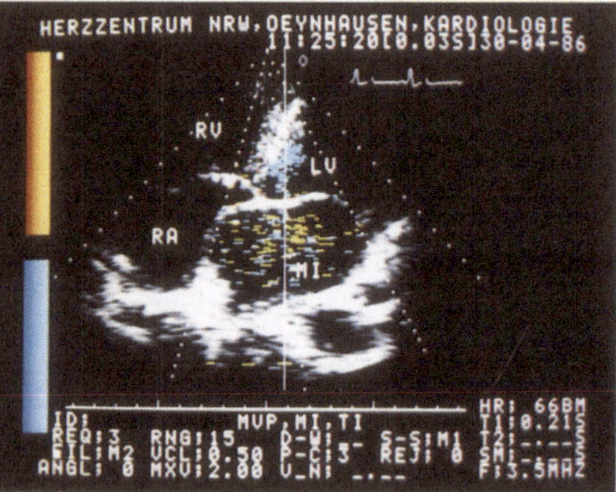

9.15. Parasternaler Längsschnitt: Mitralklappenprolaps des hinteren Segels (MVP→)

9.16. Apikaler Vierkammerblick mit 45°-Farbsektor und Darstellung des linksventrikulären Ausflusses *(blau)* sowie der sehr diffus und ohne scharf abgrenzbarem Jet erscheinenden Mitralinsuffizienz *(MI)*

Dopplerechokardiographie: Keine   Aorteninsuffizienz.   Mitralinsuffizienz   bedeutsamen
Schweregrades ohne organische Mitralstenose. Funktionelle Mitralstenose bei erhöhtem,
diastolischem Fluß. Trikuspidalklappe mit mittelgradiger Trikuspidalinsuffizienz.

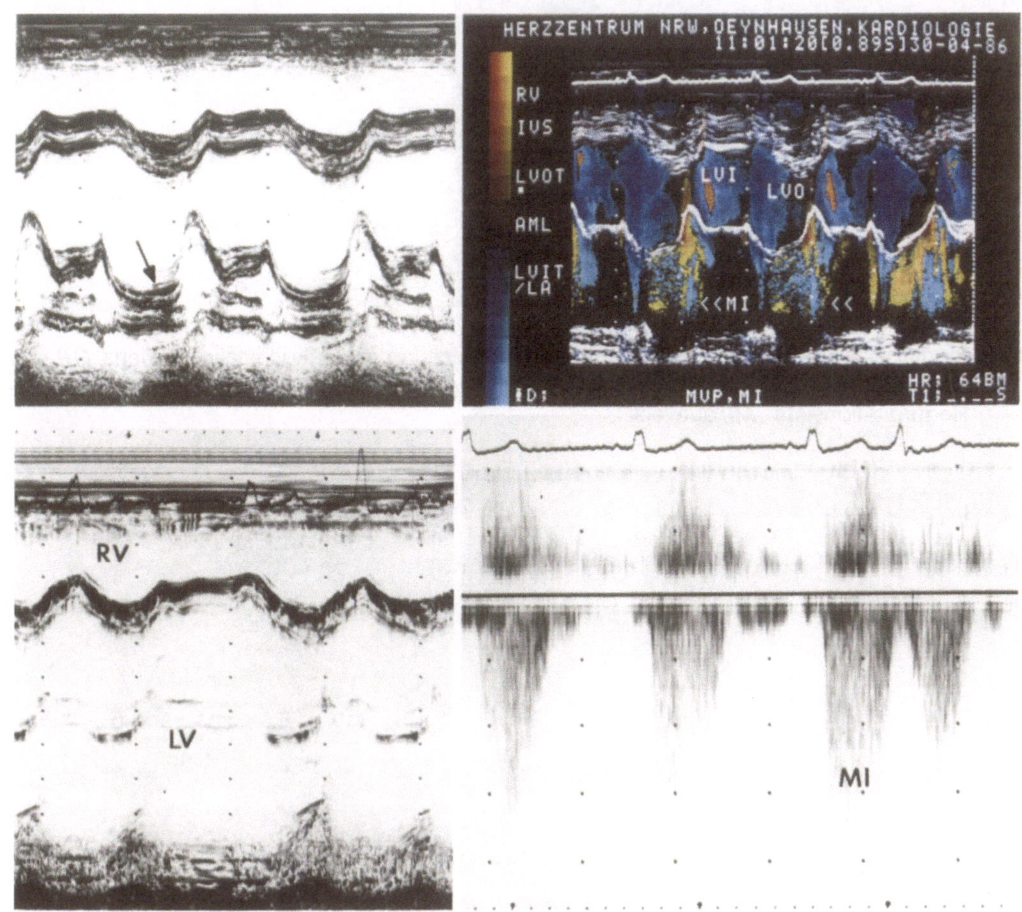

9.17. Parasternales M-mode-Echokardiogramm der Mitralklappe mit holosystolischem Prolaps.
Ausschluß einer organischen Mitralstenose bei normalem EF-Slope, normalen Öffnungs-
amplituden, fehlenden Verdickungen sowie deutlich diskordant sich bewegendem hinteren
Segel

9.18. Parasternales M-mode des linksventrikulären Einflusses *(LVI)*, des linksventrikulären Ausflusses *(LVO)* und der türkis mit gelben Einlagerungen sich darstellenden Mitralinsuffizienz
(MI). *LVIT* linksventrikulärer Einflußtrakt

9.19. Parasternales M-mode-Echokardiogramm zur Darstellung des linken und rechten Ventrikels sowie des Septums und der linksventrikulären Hinterwand. Deutlich ist die starke
linksventrikuläre Dilatation erkennbar

9.20. *Kontinuierlicher Doppler:* Registrierung der Mitralinsuffizienz bei apikaler Schallkopflage.
Die hohen Turbulenzen des Insuffizienzjets sind anhand der oberhalb der Nullinie und
somit zum Schallkopf sich bewegenden Blutströme erkennbar

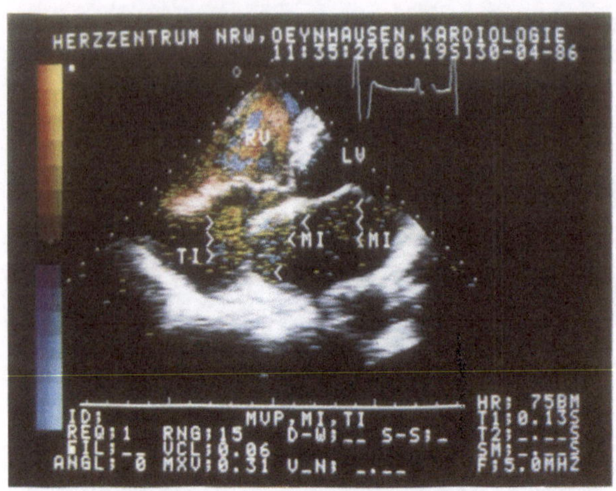

9.21. Modifizierter apikaler Vierkammerblick zur Darstellung der Trikuspidalinsuffizienz *(TI)* und der Mitralinsuffizienz, die in dieser Schallebene scheinbar jedoch 2 unterschiedliche Regurgitationsjets *(MI)* aufweist

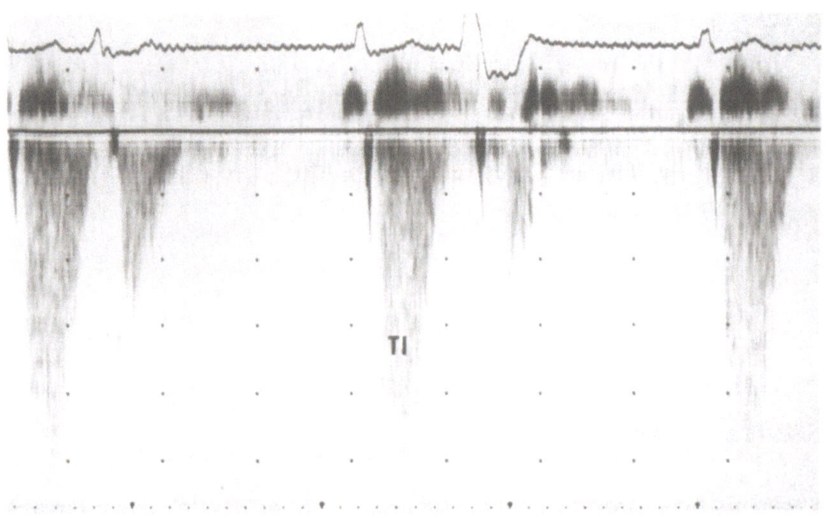

9.22. *Kontinuierlicher Doppler:* Registrierung der Trikuspidalinsuffizienz mit unterschiedlichen maximalen Geschwindigkeiten in Abhängigkeit von der vorausgegangenen Diastolendauer

Fall 3: B.C., m., 61 Jahre (Abb. 9.23–9.31)

Diagnose: Koronare Herzkrankheit, Eingefäßerkrankung. Zustand nach Vorderwandinfarkt mit postinfarziellem Ventrikelseptumdefekt.

Vorgeschichte: Der Patient erlitt aus vollem Wohlbefinden einen akuten Vorderwandinfarkt mit anschließender systemischer Lyse. Danach kam es zur Ausbildung eines Ventrikelseptumdefektes mit rezidivierender Lungenstauung.

Herzkatheter: Koronare Herzkrankheit mit Verschluß des Ramus interventricularis anterior im mittleren Drittel und Ausbildung eines Vorderwandspitzenaneurysmas. Postinfarzieller Ventrikelseptumdefekt mit einem Links-rechts-Shunt von 80%.

Verlauf: Bei der Operation findet sich eine handtellergroße, lehmgelbe Verfärbung im Septum mit daumenendgroßem Ventrikelseptumdefekt, der mit einem Dacronflicken verschlossen wird. Zusätzlich wird eine Aneurysmaraffung vorgenommen. Der postoperative Verlauf ist komplikationslos.

Elektrokardiogramm (Abb. 9.23): Sinusrhythmus, $S_1 Q_3$ bei Linkstyp. R-Verlust in den Brustwandableitungen V_3, V_4 und versenkte R-Zacke in V_5 mit deutlicher ST-Hebung und präterminaler T-Negativierung als Hinweis auf Vorderwandspitzenaneurysma.

Phonokardiogramm (Abb. 9.24): Verspätet einfallender 1. HT, niederamplitudiges, hochfrequentes Systolikum über $4L_2$, leiser A_2.

Echokardiographischer Befund: Noch normalgroßer rechter Ventrikel (29 mm) und normaler linker Vorhof (33 mm). Linker Ventrikel mit normalweitem Restventrikel (EDD = 50/ESD = 30 mm) und Vorderwandspitzenaneurysma. Großer Ventrikelseptumdefekt im apexnahen Aneurysmabereich des Septums. Linksventrikuläre Hinterwand und basales interventrikuläres Septum normal dick, normokinetisch. Mitral- und Aortenklappe unauffällig beweglich. Leichter Perikarderguß anterior.

Dopplerechokardiographie: Großer Ventrikelseptumdefekt mit Links-rechts-Shunt im beschriebenen Areal des Vorderwandspitzenaneurysmas. Der Shuntjet fließt fast permanent während des Herzzyklus mit nur kurzer Geschwindigkeitsreduktion in früher Diastole.

Postoperative Echokardiographie: Nach Verschluß des spitzennahen Ventrikelseptumdefektes und Raffung des Aneurysmas ist die Spitzenregion kleiner. Sonst gegenüber präoperativem Vorbefund unveränderte Werte. Ein Perikarderguß ist nicht mehr nachweisbar.

Postoperative Dopplerechokardiographie: Kleiner drucktrennender Restventrikelseptumdefekt nachweisbar.

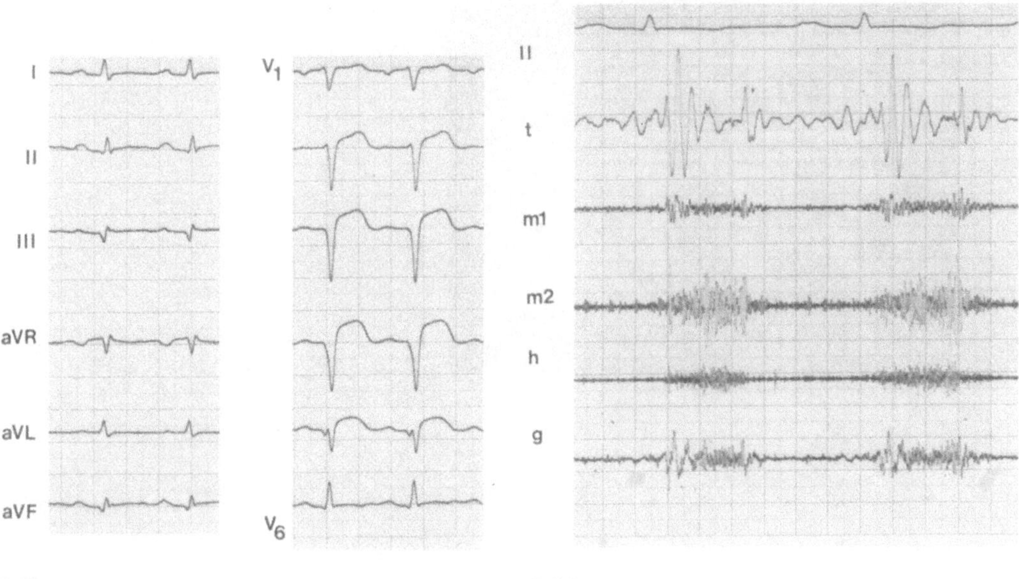

9.23   9.24

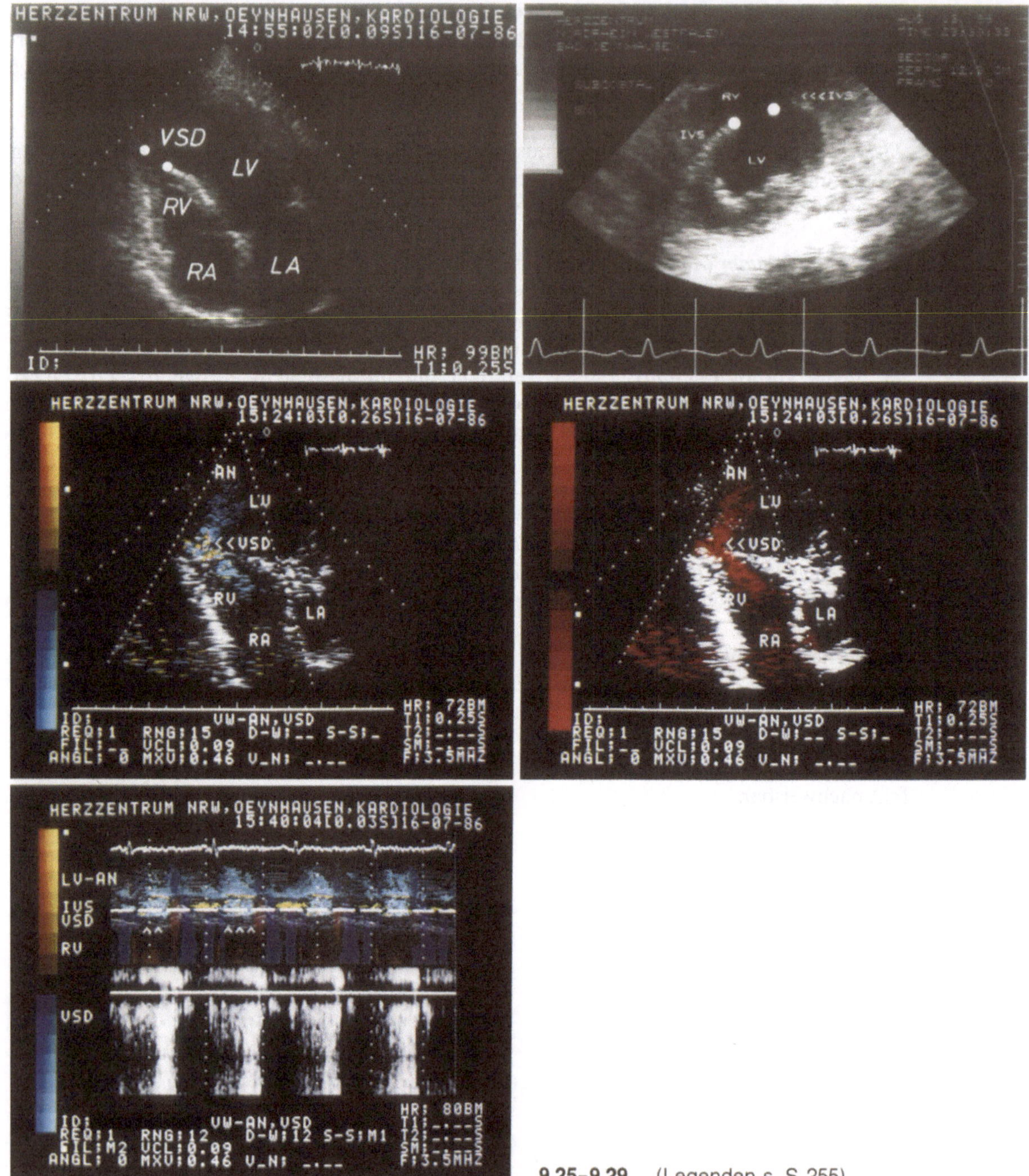

9.25–9.29.   (Legenden s. S.255)

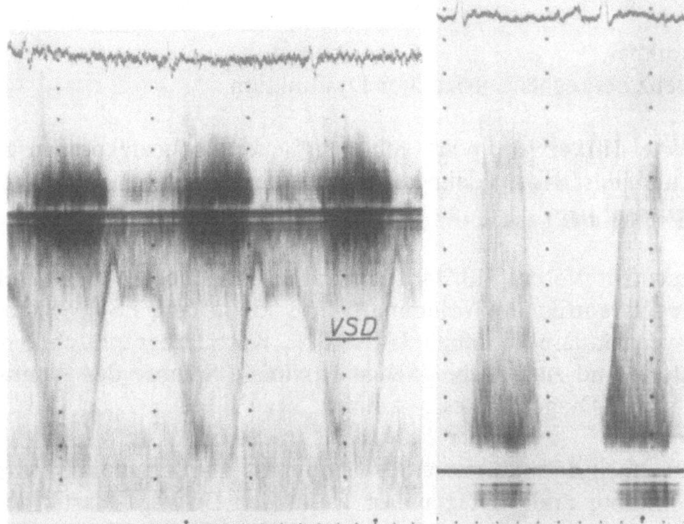

9.30. *Kontinuierlicher Doppler (präoperativ):* Registrierung des Links-rechts-Shunts über den Ventrikelseptumdefekt mit Nachweis eines fast permanent fließenden Jets und kurzer Reduzierung der Flußgeschwindigkeit in früher Diastole. Kein detektierbarer Rechts-links-Shunt

9.31. *Kontinuierlicher Doppler (postoperativ):* Nach Aneurysmaraffung und Verschluß des Septumdefektes ist noch ein kleiner, drucktrennender Defekt nachweisbar aus subxiphoidaler Schallrichtung. Δ P peak zwischen den Ventrikeln beträgt ca. 80 mm Hg

◄ **9.25.** Apikaler Vierkammerblick: Aneurysma im Bereich der linksventrikulären Vorderwandspitze und Ventrikelseptumdefekt durch Perforation (••)

9.26. Querschnitt des Herzens von subxiphoidal in Höhe des Aneurysmas und des Ventrikelseptumdefektes (••)

9.27. Modifizierter apikaler Vierkammerblick: Links-rechts-Shunt durch den Ventrikelseptumdefekt (*VSD*, >>). Der VSD-Jet ist sowohl links als auch rechts vom Septum dargestellt und weist im Bereich des Defektes turbulente Flußcharakteristik auf

9.28. Echokardiogramm wie in Abb. 9.27 mit jetzt monodirektionalem, nur nach Geschwindigkeit abgestuftem Farbkode zur besseren Erkennbarmachung der Ausdehnung des Links-rechts-Shunts

9.29. *Gepulster Doppler:* Registrierung des Links-rechts-Shunts. Das Meßvolumen des gepulsten Dopplers liegt im Ventrikelseptum in Höhe des Defektes. **Obere Hälfte:** M-mode mit Lageangabe des Dopplermeßvolumens

Fall 4: W. K., m., 64 Jahre (Abb. 9.32–9.36)

Diagnosen: Koronare Herzkrankheit.
Sekundäre Trikuspidalinsuffizienz bei rechtsventrikulärer Dysfunktion.

Vorgeschichte: Vor 3 Jahren akuter Hinterwandinfarkt mit mehrfachen Rechtsdekompensationen. Entwicklung einer sekundären Trikuspidalinsuffizienz mit massiver Leberstauung, Stauungsmilz und Stauungsergüssen.

Herzkatheter: Drucke im rechten Vorhof 13/14/10 mm Hg, im rechten Ventrikel 30/1–8 mm Hg. Vergrößerte rechtsventrikuläre Volumina. EDVI 133 ml/m^2, ESVI 93 ml/m^2, RVEF 30%. Normale linksventrikuläre Volumina, LVEF 71%. Koronarographisch Verschluß der rechten Koronararterie und zusätzliche 75%ige proximale Stenose des Ramus interventricularis anterior und seines Diagonalastes.

Verlauf: Revaskularisation mit 2fach aortokoronarem Venenbypass als Sequentialbypass zum Ramus interventricularis anterior und 1. Diagonalast. Zusätzlich De-Vega-Plastik der Trikuspidalklappe, intraoperativ Bestätigung des Verdachtes auf rechtsventrikuläre Infarkte.

Elektrokardiogramm (Abb. 9.32): Sinusrhythmus, Linkstyp, Q-Zacke in Ableitung III und aVF. Inkompletter Rechtsschenkelblock. Linkspräkordiale Repolarisationsstörungen vom Innenschichttyp. Insgesamt kein richtungsweisender Befund für einen rechtsventrikulären Infarkt.

Jugularvenen (Abb. 9.33): Deutliche Ventrikularisierung des Jugularvenenpulses mit systolisch positiver Auswärtsbewegung und aufgehobenem X-Tal. Überhöhte diastolische Füllungswelle und typisches Y-Tal.

Bemerkung: Die klinische Diagnose eines rechtsventrikulären Infarktes basiert auf folgenden Punkten:
1. Rechtsdekompensation bei Hinterwandinfarkt.
2. ST-Hebung von mehr als 1 mV in V$_1$ und rechtspräkordialen Brustwandableitungen VR.

Echokardiographischer Befund: Stark bis mittelgradig dilatierter rechter Vorhof und rechter Ventrikel (46–51 mm). Linker Ventrikel normal weit (EDD = 52/ESD = 32 mm), linker Vorhof leicht dilatiert (40 mm). Linksventrikuläre Hinterwand und interventrikuläres Septum normal dick. Hinterwand normokinetisch, Septum hyperkinetisch (Amplitude 12 mm).

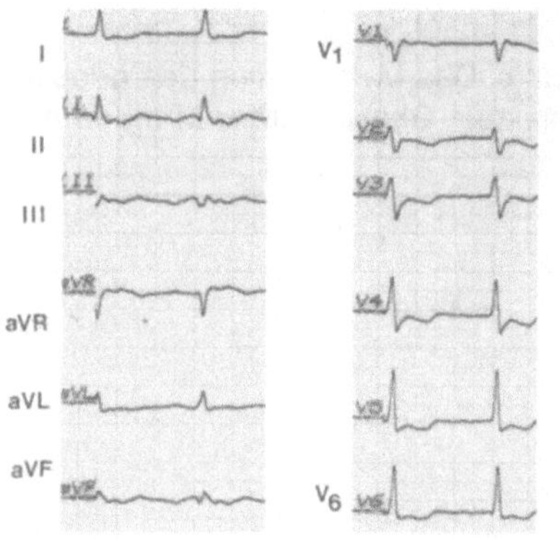

9.32

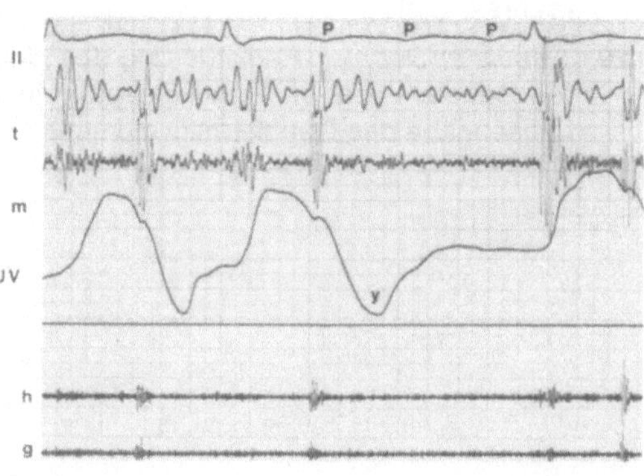

9.33

Mitral-, Aorten-, Trikuspidal- und Pulmonalklappe ausreichend und unauffällig beweglich. Bauchaortenaneurysma.

Dopplerechokardiographie: Leichte Mitral- und Pulmonalinsuffizienz, mittelgradige bis starke Trikuspidalinsuffizienz. Keine Stenosen, keine Aorteninsuffizienz detektierbar.

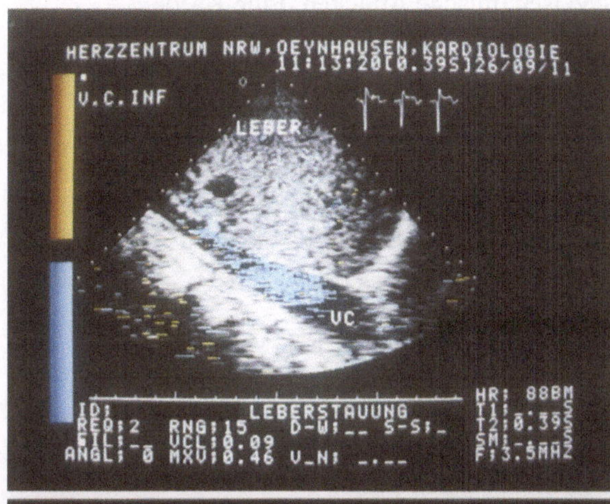

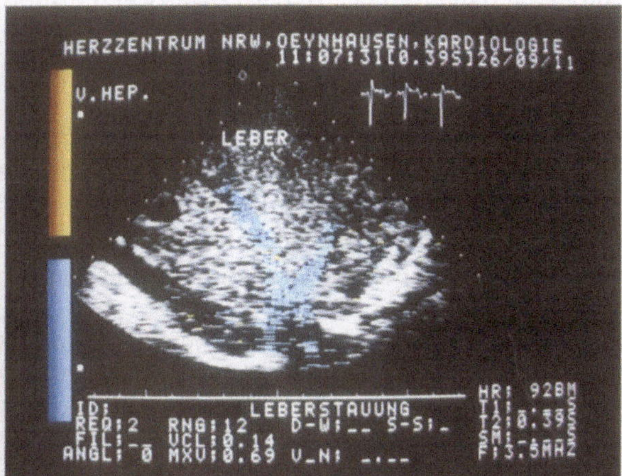

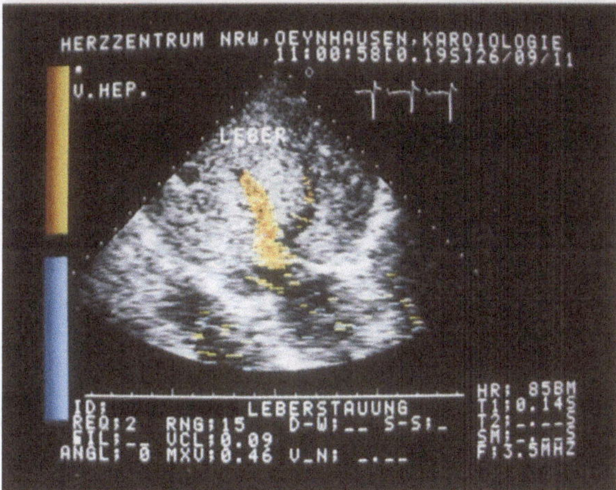

9.34. V. cava inferior von subxiphoidal mit erheblicher Aufweitung während des gesamten Herzzyklus. *Blau* stellt sich der zum Herzen gerichtete Fluß dar

9.35. Lebervenen von subxiphoidal. Auch diese Gefäße sind deutlich aufgeweitet und zeigen ebenfalls den herzwärts gerichteten blauen Fluß an

9.36. In später Systole ergießt sich aufgrund der Trikuspidalinsuffizienz ein Rückfluß vom Herzen in die Lebervenen *(gelb)*

Fall 5: J. E., m., 66 Jahre (Abb. 9.37–9.45)

Diagnose: Koronare Herzkrankheit, Dreigefäßerkrankung. Zustand nach Vorderwandinfarkt mit Vorderwandaneurysma. Linksventrikulärer Thrombus.

Vorgeschichte: Der Patient erlitt vor 1 Jahr einen Vorderwandinfarkt mit Ausbildung eines Vorderwandaneurysmas. In der Folge zwei transitorische ischämische Attacken. Eine Karotisangiographie erbringt nur Wandunregelmäßigkeiten im Bereich der Carotis interna von weniger als 25%.

Herzkatheter: Normale Volumina, EDVI 82, ESVI 31 ml/m^2, Ejektionsfraktion 61%. Angiographisch Darstellung eines kleinen Spitzenaneurysmas mit deutlicher Kontrastmittelaufhellung als Hinweis auf linksventrikulären Thrombus. Koronarographisch Dreigefäßerkrankung mit Verschluß des Ramus interventricularis anterior, 75%igen Stenosen des Marginalastes des Ramus circumflexus und der rechten Koronararterie.

Elektrokardiogramm (Abb. 9.37): Sinusrhythmus. Periphere Niedervoltage bei Mitteltyp. Zustand nach Vorderwandinfarkt mit R-Verlust bis V$_4$ und versenkter R-Zacke in V$_5$ sowie persistierender ST-Hebung mit terminaler T-Negativierung als Hinweis auf Vorderwandaneurysma.

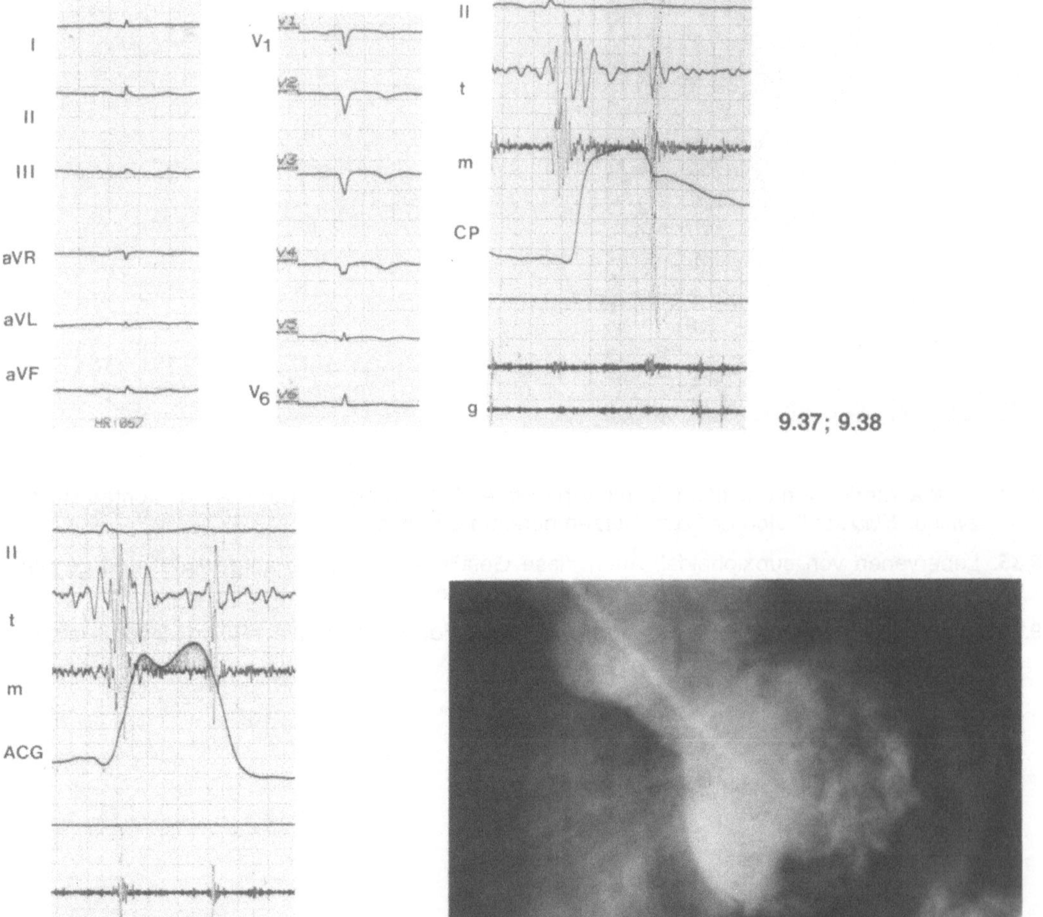

9.37; 9.38

9.39

9.40

Karotispulskurve (Abb. 9.38):   Formal unauffällig. Normale systolische Zeitintervalle.

Apexkardiogramm (Abb. 9.39):   Nicht überhöhte, verbreiterte A-Welle. Systolischer Doppelgipfel mit spätsystolischem Bulge als Hinweis auf Vorderwandaneurysma. Zeitgerechter Abfall zum Punkt 0.

LV-Angiographie in LAO-Projektion (Abb. 9.40):   Deutliche Kontrastmittelaufhellung im kontrastgefüllten linken Ventrikel mit unregelmäßig geformter Oberfläche als Hinweis für einen wandständigen Thrombus. Der Durchmesser des Thrombus entspricht etwa dem Durchmesser der Endkrümmung des Pigtailkatheters (13 mm).

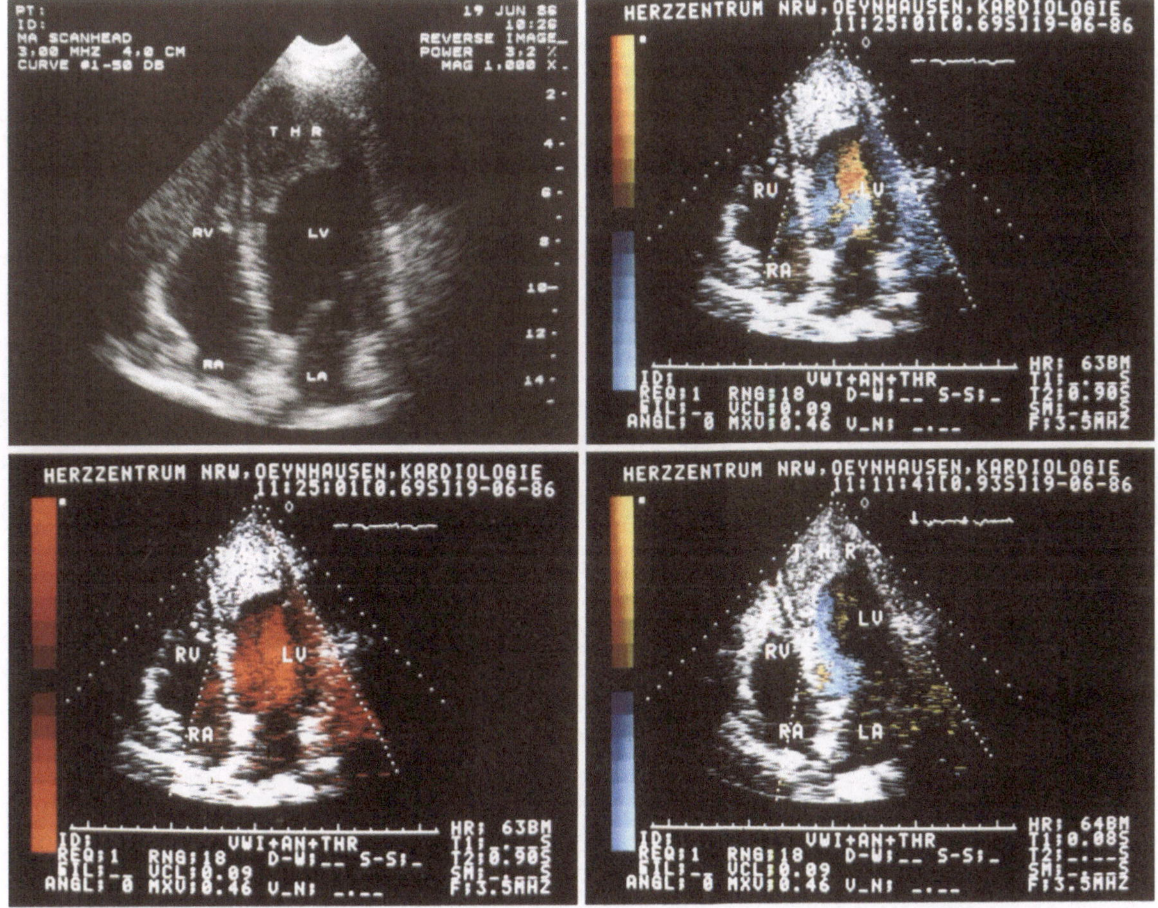

9.41. Apikaler Vierkammerblick mit großem Thrombus *(THR)* im nahezu gesamten Vorderwandspitzenaneurysma. Aufgrund der relativ guten Echogenität des Thrombus ist ein gewisser Grad von Organisation anzunehmen

9.42. Echokardiogramm wie in Abb. 9.41 mit 45°-Farbsektor. Der in Diastole aufgenommene linksventrikuläre Einfluß gelangt nicht ganz bis zum sichtbaren Rand des Thrombus, was auf ganz frische Thrombusauflagerungen hinweist, die aufgrund ihrer blutähnlichen Echogenität noch nicht sichtbar sind, den Blutfluß aber in diesem Bereich fernhalten

9.43. Echokardiogramm entsprechend Abb. 9.42. Ein etwa 5 mm breiter Saum um den Thrombus herum ist frei von jeglichem Fluß und zeigt noch nicht im Ultraschallbild erkennbare Thrombenanlagerungen

9.44. Apikaler Vierkammerblick in Systole mit entlang des interventrikulären Septums blau dargestelltem, linksventrikulärem Ausfluß

Bemerkung: Eine Dauerantikoagulation ist bei einem linksventrikulärem wandständigen, nicht flottierenden und nicht in das Lumen hineinragenden Thrombus nicht zwingend indiziert. Im Hinblick auf die Vorgeschichte mit 2maliger transitorischer ischämischer Attacke in diesem Fall jedoch angezeigt.

Echokardiographischer Befund: Normalgroßer rechter Ventrikel (10 mm) und linker Vorhof (37 mm). Vergrößerter linker Ventrikel (Restventrikel EDD = 60/ESD = 40 mm). Linksventrikuläre Hinterwand und mediales/basales interventrikuläres Septum normal dick, normokinetisch. Mitral- und Aortenklappe unauffällig beweglich. Im Bereich der Vorderwandspitze ist ein Aneurysma mit großem, wandständigem Thormbus nachweisbar, der etwa ⅓ des gesamten linken Ventrikels ausfüllt.

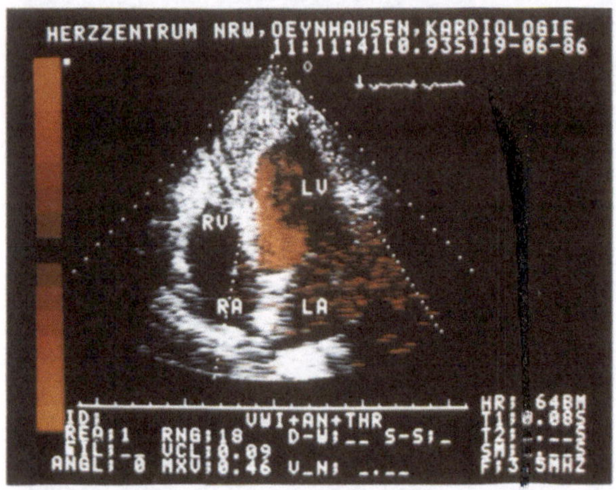

9.45. Apikaler Vierkammerblick in Systole mit geändertem Farbkode (s. Abb. 9.43) zur besseren Dokumentation der Ausdehnung des linksventrikulären Ausflusses entlang des Thrombus

10 Tumoren des Herzens

Die absolute Häufigkeit von Herztumoren ist gering. Etwa 75% der primären Tumoren sind benigne, 30–50% sind histologisch Myxome, der Rest Lipome und Rhabdomyome.
Die überwältigende Zahl der Myxome ist in den Vorhöfen lokalisiert, meist ist der linke Vorhof betroffen, die Myxome sind häufig gestielt und prolabieren während der Diastole in den linken Ventrikel.
Klinisch finden sich wechselnde Auskultationsbefunde, die Symptome einer AV-Klappenstenose, lageabhängige Synkopen und rezidivierende Embolien. Die Diagnose eines atrialen Tumors ist echokardiographisch in vielen Fällen bereits mit dem M-mode-Echo zu sichern. Die zweidimensionale Darstellung erlaubt eine genaue Bestimmung von Lokalisation und Größe des Tumors sowie seiner Beweglichkeit. Dopplerechokardiographisch läßt sich die evtl. stenosierende Wirkung von Tumoren messen.

Fall 1: G.J., w., 62 Jahre (Abb. 10.1–10.15)

Diagnose: Vorhofmyxom.

Vorgeschichte: Die Patientin leidet seit 1 Jahr unter einem Leistungsknick und rezidivierenden ventrikulären Tachykardien. Langzeitelektrokardiographisch war außerhalb eine Lown-Klasse IVa festgestellt worden. Keine embolischen Ereignisse.

Klinik: Auskultatorisch hört man ein diastolisches Intervallgeräusch. Die Röntgenaufnahme ist unauffällig. Es besteht eine deutliche Senkungsbeschleunigung von 65/106 mm n. W. und eine mäßige Anämie von 11,4 g%.

Herzkatheter: Erhöhte Pulmonalarteriendrucke mit 40/17/27 mm Hg, erhöhte V-Welle im Pulmonalkapillarwedgedruck: 28/42/26 mm Hg. Mittlerer Gradient an der Mitralklappe 17 mm Hg. Normale linksventrikulären Volumina. Ejektionsfraktion 80%.

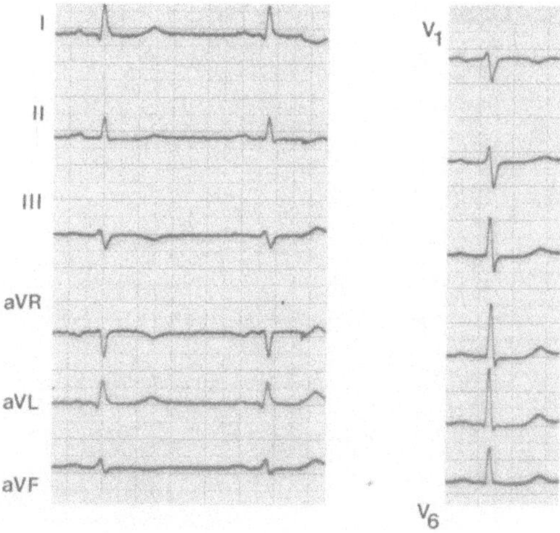

Verlauf: Exstirpation eines histologisch gesicherten Vorhofmyxoms. Rückgang der Vorhof-drucke von präoperativ 17/10 auf postoperativ 12/5 mm Hg.

Ruhe-EKG (Abb. 10.1): Sinusrhythmus. Linkstyp. P-sinistrocardiale. Geringe linkspräkor-diale unspezifische Repolarisationsstörungen.

Phonokardiogramm (Abb. 10.2): Mittelamplitudiger, mittelfrequenter, zeitgerecht einfallen-der 1. HT. Keine sicher pathologischen Geräusche. Diastolisch gespaltener Tumorplop (!!) mit wechselnder Amplitude in der zweiten Diastole (??).

Druckkurve (Abb. 10.3): Simultane Registrierung von linksatrialem *(LA)* und linksventriku-lärem *(LV)* Druck. Deutlicher frühdiastolischer Gradient über die Mitralklappe mit nicht vollständigem Druckangleich am Ende der Diastole.

LV-Angiogramme (Abb. 10.4): In der Angiographie kommt ein pendelnder birnenförmiger Tumor im linken Vorhof mit Prolabierung in den linken Ventrikel als Kontrastmittelaufhel-lung zur Darstellung *(a)*. Gefäßversorgung des Tumors von der rechten Koronararterie aus *(b)*.

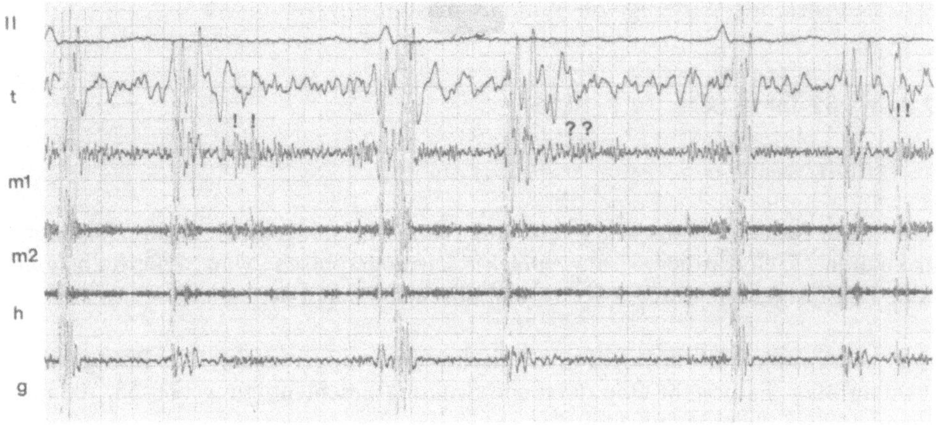

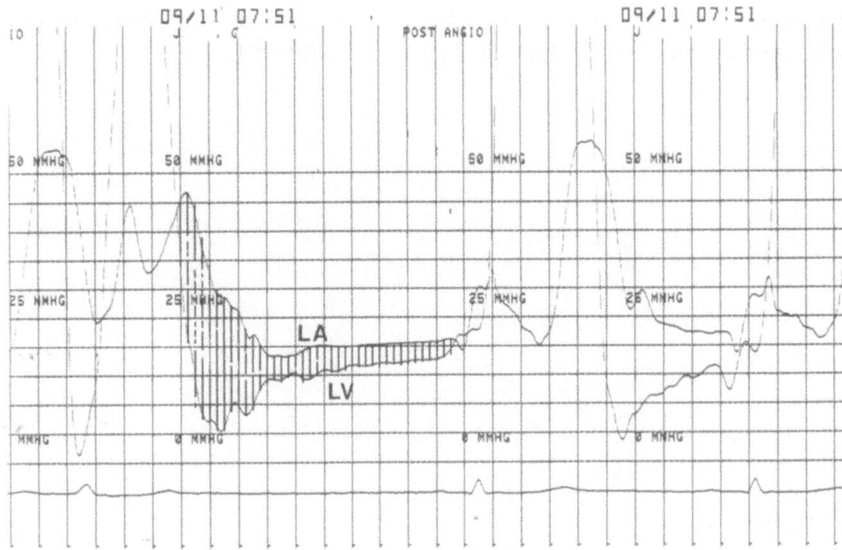

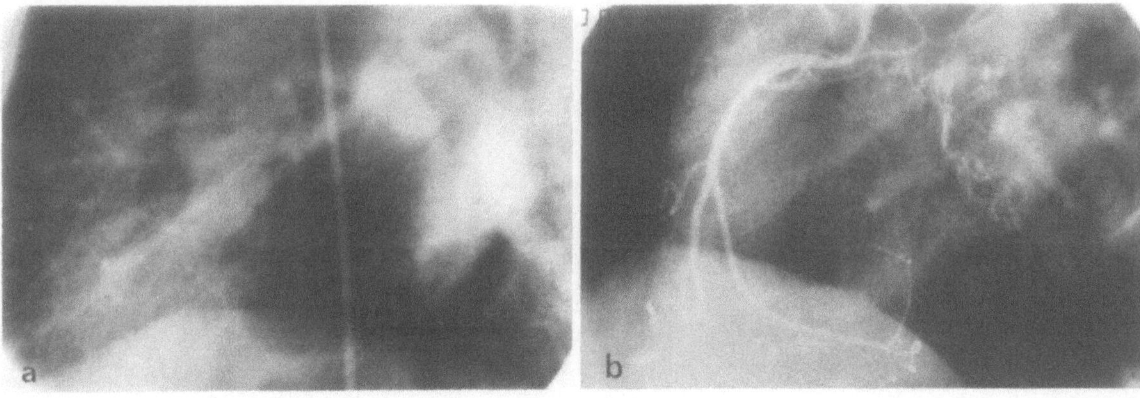

10.4 a, b

Echokardiographischer Befund: Normalgroßer rechter (19 mm) und linker Ventrikel (EDD = 51/ESD = 33 mm). Linker Vorhof leicht dilatiert (42 mm). Linksventrikuläre Hinterwand und interventrikuläres Septum normal dick, Hinterwand normokinetisch, Septum hyperkinetisch (Amplitude 10 mm). Aortenklappe unauffällig. Mitralklappe mit starken Strukturechos kurz nach Beginn der Öffnung der Segel, die sich im Verlauf des M-mode-sweeps auch im linken Vorhof nachweisen lassen. In allen Schnittebenen aus parasternaler sowie apikaler Sicht läßt sich ein Tumor im linken Vorhof nachweisen, der am interatrialen Septum fixiert ist und in Diastole ca. 2 cm in den linken Ventrikel prolabiert. Ausdehnung des Tumors: Höhe anterior-posterior = 25 mm, Breite medial-lateral = 32 mm, Länge apiko-basal = 55 mm. Die verbleibende diastolische Querschnittsflußfläche neben dem Tumor beträgt 1,0 cm². Dies entspricht einer hämodynamisch bedeutsamen Mitralstenose.

Dopplerechokardiographie: Pathologische diastolische Geschwindigkeitserhöhung im Bereich der Mitralklappe. Der errechnete maximale Drucksprung beträgt ca. 13 mm Hg. Die aus der Druckhalbwertszeit der Dopplerkurve ermittelte Öffnungsfläche zwischen linkem Vorhof und linkem Ventrikel beträgt ca. 1,8 cm².

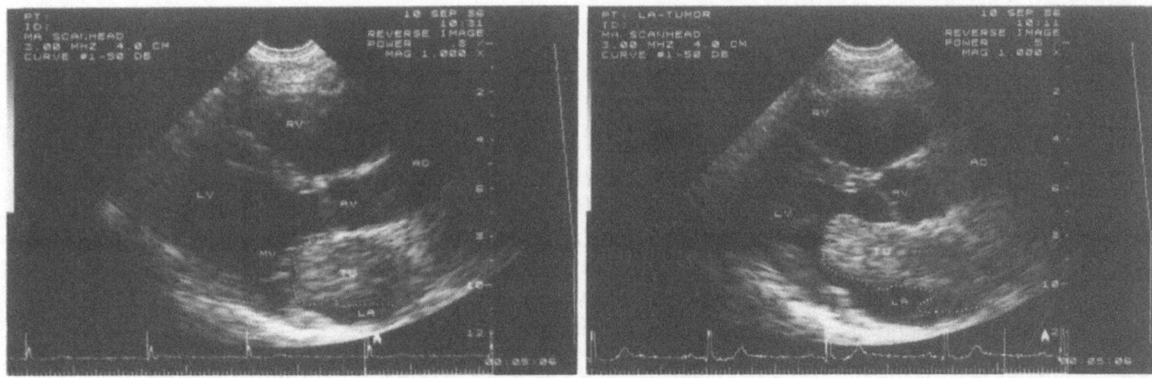

10.5. Längsschnitt von parasternal mit Darstellung des Vorhoftumors in Systole. Fast der gesamte linke Vorhof ist ausgefüllt

10.6. Echokardiogramm wie in Abb. 10.5, jetzt jedoch in Diastole (↑im EKG) Vorfall des Tumors in den linken Ventrikel

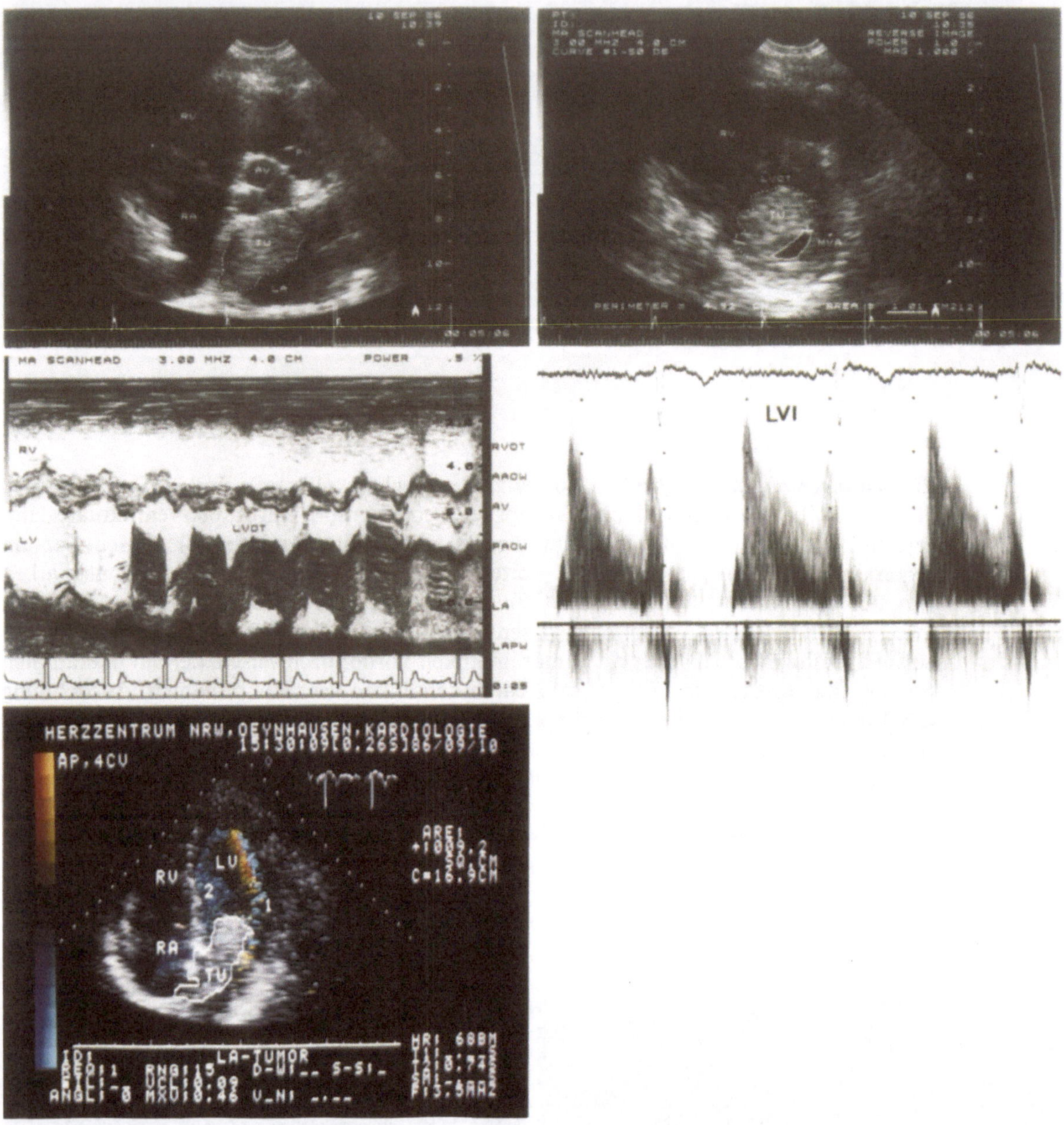

10.7. Querschnitt von parasternal in Höhe der Aortenklappe und des linken Vorhofes: diastolische Darstellung des Vorhoftumors

10.8. Parasternaler Querschnitt des Herzens in Höhe des basalen linksventrikulären Segments mit diastolisch in den linken Ventrikel prolabiertem Vorhoftumor. Die Planimetrie der verbleibenden Öffnungsfläche für den Blutfluß ergibt hier 1,0 cm^2

10.9. Parasternaler M-mode-sweep mit Registrierung des stark echogenen Vorhoftumors, der in Diastole in den linken Ventrikel bis in den Bereich der Segelspitzen der Mitralklappe prolabiert

10.10. *Kontinuierlicher Doppler:* Dokumentation des linksventrikulären Einflusses. Aus der Druckhalbwertszeit der Dopplerkurve errechnet sich eine Öffnungsfläche von 1,8 cm^2

10.11. Apikaler Vierkammerblick mit linksventrikulärem Einfluß *(1),* der sich relativ turbulent entlang der Posterolateralwand bewegt. Gleichzeitig ist der diastolische, eher laminare Rückstrom entlang des Septums *(2)* erkennbar

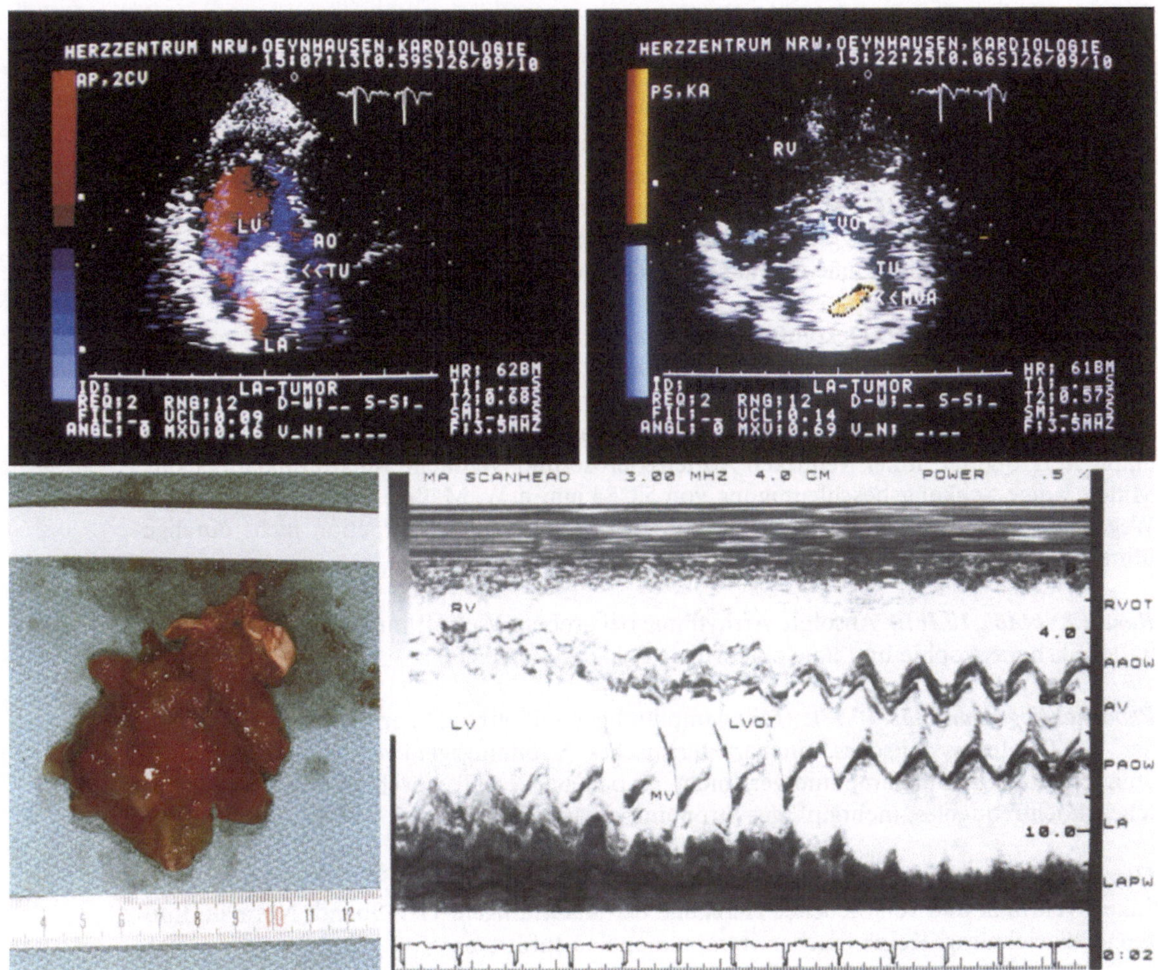

10.12. Apikaler Zweikammerblick mit linksventrikulärem Einfluß, der jedoch in dieser Schnittebene weniger dicht entlang der Hinterwand verläuft. Anhand der Abb. 10.11 und 10.12 läßt sich die tatsächliche Flußbreite neben dem Tumor nachweisen. Sie ist nicht kleiner als die im grauwertabgestuften Sektorecho meßbare Weite zwischen Wand und Tumor

10.13. Farbdopplersektorecho im parasternalen Querschnitt entsprechend der Abb. 10.8. Die dort gemessene Restöffnungsfläche ist identisch mit der Querschnittsfläche des am Tumor vorbeischießenden Blutjets *(gelb)*

10.14. Operationspräparat des Vorhofmyxoms mit anhaftenden Teilen des interatrialen Septums oben rechts. Die Größenverhältnisse decken sich fast exakt mit den im Echokardiogramm ermittelten Werten

10.15. Postoperativer parasternaler M-mode-sweep zur Dokumentation der Situation nach Entfernung des Tumors. Neben der sich nun normal bewegenden Mitralklappe ist der Vorhof jetzt normal groß

Fall 2: K. L., w., 73 Jahre (Abb. 10.16–10.24)

Diagnose: Vorhoftumor.

Vorgeschichte: Eine absolute Arrhythmie bei Vorhofflimmern ist seit Jahren bekannt, mehrfache stationäre Behandlungen wegen „dekompensierter Herzinsuffizienz bei koronarer Herzkrankheit". Es besteht eine arterielle Hypertonie. Im Frühjahr 1986 Sprach- und Sehstörungen. Computertomographisch Nachweis eines rechtshirnigen Infarktes. Drei Tage vor der stationären Aufnahme erneut sensomotorische Aphasie.

Klinik: Keine kardialen Dekompensationszeichen in Ruhe. Auskultatorisch ⅚ bandförmiges Systolikum über der Herzspitze mit Fortleitung in die Axilla und ⅙ diastolisches Rumpeln, kein sicherer Tumorplop. Blutdruck 150/80 mm Hg. Nebenbefund: Zustand nach Ablatio mammae links mit Zustand nach Bestrahlung vor 13 Jahren. Röntgenologisch mäßig vergrößerter linker Ventrikel, Aortensklerose und Verdacht auf Mitralklappenkalk. Mittelgradige Senkungsbeschleunigung von 58/84 mm n. W. Mäßige Anämie, Hb 12,0 g%. Wegen des erneuten linkshirnigen Infarktes wird eine Tumorexstirpation nicht durchgeführt, die Patientin stirbt später an einer Ateminsuffizienz.

Ruhe-EKG (Abb. 10.16): Absolute Arrhythmie bei grobem Vorhofflimmern/-flattern. Linkstyp, Linkshypertrophie und linkspräkordiale Schädigungszeichen.

Phonokardiogramm (Abb. 10.17): Mittelamplitudiger, mittelfrequenter, zeitgerecht einfallender 1. HT. Mesosystolisches, uncharakteristisches Strömungsgeräusch von angedeuteter Spindelgestalt. Normalamplitudiger, nicht gespaltener 2. HT, anschließend holodiastolisches, hochfrequentes, mehrgipfliges Strömungsgeräusch.

Herzfernaufnahme p. a. (Abb. 10.18): Etwas linksverbreitertes Herz mit noch normalgroßem linken Ventrikel und verstrichener Herztaille bei unauffälligem Gefäßband. Normale Lungengefäßzeichnung. Keine frischen intrapulmonalen Infiltrate.

Echokardiographie: Normalgroßer rechter Ventrikel (18 mm). Linksventrikulärer Ausflußtrakt und linker Ventrikel eng (EDD=40/ESD=22 mm). Linker Vorhof mittelgradig dilatiert (50 mm). Linksventrikuläre Hinterwand normal dick, normokinetisch. Interventrikulä-

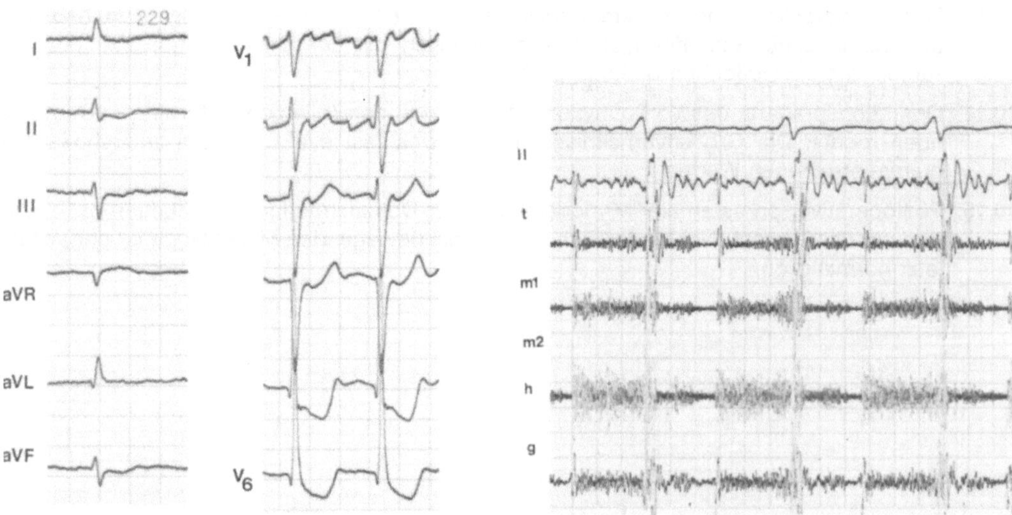

10.16;
10.17

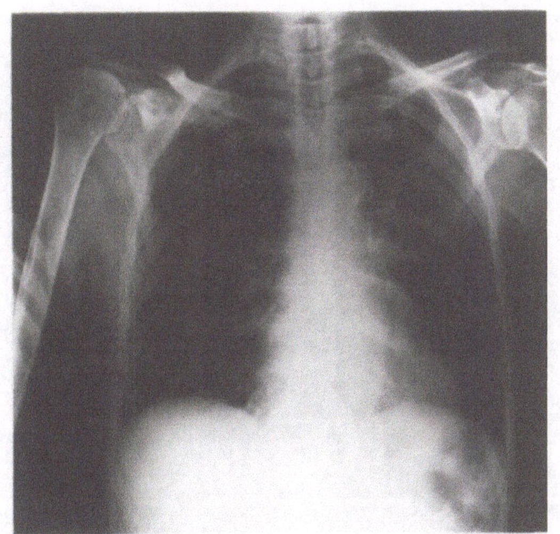

10.18

res Septum leicht verdickt, noch ausreichend beweglich (ED = 12/ES = 16/Ampl. = 4 mm). Aortenklappe mit Zeichen für reduziertes Schlagvolumen (mittsystolische Schließbewegung). Mitralklappe ausreichend beweglich ohne Tumor-Prolaps zwischen den Segeln. Tumor im linken Vorhof mit den Maßen: ant.-post. = 46 mm, apiko-basal = 50 mm, medial-lateral = 60 mm.

Dopplerechokardiographie: Sekundäre Mitralstenose durch größeren Tumor im linken Vorhof mit schmalem Fluß seitlich entlang des Tumors.

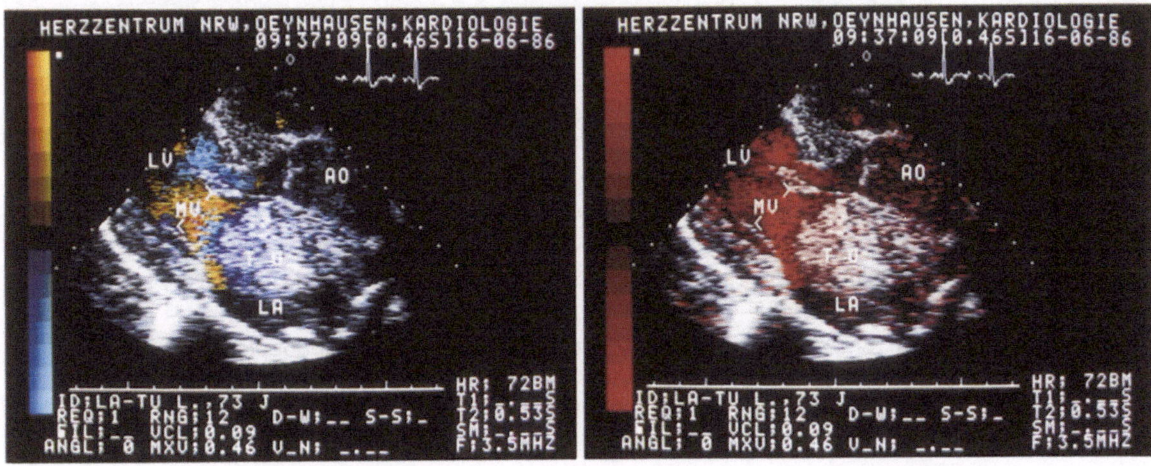

10.19. Parasternaler Längsschnitt mit Nachweis des Tumors *(TU)* im linken Vorhof. Der linksventrikuläre Einfluß weist eine deutliche Erhöhung der Geschwindigkeit auf und zeigt turbulente Bereiche

10.20. Echokardiogramm wie in Abb. 10.19 mit jetzt monodirektionaler, nur geschwindigkeitsabstufender Farbkodierung. Die sensitivere Analyse der Ausdehnung der Blutbewegungen zeigt, daß der im grauwertabgestuften Echo sichtbare Rand des Tumors tatsächlich die Ausdehnung dieses Tumors angibt; evtl. aufgelagerte und im konventionellen Echogramm kaum sichtbare frische Thromben würden sich durch eine Aussparung im Flußbild demaskieren (s. Abb. 10.23 und 10.24)

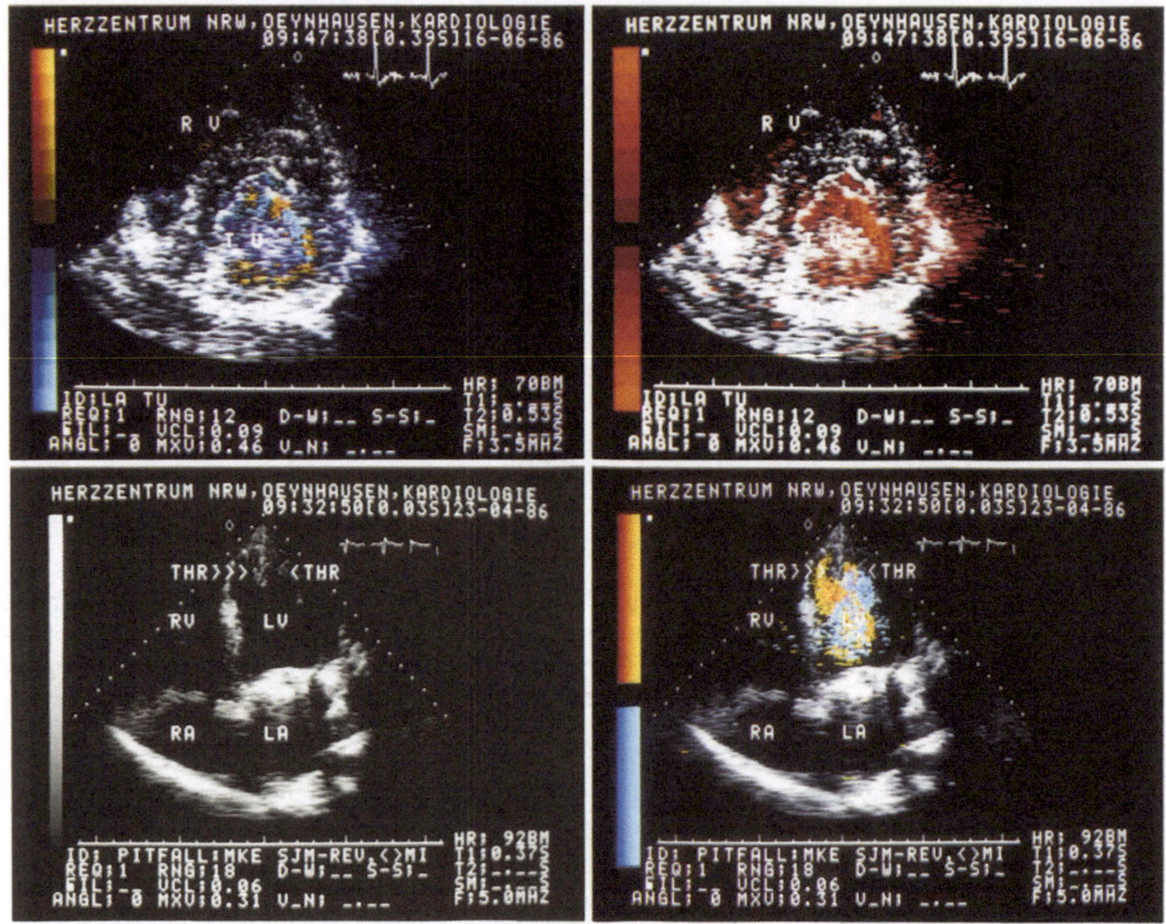

10.21. Parasternaler Querschnitt in Höhe des basalen Segments des linken Ventrikels. Der linksventrikuläre Einfluß ist als sehr schmales, turbulentes Flußband um den Tumor herum erkennbar

10.22. Nach Umschalten auf den Farbkode der Abb. 10.20 zeigt sich, daß der Einflußsaum tatsächlich etwas breiter ist, als in Abb. 10.21 erkennbar

10.23. Apikaler Vierkammerblick *eines anderen Patienten:* In der linksventrikulären Spitze stellt sich eine nicht eindeutig identifizierbare Struktur dar, die sowohl eine typische Reverberation als auch einen Thrombus anzeigen kann

10.24. Echokardiogramm entsprechend Abb. 10.23 mit zugeschaltetem Farbdoppler. Der in Abb. 10.23 schlecht erkennbare kleine Thrombus ist nun aufgrund einer Aussparung im farbkodierten Fluß gegenüber einer Reverberation klar zu differenzieren

Fall 3: M.Sch., w., 64 Jahre (Abb. 10.25–10.36)

Diagnose: Histiozytäres Sarkom.

Vorgeschichte: Notaufnahme außerhalb mit dem Bild einer akuten Cholelithiasis. Röntgenologisch Herzvergrößerung, Pleuraerguß. Thrombozytopenie von 59000. Bei der anschließenden Abklärung mit CT Diagnose eines großen Tumors im rechten Ventrikel. Verlegung zur weiteren Abklärung.
2 Jahre zuvor Steißbeinexstirpation wegen eines Chordoms.

Klinik: Subikterus, Systolikum über Erb, Leber handbreit vergrößert, positiver Jugularvenenpuls. BSG 17/43 mm, LDH 1213 U/l. Patient stirbt nach Probethorakotomie. Histologisch *pleomorphes Sarkom.*

Herzkatheter: Stark erhöhte Drucke im RA von 30/25/22 mm Hg und im RV von 37/17–20 mm Hg. Cardiac index 1,1 l/min/m², normale linksventrikuläre Volumina. Bioptisch zerfallene Tumoranteile.

RV-Angiogramm (Abb. 10.25): Polyzyklische Kontrastmittelaussparungen im RV, in der Ausflußbahn pendelnde Tumormassen.

Ruhe-EKG (Abb. 10.26): Sinusrhythmus, 82/min, Steiltyp, Hinweise für vermehrte Rechtsherzbelastung.

Phonokardiogramm (Abb. 10.27): Präsystolikum synchron zur Vorhofkontraktion, früh- und spätsystolische hochfrequente Schwingungsgruppe und Protodiastolikum.

Jugularvenenpulskurve (Abb. 10.28): Hohe A-Welle als Hinweis für Behinderung der Vorhofentleerung.

Rückzugsdruckkurve vom RV in den RA (Abb. 10.29): Sehr hohe A-Wellen in beiden Herzhöhlen.

Echokardiographischer Befund: Linker Ventrikel und linksventrikulärer Ausflußtrakt schmal, linker Vorhof noch normal weit. Linksventrikuläre Hinterwand sowie das interventrikuläre Septum normal dick, normokinetisch. Aorta und Aortenklappe sowie Mitralklappe unauffällig beweglich. Deutlich vergrößerter rechter Vorhof. Um das gesamte Cor herum zeigt sich ein mittelgradiger bis starker Perikarderguß. Es stellt sich ein sehr großer, die rechtsventrikuläre und rechtsatriale Wand infiltrierender Tumor dar, der überwiegend den rechten Ventrikel ausfüllt. Nur geringe Anteile befinden sich im rechten Vorhof nahe

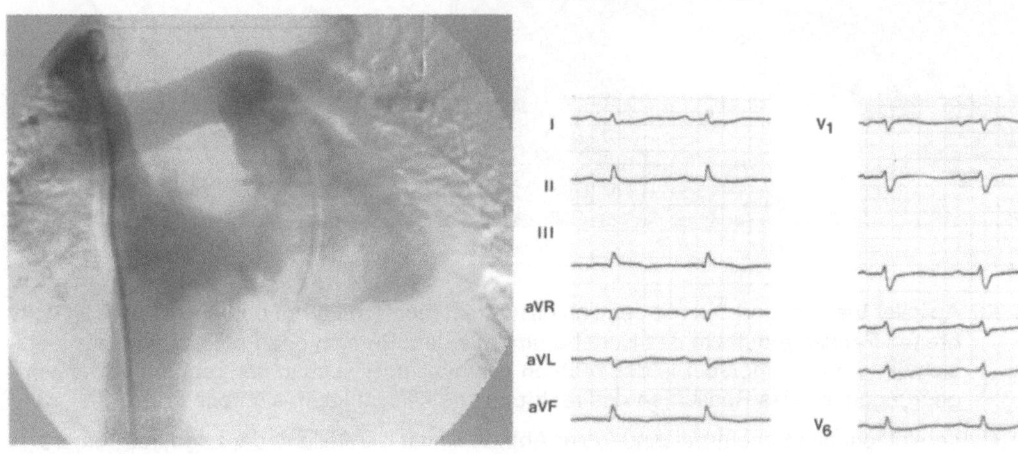

10.25;
10.26

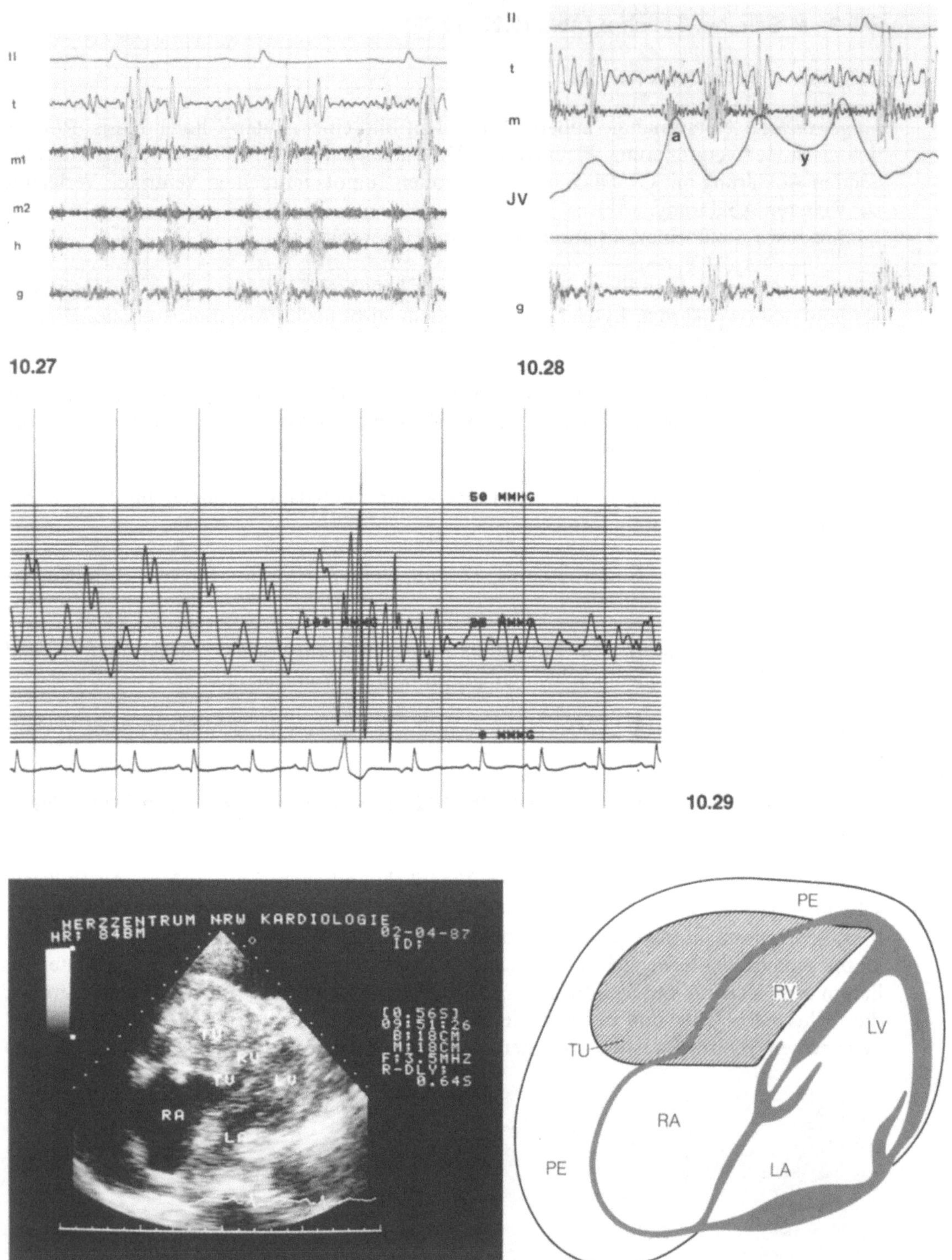

10.27

10.28

10.29

10.30. Apikaler Vierkammerblick mit deutlich dilatiertem rechtem Vorhof und einem etwa 2–3 cm breiten Perikarderguß um das Herz herum. Aus dem Bereich des Perikardergusses zeigt sich ein großer Tumor, der in den rechten Ventrikel, aber auch in den rechten Vorhof vorgedrungen ist. Das Restlumen des rechten Ventrikels ist kaum sichtbar

10.31. Vereinfachende Schemazeichnung zur Abb. 10.30 mit Darstellung der Lage des Tumors

dem Trikuspidalklappenring. Der Tumor ragt mit mobilen Ausläufern in den rechtsventrikulären Ausflußtrakt und bei Öffnung der Pulmonalklappe gering in die Pulmonalarterie hinein. Die Ausdehnung des Tumors beträgt ca. 85·60 mm im apikalen Vierkammerblick. Die V. cava inferior und superior ist nicht in das Tumorgeschehen einbezogen. Der Tumor selbst zeigt inhomogene zystische Bereiche.

Dopplerechokardiographie: Im Farbdopplerechokardiogramm ist nur noch ein ca. 5 mm schmaler Flußsaum zwischen Tumor und interventrikulärem Septum im rechten Ventrikel nachweisbar. Die Trikuspidalklappe öffnet sich nur noch gering aufgrund der Einbeziehung des lateralen Klappensegels in das Tumorgeschehen.

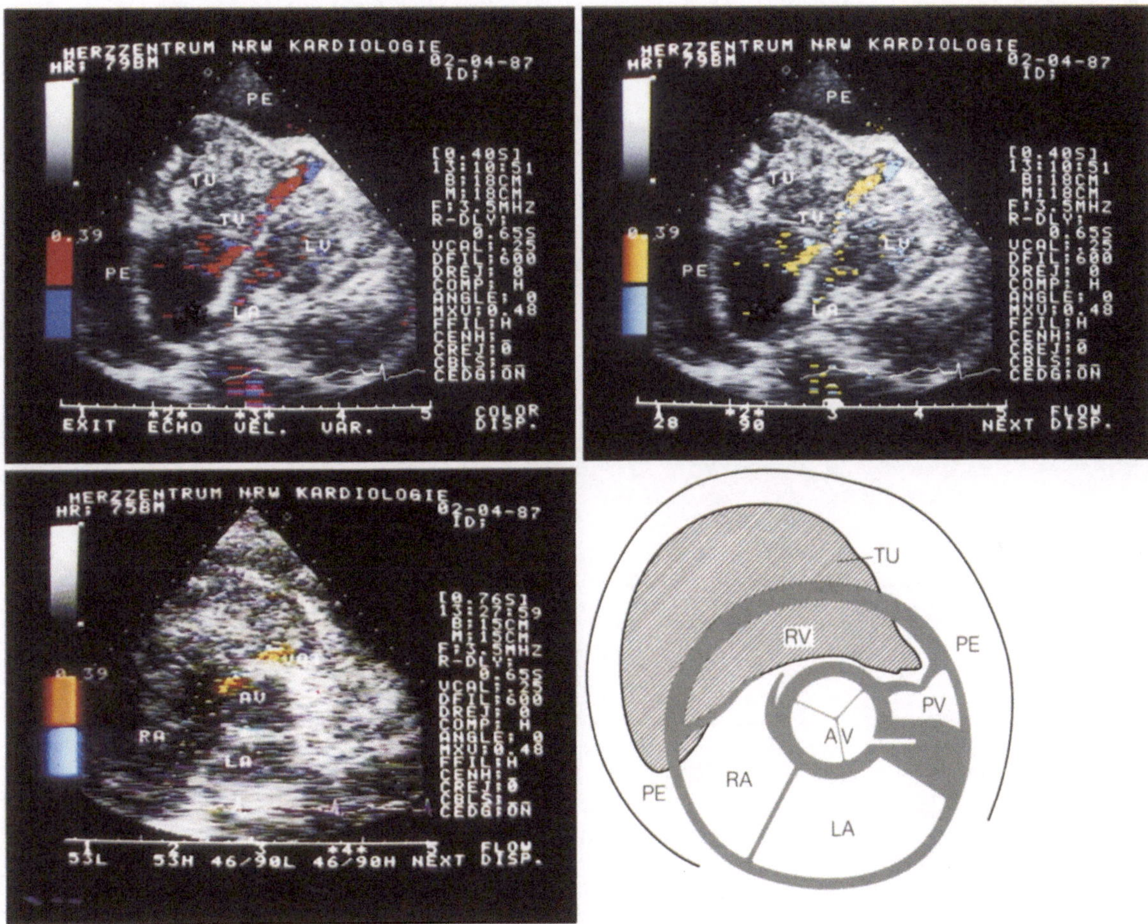

10.32. Gleiches Schnittbild wie in Abb. 10.30 mit zusätzlich registriertem rechtsventrikulärem Fluß mittels Farbdopplerechokardiographie. Der beschriebene Tumor läßt lediglich einen etwa 5 mm breiten, rot dargestellten Jet entlang des interventrikulären Septums passieren. Innerhalb des Tumors erscheinen zystische Hohlräume

10.33. Gleiches Farbdopplerechokardiogramm wie in Abb. 10.32 mit geändertem Farbkode, jetzt nicht nur nach Richtung, sondern auch nach Varianz differenzierend

10.34. Parasternaler Querschnitt in Höhe der Aorten-, Pulmonal- sowie Trikuspidalklappe zur Darstellung der Ausdehnung des Tumors im Pulmonalklappen-/Pulmonalarterienbereich. Der Tumor besitzt flottierende Ausläufer, die mit der Pulmonalklappenöffnung gering in die Pulmonalarterie prolabieren

10.35. Vereinfachende Schemazeichnung zum Echokardiogramm in Abb. 10.34

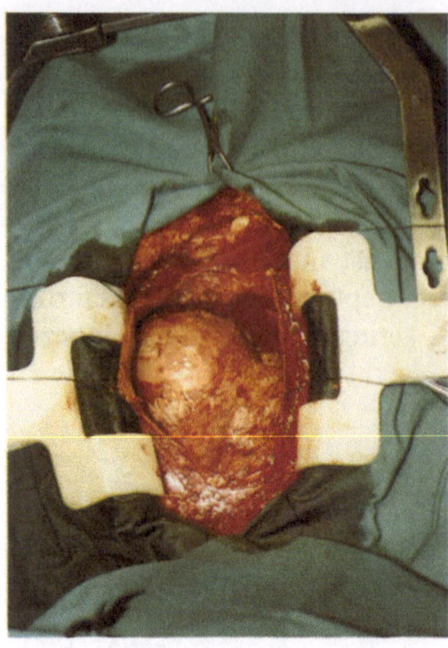

10.36. Intraoperative Darstellung des Tumors. Nach Öffnung des Perikards stellt sich nach Absaugung eines hämorrhagischen Perikardergusses der Tumor als großes, entsprechend dem Echokardiogramm am rechten Vorhof bzw. rechten Ventrikel gelegenes Objekt dar

11.1 Klinische Einsatzmöglichkeiten

Die transösophageale Echokardiographie ist eine wichtige Alternative bzw. Ergänzung der konventionellen transthorakalen Echokardiographie.

Wenn, wie häufig bei älteren Patienten der Fall, infolge von Lungenemphysem, Thoraxdeformationen oder Adipositas die konventionelle Beschallung keine diagnostisch verwertbaren Darstellungen liefert, kommt eine transösophageale Beschallung zur weiteren diagnostischen Abklärung in Betracht.

Bei besonderen Fragestellungen, z. B. bei Vorhoftumoren oder -thromben, Aortendissektionen (Abb. 11.1–11.5) oder dem Nachweis von Shunts auf Vorhofebene bei druckangleichenden Septumdefekten (Abb. 11.6–11.9) ist die transösophageale Echokardiographie der üblichen transthorakalen Beschallung teilweise sogar überlegen.

Auch die Fahndung nach kleinen paravalvulären Lecks oder Protheseninsuffizienzen bei Kunstklappenersatz in Mitral- oder Trikuspidalposition kann mit der transösophagealen Beschallung leichter zum Erfolg führen als mit konventioneller Untersuchungstechnik, da störende Reverberationen der Metall- und Kunststoffteile nicht mehr in den Vorhöfen, sondern in den Kammern auftreten und Rückflüsse in die Vorhöfe damit leichter detektiert werden können. Die transösophageale Beschallung eignet sich darüber hinaus zur echokardiographischen Untersuchung während und nach herzchirurgischen Eingriffen. Mit der

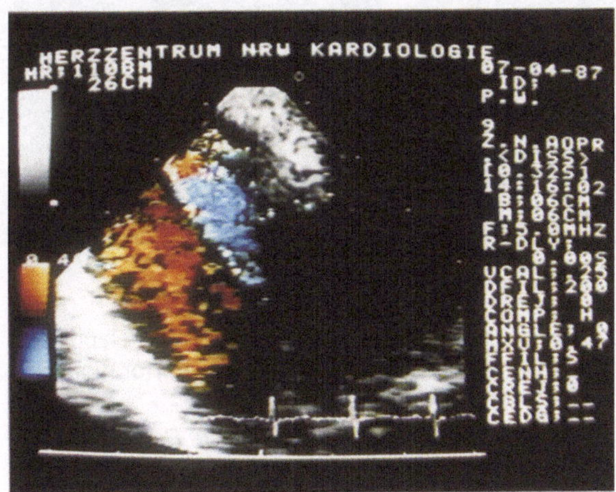

11.1. *Transösophageale Echokardiographie einer Aortendissektion des Typs De Bakey I.* Zahnreihen-Schallkopf-Abstand 26 cm. Längsschnitt des descendierenden Aortenbogenteiles mit Aortendissektion. Im echten Lumen zeigt sich der vom Schallkopf fortführende blaue Fluß. Im größeren falschen Lumen wurde ein leichter, zum Schallkopf gerichteter, gelber Rückfluß detektiert

transösophagealen Echokardiographie, insbesondere wenn ein Farbdopplergerät zum Einsatz kommt, können folgende Fragestellungen intraoperativ geklärt werden:

1. Suche nach zusätzlichen, durch die vorausgegangene Diagnostik nicht oder unzureichend dokumentierten Befunden (s. Abb. 11.6–11.9).
2. Kontrolle des Operationsgebietes nach Klappenoperationen oder nach Korrektur angeborener Herzfehler (Abb. 11.10–11.12) während extrakorporaler Zirkulation.
3. Kontrolle des Pumpverhaltens der Herzkammern nach Abgang von der extrakorporalen Zirkulation.

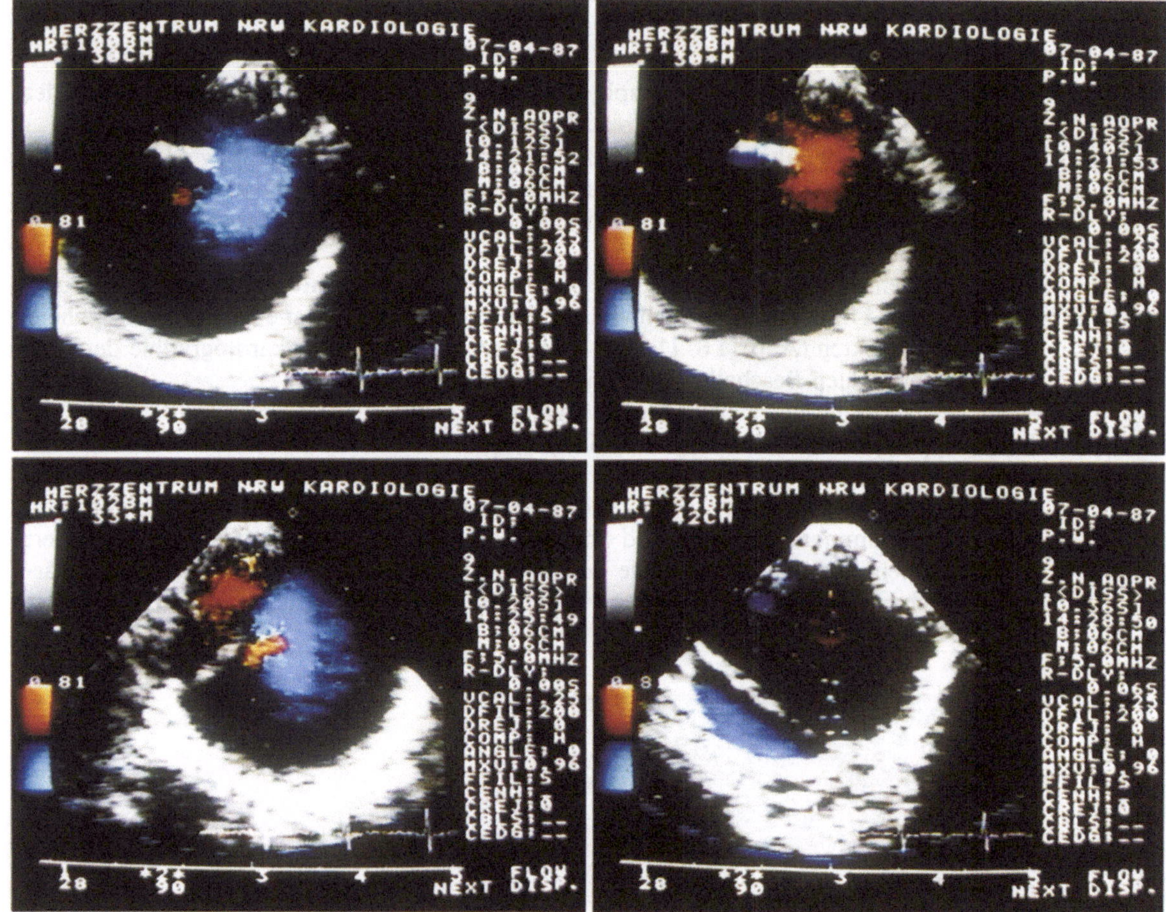

11.2. *Transösophageale Echokardiographie einer Aortendissketion des Typs De Bakey I.*
Zahnreihen-Schallkopf-Abstand 30 cm. Querschnitt der Aortendissektion mit Nachweis einer Intimaperforation durch den ins falsche Lumen fließenden, blauen Perforationsjet. Der Jet bewegt sich vom Schallkopf fort

11.3. *Transösophageale Echokardiographie einer Aortendissektion des Typs De Bakey I.*
Schnittbild entsprechend Abb. 11.2 mit jetzt dokumentiertem Rückfluß während der Diastole vom größeren, hinten gelegenen falschen Lumen ins kleinere, vorne gelegene echte Lumen durch die Intimaperforation

11.4. *Transösophageale Echokardiographie einer Aortendissektion des Typs De Bakey I.*
Zahnreihen-Schallkopf-Abstand 33 cm. Weiterhin nachweisbare Perforation mit Jet vom echten kleineren Lumen ins größere falsche Lumen *(blauer Jet)*

11.5. *Transösophageale Echokardiographie einer Aortendissektion des Typs De Bakey I.*
Zahnreihen-Schallkopf-Abstand 42 cm. Deutliche Verlagerung des echten Lumens nach posterior aufgrund einer spiralförmigen Dissektion

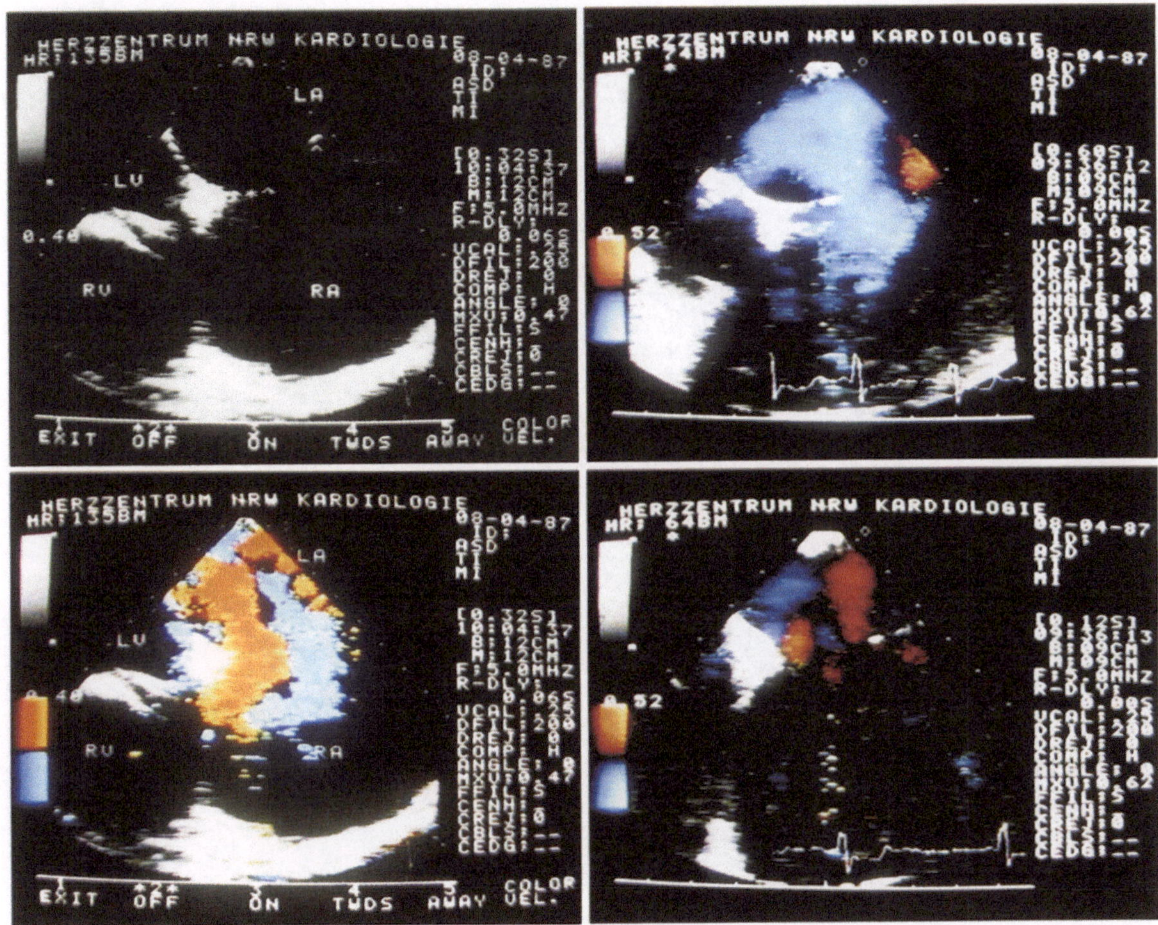

11.6. *Transösophageale Echokardiographie eines Vorhofseptumdefektes vom Sekundumtyp.* *Im Gegensatz zur transthorakalen Farbdopplerechokardiographie konnten mittels der transösophagealen Applikationen bei diesem druckangleichenden Shuntvitium die einzelnen Shuntjets sicher und schnell nachgewiesen werden.*
Transösophageales Echokardiogramm mit Vierkammerblickäquivalent. Der große Vorhofseptumdefekt (> > *) ist ohne Farbdopplerechokardiographie direkt dokumentierbar

11.7. *Transösophageale Echokardiographie eines Vorhofseptumdefektes vom Sekundumtyp.* Echokardiogramm entsprechend Abb. 11.6 mit Darstellung des blauen Links-rechts-Shunts

11.8. *Transösophageale Echokardiographie eines Vorhofseptumdefektes vom Sekundumtyp.* Echokardiogramm entsprechend Abb. 11.6 jetzt mit Dokumentation des Wechsels der Shuntrichtung mit *blau* dargestelltem Links-rechts-Shunt und *gelb* dargestelltem Rechts-links-Shunt

11.9. *Transösophageale Echokardiographie eines Vorhofseptumdefektes vom Sekundumtyp.* Echokardiogramm entsprechend Abb. 11.6. Aufgrund zweier, unterschiedlich ausgedehnter Jets des Rechts-links-Shunts ist der Beweis zweier Defekte erbracht, die intraoperativ bestätigt wurden

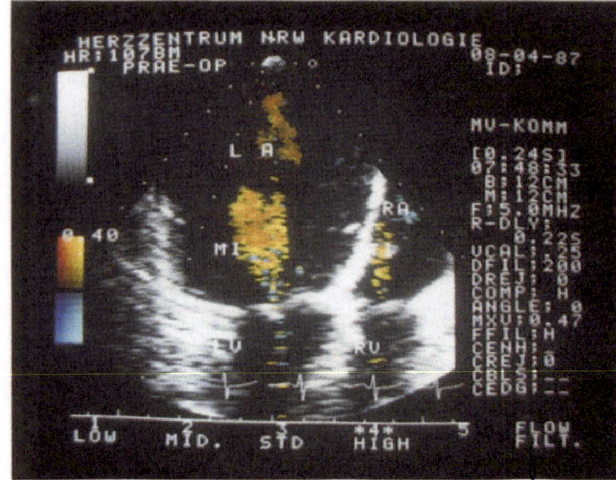 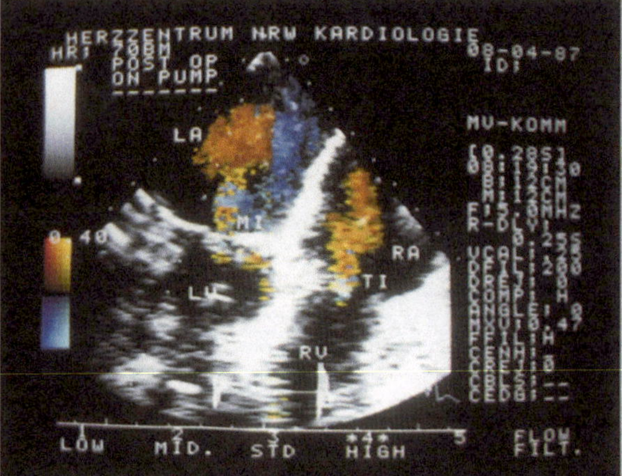

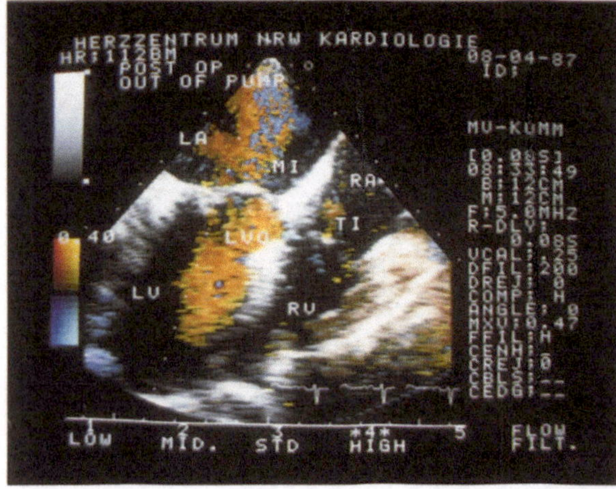

11.10. *Transösophageale, intraoperative Echokardiographie während einer Mitralklappenkommissurotomie.*
Vierkammerblickäquivalent mit Darstellung einer leicht- bis mittelgradigen Mitralinsuffizienz *(MI)* und einer minimalen Trikuspidalinsuffizienz *(TI)*. Das Echokardiogramm wurde direkt vor Öffnung des Herzens erstellt

11.11. *Transösophageale, intraoperative Echokardiographie während einer Mitralklappenkommissurotomie.*
Echokardiogramm entsprechend Abb. 11.10 mit Zustand nach Mitralklappenkommissurotomie. Bei angeschlossenem Ersatzkreislauf über die Herz-Lungen-Maschine ist sowohl der Mitralinsuffizienz-, insbesondere aber der Trikuspidalinsuffizienzjet vergrößert

11.12. *Transösophageale, intraoperative Echokardiographie während einer Mitralklappenkommissurotomie.*
Echokardiogramm entsprechend Abb. 11.10. Nach Abgang vom Ersatzkreislauf stellt sich eine gegenüber Abb. 11.10 deutlich vergrößerte Mitralinsuffizienz, jetzt mindestens mittleren Schweregrades, dar. Die Trikuspidalinsuffizienz ist jetzt wieder minimal. Gleichzeitig zeigt sich in Systole der zum Schallkopf gerichtete linksventrikuläre Ausfluß *(LVO)* in Richtung Aorta

11.2 Apparative Ausstattung

Für einen befriedigenden diagnostischen Einsatz der transösophagealen Echokardiographie sollten die folgenden apparativen Voraussetzungen beachtet werden:

- Schallkopffrequenz 5 MHz: aus physikalischen Gründen wäre eine niedrige Dopplerfrequenz wünschenswert. Um jedoch eine möglichst gute Bildauflösung zu erhalten, wält man besser eine etwas höhere Schallfrequenz.
- Schallebene: Der „Querschallkopf" ermöglicht eine im Vergleich zum „Längsschallkopf" bessere Beurteilung des Aortenrohres und der Herzhöhlen im Querschnitt.
- Elektrische Entkoppelung: da intraoperativ Defibrillationen vorgenommen werden, sollten EKG und Schallkopfverbindung elektrisch entkoppelt sein.
- Entstörung gegen HF-Chirurgiegeräte: Während des Betriebes von HF-Geräten können Störungen des Ultraschallsystems auftreten, die einen Defekt des Ultraschallgerätes vortäuschen (Abb. 11.13 und 11.14).
- Integrierter Temperaturfühler: Wegen der möglichen Aufwärmung des Transducers sind lokale Gewebeschäden, insbesondere bei Eingriffen in Hypothermie möglich, da die konvektive Wärmeabfuhr über das Blut durch die reduzierte Durchblutung eingeschränkt ist. Es ist daher nur ein kurzfristiger Betrieb mit ausreichender Abkühlzeit ratsam. Die Anwendung des Gerätes wird durch integrierte Temperaturfühler sicherer.

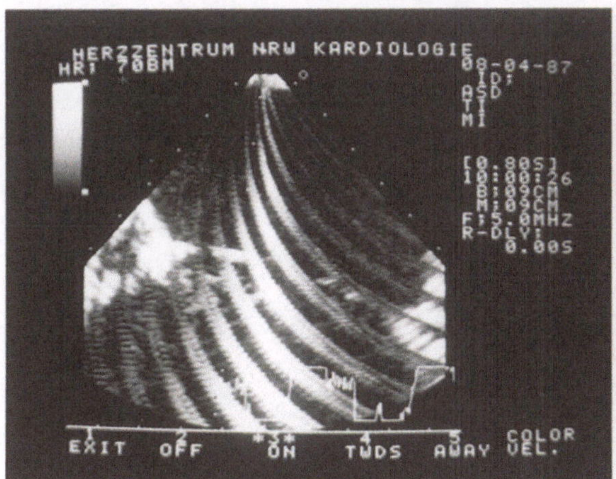 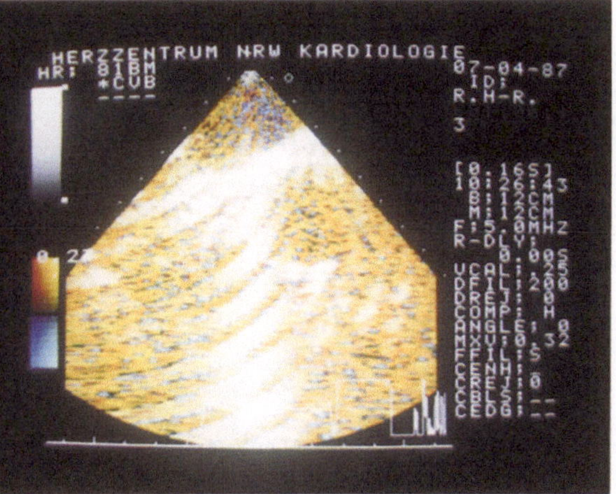

11.13. *Artefakte, die durch Hochfrequenzkoagulation während der intraoperativen transösophagealen Echokardiographie erzeugt wurden.*
Transösophageales Echokardiogramm mit Dokumentation der Wechselwirkung der Hochfrequenzkoagulation mit dem Echosystem. Es entstehen verschieden geformte, über das ganze Sektorbild verstreute Störsignale, die eine Darstellung von Herzstrukturen unmöglich machen

11.14. *Artefakte, die durch Hochfrequenzkoagulation während der intraoperativen transösophagealen Echokardiographie erzeugt wurden.*
Ebenso wie im Schwarzweißechokardiogramm erzeugt die Hochfrequenzkoagulation auch im Farbdopplerbetrieb sehr starke Artefakte, die eine Flußmessung verhindern

Wie bei anderen Meßmethoden auch existieren beim Farbflächendoppler (CDE) Möglichkeiten zur Fehlinterpretation. Neben den aus den 4 „konventionellen" Echokardiographie Meßtechniken bekannten Mißdeutungsmöglichkeiten, treten bei der Anwendung des Farbdopplers neue, bisher nicht bekannte Fehlinterpretationen auf. Sie sind bedingt durch die zweidimensionale Darstellung von sich bewegenden, farbig kodierten Strukturen. Fehlinterpretationen werden möglich durch
1. eine Kombination der Farbdopplerechos von Geweben und kardialen Flüssen,
2. Flüsse mit unerwarteten Grundfarben,
3. Reverberationen von Herzklappenprothesen,
4. ungewöhnliche Flußlokalisationen,
5. Umklapphänomene (Aliasing).
Generell gilt zur Vermeidung von Fehlinterpretationen, daß alle 5 echokardiographischen Meßtechniken (M-mode, 2 D-Sektorecho, gepulster und kontinuierlicher Doppler, Farbdoppler) in optimaler Kombination genutzt werden sollten. Der Farbdoppler ersetzt keinesfalls die anderen 4 konventionellen Ultraschalltechniken, sondern ergänzt sie.

12.1 Fehlinterpretationen durch eine Kombination der Farbdopplerechos von Geweben und kardialen Flüssen

Bei der Beschallung des Herzens durch den Farbflächendoppler werden grundsätzlich auch Klappensegel und Wände in Abhängigkeit von ihrer Bewegungsrichtung in Farbe dargestellt. Die Kombination von Gewebe- und Flußechos kann besonders dann zu falschen Diagnosen führen, wenn Fluß- und Gewebebewegung in die gleiche Richtung und zum gleichen Zeitpunkt erscheinen.
In Abb. 12.1 erkennt man einen typischen apikalen Zweikammerblick bei einer auch durch invasive Methoden nachgewiesenen Aorteninsuffizienz höheren Schweregrades. Flußbewegungen zum Schallkopf erscheinen in warmen Farben – also gelb und rot –, Bewegungen vom Schallkopf fort sind in blauen Farben dargestellt. Ausgehend von der Aortenklappe ist im linksventrikulären Ausflußtrakt deutlich eine gelbliche, also zum Schallkopf sich bewegende Strömung erkennbar mit blauen Einlagerungen, die turbulente Zonen des Flusses anzeigen.
Abb. 12.2 zeigt ein Farbdoppler Bild eines anderen Patienten, das anscheinend noch viel eindrucksvoller eine Aorteninsuffizienz mit eingelagerten kalten Farben als Zeichen turbulenten Blutflusses im apikalen Zweikammerblick zeigt.
In der Abb. 12.3 sieht man jedoch, daß es sich hierbei um eine Übereinanderlagerung des ebenfalls zum Schallkopf gerichteten linksventrikulären Einflusses mit Farbdopplerechos des vorderen Mitralsegels handelt. Das Mitralsegel befindet sich noch in der Öffnungsphase, so daß es sich rötlich angefärbt hat. Der linksventrikuläre Einfluß wurde zudem erst oberhalb des Mitralsegels vom Schallfächer erfaßt, so daß der Ursprung des Einflusses nicht erkennbar ist. Der in einigen Ultraschallgeräten integrierte Farbdopplerfilter soll dazu dienen, Farbsignale in dem Bereich auszulöschen, wo schon Schwarzweißinformationen

vorhanden sind. Eine Nutzung eines Farbeliminators ermöglicht zwar im vorliegenden Fall das Auslöschen der roten Anfärbung der Mitralklappensegel, reduziert jedoch durch Farbsignale angezeigte Flüsse überall dort, wo grauwertabgestuftes Hintergrundrauschen vorhanden ist. Mittels des Colorfilters läßt sich also eine Analyse von Flüssen nicht immer verbessern.

Die Abb. 12.4 zeigt mit Hilfe des kontinuierlichen Dopplers, daß der gelbe Fluß in Bild 12.2 tatsächlich der linksventrikuläre Einfluß und nicht etwa ein Aortenregurgitationsjet ist; der Befund wurde angiographisch bestätigt. Die gepunktete Meßlinie des kontinuierlichen Dopplers (CWD) verläuft vom Schallkopf ausgehend durch den linksventrikulären Einfluß. Die Mitschrift des CWD zeigt systolisch den nach unten weisenden linksventrikulären Ausfluß. In Diastole fehlen jedoch jegliche Aortenregurgitationsströme.

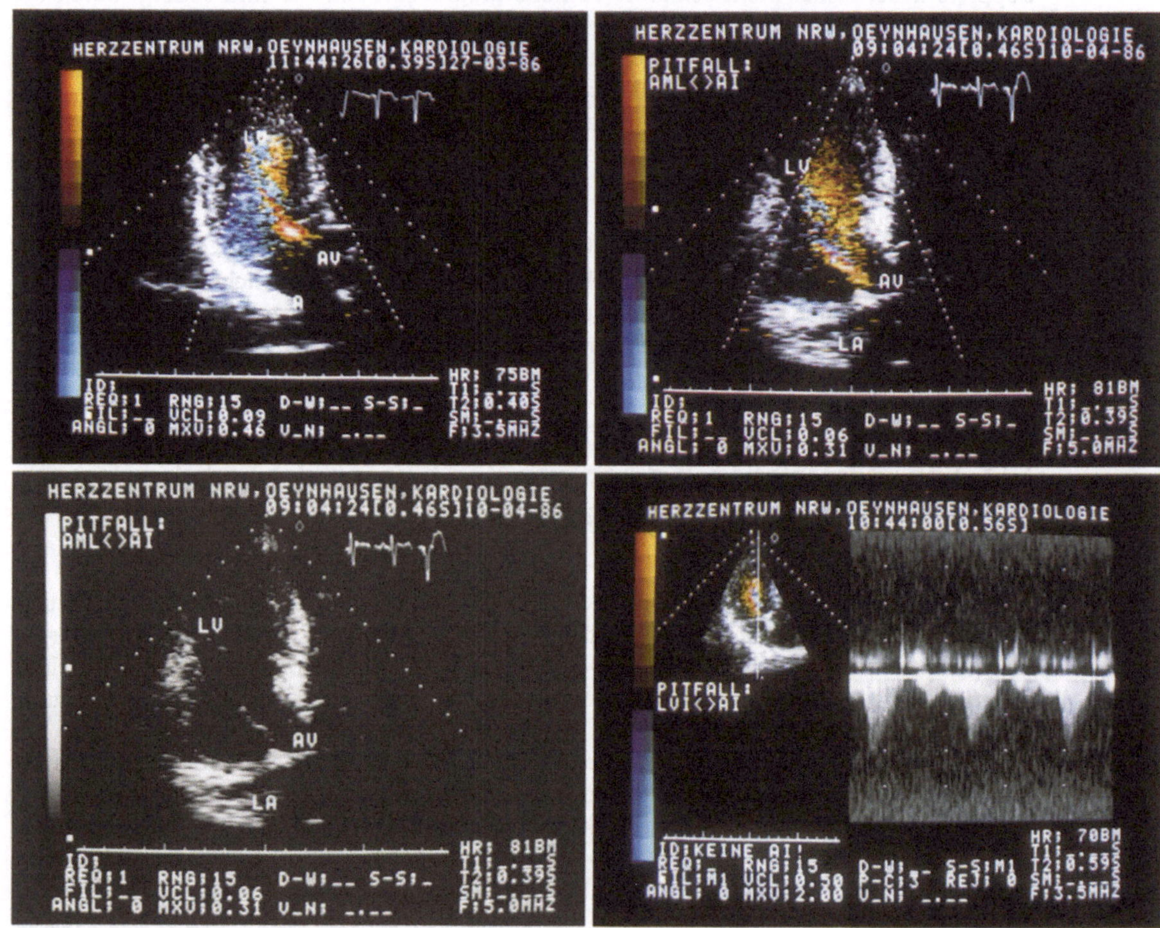

12.1. Bedeutsame Aorteninsuffizienz, frühdiastolisch dargestellt im apikalen Zweikammerblick. (Standardschnitt XV)

12.2. Ein fast identisches Echo wie in Abb. 12.1 mit scheinbarer Aorteninsuffizienz, vorgetäuscht durch die Kombination von Farbdopplerechos des sich öffnenden vorderen Mitralsegels und des angeschnittenen linksventrikulären Einflusses

12.3. Dasselbe Sektorecho wie in Abb. 12.2. mit jedoch abgeschaltetem Farbdoppler. Im Bereich des Beginns der scheinbaren Aorteninsuffizienz in Abb. 12.2 befindet sich das sich gerade öffnende vordere Mitralsegel

12.4. Kontinuierlicher Doppler: der linksventrikuläre Ausfluß und ganz schwach der linksventrikuläre Einfluß, aber keine Aorteninsuffizienz nachweisbar

12.2 Fehlinterpretationen durch Flüsse mit unerwarteten Grundfarben

In der Gruppe der Mißinterpretationen durch unerwartete Grundfarben von Flüssen ist ein relativ häufig auftretendes Phänomen zu diskutieren:

In Abb. 12.5 ist ein normaler Vierkammerblick von apikal mit blauem linksventrikulären Ausfluß und gelbem linksatrialen Einfluß dokumentiert.

Die Abb. 12.6 zeigt die Mitschrift eines gepulsten Dopplers in Kombination mit einem Farbdoppler-M-mode und dem Farbsektorbild. Das Meßvolumen, das den gelben linksatrialen Einfluß erfaßt, ist im Farbdoppler-M-mode unterhalb der Mitralklappe mittels einer gestrichelten horizontalen Linie markiert. Der gelbe atriale Fluß verläuft in Systole eindeutig und erwartungsgemäß in Richtung des Schallkopfes.

In Abb. 12.7 ist ein fast identisches Bild zu Abb. 12.5 eines anderen Patienten dargestellt. Auch hier sind der blaue linksventrikuläre Ausfluß und der gelbliche, scheinbare linksatriale Einfluß registriert.

Die Abb. 12.8 zeigt eine Abtastung des vermeintlichen linksatrialen Einflusses mittels eines im Sektorbild integrierten kontinuierlichen Dopplers. Hiermit ist die „linksatriale Einflußströmung" als Mitralinsuffizienz demaskiert worden. Eine stichhaltige und plausible Erklärung für dieses Phänomen ist ein Regurgitationsfluß, der sich mit hoher Geschwindigkeit vom Schallkopf entfernt. Zusätzlich muß es sich um eine relativ laminare Strömungscharakteristik im Bereich des vom Farbdopplerschallfächer erfaßten Schnittes der Strömung handeln. Eine verbesserte Differenzierung der unterschiedlichen Farben, besonders bei klein eingeblendeten Sektorbildern, ermöglicht eine rein biphasische Flußkodierung ohne Varianz – oder Geschwindigkeitsanalyse. Dies ist in Abb. 12.9 dokumentiert. Dargestellt ist dasselbe Echo wie in Abb. 12.8.

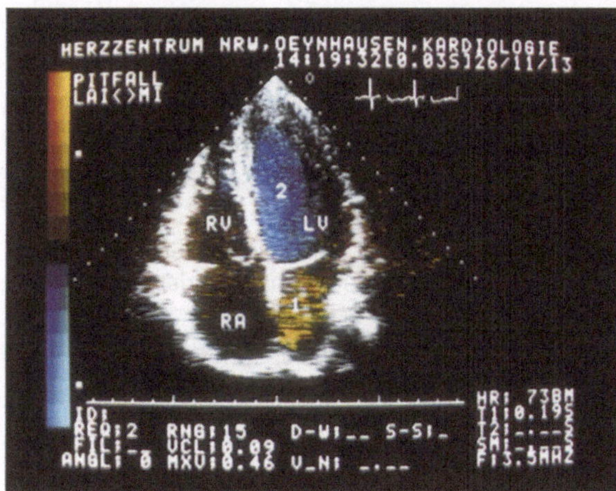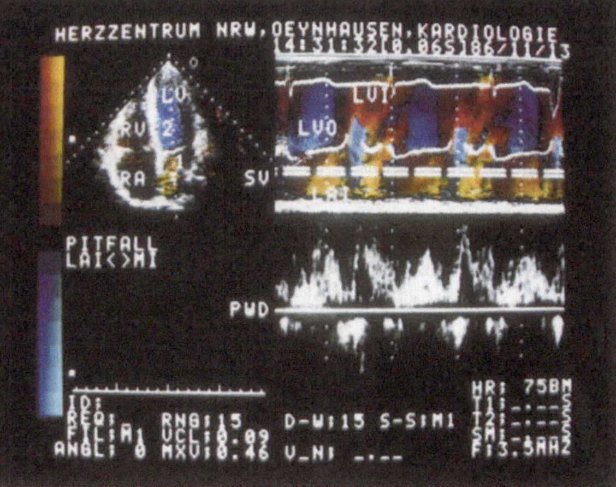

12.5. Normaler linksatrialer Einfluß *(1)* und linksventrikulärer Ausfluß *(2)* im apikalen Vierkammerblick. (Standardschnitt XIII)

12.6. Dasselbe Echo wie in Abb. 12.5 in Kombination mit einem Farbdoppler-M-mode und einer Mitschrift eines gepulsten Dopplers, dessen Meßvolumen *(SV)* im linksatrialen Einfluß *(LAI)* positioniert ist

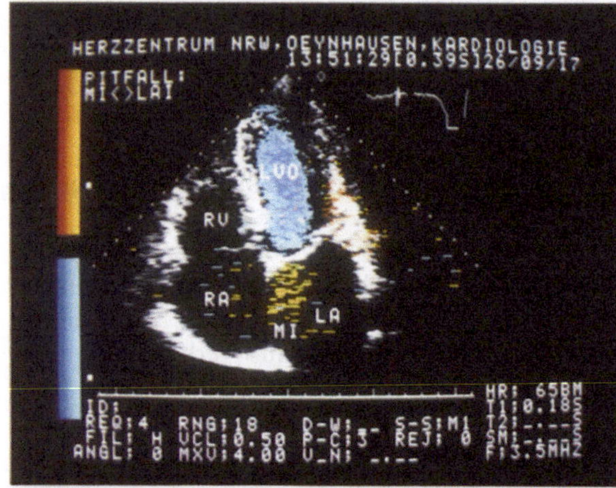
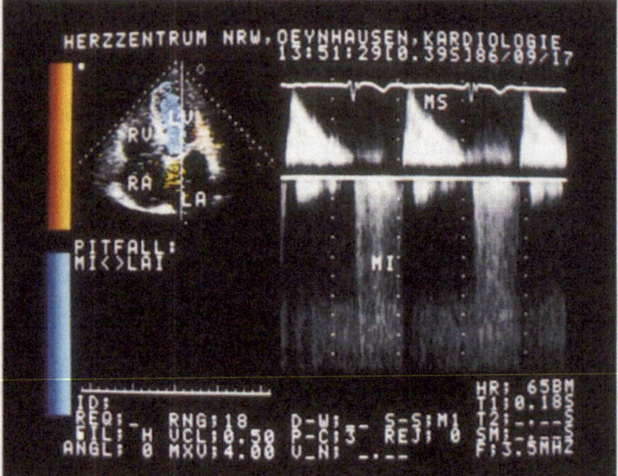

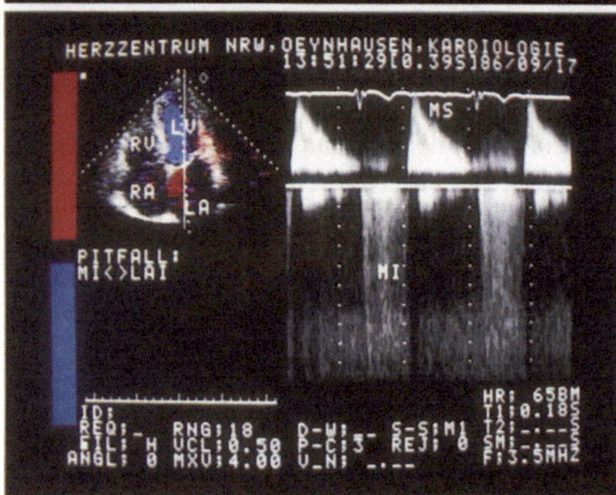

12.7. Eine sehr ähnliche Flußkonfiguration wie in Abb. 12.5 täuscht einen normalen linksatrialen Einfluß vor, tatsächlich repräsentiert die atriale Strömung eine Mitralinsuffizienz, trotz rein gelber Färbung. (Standardschnitt XIII)

12.8. Dasselbe Echo wie in Abb. 12.7 mit zusätzlichem, kontinuierlichem Doppler durch den vermeintlichen linksatrialen Einfluß mit Nachweis einer Mitralinsuffizienz neben der bekannten Mitralstenose

12.9. Identisches Echo wie in Abb. 12.8 mit jedoch geändertem Farbkode zur deutlicheren Darstellung. Aufgrund hoher Geschwindigkeit kann der Regurgitationsfluß in Systole im kontinuierlichen Doppler nicht durch den linksventrikulären Ausfluß vorgetäuscht werden

12.3 Fehlinterpretationen durch Reverberationen von Herzklappenprothesen

Generell führen 2 Arten von Reverberationen von Klappenprothesen zu Fehlinterpretationen. Dies sind einerseits *stationäre* Vielfachechos, die überwiegend zwischen den Öffnungs-, bzw. Schließbewegungen der Okkluder auftreten und andererseits sog. *driftende Artefakte,* die vor allem während der Schluß-, aber auch der Öffnungsbewegung nachweisbar sind. Nachfolgend ein relativ häufig auftretendes Beispiel für Fehlinterpretationen durch stationäre Reverberationen von Herzklappenprothesen, im vorliegenden Fall durch eine Doppelkippscheibenprothese des Typs St. Jude Medical in Mitralposition.

Die Abb. 12.10 zeigt einen apikalen Vierkammerblick mit überlagertem Farbsektor. Das künstliche Ventil ist als relativ echogenes, horizontal verlaufendes Band im Mitralanulus registriert. In Systole erkennt man sowohl den linksventrikulären Ausfluß, als auch eine für eine Mitralinsuffizienz typische Mosaikcharakteristik mit überwiegend blauen Anteilen und gelblichen Einlagerungen. Dies deutet einen turbulenten, jedoch vom Schallkopf sich fortbewegenden Fluß an.

Die Abb. 12.11 zeigt jedoch eindeutig, daß es sich hier mit Sicherheit nicht um eine Mitralinsuffizienz handeln kann. Der inmitten des vermeintlichen Regurgitationsflusses positionierte kontinuierliche Doppler registriert keine Insuffizienzanzeichen in Systole; die leichte und langsame systolische Strömungskomponente rührt vom linksventrikulären Ausfluß her. Die Schließ- bzw. Öffnungsbewegungen der Mitralprothese sind in der Mitschrift des kontinuierlichen Dopplers durch die kurzen, aber starken Echos zu den entsprechenden Zeitpunkten repräsentiert.

Abb. 12.12 zeigt zusätzlich in dem Bereich des oben dargestellten Flußphänomens eine deutliche Reverberation der Kunstklappe, die auch im Farbdopplerbetrieb als Reverberation offensichtlich die Mitralinsuffizienz vorgetäuscht hat.

Auch im parasternalen Zweikammerblick kann eine solche Reverberation von Kunstklappen einer Mitralregurgitation oft täuschend ähneln, wie im nachfolgenden Fall dokumentiert. Im Gegensatz zur stationären Reverberation des obigen Beispiels handelt es sich hierbei jedoch um die erwähnte driftende Variante dieses Artefakts.

Die Abb. 12.13 stellt eine auch angiographisch nachgewiesene Mitralinsuffizienz leichten bis mittleren Schweregrades im parasternalen Längsschnitt des linken Herzens dar mit typischer Regurgitationsflußcharakteristik.

Die Abb. 12.14 dagegen zeigt das Echo eines Patienten mit einer Doppelkippscheibenprothese des Typs St. Jude Medical in Mitralposition mit starken, noch stationären Reverberationen bis weit hinter das Herz. 20 ms später ist ein Bild erkennbar (Abb. 12.15), das fast dem in Abb. 12.13 dargestellten Echo und damit einer Mitralinsuffizienz zum Verwechseln ähnlich sieht. Wiederum 20 ms später (Abb. 12.16) ist dieser Fluß mit gelben Einlagerungen als Zeichen für Turbulenz etwas weiter in den linken Vorhof hineingerückt, ebenfalls mit einem einer Mitralinsuffizienz täuschend ähnlichem Flußphänomen.

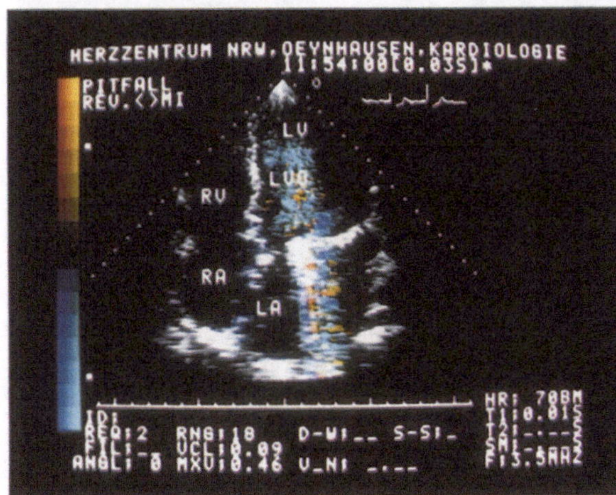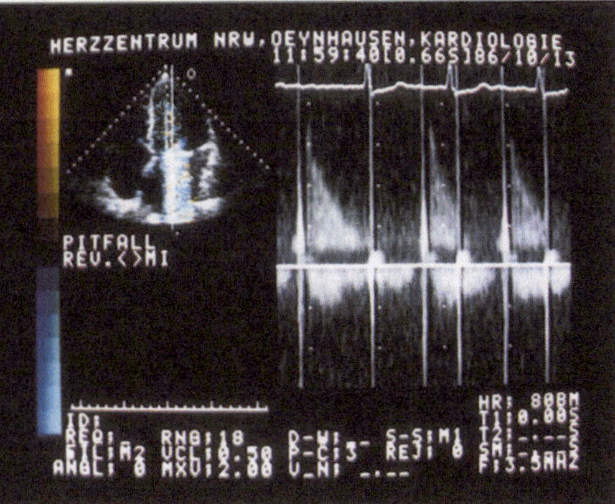

12.10. Apikaler Vierkammerblick (Standardschnitt XIII) bei Zustand nach Mitralklappenersatz mit scheinbarem bedeutsamen Leck schon in früher Systole. *LVO* = linksventrikulärer Ausfluß

12.11. Dasselbe Echo wie in Abb. 12.10 Die zusätzliche Mitschrift mittels kontinuierlichem Doppler beweist jedoch, daß hier keine Mitralinsuffizienz vorliegt

Die Abb. 12.14–12.16 dokumentieren eine sog. driftende Reverberation, die im Echtzeitecho
als kurze Blitze erkennbar, im Standbild jedoch nicht als solche identifizierbar sind. Daher
sollten kurze Videoaufzeichnungen einer jeden Klappenprothese zum Ausschluß dieses
Phänomens erfolgen.

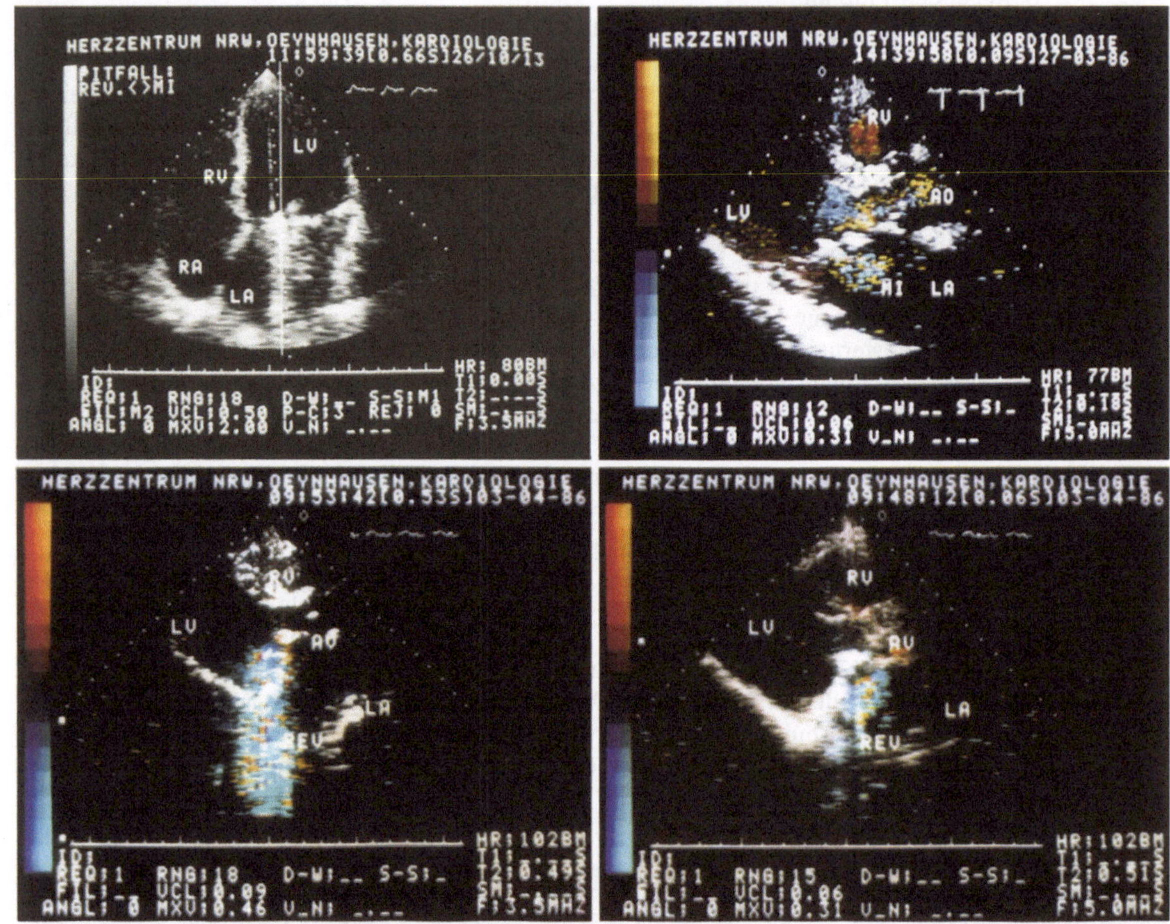

12.12. Darstellung einer ausgeprägten Reverberation des Mitralprothesenapparates im grauwertabgestuften Sektorecho an der Stelle, wo in Abb. 12.10 die vermeintliche Mitralinsuffizienz, die in Wirklichkeit auch artefiziellen Ursprungs ist, erkennbar ist

12.13. Leichte Mitralinsuffizienz im parasternalen Längsschnitt. (Standardschnitt III)

12.14. Deutliche Farbreverberation einer Mitralprothese zum Zeitpunkt des QRS-Komplexes

12.15. Gleicher Patient wie Abb. 12.14, 20 ms später: Vortäuschung einer Mitralinsuffizienz aufgrund einer „driftenden Reverberation". Dieses Echo gleicht der Darstellung der tatsächlichen Mitralinsuffizienz in Abb. 12.13

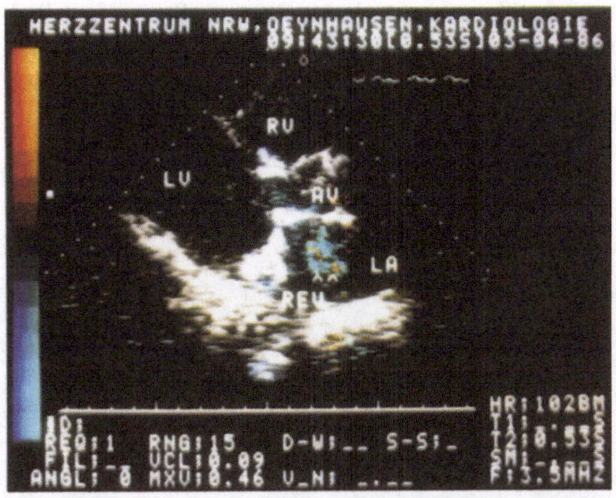

12.16. Gleicher Patient wie in Abb. 12.14 und 12.15, weitere 20 ms später: Die „driftende Reverberation" entfernt sich vom Mitralprothesenareal

12.4 Fehlinterpretationen durch ungewöhnliche Flußlokalisationen

Die Abb. 12.17 zeigt einen Ventrikelseptumdefekt vom membranösen Typ im parasternalen Längsschnitt des linken Herzens mit typischer Ausbildung eines überwiegend gelblichen, also zum Schallkopf gerichteten Flusses mit turbulenten, blauen Einlagerungen in Systole. In dem Areal des Septumdefektes ist vom linksventrikulären Ausflußtrakt ausgehend ebenfalls ein deutlicher Jet in die angegebene Richtung nachweisbar. Gleichzeitig jedoch erkennt man den Ausfluß in die Aortenwurzel.

Bei Kindern und Jugendlichen ist häufig folgende Flußkonfiguration zu beobachten, die zur falschen Annahme eines VSD verleiten kann:

Die Abb. 12.18 demonstriert ein sehr ähnliches Bild eines Flusses in Richtung zum Schallkopf (gelb), scheinbar ausgehend vom membranösen Septum kurz vor der Aortenklappe.

Die Abb. 12.19 stellt das Farbdoppler-M-mode der in Abb. 12.18 dokumentierten Strömung dar. Auch hier ist in Systole deutlich ein auf den Schallkopf sich zubewegender Fluß registrierbar. Im apikalen Vierkammerblick (Abb. 12.20) ist dieser zum Schallkopf gerichtete Fluß mit scheinbarem Ursprung im Bereich des membranösen Septums zu erkennen. Daß es sich in Abb. 12.18–12.20 jedoch nicht um den Jet eines Ventrikelseptumdefektes vom membranösen Typ handelt, verdeutlichen die Abb. 12.21 sowie 12.22.

Die Abb. 12.21 zeigt die Registrierung des in 12.18 dargestellten scheinbaren Ventrikelseptumdefektjets mittels gepulstem Doppler. Das Meßvolumen (sample volume) ist auf der M-mode-Linie im links oben zusätzlich dokumentierten Farbsektorbild durch einen Punkt gekennzeichnet und befindet sich im vermeintlichen Fluß des Ventrikelseptumdefektes. Im Gegensatz zu einem echten Ventrikelseptumdefekt der dokumentierten Größe stellt sich in Systole kein ausgesprochener scharf abgegrenzter und schneller Fluß wie bei einer Aortenstenose dar, sondern lediglich eine leichte Strömung mit geringen Geschwindigkeiten.

Die Abb. 12.22 verdeutlicht, daß es sich bei diesem Fluß um einen rechtsventrikulären Ausfluß handelt, der direkt hinter der Trikuspidalklappe in Systole als gelber Fluß detektierbar ist. Im parasternalen Querschnitt in Höhe der Aorten- bzw der Pulmonalklappe ändert die Strömung ihre Farbe nach blau, sobald sie in Richtung der Pulmonalarterie und somit vom Schallkopf fortgerichtet ist.

Eine Verwechslung des rechtsventrikulären Ausflusses mit einem Shuntfluß bei Ventrikelseptumdefekt ist nur zu vermeiden, wenn die Shuntflüsse sowohl auf der linken als auch auf der rechten Seite des vermuteten Defektes nachweisbar sind und gleichzeitig der Fluß im Defekt dargestellt ist. Zusätzlich muß eine Abklärung mit einem gepulsten oder besser noch kontinuierlichen Doppler vorgenommen werden.

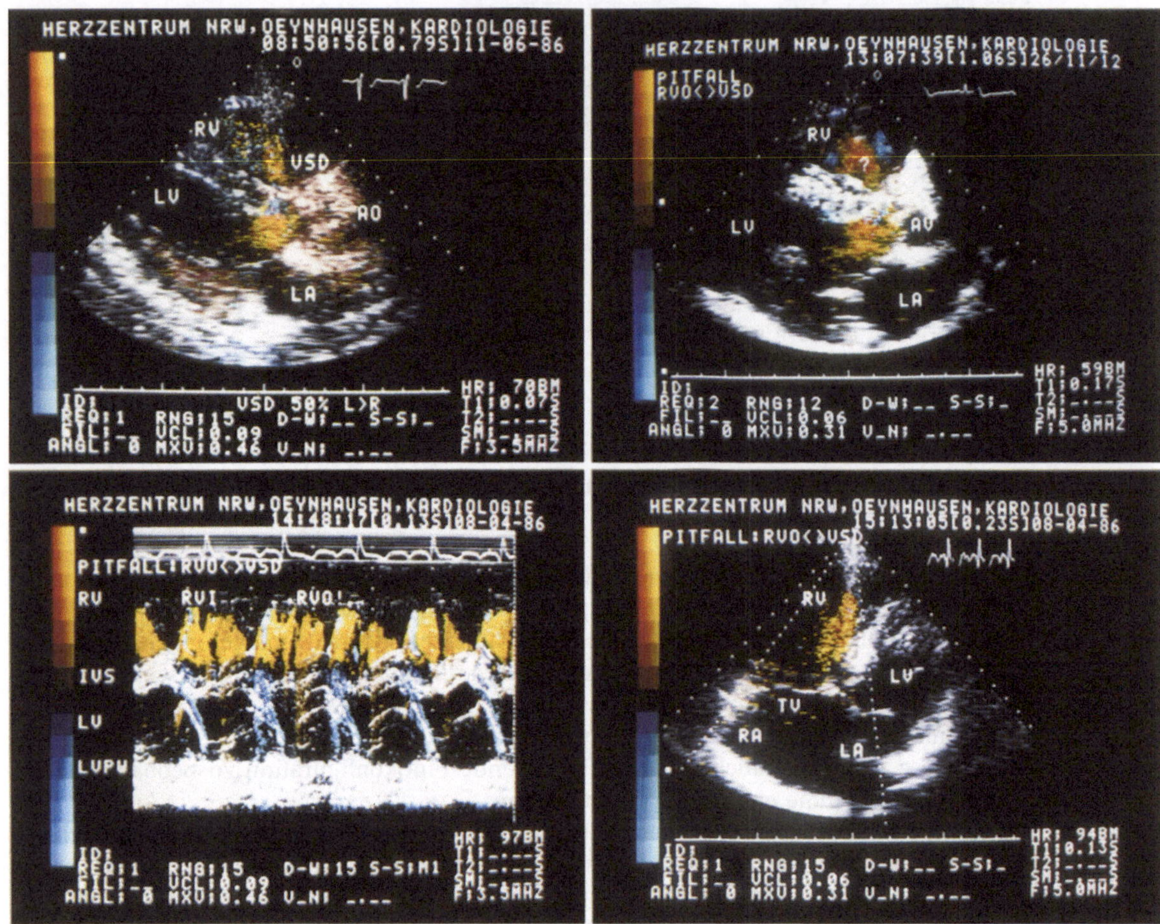

12.17. Hochsitzender Ventrikelseptumdefekt mit typischem Links-rechts-Shunt in Systole im parasternalen Längsschnitt. (Standardschnitt III)

12.18. Scheinbarer hochsitzender VSD, fast identisch mit Abb. 12.17

12.19. Farbdoppler-M-mode von parasternal mit Darstellung des vermeintlichen Ventrikelseptumdefektes in Systole, der jedoch durch einen rechtsventrikulären Ausfluß vorgetäuscht wird!

12.20. Vorgetäuschter Ventrikelseptumdefektjet in Systole im apikalen Vierkammerblick. (Standardschnitt XIII)

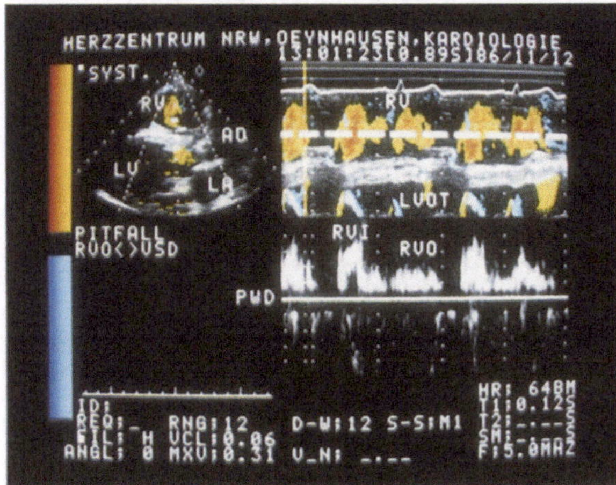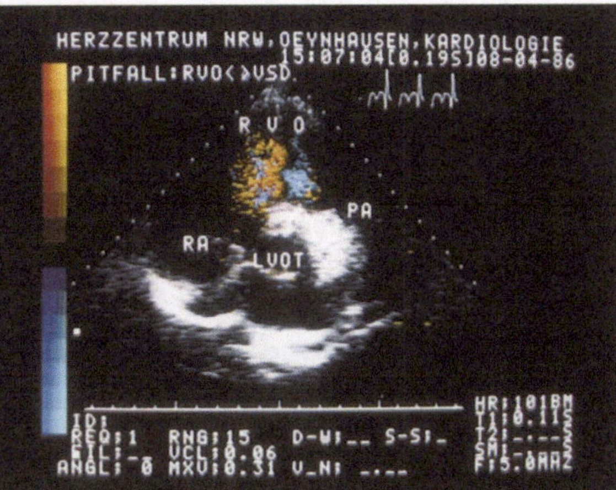

12.21. Gleiche Flußkonfiguration wie in Abb. 12.18 mit Nachweis eines rechtsventrikulären Ausflusses anstelle eines hochsitzenden VSD's im Farbdopplersektor bzw. Farbdoppler-M-mode und gepulstem Dopplerecho. *RVI* = rechtsventrikulärer Einfluß

12.22. Parasternaler Querschnitt des vermeintlichen hochsitzenden Ventrikelseptumdefektes mit Nachweis des rechtsventrikulären Ausflusses *(RVO)*. (Standarschnitt VII)

12.5 Fehlinterpretationen durch das sog. Umklapphänomen (Aliasing)

Da es sich beim Farbdoppler ebenfalls um eine Dopplerform des gepulsten Typs handelt, unterliegt diese Methode auch den physikalischen Bedingungen wie jeder konventionelle gepulste Doppler. Dies gilt auch für diesen Umklappeffekt, der oberhalb der sog. Nyquist-Grenze auftritt. Während bei der konventionellen gepulsten Dopplerechokardiographie dieser Umklappeffekt nicht nur störend, sondern teilweise sogar diagnoseverhindernd wirkt, hat sich dieses physikalische Phänomen bei der Nutzung des Farbdopplers als hervorragende, zusätzliche diagnostische Information besonders bei der Beurteilung von Herzklappenprothesen erwiesen.

Andererseits zeigt die Erfahrung, daß das Aliasing zu Fehlinterpretationen führen kann. Dies wird in den Abb. 12.23–12.27 gezeigt.

In Abb. 12.23 ist ein Querschnitt in Höhe der Aorten- und Pulmonalklappe von parasternal erkennbar. Der blaue systolische Fluß repräsentiert den rechtsventrikulären Ausfluß in die Pulmonalarterie, während die gelbe Strömung einen entgegengesetzt gerichteten Jet darstellt. Es handelt sich hier um einen offenen Ductus Botalli, aufgenommen in Systole. Die Diagnose wird in Abb. 12.24 mittels eines kontinuierlichen Dopplers bestätigt, bei dessen Mitschrift eine für einen Ductus Botalli typische Kurve registriert wurde.

Die Abb. 12.25 ist ein fast identisches Bild. Ohne eingehende Kontrolle dieser Flußkonfiguration durch andere Ultraschallmeßverfahren oder durch das diastolische Flußverhalten in der Pulmonalarterie kann hier ein offener Ductus Botalli ohne weiteres fälschlicherweise angenommen werden.

Die Abb. 12.26 zeigt das gleiche Bild, es wurde lediglich das sog. Nyquist-Limit erhöht, so daß mögliche Umklapphänomene erst bei höheren Geschwindigkeiten beginnen oder gar nicht erst auftauchen und somit besser erkannt werden können. Der gelbe Fluß, der in der Abb. 12.25 noch erkennbar ist, wurde dadurch eliminiert und als Umklappeffekt demaskiert.

Das gleichzeitig registrierte Farbdoppler-M-mode beweist ebenfalls, daß es sich bei der gelben Strömung von Bild 12.27 nicht um einen entgegengesetzt gerichteten Fluß handelt, sondern um einen Umklappeffekt mit Umschlag der Farbe von blau nach gelb bei höheren Geschwindigkeiten. Dokumentiert wird dieses unter Erhöhen des Nyquist-Limits während der Registrierung. Die ersten Schläge zeigen den gelblichen Kernfluß mit blauen Randsäumen, während die letzten systolischen Jets im Bereich der Pulmonalklappe und der Pulmonalarterie nach Erhöhung des Nyquist-Limits jeweils einen rein blauen, vom Schallkopf fortgerichteten Jet besitzen.

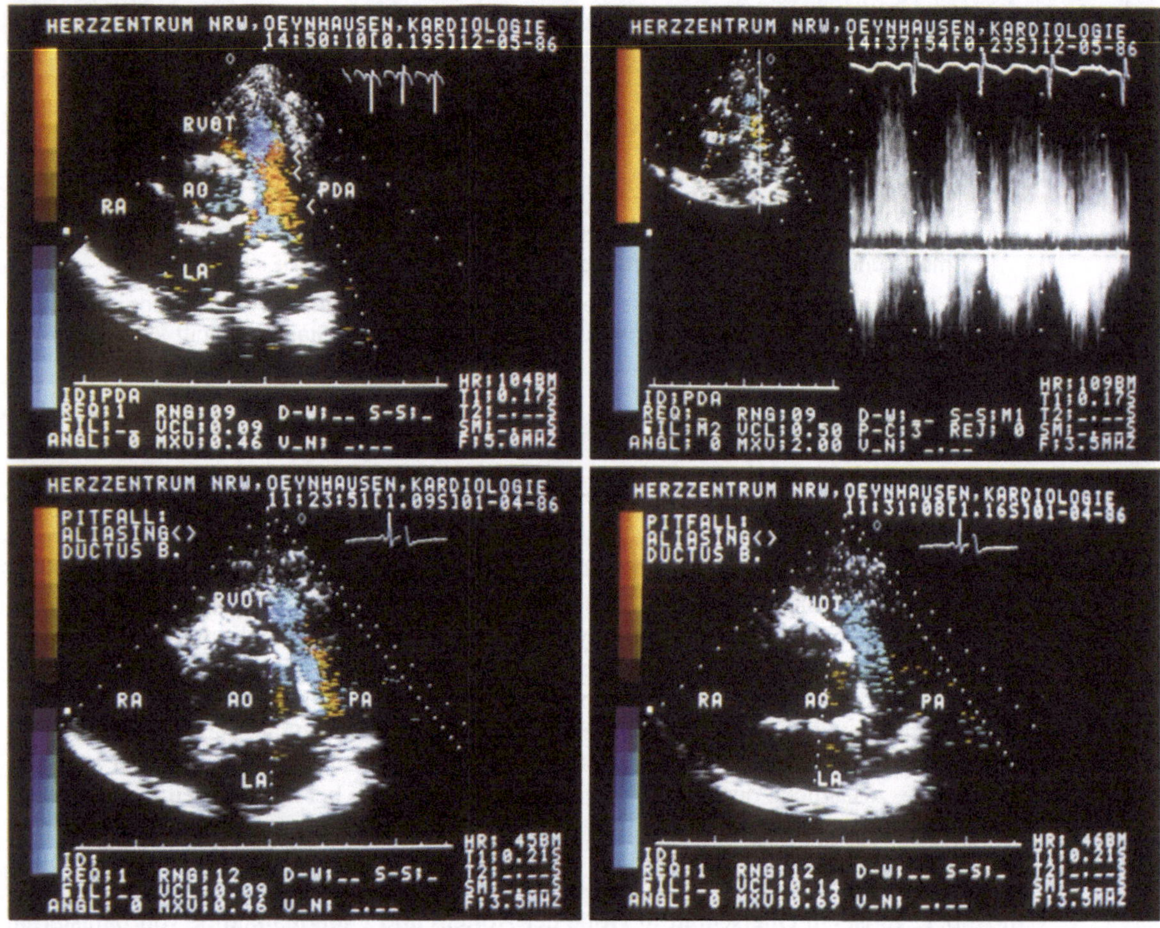

12.23. Systolische Flußkonfiguration im parasternalen Querschnitt bei einem Ductus Botalli apertus (PDA) mit zum Schallkopf strömendem Ductusjet *(gelb).* (Standardschnitt VI)

12.24. Dasselbe Echo des PDA wie in Abb. 12.23 mit typischer Flußcharakteristik in der Mitschrift eines kontinuierlichen Dopplers

12.25. Scheinbarer Ductus Botalli analog zu Abb. 12.23

12.26. Dasselbe Farbdopplerecho wie in Abb. 12.25, mit jetzt jedoch erhöhtem Nyquist-Limit und nicht mehr nachweisbarem vermeintlichem gelben Ductusjet, der sich als Aliasing (Umklappeffekt) demaskiert

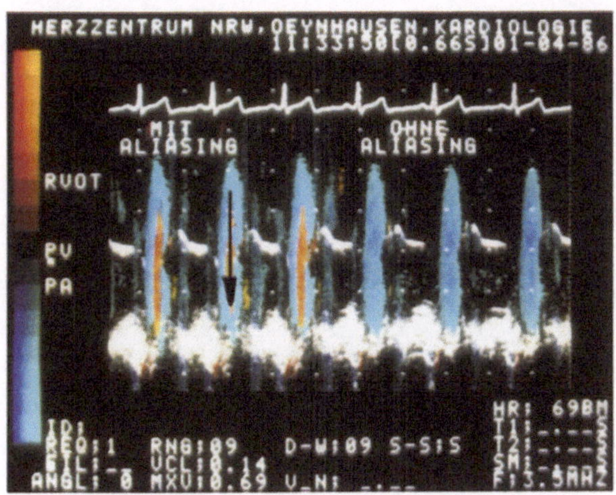

12.27. Farbdoppler-M-mode des normalen Pulmonalarterienflusses der Abb. 12.25 und 12.26 in Höhe der Pulmonalklappe, anfangs mit *(gelb)* und nach Erhöhung des Nyquist-Limits ohne Umklappeffekt

13 Formeln und Meßwerte zur Dopplerechokardiographie

1. Berechnung des Nyquist-Limits bei gepulsten Dopplern

$$F_{max} \leqq \frac{1}{2} \, PRF \; [Hz]$$

F_{max} = maximale Dopplershiftfrequenz ohne Aliasing
PRF = pulse repetition frequency
Pulswiederholungsfrequenz

2. Berechnung der Flußgeschwindigkeit aus der Dopplershiftfrequenz

$$V = \frac{F_{DS} \; C}{2 \; F_{TD} \; \cos\Theta} \; [m/s]$$

V = Blutströmungsgeschwindigkeit
F_{DS} = Dopplershiftfrequenz in Hertz
C = Schalleitungsgeschwindigkeit, 1560 m/s im Gewebe
F_{TD} = Transducerschallfrequenz in Megahertz
Θ = Schallwinkel
Normale intrakardiale Flußgeschwindigkeiten s. Abb. 13.1

3. Berechnung der bei gepulsten Dopplern ohne Aliasing maximal meßbaren Flußgeschwindigkeit (range velocity product)

$$V_{max} = \frac{C^2}{R \cdot F_{TD} \cdot 8} \; [m/s]$$

V_{max} = ohne Aliasing meßbare maximale Geschwindigkeit
R = Reichweite oder spezifische Tiefe in cm
C = Schalleitungsgeschwindigkeit, 1560 m/s
F_{TD} = Transducerschallfrequenz in Megahertz

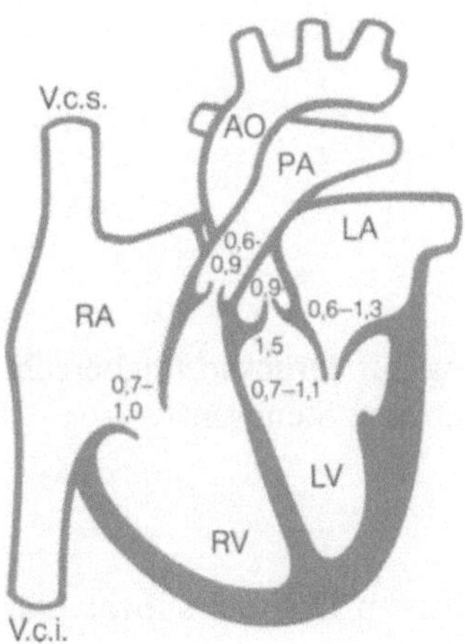

13.1. Intrakardiale Flußgeschwindigkeiten in m/s

4. Erhöhung des Nyquist-Limits bei gepulsten Dopplern

1. Senkung der Transducerschallfrequenz z. B. von 5,0 auf 3,5 MHz
2. Erhöhen des Anschallwinkels Θ, damit Abnahme von Cosinus Θ, nachträglich Winkelkorrektur
3. Erhöhung der Pulswiederholungsfrequenz, z. B. „high frequency mode" (HPRF) verwenden
4. Reichweite senken
5. Verdopplung des Nyquist-Limits durch Nullinienshift

5. Der Einfluß des Schallwinkels auf die Bestimmung von Druckunterschieden und Geschwindigkeiten (akzeptable Toleranz: $\Theta < 20°$)

Schallwinkel Θ	10°	20°	30°	40°
Unterschätzung von				
a) Drucksprung	-3%	-12%	-25%	-41%
b) Flußgeschwindigkeit	-2%	-6%	-13%	-24%

6. Berechnung von Drucksprüngen aus der Strömungsgeschwindigkeit

Bernoulli Gleichung:

$$\text{I}\quad p_1-p_2 = \frac{1}{2}p(V_2^2-V_1^2) + p\int_1^2 \frac{d\vec{V}}{dt}\,d\vec{s} + R\,(\vec{V})$$

| Druck-sprung | konvektive Beschleunigung | Flußbe-schleunigung | viskositätsbedingte Reibung |

Die Flußbeschleunigung entfällt, da sie überwiegend bei der Öffnung bzw. dem Schluß von Klappen wirksam wird. Desgleichen kann die viskositätsabhängige Reibung vernachlässigt werden, da sie überwiegend in wandnahen Bereichen bedeutsame Werte erreicht, der Fluß jedoch im Zentrum des Stromes gemessen werden muß. Außerdem verläuft besonders bei Stenosen das Flußprofil abgeflacht über den Querschnitt, d. h. es existieren nur sehr schmale wandnahe Bereiche mit entsprechender Reibungszunahme. V_1 wird als prästenotische Geschwindigkeit unbedeutend gegenüber der direkt transvalvulären Flußgeschwindigkeit V_2 bei kurzstreckigen und bedeutenden Stenosen angenommen.
Bei $p_1-p_2 = \Delta p$ ergibt sich nun folgende Formel:

$$\text{II}\quad \Delta p = \frac{1}{2}\,p\,(V_2^2)$$

Die Konstante für die Dichte des Blutes beträgt $1{,}06 \cdot 10^3$ kg/m^3.
Daraus resultiert für $1/2\,p = 0{,}53 \cdot 10^3$ kg/m$^3 \cong$ nt/m^2.
Bei 1 nt/m$^2 = 10$ Dyne/cm$^2 = 0{,}0075$ mmHg gilt:
$1/2\,p = (0{,}53 \cdot 10^3) \cdot 0{,}0075 = 3{,}975 \approx 4$.

Es folgt aus Gleichung II die simplifizierte Bernoulli-Gleichung zur Drucksprungberechnung in der Dopplerechokardiographie für kurzstreckige, bedeutsame Stenosen.

$\Delta p = 4V_2^2$ mmHg   Bei $V_2 = V_{max}$ gilt:
$$\text{III}\quad \Delta P_{peak} = 4\,V_{max}^2$$

Bei langstreckigen sowie leichten Stenosen muß V_1 mittels gepulstem Doppler subvalvulär gemessen und berücksichtigt werden.

7. Berechnung des Drucksprungs und der Öffnungsfläche an der Mitralklappe (Abb. 13.2)

1) der maximale Drucksprung kann an der Mitralklappe frühdiastolisch ermittelt werden. Er weist jedoch eine zu schlechte Korrelation zum tatsächlichen Stenosegrad auf.

$$\Delta P_{peak} = 4 \cdot V_{max}^2 \ [mmHg]$$

Eine erheblich bessere Korrelation zu den hämodynamisch ermittelten Druckgradienten liefert ΔP_{mean}. Zur Bestimmung dieses Parameters wird die Dopplerkurve planimetriert und aus der so gewonnenen mittleren Flußgeschwindigkeit der mittlere Druckunterschied errechnet.

2) die Mitralöffnungsfläche wird aus der Druckhalbwertszeit ermittelt:

MVA   = 220 : T1/2
MVA   = Mitralöffnungsfläche in cm²
T1/2 = Druckhalbwertszeit
220   = empirische Konstante, bei einer Druckhalbwertszeit von 220 ms beträgt die MVA ca. 1,0 cm²

Die Druckhalbwertszeit wird aus der Dopplerkurve wie folgt ermittelt (Abb. 13.2):
1) Zeitpunkt der maximalen frühdiastolischen Strömungsgeschwindigkeit festlegen, maximale Geschwindigkeit V_{max} bestimmen
2) maximale Geschwindigkeit V_{max} durch $\sqrt{2}$ dividieren, ergibt Strömungsgeschwindigkeit $V_{p_{1/2}}$ zum Zeitpunkt, wenn der Druckgradient auf die Hälfte des Anfangswertes abgefallen ist
3) Aufsuchen der Amplitude $V_{p_{1/2}}$ in der Dopplerkurve, Fußpunkt festlegen
4) Abstand zwischen Fußpunkt von V_{max} und $V_{p_{1/2}}$ ergibt Druckhalbwertszeit

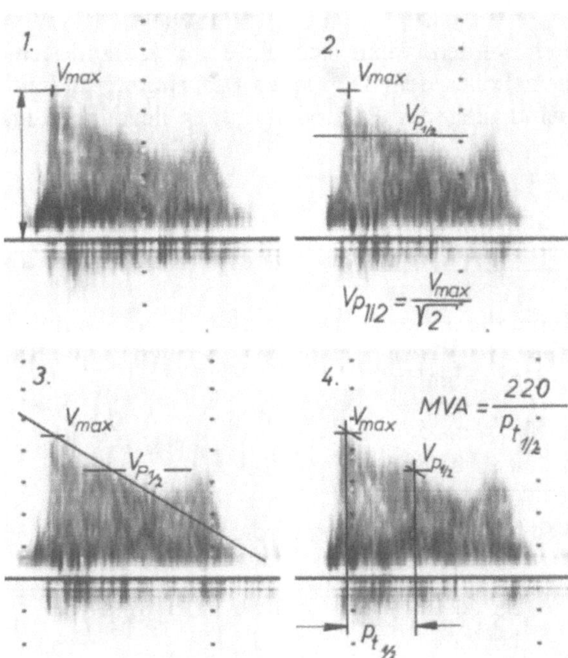

13.2.   Erläuterung s. Text

8. Dopplersonographische Beurteilung von Mitralstenosen

	Öffnungsfläche cm^2	Druckhalbwertszeit ms
normal	> 3,6	< 60
leichtgradig	3,6–2,0	60–110
mittelgradig	2,0–0,8	110–300
hochgradig	< 0,8	> 300

9. Dopplersonographische Beurteilung von Mitralinsuffizienzen

$$MRI = 0,5 \cdot L \cdot B \cdot H \; [cm^3]$$

MRI = totaler MV-Regurgitationsindex
L   = Länge des Regurgitationsjets vom Mitralring in Richtung Lungenvenen
H   = Höhe des Regurgitationsjets in anterior-posteriorer Ausdehnung
B   = Breite des Regurgitationsjets in lateral-medialer Ausdehnung im Bereich des Mitralansatzringes

Meßwerte:	MRI [cm^3]
normal	0
leichtgradige MI	1–2
mittelgradige MI	~4
höhergradige MI	12

Eine Mitralinsuffizienz kann angenommen werden, wenn sich ein Jet von mindestens 100 ms Dauer und einer Amplitude von mehr als dem Doppelten des Hintergrundrauschens nachweisen läßt. Die Flußgeschwindigkeit des Regurgitationsjets liegt meist im Bereich von 3 bis 6 m/s.

10. Dopplersonographische Beurteilung von Aortenvitien

Aortenstenosen:

	V_{max} m/s	V_{mean} m/s	ΔP_{peak} mmHg	ΔP_{mean} mmHg
normal	1,0–1,6	1,2	bis 10	bis 5
Stenose	2,0–5,8	4,3	15–130	10–80

Die maximale Strömungsgeschwindigkeit bei Aortenstenosen wird gemessen:

in Rechtsseitenlage
Schallkopf im 1. ICR rechts: bei 60%
Schallkopf tief, linker Sternalrand: bei 20%

in Linksseitenlage
Schallkopf apikal: bei 12%
Schallkopf links parasternal: bei 8%

Die Berechnung der Aortenklappenöffnungsfläche (AVA) erfolgt mit Hilfe der Kontinuitätsgleichung:

$$V_1 \cdot A_1 = V_2 \cdot A_2; \qquad \text{da } A_2 = \text{AVA gilt}$$

$$\text{AVA} = \frac{V_1 \cdot A_1}{V_2} \; [\text{cm}^2]$$

V_1 = subvalvuläre Geschwindigkeit; A_1 = subvalvuläre Fläche
V_2 = transvalvuläre Geschwindigkeit; A_2 = valvuläre Fläche

Aorteninsuffizienz:

a) Bei isolierter Aorteninsuffizienz wird von suprasternal beschallt und anhand der Dopplerkurve der Aorta ascendens eine semiquantitative Abschätzung der Regurgitation durchgeführt nach der Formel:

$$A_{neg} = \frac{A_{neg}}{(A_{neg} + A_{pos})} \cdot 100 \, [\%]$$

A_{neg} = Dopplerkurvenfläche unterhalb Nullinie
A_{pos} = Dopplerkurvenfläche oberhalb Nullinie

Beurteilung	A_{neg} %
normal	$8,9 \pm 2,9$
leichte AI	$23,9 \pm 4,9$
mittelschwere AI	$35,7 \pm 5,0$
schwere AI	$50,2 \pm 6,5$

b) Bei kombinierten Aortenvitien können zur Beurteilung der Insuffizienzkomponente 2 Parameter aus der Dopplerkurve herangezogen werden:
   1. die Deceleration (Verlangsamung) der Blutstromgeschwindigkeit in Diastole, gemessen anhand der Steigung der Dopplerkurve
   2. der Halbzeitindex: gemessen wird die Zeit, bis die Kurve der maximalen Strömungsgeschwindigkeit auf die Hälfte abgefallen ist

Beurteilung	Deceleration m/s^2	Halbzeitindex s
leichte AI	$1,5 \pm 0,5$	$1,22 \pm 0,24$
mittelschwere AI	$2,2 \pm 0,4$	$0,89 \pm 0,14$
schwere AI	$4,0 \pm 1,0$	$0,52 \pm 0,08$

11. Klappenprothesen

Mitralklappenersatz (MKE) bei normalem linksventrikulären Einfluß:

V_{max} = 1,0–2,0 m/s, Mittel bei etwa 1,7 m/s

Meßwerte:	V_{max} m/s	$P_{t½}$ ms
Björk Shiley (BS)	1,6	80
Saint Jude Medical (SJM)	1,7	77
Starr-Edwards-Kugelklappe (SEK)	1,8	115
Bioprothese	1,3	84

Aortenklappenersatz (AKE) bei normalem linksventrikulären Ausfluß:
V_{max} = 1,2–2,5 m/s $\cong \Delta P_{peak}$ = 8–25 mmHg

12. Kongenitale Vitien

Semiquantitative Bestimmung der Shunts durch Berechnung des pulmonal-systemischen Flußquotienten:

Q_p = pulmonaler Fluß   ml/min
Q_s = systemischer Fluß   ml/min

Shuntgröße	Q_p/Q_s
klein	1,0–1,5
mittelgradig	2,0–3,0
groß	3,0–6,0

Meßpunkte für Q_p bzw. Q_s bei:

ASD: Q_p in der MPA (main pulmonary artery), postvalvulär
       Q_s in der Mitralklappe oder Aorta ascendens
VSD: Q_p in der Mitralklappe (oder MPA)
       Q_s in der Aorta ascendens
PDA: Q_p in der Aorta ascendens (oder in der Mitralklappe, wenn VSD fehlt!)
       Q_s im rechtsventrikulären Ausflußtrakt

Berechnung der Flußvolumina:

$$Q = \frac{V_{mean} \cdot A \cdot 60 \ \text{l/min}}{\cos \Theta}$$

V_{mean} = zeitlich gemittelte Geschwindigkeit während der Fließphase in m/s
A   = Gefäß- oder Klappenflußquerschnittsfläche in cm^2
Θ = Schallwinkel zwischen Ultraschallstrahl und Flußrichtung in °

13. Pulmonalstenose (PS)

Meßwerte:	ΔP_{max} mmHg
normal	< 10
leichte PS	10–30
mittelgradige PS	30–60
hochgradige PS	> 60

14 Auswertung

Die folgenden Seiten zeigen zwei Musterbögen für die Auswertung und Dokumentation von echokardiografischen Befunden.
In der Beurteilung werden formale und quantitative Parameter zu einem abschließenden Befund zusammengefaßt.

HERZZENTRUM NORDRHEIN-WESTFALEN
KARDIOLOGISCHE KLINIK
Direktor: Prof. Dr. med. Ulrich Gleichmann
Georgstraße 11, 4970 Bad Oeynhausen, Tel. 05731/97-01

UKG (ECHOKARDIOGRAPHIE) Nr.

DATUM DER UNTERSUCHUNG:

UNTERSUCHER:

GEWICHT: kg; GRÖSSE: cm; BSA: m^2

DIAGNOSE/FRAGESTELLUNG:
MUSTERBOGEN FÜR M-MODE UND SEKTORECHOKARDIOGRAPHIE

	NORMWERTE		NORMWERTE
LINKER VENTRIKEL (LV)		**MITRALKLAPPE (MV)**	
LV-EDD =	[40–55 MM]	EF-SLOPE =	[>70 MM/S]
LV-EDDI =	[<30 MM/QM]	E-AMPL. =	[>15 MM]
LV-ESD =	[24–38 MM]	A-AMPL. =	[>15 MM]
LV-ESDI =	[<21 MM/QM]	MVA_{2DE} =	[>3 QCM]
LV-FS =	[25–42%]	PML ZUM AML :	
LV-EF =	[55–75%]	MULTIPLE ECHOS (Segel) :	
LVOT :		MULTIPLE ECHOS (Ring) :	
KOMMENTAR:		PROLAPS :	
		FLATTERN, DIASTOLISCH :	
LV-HINTERWAND (LV-PW)		VEGETATIONEN :	
ED =	[7–11 MM]	B-NOTCH (LVEDP HOCH?) :	
ES =	[10–16 MM]	SAM :	
AMPLIT. =	[9–14 MM]	SCHWEBENDE MV :	
KOMMENTAR:		ZEICHEN FÜR REDUZ. SV :	
		KOMMENTAR:	
INTERVENTRIKULÄRES SEPTUM (IVS)			
ED =	[6–11 MM]		
ES =	[10–16 MM]	**AORTENKLAPPE/AORTA (AV/AO)**	
AMPLIT. =	[3– 9 MM]	AO-DIMENSION =	[20–42 MM]
SAI =	[<1.3]	AV-SEPARATION =	[>15 MM]
BEWEGUNGSMUSTER:		AVA =	[>2.6 QCM]
KOMMENTAR:		MITTSYST. SCHLIESSBEW. :	
		MULTIPLE ECHOS (AORTA) :	
		MULTIPLE ECHOS (AV) :	
LINKER VORHOF (LA)		AV-VEGETATIONEN :	
LA-ESD =	[25–40 MM]	ZEICHEN FÜR REDUZ. SV :	
LA-ESDI =	[12–20 MM/QM]	KOMMENTAR:	
LA/AO =	[<1.3]		
KOMMENTAR:			
		TRIKUSPIDALKLAPPE (TV)	
RECHTER VENTRIKEL (RV)		EF-SLOPE =	[>70 MM/S]
RV-EDD =	[<30 MM]	B-NOTCH (RVEDP HOCH?) :	
RV-EDDI =	[<16 MM]	KOMMENTAR:	
KOMMENTAR:			
		PULMONALKLAPPE (PV)	
ECHOFREIER RAUM PERI-/		A-WELLE =	[3–9 MM]
EPIKARDIAL		MITTSYST. SCHLIESSBEW. :	
ANT. POST.		ZEICHEN PULM. HYPERTONIE:	
ED = [0 MM]		KOMMENTAR:	
ES = [<3 MM]			
KOMMENTAR:			

Beurteilung:

ERLÄUTERUNGEN ZUM BEFUNDUNGSFORMULAR
FÜR M-MODE UND SEKTORECHOKARDIOGRAPHIE

BSA   = Körperoberfläche (body surface area)

LINKER VENTRIKEL:

EDD   = enddiastolischer Diameter
EDDI   = EDD-Index = EDD/BSA (Wert in Abhängigkeit v. Körpergröße u. Gewicht)
ESD   = endsystolischer Diameter
ESDI   = ESD-Index (s. EDDI)
FS   = fraktionelle Faserverkürzung
EF   = Ejektionsfraktion
LVOT   = LV-Ausflußtrakt

LINKSVENTRIKULÄRE WÄNDE:

ED, ES   = enddiastolische, endsystolische Dicke
Ampl.   = Bewegungsamplitude zwischen Enddiastole und nachfolgender Endsystole
SAI   = septaler Asymmetrie-Index = PW-ED/IVS-ED
Bewegungs-   = paradox, partiell paradox, normal
muster

LINKER VORHOF:

ESD   = endsystolischer Diameter = maximaler Diameter
ESDI   = ESD-Index (s. LV-EDDI)

ECHOFREIER RAUM (PERIKARDERGUSS O. FETTGEWEBE):

ED, ES   = enddiast., endsyst. Breite
ANT   = anterior (vor RV-Vorderwand)
POST   = posterior (hinter LV- o. LA-Hinterwand)

MITRALKLAPPE:

MVA$_{2DE}$ = Mitralklappenöffnungsfläche (Planimetrie auf dem Scope)
PML ZUM   = Bewegungsorientierung des hinteren Segels (PML) im Vergleich zum vorderen
AML   = (AML).

AORTENKLAPPE:

AVA   = Aortenklappenöffnungsfläche (entsprechend MVA der Mitralklappe)

HERZZENTRUM NORDRHEIN-WESTFALEN
KARDIOLOGISCHE KLINIK
Direktor: Prof. Dr. med. Ulrich Gleichmann
Georgstraße 11, 4970 Bad Oeynhausen, Tel. 05731/97-01

UKG (ECHOKARDIOGRAPHIE) NR.

DATUM DER UNTERSUCHUNG:

UNTERSUCHER:

GEWICHT: kg; GRÖSSE: cm; BSA: m^2

DIAGNOSE/FRAGESTELLUNG:
MUSTERBOGEN F. GEPULSTE, KONTINUIERLICHE U. FARBDOPPLER-
ECHOKARDIOGRAPHIE

	NORM		NORM
MITRALKLAPPE (MV):		**TRIKUSPIDALKLAPPE (TV):**	
Vmax =	[<1,0] m/s	Vmax =	[<0,7] m/s
Vmean =	m/s	Vmean =	m/s
ΔPpeak =	[<4] mmHg	ΔPpeak =	[<2] mmHg
ΔPmean =	mmHg	ΔPmean =	mmHg
P $t_{\frac{1}{2}}$ =	[<70] ms	P $t_{\frac{1}{2}}$ =	[<50] ms
MVA_D =	[>3,0] qcm	TVA_D =	[>4.5] qcm

MITRALINSUFFIZIENZ (MI)   nein ☐
leicht ☐   mittelgr. ☐   stark ☐
Jetlänge (apiko-basal) =   cm
Jetbreite (ant.-post.)   =   cm
Jettiefe (med.-lat.)   =   cm
MRI   =   ccm
KOMMENTAR:

TRIKUSPIDALINSUFFIZIENZ (TI)   nein ☐
leicht ☐   mittelgr. ☐   stark ☐
Jetlänge (apiko-basal) =   cm
Jetbreite (ant.-post.)   =   cm
Jettiefe (med.-lat.)   =   cm
TRI   =   ccm
KOMMENTAR:

PULMONALKLAPPE (PV):

	NORM
Vmax =	[<9,9] m/s
Vmean =	m/s
ΔPpeak =	[<4] mmHg
ΔPmean =	mmHg

AORTENKLAPPE (AV):

	NORM
Vmax (valv.) =	[<1,5] m/s
Vmean (valv.) =	m/s
ΔPpeak =	[<9] mmHg
ΔPmean =	mmHg
Vmax (sub.) =	[<0,8] m/s
Vmean (sub.) =	m/s
AVA_D =	[>2,6] qcm

PULMONALINSUFFIZIENZ (PI)   nein ☐
leicht ☐   mittelgr. ☐   stark ☐
KOMMENTAR:

VORHOFSEPTUM-DEFEKT (ASD)   nein ☐
I ☐   II ☐   sonst. ☐
L-R-Shunt ☐   L-R + R-L-Shunt ☐
Jetausdehnung:
gering ☐   mittelgr. ☐   stark ☐
QP/QS =
KOMMENTAR:

AORTENINSUFFIZIENZ (AI)   nein ☐
leicht ☐   mittelgr. ☐   stark ☐
Jetlänge (apiko-basal) =   cm
Jetbreite (ant.-post.)   =   cm
Jettiefe (med.-lat.)   =   cm
ARI   =   ccm
KOMMENTAR:

VENTRIKELSEPTUM-DEFEKT (VSD) nein ☐
membranös ☐   muskulär ☐
L-R-Shunt ☐   L-R + R-L-Shunt ☐
Jetausdehnung:
gering ☐   mittelgr. ☐   stark ☐
QP/QS =
KOMMENTAR:

SONSTIGES:

Beurteilung:

ERLÄUTERUNGEN ZUM BEFUNDUNGSFORMULAR
FÜR DIE DREI DOPPLERTECHNIKEN (GEPULSTER, KONTINUIERLICHER,
FARBDOPPLER)

MITRALKLAPPE:

Vmax	= maximale instantane Geschwindigkeit
Vmean	= mittlere Geschwindigkeit (Planimetrie der Flußfläche)
ΔPpeak	= maximaler instantaner Druckgradient
ΔPmean	= mittlerer Druckgradient
P $t_{1/2}$	= Druckhalbwertszeit (pressure half time)
MVA_D	= Mitralklappen-Öffnungsfläche, errechnet aus der P $t_{1/2}$
MRI	= totaler Mitralklappen-Regurgitationsindex

AORTENKLAPPE:

Vmax, Vmean (valv.) = valvuläre Geschwindigkeiten
Vmax, Vmean (sub.) = subvalvuläre Geschwindigkeiten
AVA_D = Aortenklappen-Öffnungsfläche, errechnet aus der Kontinuitätsgleichung
ARI = totaler Aortenklappen-Regurgitationsindex

TRIKUSPIDALKLAPPE:

TVA_D = Trikuspidalklappen-Öffnungsfläche, errechnet aus der P $t_{1/2}$
TRI = totaler Trikuspidalklappen-Regurgitationsindex

VORHOFSEPTUM-DEFEKT:

I = Primumdefekt
II = Secundumdefekt
L-R-SHUNT = Links-Rechts-Shunt
L-R+R-L-SHUNT = gekreuzter Shunt
QP/QS = pulmonaler Fluß/systemischer Fluß (s. Formeln)

15 Literatur

Abbasi AS, Allen MW, DeChristofaro D, Ungar J (1980) Detection and estimation of the degree of mitral regurgitation by range-gated pulsed Doppler echocardiography. Circulation 61: 143

Alam M, Madrazo AD, Magilligan DJ, Goldstein S (1979) M-mode and two-dimensional echocardiographic features of porcine valve dysfunction. Am J Cardiol 43: 502

Alverson DC, Eldridge M, Dillon T, Yabek SM, Berman W (1982) Noninvasive pulsed Doppler determination of cardiac output in neonates and children. J Pediatr 101: 46

Areias JC, Goldberg SJ, Spitaels SEC, deVilleneuve VH (1978) An evaluation of range-gated pulsed Doppler echocardiography for detecting pulmonary outflow tract obstruction in d-transposition of the great vessels. Am Heart J 96: 467

Baker DW, Rubenstein SA, Lorch GS (1977) Pulsed Doppler echocardiography: principles and applications. Am J Med 63: 69

Barron JV, Sahn DJ, Valdes-Cruz LM, Lima CO et al. (1984) Clinical utility of two-dimensional Doppler echocardiographic techniques for estimating pulmonary to systemic blood flow ratios in children with left to right shunting atrial septal defect, ventricular septal defect or patent ductus arteriosus. J Am Coll Cardiol 3: 169

Becher H, Grube E, Lüderitz B (1987) Beurteilung der Aorteninsuffizienz mittels Farb-Doppler-Echokardiographie. Z Kardiol 76: 8

Berger M, Bergdorff RL, Gallerstein PE, Goldberg E (1984) Evaluation of aortic stenosis by continuous wave Doppler ultrasound. J Am Coll Cardiol 3: 150

Blanchard D, Diebold B, Peronneau P, Foult JM et al (1981) Non-invasive diagnosis of mitral regurgitation by Doppler echocardiography. Br Heart J 45: 589

Blumlein S, Bouchard A, Schiller NB et al. (1986) Quantitation of mitral regurgitation by Doppler echocardiography. Circulation 74: 306

Bogunovic N (1986) Grundlagen der Ultraschalldiagnostik am Beispiel der Echokardiographie – Geräte – Auswahlkriterien. Med Technik 105: 117

Bogunovic N, Mannebach H, Ohlmeier H (1982) Atlas der Echokardiographie (m-Mode). Studienreihe Boehringer, Mannheim

Bogunovic N, Ohlmeier H, Gleichmann U (1986) Fehlinterpretationsmöglichkeiten des zweidimensionalen Colordopplers (CDE) in der Echokardiographie. (abstract) Z Kardiol 75: 58

Bogunovic N, Philippi H, Mannebach H, Gleichmann U (1986) Diagnostik von Aortendissektionen mittels zweidimensionalem Colordoppler – erste Ergebnisse. (abstract) Z Kardiol. 75: 59

Bogunovic N, Philippi H, Mannebach H, Gleichmann U (1987) Farbdoppler-Echokardiographie bei der Diagnostik von Aortendissektionen und Aortenwandabszessen. Herz 12: 194

Bogunovic N, Gleichmann U (1987) Does Color Doppler Echocardiography (CDE) provide Additional Information in the Assessment of Cardiac Tumors and Thrombi? Heart and Vessels [Suppl] 3: 48

Bommer WJ, Mapes R, Miller L, Mason DT, DeMaria AN (1981) Quantitation of aortic regurgitation with two-dimensional Doppler echocardiography. Am J Cardiol 47: 412

Bonzel T, Fassbender D, Bogunovic N, Trieb G, Gleichmann U (1981) Analysis of right heart blood flow from contrast patterns of the echocardiogram. Echocardiology, H. Rijsterborght Nighoff, The Hague, p 255

Boughner DR (1975) Assessment of aortic insufficiency by transcutaneous Doppler ultrasound. Circulation 52: 874

Boughner DR, Persaud JA (1980) Transcutaneous continuous wave Doppler ultrasound in the diagnosis of left atrial myxoma. Chest 79: 322

Boughner DR, Shield RL, Persaud JA (1975) Hypertrophic obstructive cardiomyopathy. Assessment by echocardiographic and Doppler ultrasound techniques. Br. Heart J 37: 917

Brubakk AO, Angelsen BA, Hatle L (1977) Diagnosis of valvular heart disease using transcutaneous Doppler ultrasound. Cardiovasc Res 11: 461

Cannon SR, Richards KL, Morgan RG (1985) Comparison of Doppler echocardiographic peak frequency and turbulence parameters in the quantification of aortic stenosis in a pulsatile flow model. Circulation 71: 129

Chaitman BR, Bonan R, Lepage G et al. (1979) Hemodynamic evaluation of the Carpentier-Edwards porcine xenograft. Circulation 60: 1170

Chandraratna PAN, Aronow WS (1983) Genesis of the systolic murmur of idiopathic hypertrophic subartic stenosis. Phonocardiographic, echocardiographic and pulsed Doppler ultrasound correlations. Chest 83: 638

Ciobanu M, Abbasi AS, Allen M, Hermer A, Spellberg R (1982) Pulsed Doppler echocardiography in the diagnosis and estimation of severity of aortic insufficiency. Am J Cardiol 49: 339

Come PC, Riley MF, Carl LV, Nakao S (1986) Pulsed Doppler echocardiographic evaluation of valvular regurgitation in patients with mitral valve prolapse: comparison with normal subjects. J Am Coll Cardiol 8: 1355

Currie PJ, Seward JB, Reeder GS et al. (1985) Continuous-wave Doppler echocardiographic assessment of severity of calcific aortic stenosis: a simultaneous Doppler-catheter correlative study in 100 adult patients. Circulation 71: 1162

Currie PJ, Hagler DJ, Seward JB et al. (1986) Instantaneous pressure gradient: a simultaneous Doppler and dual catheter correlative study. J Am Coll Cardiol 7: 800

Curtius JM, Pawelzik H, Mittmann B, Breuer HW, Loogen F (1987) Dopplerechokardiographische Normwerte für verschiedene Mitralprothesentypen. Z Kardiol 76: 25

Daniels O, Hopman JCW, Stelinga GBA, Busch HJ, Peer PGM (1982) Doppler flow characteristics in the main pulmonary artery and A/Ao ratio before and after ductal closure in healthy newborns. Pediatr. Cardiol. 3: 99

DeMaria AN, Bommer W, Neumann A, Weinert L et al. (1979) Identification and localization of aneurysms of the ascending aorta by cross-sectional echocardiography. Circulation 59: 755

Dennig K, Henneke KH, Dacian S, Rudolph W (1987) Zur Schweregradbeurteilung von Aortenklappenregurgitationen mit Hilfe der Farb.-Doppler-Echokardiographie. Herz 12: 204

Erbel R, Mohr-Kahaly S, Rahmann S et al. (1987) Diagnostische Wertigkeit der transoesophagealen Doppler-Echokardiographie. Herz 12: 177

Erbel R, Meyer J, Brennecke R (1985) Fortschritte der Echokardiographie. Springer, Berlin Heidelberg New York

Esper RJ (1982) Detection of mild aortic regurgitation by range-gated pulsed Doppler echocardiography. Am J Cardiol 50: 1037

Feldtman RW, Andrassy RJ, Alexander JA, Stanford W (1976) Doppler ultrasonic flow detection as an adjunct in the diagnosis of patent ductus arteriosus in premature infants. J Thorac Cardiovasc Surg 72: 288

Gardin JM, Iseri LT, Elkayam U et al. (1983) Evaluation of dilated cardiomyopathy by pulsed Doppler echography. Am Heart J 106: 1057

Goldberg SJ, Areias JC, Spitaels SEC, deVilleneuve VH (1979) Echo Doppler detection of pulmonary stenosis by time interval histogram analysis. J Clin Ultrasound 7: 183

Goldberg SJ, Kececioglu D, Sahn DJ, Valdes-Cruz LM, Allen HD (1982) Range gated echo Doppler velocity and turbulence mapping in patients with valvular aortic stenosis. Am Heart J 103: 858

Goldberg SJ, Sahn DJ, Allen HD et al. (1982) Evaluation of pulmonary and systemic blood flow by 2-dimensional Doppler echocardiography using fast Fourier transform spectral analysis. Am J Cardiol 50: 1394

Gullace G, Savoia MT, Ravizza P et al. (1981) Contrast echocardiographic feature of pulmonary hypertension and regurgitation. Br Heart J 46: 369

Haerten K, Seipel L, Loogen F, Herzer J (1978) Hemodynamic studies after Da Vegas tricuspid annuloplasty. Circulation 58: 28

Harrison EE, Sbar S, Spoto E, Clark P (1980) Echocardiogramm in porcine mitral valve dysfunction. Am J Cardiol 45: 908

Hatle L (1981) Noninvasive assessment and differentiation of left ventricular outflow obstruction by Doppler ultrasound. Circulation 64: 381

Hatle L, Angelsen BA (1985) Doppler ultrasound in cardiology, 2nd edn. Lea & Febiger, Philadelphia

Hatle L, Brubakk A, Tromsdal A, Angelsen B (1978) Noninvasive assessment of pressure drop in mitral stenosis by Doppler ultrasound. Br Heart J, 40: 131

Hatle L, Angelsen B, Tromsdal A (1979) Noninvasive assessment of atrioventricular pressure half-time by Doppler ultrasound. Circulation 60: 1096

Hatle L, Angelsen B, Tromsdal A (1980) Non-invasive assessment of aortic stenosis by Doppler ultrasound. Br Heart J 43: 284

Hatle L, Angelsen B, Tromsdal A (1981) Noninvasive estimation of pulmonary artery systolic pressure with Doppler ultrasound. Br Heart J 45: 157

Hegrenaes L, Hatle L (1985) Aortic stenosis in adults. Non-invasive estimation of pressure differences by continuous wave Doppler echocardiography. Br Heart J 54: 396

Helmcke F, Nanda NC, Hsiung MC et al. (1987) Color Doppler assessment of mitral regurgitation with orthogonal planes. Circulation 75: 175

Hoffmann A, Pfisterer M, Schmitt HE, Burckhardt D (1982) Noninvasive assessment of pressure gradients in valvular aortic stenosis by Doppler ultrasound. Circulation 66 [Suppl, II]: 121

Holen J, Simonsen S (1979) Determination of pressure gradient in mitral stenosis with Doppler echocardiography. Br Heart J 41: 529

Holen J, Hoie J, Froysaker T (1979a) Determination of pre- and postoperative flow obstruction in patients undergoing closed mitral commissurotomy from noninvasive ultrasound Doppler data and cardiac output. Am Heart J 97: 499

Holen J, Simonsen S, Froysaker T (1979b) An ultrasound Doppler technique for the noninvasive determination of the pressure gradient in the Bjoerk-Shiley mitral valve. Circulation 59: 436

Holen J, Simonsen S, Froysaker T (1981) Determination of pressure gradient in the Hancock mitral valve from noninvasive ultrasound Doppler data. Scand J Clin Lab Invest 41: 177

Johnson SL, Baker DW, Lute RA, Doge HT (1973) Doppler-echocardiography. The localization of cardiac murmurs. Circulation 48: 810

Kalmanson D, Veyrat C, Buchareine F, Degroote A (1977) Noninvasive recording of mitral valve flow velocity patterns using pulsed Doppler echocardiography. Br Heart J 39: 517

Kasper W, Meinertz T, Kersting F, Lang K, Just H (1978) Diagnosis of dissecting aortic aneurysm with suprasternal echocardiography. Am J Cardiol 42: 291

Khanderia BK, Tajik AJ, Reeder GS et al. (1986) Doppler color flow imaging: a new technique for visualization and characterization of the blood flow jet in mitral stenosis. Mayo Clin Proc 61: 623

Kinoshita N, Nimura Y, Okamoto M et al. (1983) Mitral regurgitation in hypertrophic cardiomyopathy. Noninvasive study by two-dimensional Doppler echocardiography. Br Heart J 49: 574

Kitabatake A, Inoue M, Asao M et al (1983) Noninvasive estimation of pulmonary hypertension by a pulsed Doppler technique. Circulation 68: 302

Krafchek J, Robertson JH, Radford M, Adams D, Kisslo J (1985) A reconsideration of Doppler assessed gradients in suspected aortic stenosis. Am Heart J 110: 765

Kramhan FW (1980) Diagnostik ultrasound. Physical principles and exercise. Grune & Stratton, New York

Kronik G, Slany J, Moesslacher H (1979) Contrast m-mode echocardiography in diagnosis of atrial septal defects in acyanotic patients. Circulation 59: 372

Labovitz AJ, Ferrara RP, Kern MJ et al. (1986) Quantitative evaluation of aortic insufficiency by continuous wave Doppler echocardiography. J Am Coll Cardiol 8: 1341

Lima CO, Sahn DJ, Valdes-Cruz LM et al. (1983) Prediction of the severity of left ventricular outflow tract obstruction by quantitative two-dimensional echocardiographic Doppler studies. Circulation 68: 348

Magnin PA, Steward JA, von Ramm O, Kisslo JA (1981) Combined Doppler and phased array echocardiographic estimation of cardiac output. Circulation 63: 388

Masuyama T, Kodama K, Kitabatake A et al. (1986) Noninvasive evaluation of aortic regurgitation by continuous-wave Doppler echocardiography. Circulation 73: 460

Meijboom EJ, Valdes-Cruz LM, Horowitz S et al. (1983) A two-dimensional Doppler echocardiographic method for calculation of pulmonary and systemic blood flow in a canine model with a variable-sized left-to-right extra-cardiac shunt. Circulation 68: 437

Meltzer RS, van Hoogenhuyze D, Serruys PW et al. (1981) Diagnosis of tricuspid regurgitation by contrast echocardiography. Circulation 63: 1093

Miyatake K, Kinoshita N, Nagata S et al. (1980) Intracardiac flow pattern in mitral regurgitation studied with combined use of the ultrasonic pulsed Doppler technique and cross-sectional echocardiography. Am J Cardiol 45: 155

Miyatake K, Okamoto M, Kinoshita N et al. (1982) Evaluation of tricuspid regurgitation by pulsed Doppler and two-dimensional echocardiography. Circulation 66: 777

Morita H, Senda S, Matsuo H et al. (1982) Intracardiac flow visualization of regurgitation by a computer-based ultrasonic multigated pulsed Doppler flowmeter. Am J Cardiol 49: 943

Niederle P, Stepanek Z, Grospie A et al. (1981) Character of mitral valve flow in left atrial tumor. Eur J Cardiol 12: 357

Ohlsson J, Wranne B (1986) Noninvasive assessment of valve area in patients with aortic stenosis. J Am Coll Cardiol 7: 501

Olivera Lima C, Sahn DJ, Valdes-Cruz LM et al. (1983) Noninvasive prediction of transvalvular pressure gradients in patients with pulmonary stenosis by quantitative two-dimensional echo Doppler studies. Circulation 67: 866

Omoto R (1987) Real time two-dimensional Doppler echocardiography. 2nd edn. Lea & Febiger, Philadelphia

Patel AK, Rowe GG, Dhanani SP et al. (1982) Pulsed Doppler echocardiography in diagnosis of pulmonary regurgitation: Its value and limitations. Am J Cardiol 49: 1801

Patel AK, Rowe GG, Thomsen JH et al. (1983) Detection and estimation of rheumatic mitral regurgitation in the presence of mitral stenosis by pulsed Doppler echocardiography. Am J Cardiol 51: 986

Quinones MA, Young JB, Waggoner AD et al. (1980) Assessment of pulsed Doppler echocardiography in detection and quantification of aortic and mitral regurgitation. Br Heart J 44: 612

Rijsterborgh H (ed) Echocardiology, Proceedings of 4th symposium on echocardiology, Martinus Nijhoff, The Hague

Robson DJ, Rodman M, Flaxman JC (1985) Measurement of mitral valve area in mitral stenosis by Doppler ultrasound. Eur Heart J 6: 791

Sanders SP, Yeager S, Williams RG (1983) Measurements of systemic and pulmonary blood flow and QP/QS ratio using Doppler and two-dimensional echocardiography. Am J Cardiol 51: 952

Schlüter M, Kremer P, Hanrath P (1981) Physikalische Grundlagen und Grenzen der Doppler-Echokardiographie. Herz-Kreislauf 8: 398

Seitz WS, Furukawa K (1981) Hydraulic orifice formula for echographic measurement of the mitral valve area in stenosis. Application to M-mode-echo and correlation with cardiac catheterisation. Br Heart J 46: 41

Sequeira RF, Watt J (1977) Assessment of aortic regurgitation by transcutaneous aortovelography. Br Heart J 39: 929

Serwer GA, Armstrong BE, Anderson PAW (1982) Continuous wave Doppler ultrasonic quantitation of patent ductus arteriosus flow. J Pediatr 100: 297

Simpson IA, Houston AB, Sheldon CD, Hutton I, Lawrie TD (1985) Clinical value of Doppler echocardiography in the assessment of adults with aortic stenosis. Br Heart J 53: 636

Smith MD, Dawson PL, Elion JL et al. (1985) Correlation of continuous wave Doppler velocities with cardiac catheterization gradients: an experimental model of aortic stenosis. J Am Coll Cardiol 6: 1306

Smith MD, Dawson PL, Elion JL et al. (1986a) Systematic correlation of continuous-wave Doppler and hemodynamic measurements in patients with aortic stenosis. Am Heart J 111: 245

Smith MD, Kwan OL, DeMaria AN (1986b) Value and limitations of continuous-wave Doppler echocardiography in estimating severity of valvular stenosis. JAMA 255: 3145

Smith MD, Handshoe R, Handshoe S, Kwan OL, DeMaria AN (1986c) Coparative accuracy of two-dimensional echocardiography and Doppler pressure half-time methods in assessing severity of mitral stenosis in patients with and without prior commissurotomy. Circulation 73: 100

Spencer MP (1986) Cardiac Doppler diagnosis. Martinus Nijhoff, The Hague

Stamm BR, Martin RP (1984) Quantifikation of pressure gradients across stenotic valves by Doppler ultrasound. J Am Coll Cardiol 2: 707

Stevenson JG, Kawabori I (1982) Noninvasive determination of pulmonic to systemic flow ratio by pulsed Doppler echo. Circulation 66 [Suppl II]: 232

Stevenson JG, Kawabori I (1983) Effect of indomethacin on patent ductus arterious in premature infants: closure or just constriction? Am J Cardiol 1: 678

Stevenson JG, Kawabori I (1984) Noninvasive determination of pressure gradients in children: two methods employing pulsed Doppler echocardiography. J Am Coll Cardiol 3: 179

Stevenson JG, Kawabori I, Guntheroth WG (1977) Differentiation of ventricular septal defects from mitral regurgitation by pulsed Doppler echocardiography. Circulation 56: 14

Stevenson JG, Kawabori I, Guntheroth WG (1979) Noninvasive detection of pulmonary hypertension in patent ductus arteriosus by pulsed Doppler echocardiography. Circulation 60: 355

Stevenson JG, Kawabori I, Guntheroth WG (1980) Pulsed Doppler echocardiographic diagnosis of patent ductus arteriosus: sensitivity, specificity, limitations and technical features.

Stevenson JG, Kawabori I, Bailey WW (1983) Noninvasive evaluation of Blalock-Taussig shunts: determination of patency and differentiation from patent ductus arteriosus by Doppler echocardiography. Am Heart J 106: 1121

Swensson RE, Valdes-Cruz LM, Sahn DJ et al. (1986) Real-time Doppler color flow mapping for detection of patent ductus arteriosus. J Am Coll Cardiol 8: 1105

Takamoto S, Omoto R (1987) Visualization of thoracic dissecting aortic aneurysm by transoesophageal Doppler color flow mapping. Herz 12: 187

Takeda P, Kwan OL, Water J, Low R, DeMaria AN (1983) Determination of peak aortic pressure gradient by continuous wave Doppler measurements of maximal blood flow velocity, experimental validation. J Am Coll Cardiol 1: 657

Teien D, Eriksson P (1985) Quantification of transvalvular pressure differences in aortic stenosis by Doppler ultrasound. Int J Cardiol 7: 121

Teirstein P, Yeager M, Yock PG, Popp RL (1986) Doppler echocardiographic measurement of aortic valve area in aortic stenosis: a noninvasive application of the Gorlin formula. J Am Coll Cardiol 8: 1059

Valdes-Cruz LM; Sahn DJ, Horowitz S et al. (1983) Does two-dimensional echo Doppler measurement of maximal flow velocity across a restrictive orifice provide an estimate of pressure gradient? Validation studies in an open chest animal model. J Am Coll Cardiol 1: 657

Valdes-Cruz LM, Yoganathan AP, Tamura T et al. (1986) Studies in vitro of the relationship between ultrasound and laser Doppler velocimetry and applicability to the simplified Bernoulli relationship. Circulation 73: 300

Vargas BJ, Sahn DJ, Valdes-Cruz LM et al. (1982) Quantifikation of the ratio of pulmonary: systemic blood flow in patients with ventricular septal defect by two-dimensional range gated Doppler echocardiography. Circulation 66 [Suppl II]: 318

Veyrat C, Kalmanson D, Farjou M, Manin JP, Abitbol G (1982) Non-invasive diagnosis and assessment of tricuspid regurgitation and stenosis using one and two-dimensional echopulsed Doppler. Br Heart J 47: 596

Veyrat C, Ameur A, Bas S, Lessana A, Abitol G (1984) Pulsed Doppler echocardiographic indices for assessing mitral regurgitation. Br Heart J 51: 130

Waggoner AD, Quinones MA, Young JB et al. (1981) Pulsed Doppler echocardiographic detection of right-side valve regurgitation. Am J Cardiol 47: 279

Ward JM, Baker DW, Rubenstein SA, Johnson SL (1977) Detection of aortic insufficiency by pulsed Doppler echocardiography. J Clin Ultrasound 5: 5

Waters J, Kwan OL, Kerns G et al. (1982) Limitations of Doppler echocardiography in the calculation of cardiac output. Circulation 66 [Suppl II]: 122

White D, Brown RE (1977) Ultrasound in medicine. Plenum, New York

Wilkes HS, Berger M, Gallerstein PE, Berdoff RL, Goldberg E (1983) Left ventricular outflow obstruction after aortic valve replacement: detection with continuous wave Doppler ultrasound recording. J Am Coll Cardiol 1: 550

Williams GA, Labovitz AJ, Nelson JG, Kennedy HL (1985) Value of multiple echocardiographic views in the evaluation of aortic stenosis in adults by continuous-wave Doppler. Am J Cardiol 55: 445

Wippermann CF, Redel DA (1987) Die Dilatation der Arteria pulmonalis mit konsekutiver Strömungsablösung als Erklärung der mesosystolischen Schließbewegung der Pulmonalklappe. Herz/Kreislauf 19: 91

Yeager M, Yock PG, Popp RL (1986) Comparison of Doppler-derived pressure gradient to that determined at cardiac catheterization in adults with aortic valve stenosis: implications for management. Am J Cardiol 57: 644

Yock PG, Hatle L, Popp RL (1986) Patterns and timing of Doppler-detected intracavitary and aortic flow in hypertrophic cardiomyopathy. J Am Coll Cardiol 8: 1047

Zachariah ZP, Hsiung MC, Nanda NC, Camarano GP (1987) Diagnosis of rupture of the ventricular septum during acute myocardial infarction by Doppler color flow mapping. Am J Cardiol 59: 162

Zoghbi WA, Farmer KL, Soto JG, Nelson JG, Quinones MA (1986) Accurate noninvasive quantification of stenotic aortic valve by Doppler echocardiography. Circulation 73: 452

R. Erbel, J. Meyer, R. Brennecke (Hrsg.)

Fortschritte der Echokardiographie

1985. 216 Abbildungen. XVI, 395 Seiten. Gebunden DM 98,–.
ISBN 3-540-15563-5

Die Beiträge dieses Buches vermitteln einen umfassenden Überblick über den aktuellen diagnostischen und technischen Forschungsstand in der Echokardiographie. Diese diagnostische Methode hat in den letzten Jahren eine stürmische Entwicklung erlebt und die Kardiologie ganz entscheidend bereichert. Die Funktionsdiagnostik des linken Ventrikels mittels zweidimensionaler Echokardiographie wird ebenso angesprochen wie die Kontrastechokardiographie. Weitere zentrale Themen behandeln die transösophageale Echokardiographie sowie die Doppler-Echokardiographie.

M. Marshall

Praktische Doppler-Sonographie

1984. 81 Abbildungen in 127 Einzeldarstellungen.
VIII, 122 Seiten. Broschiert DM 48,–. ISBN 3-540-12383-0

Aus den Besprechungen:
„Das neu erschienene Buch gibt einen umfassenden Überblick in die Untersuchung des gesamten Kreislaufsystems. Zahlreiche Abbildungen und Beispiele erleichtern das Eingewöhnen in die Untersuchungstechnik. Die Erfahrungen einer ausgedehnten poliklinischen angiologischen Ambulanz wurden ausgewertet. Dadurch wird der praxisbezogene Grundwert der Monographie erhalten. Ein Studium sei allen angiologisch interessierten oder tätigen Ärzten empfohlen.“ *extracta orthopaedica*

B. Widder, Ulm (Hrsg.)

Transkranielle Doppler-Sonographie bei zerebrovaskulären Erkrankungen

1987. 82 Abbildungen. XV, 184 Seiten. Broschiert DM 58,–.
ISBN 3-540-17132-0

Springer-Verlag
Berlin Heidelberg New York
London Paris Tokyo

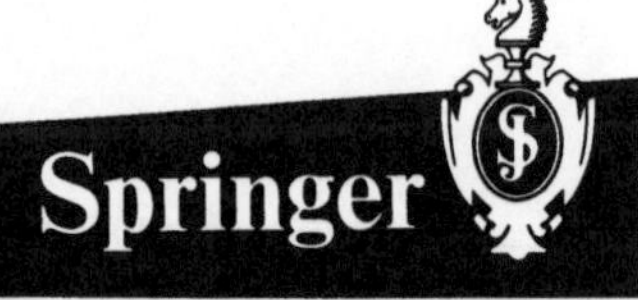

prasternale Schnittebenen (ss):
Suprasternaler Längsschnitt: Aortenbogen
II. Suprasternaler Längsschnitt der Pulmonalarterie u. Vena cava sup.

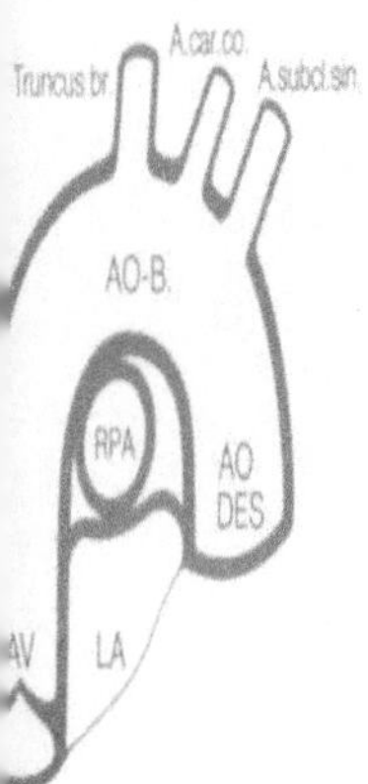
Truncus br
A.car.co.
A.subcl.sin.
AO-B.
RPA
AO
DES
AV
LA

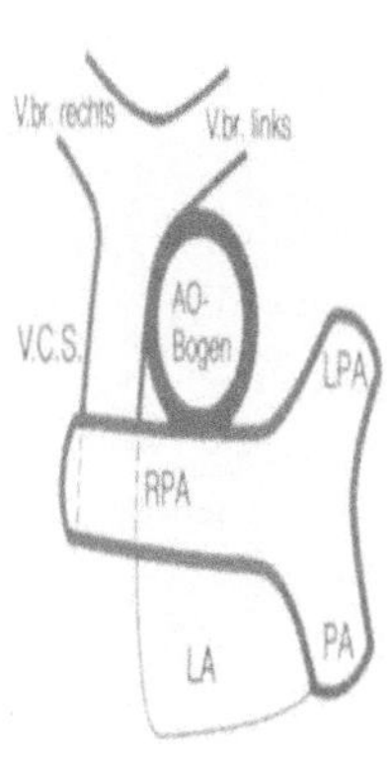
V.br. rechts
V.br. links
V.C.S.
AO-Bogen
LPA
RPA
LA
PA

rasternale Schnittebenen (ps), Längsachsenschnitte (l.A.):
Parasternaler Längsschnitt: linkes Herz
IV. Parasternaler Längsschnitt: rechtes Herz
V. Parasternaler Längsschnitt in Höhe der großen Arterien

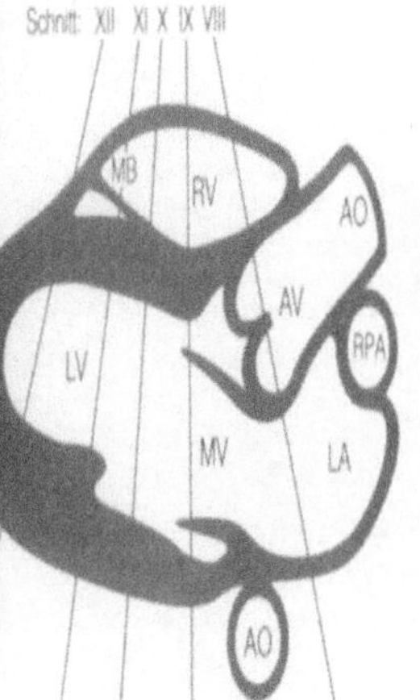
Schnitt: XII XI X IX VIII
MB
RV
AO
AV
RPA
LV
MV
LA
AO

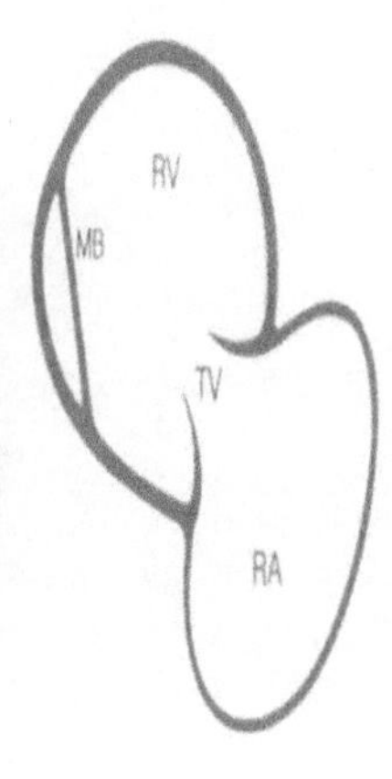
RV
MB
TV
RA

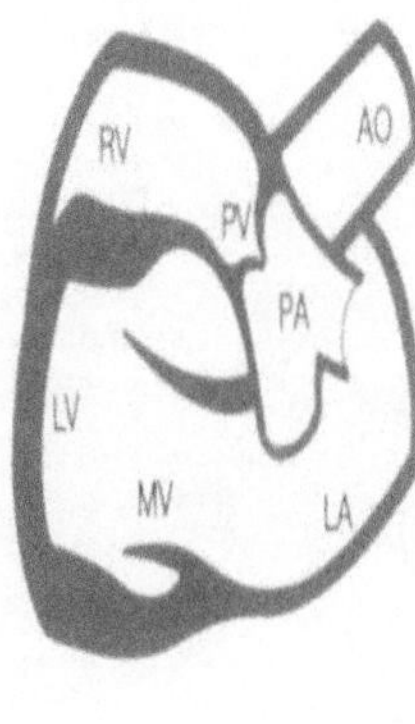
RV
AO
PV
PA
LV
MV
LA

erschnitte (k.A.):
Parasternaler Querschnitt in Höhe der Pulmonalarterie
VII. Parasternaler Querschnitt in Höhe der Aortenklappe
VIII. Parasternaler Querschnitt: basales Segment

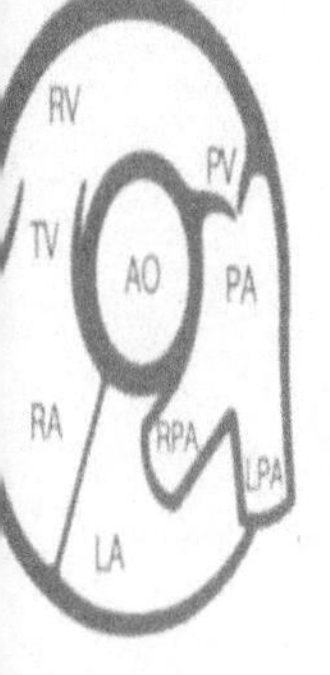
RV
PV
TV
AO
PA
RA
RPA
LPA
LA

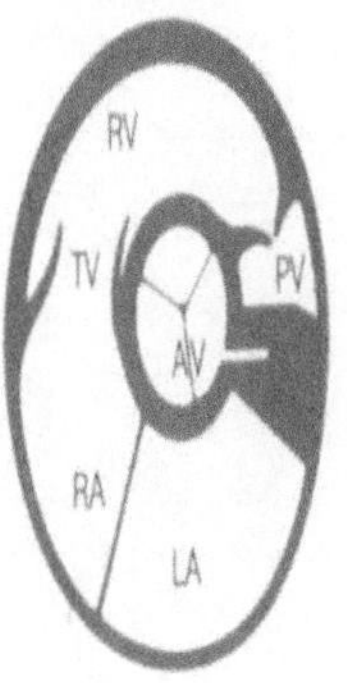
RV
PV
TV
PV
AV
RA
LA

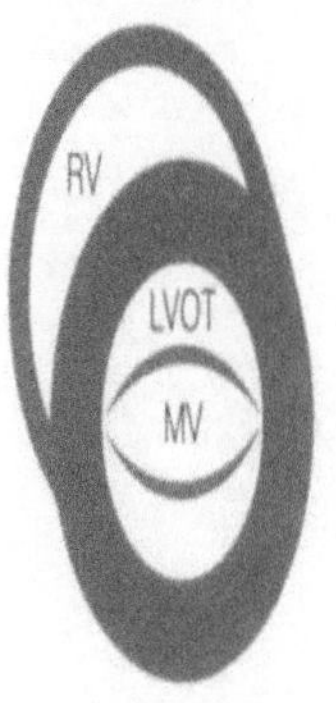
RV
LVOT
MV

Parasternaler Querschnitt: mediales Segment
X. Parasternaler Querschnitt: apikales Segment
XI. Parasternaler Querschnitt: Apex

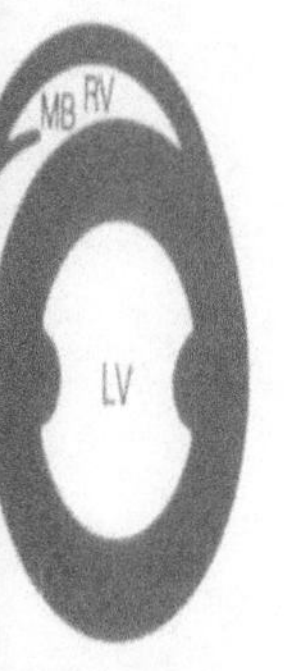
MB RV
LV

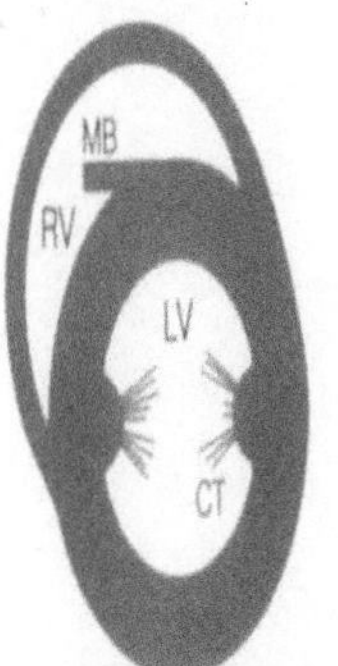
MB
RV
LV
CT

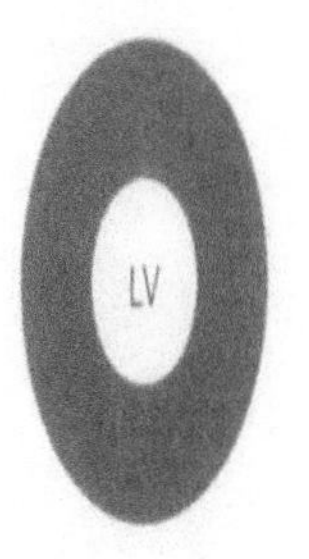
LV

Apikale Schnittebenen (ap):
XII. Apikaler 5-Kammerblick
XIII. Apikaler 4-Kammerblick
XIV. Apikaler 2-Kammerblick Rotationswinkel 60° zum 4-Kammerblick

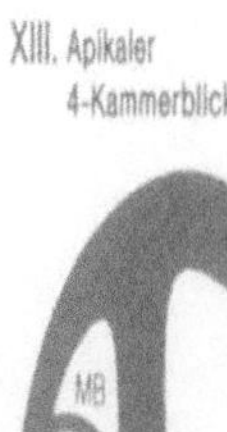

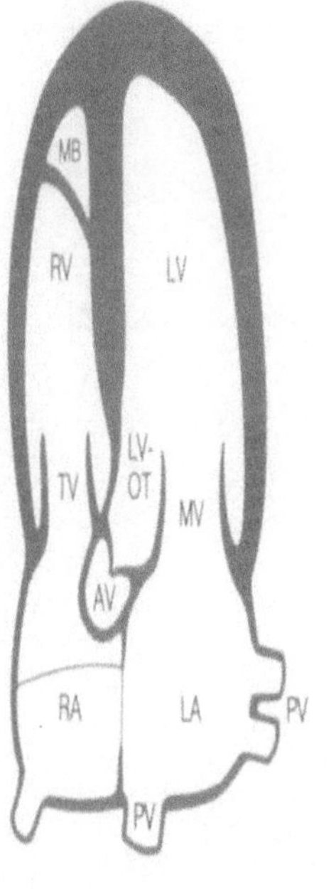
MB
RV
LV
TV
LV-OT
MV
AV
RA
LA
PV
PV

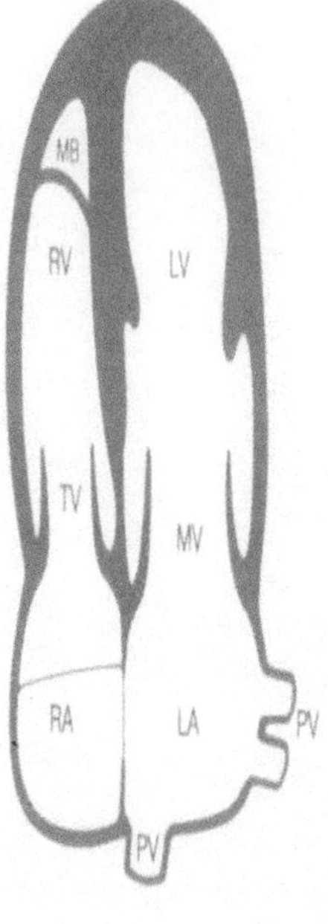
MB
RV
LV
TV
MV
RA
LA
PV
PV
LV
MV
AO
LA

Subxiphoidale Schnittebenen (sx):
XVI. Subxiphoidaler 5-Kammerblick

XV. Apikaler 2-Kammerblick: Rotationswinkel 90° zum 4-Kammerblick

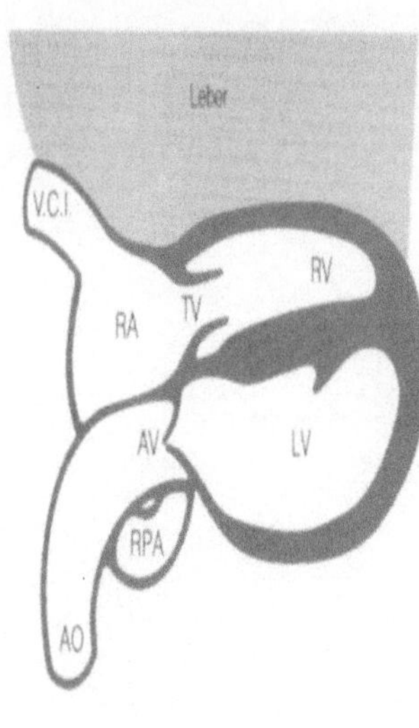
Leber
V.C.I.
RV
RA
TV
AV
LV
RPA
AO
LV
RV
MV
AV
AO
AO
LA

XVII. Subxiphoidaler 4-Kammerblick
XVIII. Subxiphoidaler Querschnitt in Höhe der Aortenklappe

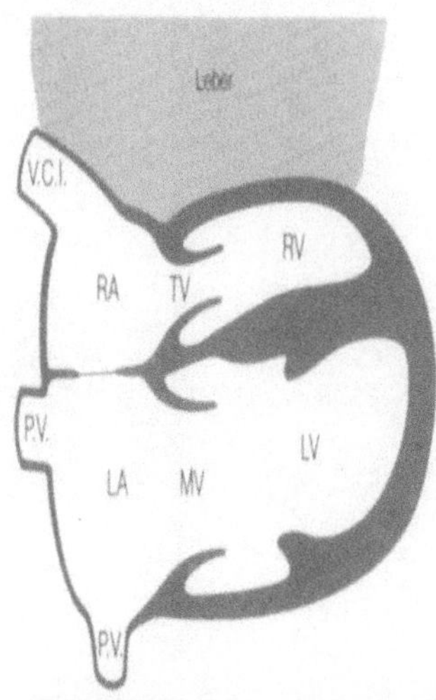
Leber
V.C.I.
RV
RA
TV
P.V.
LA
MV
LV

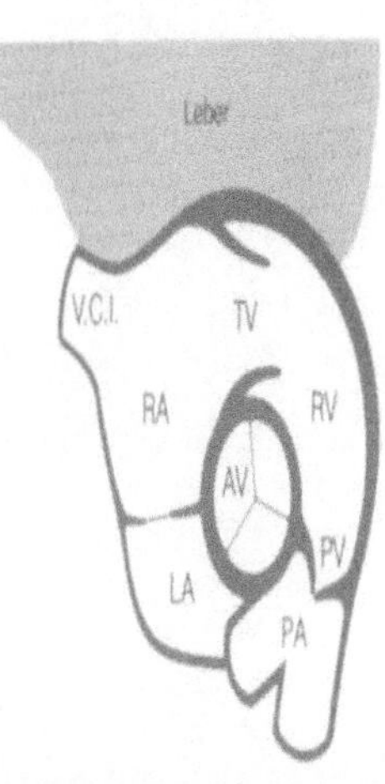
Leber
V.C.I.
TV
RA
RV
AV
PV
LA
PA